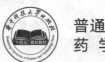

普通高等学校"十四五"规划
药学类专业特色教材

供药学、药物制剂、临床药学、制药工程、中药学、医药营销及相关专业使用

中医药学概论

主　编　张东方

副主编　税丕先　刁云鹏　王明伟　周　蓓

编　者　（按姓氏笔画排序）

刁云鹏　大连医科大学

王明伟　甘肃中医药大学

邓可众　江西中医药大学

曲　苗　黑龙江中医药大学

李　坤　辽宁师范大学

李　骁　内蒙古医科大学

李君玲　宜春学院

张东方　中国医科大学

周　洁　西南医科大学

周　蓓　沈阳药科大学

钱　平　中国医科大学

高　璐　中国医科大学

高长久　牡丹江医学院

税丕先　西南医科大学

訾　慧　辽宁中医药大学

秘　书　高　璐　钱　平

U0278914

华中科技大学出版社
http://www.hustp.com
中国·武汉

内 容 简 介

本书为普通高等学校"十四五"规划药学类专业特色教材。

本书分为上、中、下三篇,共四十八章,包括中医基础理论、中药学基本知识、方剂学基本知识。本书在体现中医中药学基本知识的前提下,适当拓展学科发展的知识前沿,并充分体现药学、临床药学、药物制剂、生物制药等非中药学专业开设中医药课程的特点。

本书可供药学、药物制剂、临床药学、制药工程、中药学、医药营销及相关专业使用。

图书在版编目(CIP)数据

中医药学概论/张东方主编. —武汉:华中科技大学出版社,2022.6
ISBN 978-7-5680-8352-2

Ⅰ. ①中… Ⅱ. ①张… Ⅲ. ①中国医药学-高等学校-教材 Ⅳ. ①R2

中国版本图书馆 CIP 数据核字(2022)第 091846 号

中医药学概论
Zhongyiyaoxue Gailun

张东方 主编

策划编辑:余 雯
责任编辑:张 琴
封面设计:原色设计
责任校对:刘 竣
责任监印:周治超
出版发行:华中科技大学出版社(中国·武汉)　　电话:(027)81321913
　　　　　武汉市东湖新技术开发区华工科技园　　邮编:430223
录　排:华中科技大学惠友文印中心
印　刷:武汉科源印刷设计有限公司
开　本:889mm×1194mm　1/16
印　张:22.75
字　数:634 千字
版　次:2022 年 6 月第 1 版第 1 次印刷
定　价:79.90 元

普通高等学校"十四五"规划药学类专业特色教材
编委会

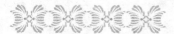

丛书顾问 朱依谆澳门科技大学　　李校堃温州医科大学

委　员（按姓氏笔画排序）

卫建琮山西医科大学　　　　　　　　　闵　清湖北科技学院

马　宁长沙医学院　　　　　　　　　　沈甫明同济大学附属第十人民医院

王　文首都医科大学宣武医院　　　　　宋丽华长治医学院

王　薇陕西中医药大学　　　　　　　　张　波川北医学院

王车礼常州大学　　　　　　　　　　　张宝红上海交通大学

王文静云南中医药大学　　　　　　　　张朔生山西中医药大学

王国祥滨州医学院　　　　　　　　　　易　岚南华大学

叶发青温州医科大学　　　　　　　　　罗华军三峡大学

叶耀辉江西中医药大学　　　　　　　　周玉生南华大学附属第二医院

向　明华中科技大学　　　　　　　　　赵晓民山东第一医科大学

刘　浩蚌埠医学院　　　　　　　　　　郝新才湖北医药学院

刘启兵海南医学院　　　　　　　　　　项光亚华中科技大学

汤海峰空军军医大学　　　　　　　　　胡　琴南京医科大学

纪宝玉河南中医药大学　　　　　　　　袁泽利遵义医科大学

苏　燕包头医学院　　　　　　　　　　徐　勤桂林医学院

李　艳河南科技大学　　　　　　　　　凌　勇南通大学

李云兰山西医科大学　　　　　　　　　黄　昆华中科技大学

李存保内蒙古医科大学　　　　　　　　黄　涛黄河科技学院

杨　红广东药科大学　　　　　　　　　黄胜堂湖北科技学院

何　蔚赣南医学院　　　　　　　　　　蒋丽萍南昌大学

余建强宁夏医科大学　　　　　　　　　韩　峰南京医科大学

余细勇广州医科大学　　　　　　　　　薛培凤内蒙古医科大学

余敬谋九江学院　　　　　　　　　　　魏敏杰中国医科大学

邹全明陆军军医大学

网络增值服务使用说明

欢迎使用华中科技大学出版社医学资源网yixue.hustp.com

1.教师使用流程

（1）登录网址：**http://yixue.hustp.com** （注册时请选择教师用户）

（2）审核通过后，您可以在网站使用以下功能：

管理学生

建立课程　　　　　　　　　　　布置作业

下载教学
资源　　　　　　教师　　　　查询学生学习
　　　　　　　　　　　　　　　记录等

2.学员使用流程

建议学员在PC端完成注册、登录、完善个人信息的操作。

（1）PC端学员操作步骤

①登录网址：**http://yixue.hustp.com** （注册时请选择普通用户）

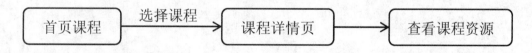

②查看课程资源

如有学习码，请在个人中心-学习码验证中先验证，再进行操作。

```
┌──────────┐  选择课程   ┌──────────┐        ┌──────────────┐
│ 首页课程 │ ────────→ │ 课程详情页 │ ────→ │ 查看课程资源 │
└──────────┘           └──────────┘        └──────────────┘
```

（2）手机端扫码操作步骤

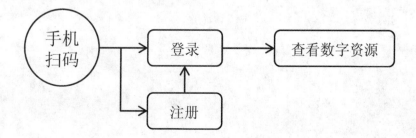

总序

Zongxu

教育部《关于加快建设高水平本科教育 全面提高人才培养能力的意见》（"新时代高教 40 条"）文件强调要深化教学改革，坚持以学生发展为中心，通过教学改革促进学习革命，构建线上线下相结合的教学模式，对我国高等药学教育和药学专业人才的培养提出了更高的目标和要求。我国高等药学类专业教育进入了一个新的时期，对教学、产业、技术融合发展的要求越来越高，强调进一步推动人才培养，实现面向世界、面向未来的创新型人才培养。

为了更好地适应新形势下人才培养的需求，按照《中国教育现代化 2035》《中医药发展战略规划纲要（2016—2030 年）》以及党的十九大报告等文件精神要求，进一步出版高质量教材，加强教材建设，充分发挥教材在提高人才培养质量中的基础性作用，培养合格的药学专业人才和具有可持续发展能力的高素质技能型复合人才。在充分调研和分析论证的基础上，我们组织了全国 70 余所高等医药院校的近 300 位老师编写了这套教材，并得到了参编院校的大力支持。

本套教材充分反映了各院校的教学改革成果和研究成果，教材编写体例和内容均有所创新，在编写过程中重点突出以下特点。

（1）服务教学，明确学习目标，标识内容重难点。进一步熟悉教材相关专业培养目标和人才规格，明晰课程教学目标及要求，规避教与学中无法抓住重要知识点的弊端。

（2）案例引导，强调理论与实际相结合，增强学生自主学习和深入思考的能力。进一步了解本课程学习领域的典型工作任务，科学设置章节，实现案例引导，增强自主学习和深入思考的能力。

（3）强调实用，适应就业、执业药师资格考试以及考研的需求。进一步转变教育观念，在教学内容上追求与时俱进，理论和实践紧密结合。

（4）纸数融合，激发兴趣，提高学习效率。建立"互联网＋"思维的教材编写理念，构建信息量丰富、学习手段灵活、学习方式多元的立体化教材，通过纸数融合提高学生个性化学习的效率和课堂的利用率。

（5）定位准确，与时俱进。与国际接轨，紧跟药学类专业人才培养，体现当代教育。

（6）版式精美，品质优良。

本套教材得到了专家和领导的大力支持与高度关注，适应当下药学专业学生的文化基础和学习特点,具有趣味性、可读性和简约性。我们衷心希望这套教材能在相关课程的教学中发挥积极作用,并得到读者的青睐;我们也相信这套教材在使用过程中,通过教学实践的检验和实际问题的解决,能不断得到改进、完善和提高。

普通高等学校"十四五"规划药学类专业特色教材
编写委员会

前言

Qianyan

　　针对药学、药物制剂、临床药学、制药工程、中药学、医药营销及相关专业的《中医药学概论》教材，依据药学相关专业的培养目标，突出中医药学的学科特色，以"三基""五性""三特定"为教材编写的指导方针，在汲取类似教材精华的基础上，采用了线上线下相结合的方式。通过扫描二维码可上线搜索获取案例解析、思考题参考答案、药材图片等内容。本书强调理论与实际相结合的中医药临床实用性基础知识的介绍，强调与执业药师考试相关内容相结合的实用性；突出前瞻性知识，探索教材的未来发展方向；旨在培养学生安全用药的临床实践能力和创新能力。

　　《中医药学概论》是一本综合性的教材，主要介绍中医基础理论、中药学基本知识、方剂学基本知识，全书分为上、中、下三篇。上篇介绍中医基础理论，重点介绍中医学的基本特点、阴阳五行、气血津液、脏腑经络、病因病机、诊法、辨证和防治等内容。中篇系中药学基本知识，包括中药学基础理论和常用中药。关于中药的选择主要依据三个原则：一是临床常用中药，二是现代研究热点中药，三是常用中成药组成中涉及的中药。重点介绍近200味常用中药的基源、性味归经、功效主治、用法用量、使用注意、现代研究等知识，主要依据2020年版《中华人民共和国药典》（一部）、《中华本草》及期刊报道。下篇是方剂学基本知识，重点介绍方剂学基础理论及常用方剂。关于方剂的选择主要依据三个原则：一是临床常用方剂，二是现代研究较多的方剂，三是常用中成药涉及的相关方剂，并与执业药师考试相关内容相结合。重点介绍100余首常用方剂的组成、用法、功效主治、方解、现代应用等知识。在每章末，将其他非重点药物、方剂以简表的形式呈现。为便于学生学习，每章均附有学习目标，每章后均附有小结和思考题。

　　本书在体现中医中药学基本知识的前提下，适当拓展学科发展的知识前沿，充分体现药学、临床药学、药物制剂、生物制药等非中药学专业开设中医药课程的特点。

　　本书中方剂组成尽量与原方保持一致，但需关注国家重点保护野生药材的应用，此类药物在临床应用中应灵活处理，不可照搬照抄原方。

编　者

目录

Mulu

下篇　方剂学基本知识

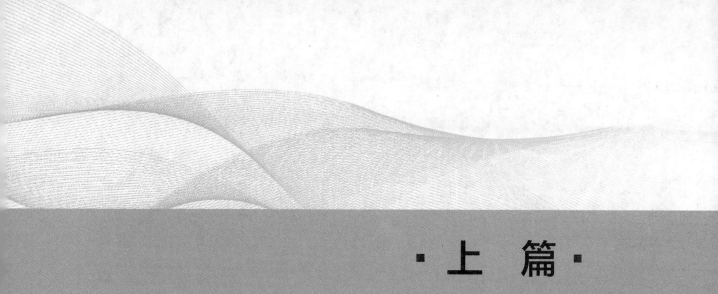

·上 篇·

中医基础理论

第一章 绪 论

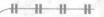

PPT-1

学习目标

1. 掌握中医学的基本特点。
2. 熟悉中医药学的起源和中医药理论体系的形成与发展。
3. 了解中医学的思维方法。

概 述

中医药学概论是介绍中医基础理论与基本诊断方法,中药学基本理论与常用中药,以及方剂学基本理论与常用方剂的一门学科。

中国传统医学历经数千年的历史检验,是人们长期同疾病作斗争的经验总结;与印度传统医药学、阿拉伯伊斯兰医药学,并称为世界最早形成体系的三大传统医学;也是我国文化遗产的一个重要组成部分。中医药学在大量医疗实践经验基础上,结合中国古老哲学形成独具特色的理论体系,为中华民族的繁衍昌盛,为世界医学的发展,以及全人类的健康事业做出了重大的贡献。

第一节 中医药学的发展简史

药物起源于食物。原始人类采集食物,有时会因误食而产生止疼、止血等治疗作用,也会造成恶心、呕吐、腹泻、昏迷等毒副作用,甚至死亡。在长期的实践中,人们渐渐熟悉了大量动物、植物和矿物的作用特点,积累了医学知识。

人类在农耕生活开始之时,就已经形成医术。甲骨文记载,殷商时期就有关于人类对疾病预防和治疗的记载,并使用汤液、药酒治疗疾病。周代将医术进行初步的分科,如《周礼·天官》所记载的"食医""疾医""疡医"。但此时,因为没有形成理论体系,不能称之为医学,只称之为医术。

中国古代的朴素唯物主义哲学、气一元论、阴阳学说、五行学说和精气学说,是先秦时期人们认识世界、自然、人类自身的重要学说,以其阐明人类生命活动和外界环境的关系,以及疾病发生、发展和防治的规律。哲学基础融合古人医学知识,成就了《黄帝内经》《难经》《伤寒杂病论》《神农本草经》四大经典著作,标志着中医药基本理论体系的形成。

《黄帝内经》是成书于春秋战国时期的古典医学巨著,简称为《内经》,是我国现存最早的中医理论专著。当时托古之风盛行,因黄帝播百谷草木,大力发展生产,并创医学,故这部著作借用中华民族始祖黄帝之名来命名。该书总结了春秋战国以前的医疗成就、治疗经验和学术理论,以当时先进的哲学思想为指导,研究人的生理学、病理学、诊断学、治疗原则、预防和药物学。历代医家在其理论原理和方法论的基础上,通过不断实践创新,使中医学术得以持续地发展,故被历代奉为"医家之宗"。《黄帝内经》包括《灵枢》《素问》两部分。

《难经》成书稍晚于《黄帝内经》,原名《黄帝八十一难经》,相传为秦越人(扁鹊)所作,全书共设八十一个疑难问题,以答疑的形式阐述了人体生理、病理、诊断、治疗等基本理论,并对脉诊和针灸进行论述,在《黄帝内经》的基础上有所发展,是继《黄帝内经》之后的又一部经典著作。

《伤寒杂病论》为东汉末年著名医家张仲景所著,后世将其分为《伤寒论》和《金匮要略》两个部分。张仲景在《黄帝内经》和《难经》的基础上,"勤求古训,博采众方",总结前人的医学成就,并结合自己的医疗实践经验完成此部巨著,确立了伤寒六经辨证论治和杂病脏腑辨证论治的理论体系,融理、法、方、药为一体。该书所载方剂组方严谨,疗效确凿,是我国第一部临床医学专著。

《神农本草经》,简称《本经》,是我国现存最早的药学专著。其成书于汉,该书假借神农之名,是秦汉时期众多医家智慧的结晶,是对药物的第一次系统的总结。全书分为三卷,共载药365种(包括植物药252种,动物药67种,矿物药46种),根据药物性能功效不同,分为上、中、下三品,其中上品120种,无毒,多属补养类药物,可以久服,如人参,受当时认识局限,矿物多归为上品;中品120种,无毒或有毒,多属补养类或有攻治疾病作用的药物,如百合、黄连;下品125种,多作用峻猛,属攻治疾病、除寒热类的药物,不可久服,如大黄。此种分类法是我国药物学中最早的药物分类方法。该书所载的麻黄平喘、大黄泻火、黄连治痢等在现代被广泛认可并得到应用。

两晋时期,王叔和的《脉经》是我国现存最早的脉学专著。该书结合临床系统探讨了脉学的基础理论,集汉以前脉学之大成,对脉学的形成和发展起到了至关重要的推动作用。皇甫谧的《针灸甲乙经》,是我国现存最早的针灸学专著。该书记载了349个腧穴的检穴法及其主治用法,并阐述了各经脉的循行等内容,系统总结了针灸经络学成就,建立了较完整的针灸理论体系。葛洪的《肘后备急方》,为早期的方剂学专著。书中记载的有关内科、外科、五官科及各种危重疾病的经方、验方,因具有简、便、廉、验的特点而为民间所乐用。

 案例 1-1

受到"青蒿一握,以水二升渍,绞取汁,尽服之"有关截疟记载的启发,中国科学家屠呦呦开创性地从黄花蒿中分离出青蒿素,应用于疟疾治疗,被授予2015年诺贝尔生理学或医学奖。

请问:屠呦呦是如何发现青蒿素的?

隋唐时期巢元方的《诸病源候论》,是我国现存最早的论述病因病机和证候学专著。其所列疾病证候涉及内科、外科、妇科、儿科、眼科、皮肤科等多科疾病。《新修本草》又名《唐本草》,公元659年由政府修订并颁发,是我国第一部政府颁发的药典,也是世界上最早的药典。孙思邈的《备急千金要方》《千金翼方》,成书于公元652年,两部著作各分为30卷,载方各为5300首和2571首,总结了唐以前的医学成就,代表唐医学的先进水平,记载了包括方剂在内的医学理论、诊法、治法、食养等,堪称我国第一部医学百科全书。

宋金元时期,经济和科学技术蓬勃发展,同时涌现了众多医学流派,学术氛围浓厚,形成百家争鸣的局面,使中医药学在许多方面取得了突破性进展。宋代陈无择的《三因极一病证方论》,提出了著名的"三因学说",即内因、外因、不内外因,在病因学说方面作出了重要的贡献。宋代钱乙的《小儿药证直诀》,是中医儿科学专著,系统地论述了小儿的生理病理特点,提出了以五脏为纲的儿科辨证方法,同时丰富了脏腑辨证论治的内容。《太平惠民和剂局方》是第一

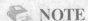

部由政府颁发的成药药典,所载方 788 首。《太平圣惠方》和《圣济总录》是由宋代朝廷组织编著出版的大型方书,两部著作均以载方数量之多而传世,分别载方 16834 首和近 20000 首。《经史证类备急本草》(简称《证类本草》),由唐慎微所著,载药 1746 种,增加方论 1000 余条,各药后共附古今单方 3000 余首,对宋以前的本草学成就进行了系统的总结,使宋以前的许多本草知识由于该书的引用而能够保存下来,集北宋以前本草学之大成,代表宋代药物学的最高成就。金元时期的刘完素、张从正、李杲、朱丹溪继承传统又不拘泥于传统,提出独立的学术见解,从不同角度丰富和发展了中医药学的理论和临证实践,代表不同的医学流派,后人尊之为"金元四大家"。刘完素(亦称刘河间,河北河间人),以火热立论,倡导"六气皆从火化""五志过极皆能生火",多用寒凉药,被称为"寒凉派";张从正(亦称张子和,字子和)提出"邪去则正安"的观点,善于用汗、吐、下三法以攻邪,被称为"攻下派";李杲(亦称李东垣,号东垣老人),主张"内伤脾胃,百病由生",强调治病重在调理脾胃,被称为"补土派";朱震亨(亦称朱丹溪,号丹溪),力倡"相火论",提出"阳常有余,阴常不足"的观点,治病以滋阴降火为主,被称为"养阴派"。

明清时期是中医学术发展史上的重要时期。明代李时珍所著的《本草纲目》被誉为"东方药物巨典",对明以前本草学进行了全面的整理和总结。全书共 52 卷,载药 1892 种,绘图 1000 多幅,收录方剂 11096 首,并将药物分为 16 纲,62 类,这是当时最完备的分类系统。该书已被相继译成多种文字,流传至国外,在国内外产生了极为深远的影响,李时珍被誉为"药圣"。明代吴又可的《温疫论》,提出了"温疫"的传染途径是从口鼻而入的观点。清代叶天士在总结前人学术成就和临床实践的基础上,著有《外感温热篇》,创立了卫气营血辨证。吴鞠通总结并发展了温病学说,著《温病条辨》,创立了三焦辨证,进一步推动了温病学理论的形成与发展,丰富了中医对外感疾病的诊治方法。薛生白和王孟英分别著《湿热条辨》和《温热经纬》,为温病学作出了贡献,使温病学形成了完整的理论体系。叶天士、吴鞠通、薛生白和王孟英被后世誉为温病学四大家。清代医家王清任是早期试图汇通中西医学的代表医家,他重视解剖,根据尸体解剖和临床经验著有《医林改错》,纠正了古代医书在人体解剖方面的一些错误,发展了瘀血致病的理论,强调解剖知识对医生的重要性。

在近现代,随着西医学在中国的广泛传播,形成了中西医汇通学派,以唐宗海、朱沛文、恽铁樵、张锡纯为代表。他们认识到中西医各有所长,尝试将两种学术加以汇通,主张汲取西医之长以发展中医,如唐宗海的《中西汇通医书五种》,张锡纯所著的《医学衷中参西录》,朱沛文的《华洋脏腑图像合纂》,均是中西汇通的专著。

中华人民共和国成立后,国家大力提倡中西医结合,继而倡导以现代多学科方法研究中医药,随着现代科技手段的融入,中医药的理论体系得到较快的发展。在脏腑实质和经络的研究、临床诊治手段、中药及复方药理研究等方面,取得了许多令人瞩目的成果。2016 年 12 月 25 日通过,自 2017 年 7 月 1 日起施行的《中华人民共和国中医药法》,是为继承和弘扬中医药,保障和促进中医药事业发展,保护人民健康而制定的办法。

中医药学是中华民族灿烂文化的重要组成部分。其疗效显著,民族特色浓郁,诊疗方法独特,是人类医学宝库的伟大财富。随着研究工作的深入,中医药将更好地为中国人民和世界人民的医疗、保健事业服务。

第二节 中医学理论体系的基本特点

中医学经过长期的临床实践,受古代哲学思想和思维方法的影响,在认识人体的生理、病理变化以及对疾病的诊断和治疗等方面,具有许多特点,其中最基本的特点是整体观念和辨证论治。

一、整体观念

整体观念,是强调人体自身的整体性,并与外环境相统一的思想。整体就是统一性、完整性和联系性。整体观念是中医学重要的理论思想,涵盖人体自身的统一性、完整性及其与环境(自然环境和社会环境)的相互联系,从而形成了独具特色的中医学的整体观念。这一观念贯穿于中医生理、病理、诊法、辨证、养生、治疗等各个理论中。

1. 人体是一个有机的整体 人体由若干脏腑、组织和器官组成,它们都有各自的结构和功能,但不是孤立存在,而是相互联系、相互制约,构成统一的有机整体。它们在结构上相互联系,生理上相互协作、相互制约,病理上相互影响,所以,在临床诊断时需察外知内,治疗时需整体调治。

在组织结构方面,人体以五脏为中心,通过经络系统的"内属于脏腑,外络于肢节"的联结作用,使六腑、形体组织、五官九窍等有机联系,形成表里相联、上下沟通、密切联系、协调共济的统一整体,通过精、气、血、津液的作用,协同完成生命活动。如肝与胆相表里,在体合筋、开窍于目。

在生理功能方面,不同脏腑、组织和器官各有其生理功能,相互之间又协调配合,彼此制约,维持人体生理平衡,共同完成正常的功能活动。因此,脏腑之间,脏腑与五体、五官九窍之间,既相互联系又彼此制约,成为人体进行正常生命活动的前提,如肺主通调水道,脾主运化水液,肝主疏泄,肾主水,三焦是水液运行的通道,共同协调,完成人体水液的正常运行。

在病理方面,脏腑发生病变时,可以通过经络反映于体表、组织或器官;体表、组织和器官发生病变时,同样可以通过经络影响其所属的脏腑。如肝发生病变时,既可以反映到它所联系的目和筋,与之相表里的胆,也可以影响到脾胃。

在诊断方面,脏腑、组织、器官在生理和病理上相互联系、相互影响,提示在诊断和治疗疾病时,可以通过外在变化,察外知内,通过观察五官九窍、形体、舌脉等外在变化,推测体内脏腑的病变。如舌色紫黑,多因体内血瘀所致。

在治疗方面,不限于病变的局部治疗,而是从脏腑之间及脏腑与组织器官之间的联系出发,进行综合治疗,整体调治。如肝和目的关系密切,治疗眼睛干涩,多从治肝着手,常用清肝明目的方法治疗。

2. 人与自然界的统一性 自然界为生命提供物质基础,人类生活在自然界中。自然界的季节气候、昼夜晨昏、地理环境等因素的变化,会直接或间接地影响人体,机体相应地会产生生理性的反应,以适应这种变化。当自然界的变化过于剧烈,超越了人体的承受范围时,就会产生病理性的变化。

一年有春夏秋冬四时之气,人体在长期的进化过程中,产生了春生、夏长、秋收、冬藏的生理性反应,与自然四时保持统一。春夏季节,人体腠理开泄,表现多汗少尿;秋冬季节,腠理致密,汗孔收闭,表现少汗多尿,以保持体温的恒定。气候变化,脉象也随之发生变化。如春季阳气渐盛,脉多弦;夏季阳气隆盛,脉多洪;冬季阳气多闭藏于里,脉多沉等。

一日昼夜变化,人体的阴阳气血会进行相应的调节,与这种变化相适应。人体早晨阳气初生,运行于外,至中午最盛,使人能够精力充沛地投入到工作状态;傍晚、入夜阳气内敛,便于休息及睡眠。疾病在一日内也会呈现"旦慧、昼安、夕加、夜甚"的规律,是因为阳气在白昼偏盛并趋于表,在夜间偏衰而趋于里。

人类的生存环境,如地理环境和居住环境等都能直接影响人体的生理功能。如我国江南地区多湿热,人体腠理多疏松;北方偏于燥寒,人体腠理多致密。当人们易地居住时,可能引起不适,如女性居住环境改变,易导致月经不调。

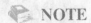

总之,在诊断方面,要因时、因地、因人制宜,即从整体观念的角度来指导治疗,确定治疗原则。

3. 人与社会环境的统一性　人是社会的组成部分,社会的变化对人会产生一定的影响,是影响人的生理病理的因素。随着科技的发展,社会的进步,人们的生活条件得到极大改善,身心功能也在发生变化,平均寿命逐渐延长。同时,工业污染以及过度紧张的生活节奏又威胁着人类的健康,带来很多新的疾病,如"慢性疲劳综合征""抑郁症"等的发生与社会环境有着密切关系。

在中医学的整体观念中,人体是一个以五脏为中心的整体,人与自然和社会存在着统一性和关联性。这种整体观念是诊治疾病时所必须具备的思想方法,贯穿于中医学理论的各个方面,是中医学理论体系的重要特色。

二、辨证论治

辨证论治是中医临床诊断治疗疾病的思维方法和基本原则。中医学对疾病的认识和治疗的过程,就是辨证论治的过程。

(一)辨证论治的概念

辨证是通过望、闻、问、切四诊收集患者症状、体征等临床资料,根据中医理论进行综合分析,分辨出疾病的原因、性质、部位以及邪正之间的关系,最终概括、判断为某种性质的证。论治是根据辨证的结果,选择和确定相应的治疗原则和方法。辨证论治将中医理论贯穿在预防与养生实践的过程中。辨证和论治是诊治疾病过程中不可分割的两个部分,体现了理论和实践相结合的过程。辨证是决定治疗的前提和依据,论治是治疗疾病的具体手段和方法,而治疗效果则是对辨证是否准确的检验。

辨证是对疾病某一阶段原因、部位、性质等的高度概括,能够准备全面地反映疾病的本质,因此辨证论治有效地指导了临床理、法、方、药的具体运用。

(二)症、证、病的概念及其关系

症、证、病的内容在辨证论治的过程中有所体现,只有准确理解其含义才能深刻理解辨证论治的实质及临床意义。

症,即症状和体征的总称,是指疾病具体的临床表现,包括主观感觉到的不适或病态改变,如恶寒、发热、头痛等,还包括医生在检查患者时得出的异常征象,如舌苔薄白、脉象沉细等。症状和体征不能反映疾病的本质,只是疾病过程中个别的表面现象。

证,也称证候,是对疾病过程中某一阶段的病理概括,包括病变的原因、部位、性质、邪正关系等。证一般是由特定的、有内在联系的、能反映疾病过程中一定阶段本质的症状和体征所组成。如脾胃虚寒、肝阴亏虚、肾阴虚等。证标志着机体对病因的整体反应状态。因此,证能更准确地反映出疾病的本质。

病,指疾病,是指在特定病因作用下,机体邪正相争、阴阳失调所出现的脏腑组织损伤或生理功能障碍,包括发病形式、病机、发展规律,是病理的全过程,如感冒、哮喘、痢疾等。其是由若干证组成的,不同病理阶段的证有不同的症状和体征。

(三)同病异治和异病同治

同病异治是指同一种疾病,由于表现出来的证不同,而采用不同的治法。如同样是麻疹,在发病初期,疹发不透,应发表透疹;发病中期肺热炽盛,应清肺泻热;后期阶段多表现为余热未尽,肺胃阴亏,应养阴清热。

异病同治是指不同的疾病,在其发展过程中,如果出现了相同性质的证,可以采取相同的治法。如久泻脱肛、胃下垂、子宫下垂是不同的疾病,但辨证都属于中气下陷证,都采用补中益

NOTE

7

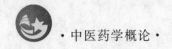

气法治疗。

总之,中医治病重点在于对证的区别,而不只是侧重于辨病。症、证、病这三者之间既有区别,又有联系。症是疾病过程中个别的、表面的现象,是构成疾病证候的基本要素。病所反映的是疾病病理的全过程。证是某一阶段的病理本质,有内在联系的症状和体征组合在一起即构成证,而各阶段的证叠加起来,便是疾病病理的全过程。其中,证将症状和疾病联系起来,并提示了症状与疾病之间的内在联系。辨证论治是中医临床诊断和治疗疾病的基本特点,使医者能够辨证地对待病和证之间的关系。

第三节　中医学的思维方法

思维是对事物的间接反映,是指通过其他媒介作用认识客观事物,及借助于已有的知识和经验、已知的条件推测未知的事物。方法,是人们为了实现一定的目标所采取的手段和步骤的总和。中医学在观察和认识人体生理、病理、诊断和治疗疾病时,除了使用许多一般科学研究普遍采用的思维方法外,还有一些具有自己特点的思维方法,主要有援物比类、司外揣内、归纳与演绎、试探与反证等。

一、援物比类

援物比类,又称取象比类,是在被研究对象和已知对象的研究中,运用形象思维,发现两者之间某些相似或类同属性,从而推测两者在其他属性方面也有可能相似或类同,并由此推导出被研究对象某些性状特点的一种认知方法。中医学在藏象理论方面,就运用了这一方法。如《黄帝内经》中以古代官制作比喻,形象地论述人体五脏六腑的生理功能及其相互之间的关系。"心者,君主之官也,神明出焉。肺者,相傅之官,治节出焉。肝者,将军之官,谋虑出焉……"对风、寒、暑、湿、燥、火六淫之邪性质和致病特点的认识,也多用援物比类的思维方法。自然界的风能吹动树叶,甚至将树吹倒,因此中医认为人的头部、四肢不自主地摇动或突然昏倒,均为"风"所致。自然界的火具有灼热、炎上、蒸发水气的特点,因此中医认为临床上出现的高热、汗出、烦渴、大便秘结,多为"火"所致。除此之外,在治则治法、方剂的配伍组成原则等理论方面,也运用这一方法。

在科学研究过程中,援物比类具有重要意义。事物之间存在着同一性与差异性两个方面,在运用这种思维方法时,应该基于事物间同一性的类比,这样才能得出较正确的结论。如果是在事物差异性的角度采取所谓的"类比",那么结论就有可能是错误的。总之,援物比类所得出的结论往往只能提供假说,必须加以检验。

二、司外揣内

司外揣内,又称以表知里,是对事物的外在表象进行观察,以判断分析其内部状态和变化的一种思维方法。中医学把人体作为研究对象,视人体为不能打开的"黑箱",通过对生命现象、疾病的症状和体征等外在的表现进行观察,来分析体内的脏腑、经络、气血、津液等生理和病理的变化,以判断其疾病和证候,再根据治疗后体内所表现出来的信息检验治疗的效果,这体现了人体是一个有机的整体,即所谓"有诸内者形诸外",所以可以通过观察分析舌象、脉象、面色及饮食等方面,了解脾胃运化功能,最后诊断和治疗。如舌苔腐腻,脉滑,不欲饮食,胃脘胀满,嗳腐吞酸等,说明脾胃运化功能失常。

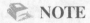

三、归纳与演绎

归纳是由事物的特殊性推论事物的一般性。演绎是由事物的一般性推论事物的特殊性。归纳是演绎的前提，演绎是归纳的进一步思维，这两种方法在运用的过程中常常相互联系、相互补充。中医学在对个体生命的长期观察、归纳中，逐渐认识并总结出人的生长发育的一般规律。《素问·上古天真论》指出：男子八岁，"发长齿更"，发育较快；十六岁，天癸至，具备了生殖能力；二十四岁，"真牙生而长极"，说明发育完全成熟；至四十岁，"发堕齿槁"，开始衰老；至五十六岁，"形体皆极"，衰老明显。对女子的发育、生长、衰老的阶段亦有论述。中医学对药性理论的研究也运用归纳法和演绎法，根据药物的寒、热、温、凉四性的理论，推导出"凡温热之性的药物，都具有温里散寒作用"的结论，而每个具体药物在温里方面的功用、主治又各有不同。如附子辛热，回阳救逆，可用于亡阳证；丁香辛温，温中降逆，用于胃寒呕吐。

四、试探与反证

试探法多用于对疑难病的诊治中，是通过对研究对象不断地试验，并根据其结果，对原设想做出适当调整，消除误差，以逐渐达到准确的一种认知方法。如《景岳全书·传忠录》中提出："疑其为实，意欲用攻而未决，则用甘温纯补之剂，轻用数味，先以探之，补而觉滞，即知有实邪也。"即是试探法在临床上的运用。反证法是指从结果来证明已有的结论、或追溯及推测原因的一种逆向的认知方法。中医认识病因的"审证求因"法就是典型的反证法，是通过对症状和体征的审察，寻找病因，如对"六淫"的认识，大多是这样形成的。

小结

中医药学概论是介绍中医基础理论与基本诊断方法，中药学基本理论与常用中药，以及方剂学基本理论与常用方剂的一门学科。

人类在农耕生活开始之时，就已经形成医术。中国古代朴素唯物主义哲学融合古人医学知识，成就了《黄帝内经》《难经》《伤寒杂病论》《神农本草经》四大经典著作，标志着中医药基本理论体系的形成。其后，两晋至隋唐时期，医学得到充分发展，出现了如《脉经》《肘后备急方》《备急千金要方》《千金翼方》重要著作。至金元时期，同时涌现了众多医学流派，学术氛围浓厚，形成百家争鸣的局面。刘完素、张从正、李杲、朱丹溪继承传统又不拘泥于传统，提出独立的学术见解，代表不同的医学流派，后人尊之为"金元四大家"。明清时期发展了温病学说。在近现代，随着西医学在中国的广泛传播，形成了中西医汇通学派。

中医学最基本的特点是整体观念和辨证论治。整体观念是中医学重要的理论思想，涵盖人体自身的统一性、完整性及其与环境（自然环境和社会环境）的相互联系，从而形成了独具特色的中医学的整体观念。辨证论治是中医临床诊断治疗疾病的思维方法和基本原则。中医学对疾病的认识和治疗的过程，就是辨证论治的过程。

中医学的思维方法主要有援物比类、司外揣内、归纳与演绎、试探与反证等。

思考题

1. 简述中医学的基本特点。
2. 简述症、证、病的概念及其关系。

思考题答案

（张东方）

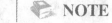

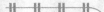

第二章 阴阳五行学说

 学习目标

1. 掌握阴阳学说和五行学说的含义,以及对中医药学的理论指导作用。
2. 熟悉阴阳学说和五行学说的主要内容。
3. 了解古代文献中对于阴阳学说和五行学说的论述记载。

概　述

　　阴阳学说和五行学说是古代中国人民在探索、认识人与自然间各种事物关系的过程中形成的两种重要哲学概念。古人通过对一些事物、现象的特点和关系进行抽象、归类,形成了阴阳和五行的概念,又运用这些概念去解释更多的事物和现象,经过不断的扩展和完善后,最终形成了成熟的阴阳学说和五行学说,并逐渐运用于对自然和社会的认识。及至汉代,《黄帝内经》的记载表明,阴阳学说和五行学说已成为中医学重要的理论基础。本章主要介绍阴阳学说和五行学说的含义、内容以及在中医药学中的应用。

第一节　阴阳学说

一、阴阳的含义

　　阴阳学说,是研究阴阳的内涵,并用以解释事物发生、发展、变化规律的一种古代哲学理论。而阴、阳,是对各类事物中对立双方属性的概括。

　　阴阳的本义为阳光的向背、光线的明暗,正如《说文解字》对其字源的解释:"阴,暗也。水之南,山之北也。""阳,高、明也。"随后,古人将阴阳的概念不断抽象化,并以类比的方式运用到各类事物中,来体现它们之间的联系,如认为明亮的、温暖的、运动的、上升的、扩张的、亢奋的事物具有阳的属性,而阴暗的、寒冷的、静止的、下沉的、收敛的、抑制的事物具有阴的属性;再如,天为阳、地为阴,日为阳、月为阴,昼为阳、夜为阴,火为阳、水为阴。但是,阴阳的划分不是绝对的,例如一日之中的下午,与夜晚相比,其为阳,而与太阳渐升的上午相比,则为阴;例如水虽为阴,但湍流之水、温热之水,与静缓之水、寒冷之水相比,前者为阳,后者为阴。

二、阴阳学说的内容

　　阴阳的概念早在西周时期便已形成,相对较为简单,如《周易》中以"－－"和"－"两种符号表示阴阳;如春秋战国时期,《周易·系辞上》中记载:"一阴一阳之谓道。"后世论述中又对阴阳学说不断进行解释、扩充。其主要内容可总结为以下几个方面。

（一）阴阳对立制约

阴阳性质相反，处于一个统一体的两极，相互之间必然存在抗衡和制约，例如水可灭火，火炽亦可致水涸。又例如，按照阴阳学说，四季节气变换也是阴阳相互制约导致的，立春之后，气温渐升，泥土河水逐渐解冻，植物逐渐萌发，是自然界中阳胜阴之故，而立秋之后，天气渐凉，植物逐渐枯萎凋零，是自然界中阴胜阳之故。

（二）阴阳互根互用

阴阳之间虽然存在抗衡和制约，但二者在同一统一体中是互为根据，相互依存的，任何一方都不能脱离对方单独存在，否则该统一体便无法存在。如《春秋繁露·顺命》中所述"独阴不生，独阳不生"；又或如《老子》中所述"天下皆知美之为美，斯恶已；皆知善之为善，斯不善已。故有无相生，难易相成，长短相形，高下相倾，音声相和，前后相随，恒也"。

（三）阴阳交通互藏

阴阳双方的对立制约和互根互用不是静止的，而是处在不断地运动之中，在不断地发生相互作用，即阴阳的交通。阴阳交通是自然万物生成、衍化，由简单到复杂的推动力。阴阳学说对于阴阳划分的认识不是机械的、绝对的，对于复杂事物而言，无法简单地用"非阴即阳"来认识，而是阴阳之中还包含有阴阳，即阴阳互藏。

阴阳的交通互藏体现了阴阳学说的灵活性，古人以此解释诸多事物现象，如《素问·阴阳应象大论》中"地气上为云，天气下为雨。雨出地气，云出天气。"地本为阴，然地气之所以能上升，是因为阴中有阳；天本为阳，然天气之所以能下降，是因为阳中有阴；云雨的形成正是天地（阴阳）之气交通互藏而造成的。

（四）阴阳消长平衡

消，指减少、衰退；长，为增多之意；阴阳消长平衡，指阴阳双方在量上处于衰减或增强的不断变化之中，维持着相对的平衡状态。此平衡状态在一定范围内是稳定的，如果阴阳消长超出了稳定范围，则此阴阳体系就会呈现失衡状态，在自然界中可表现为气候失常等，在人体中则表现为疾病。

阴阳的对立制约和互根互用是导致阴阳消长的原因。阴阳的对立制约使得一方强盛而另一方受到压制，即此消彼长。如四季更替，由春至夏，气温渐升，是阳长阴消之故；由夏至秋，天气渐凉，是阳消阴长之故。阴阳的互根互用使得一方减弱或增强后，另一方也随之减弱或增强，即皆消皆长。如人或其他动物在由幼年成长至壮年期间，肌肉形体（阴）日渐丰满健壮，精神气力（阳）也日渐旺盛，是为阳随阴长；由壮年至老年期间，肌肉形体日渐松弛萎缩，精神气力也日渐衰弱，是为阳随阴消。在不同体系中，阴阳消长形式的侧重也不同，有些以此消彼长为主，有些则主要表现为皆消皆长。

（五）阴阳相互转化

阴阳消长是量变过程，而阴阳相互转化则是量变基础上的质变，即阴或阳向各自对立的属性转变。阴阳相互转化在中医诊断、治疗中有重要意义，可表现为疾病的量变和质变两种形式。如患者久病不愈，病证可由实证逐渐转化为虚证。或者患者邪气炽盛，可由热证突然转变为寒证，或由寒证突然转变为热证，正如《素问·阴阳应象大论》所述："重阴必阳，重阳必阴""寒极生热，热极生寒"。

案例解析 2-1

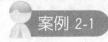
案例 2-1

《灵枢·营卫生会》中对老年和壮年时在睡眠和精神状态上的差异进行了解释："黄帝曰：

NOTE

老人之不夜瞑者,何气使然?少壮之人,不昼瞑者,何气使然?岐伯答曰:壮者之气血盛,其肌肉滑,气道通,营卫之行不失其常,故昼精而夜瞑。老者之气血衰,其肌肉枯,气道涩,五脏之气相搏,其营气衰少而卫气内伐,故昼不精,夜不瞑。"

试分析其体现了阴阳之间的哪种关系。

三、阴阳学说对中医药学的理论指导作用

(一)说明人体的组织结构和生理功能

按照阴阳学说,根据人体脏腑、经络所处的部位(如上下、内外、表里等)和所行使的功能(藏泻、升降等),可对其进行阴阳属性的划分。

以人体形体部位为例,上部为阳,下部为阴;体表为阳,体内为阴;背为阳,腹为阴;四肢外侧为阳,内侧为阴。以人体脏腑而言,相对外界,六腑在表,传化物而不藏,故为阳;五脏在里,藏精气而不泄,故为阴。脏腑还可根据其所处部位、行使功能划分阴阳,如五脏的心、肺位于胸腔,居上而为阳;而肝、脾、肾位于腹腔,居下而为阴。心主温通,为阳中之阳;肺主肃降,为阳中之阴;肝主升发,为阴中之阳;肾主闭藏,为阴中之阴;脾主运化水谷,为阴中之至阴。由于阴阳互藏,阴阳之中还有阴阳,各脏腑又可再分阴阳,如心有心阳和心阴,肾有肾阳和肾阴。

根据阴阳对立制约、互根互用、交通互藏、消长转化的特点,人体正常的生理功能是阴阳协调平衡的结果,如物质和功能之间的协调平衡,物质为阴,功能为阳,物质是产生功能活动的基础,功能反过来主导物质的获取、积累和代谢。中医中所说的精和气也是阴阳平衡的体现:精藏于脏腑中,内守而不外泄,故为阴;气为精所化,运行于全身而属阳,精气相互资生,生命方得以维持,如《素问·生气通天论》所述:"阴平阳秘,精神乃治,阴阳离决,精气乃绝。"

(二)说明人体的病理变化

如上文所述,人体正常生理功能是阴阳协调平衡的体现,当平衡被破坏而致失调时,就会发生疾病。阴阳平衡失调主要表现为以下几个方面。

1.阴阳偏盛 阴阳偏盛,包括阴偏盛和阳偏盛,是指阴或阳的一方高于正常水平的病理状态,如《素问·阴阳应象大论》所述:"阴胜则阳病,阳胜则阴病,阳胜则热,阴胜则寒。"

阳偏盛,阳胜则热,指阳邪侵犯人体会表现出热证症状。如感受暑热之邪,出现高热、烦躁、面赤、脉数等症状;同时,阳盛则阴病,热邪可消耗津液,出现口干唇燥等症状。

阴偏盛,阴胜则寒,指阴邪侵犯人体而表现出寒证症状。如纳凉饮冷,出现脘腹冷痛、形寒肢冷、脉紧等症状;同时,阴盛则阳病,阴邪可损耗阳气,影响脏腑功能,如出现完谷不化、泻下清稀等症状。

2.阴阳偏衰 阴阳偏衰,包括阳偏衰和阴偏衰,是指阴或阳的一方低于正常水平,无法制约另一方的病理状态。其与阴阳偏盛所致疾病的区别在于一为虚证,一为实证,正如《素问·通评虚实论》所述:"邪气盛则实""精气夺则虚"。

阳偏衰,阳虚则寒,人体的阳气虚损,不足以制约阴寒,表现出虚寒证症状,如畏寒肢冷,神疲蜷卧,脉沉等。

阴偏衰,阴虚则热,人体的阴液不足,不足以制约阳热,表现出虚热证症状,如潮热,盗汗,五心烦热,舌红少苔,脉细数等。

3.阴阳互损 由于阴阳的互根互用,在阴阳偏衰至一定程度时,就会出现阴损及阳、阳损及阴的病理状态。

阴虚到一定程度,不能化生阳气,则同时出现阳虚的表现,即阴损及阳。同样,阳虚到一定程度,不能温煦推动阴液,则同时出现阴虚的表现,即阳损及阴。如某些肾阳虚日渐加重的患者,后期会出现咽干舌燥、潮热盗汗等肾阴虚的症状;而某些肾阴虚日久不愈的患者,后期则会

出现下肢发冷等肾阳虚的症状,皆是阴阳互损所致。

（三）指导疾病的诊断

1. 分析四诊资料 将阴阳学说用于分析望、闻、问、切四诊收集的病情资料,概括出阴阳属性,为进一步辨证打下基础,正如《素问·阴阳应象大论》所述:"善诊者,察色按脉,先别阴阳。"

如望诊中,色泽鲜明属阳,色泽晦暗属阴。闻诊中,声音高亢有力为阳,声低气微为阴;呼吸气粗为阳,呼吸气微为阴。问诊中,身热属阳,体寒属阴;口干而渴者为阳,口淡不渴者为阴;喜冷饮者属阳,喜热饮者属阴;小便黄赤者为阳,小便清长者为阴。切诊中,脉数为阳,脉迟为阴,脉浮为阳,脉沉为阴;脉洪大为阳,脉细弱为阴。

2. 辨别疾病的证候 辨证是论治的基础,临床上疾病表现错综复杂,而以阴阳来进行划分,则可化繁为简,从而抓住疾病的本质,为进一步治疗提供依据。如八纲辨证中,就以阴阳为总纲,表证、热证、实证属阳,里证、寒证、虚证属阴。疾病虽然复杂多变,但就其证候而言,都可以用阴证和阳证概括。

（四）指导疾病的防治

1. 指导养生防病 运用阴阳学说不仅可以指导疾病的诊断和治疗,还可以预防疾病发生和指导养生。阴阳学说主张,人与自然是一个有机的整体,人体的阴阳变化与自然界的阴阳变化要协调一致,即顺应自然,以保持健康,预防疾病,延年益寿。如春夏之季,温度升高,人体也要相应地生发阳气,如《素问·四气调神大论》所述"夜卧早起,广步于庭,被发缓形,以使志生","夜卧早起,无厌于日,使志无怒,使华英成秀,使气得泄,若所爱在外";秋冬之季,天气转冷,人体也要相应地收藏阳气,如《素问·四气调神大论》所述:"早卧早起,与鸡俱兴,使志安宁,以缓秋刑,收敛神气,使秋气平,无外其志,使肺气清","早卧晚起,必待日光,使志若伏若匿,若有私意,若已有得,去寒就温,无泄皮肤,使气亟夺"。

2. 确定治疗原则 阴阳学说认为,阴阳平衡失调是疾病发生的根本原因,所以治疗疾病的基本原则就是调整阴阳使其恢复相对平衡的状态。按照上文所述,人体阴阳平衡失调表现为三个方面,相应的治疗原则也分为以下三个方面。

（1）阴阳偏盛的治疗:阴阳偏盛即阴或阳一方亢盛有余,而尚未损及另一方,为实证,治疗原则为"实者泻之"。如阳亢盛有余,而未损及阴,尚未导致阴虚时,表现为单纯的实热证,宜用寒凉药抑制亢盛有余之阳,即"热者寒之"。当阴偏盛,而未损及阳,尚未导致阳虚时,表现为单纯的寒证,宜用温热药温散偏盛之阴,即"寒者热之"。

（2）阴阳偏衰的治疗:阴阳偏衰即阴或阳一方虚损不足,不能制约另一方,为虚证,治疗原则为"虚者补之"。如阴虚不足以制阳,造成阳相对亢盛,表现为阴虚证,治当滋阴以抑阳,而不宜单用寒凉药直折其热,如《素问·至真要大论》所述"壮水之主,以制阳光",这种治疗原则在《黄帝内经》中又被称为"阳病治阴"。如阳虚不足以制阴,导致阴寒偏盛,表现为阳虚证,治当扶阳以制阴,而不宜单用辛温药以散其寒,如《素问·至真要大论》所述"益火之源,以消阴翳",这种治疗原则在《黄帝内经》中又被称为"阴病治阳"。

（3）阴阳互损的治疗:要依据阴阳互根的原理,采用阴阳双补的治疗方法,使阴阳相互资生,相互为用。如为阳虚证,且已阳损及阴,则在以补阳为主的同时兼要养阴;如为阴虚证,且已阴损及阳,则在滋阴的同时兼需助阳。

（五）分析归纳药物性能

在明确了人体的病理变化和疾病的治疗原则之后,需要根据性能选择不同药物进行治疗。阴阳学说对药物性能的分析与归纳总结,是中医药理论体系的重要组成部分,主要包括药性（气）、药味、升降浮沉几个方面。

药性,是指药物的寒、热、温、凉四种属性,常被称为四气。其中,温、热属阳,寒、凉属阴。

阳可制阴,一般而言,温、热类药物,能够减轻或者消除寒证,如麻黄、附子等;反之阴亦可制阳,寒、凉类药物,能够减轻或者消除热证,如石膏、黄连等。

药味,是指药物具有酸、苦、甘、辛、咸五种味道,有的药物还具有淡味和涩味,但一般仍称为五味。《素问·至真要大论》对五味阴阳的划分进行了论述:"辛甘发散为阳,酸苦涌泄为阴,咸味涌泄为阴,淡味渗泄为阳。"

升降浮沉,是指药物在体内发挥作用的趋向。药物作用趋向上为升,趋向表为浮,升浮之药属阳;药物作用趋向下为降,趋向里为沉,沉降之药属阴。

药性、药味、升降浮沉的不同组合,决定了药物性能,临床用药时应综合考虑,根据疾病特点进行选择。

第二节 五行学说

一、五行的含义

五行学说,是研究木、火、土、金、水五种基本物质的特性及运动规律,用以解释物质世界组成及变化的一种古代哲学理论。

(一)五行的概念

五,指组成物质世界的五种基本物质;行,指运动、变化。五行,指木、火、土、金、水五种物质及其运动变化。

木、火、土、金、水最初指人们日常生活生产中不可缺少的五种物质,又被称为"五材",其属性后被抽象概括,形成了五行的概念,如《尚书·洪范》中所述"水曰润下,火曰炎上,木曰曲直,金曰从革,土爰稼穑"。五种物质属性之间还存在"相生""相克"的关系。古人将各类事物按照五行属性进行分类,并以其相生相克关系来解释、预测事物的发展变化规律,使其逐渐成为一种哲学概念。

(二)五行的特性

五行的特性,是古人在长期生活生产实践中,对木、火、土、金、水五种基本物质朴素认识的基础上,不断抽象、总结、概括得出的。

1. 木曰曲直 曲,屈也;直,伸也。曲直,指能屈能伸之意。植物的茎干、枝叶具有向上向外生长、舒展的特性,又有柔韧之性,因此引申为凡具有生长、升发、舒展、柔韧等性质的事物,可归属于木。

2. 火曰炎上 炎,热也。炎上,指火的向上烧灼特性,因此引申为凡具有温热的、向上的性质和作用的事物,可归属于火。

3. 土爰稼穑 爰,通曰;稼,指种植谷物;穑,指收获谷物。稼穑,泛指农作物的种植和收获。土地承载万物,土壤长养谷物,因此引申为凡具有承载、受纳、生化等性质和作用的事物,可归属于土。

4. 金曰从革 从,相听,随行;关于革的释义尚存争议,有"皮革""变革"及"革通'戈'"等不同解释。但无论如何解释,其实直接联系金属的属性是很容易理解的:金属沉重,适合制成锋利的兵器,因此引申为凡具有沉降、肃杀、收敛等性质和作用的事物,可归属于金。

5. 水曰润下 润,滋润。润下,指水具有滋润、下行的特性,因此引申为凡具有滋润、下行、寒凉等性质和作用的事物,可归属于水。

（三）事物属性的五行归类

按照五行学说，物质世界的一切事物和现象，包括人体的脏腑组织、生理和病理现象，都可以根据五行特性进行分类，分类方法主要有以下两种。

1. 取象比类法 指以事物的形象、特性，直接与五行特性相比较，根据相似性划分其五行属性的方法。如春季万物复苏，开始生长，与木之特性相类似，故将春归属于木；夏季炎热，与火之特性相类似，故将夏归属于火；长夏季大多谷物果实成熟，与土之特性相类似，故将长夏归属于土；秋季草木凋零，与金之特性相类似，故将秋归属于金；冬季寒冷，与水之特性相类似，故将冬归属于水。

2. 推演络绎法 根据已知事物的五行特性，可推演联系至相关的其他事物，从而确定其五行归属。如春季的气候特点是多风，春与风相关，而春季属木，则可推演出风属木。又如肝属木，肝合胆，开窍于目，主筋，胆、筋、目同为肝所联络，故皆属于木；脾属土，脾合胃，开窍于口，主肉，脾、肉、口同为脾所联络，故皆属于土。

五行学说将各类事物按照五行属性进行划分，使得不同事物之间建立起普遍联系。五行学说在中医理论实践中的运用，使得人体的脏腑组织、生理病理现象与自然界也建立起联系，充分体现了中医学天人相应的整体哲学观念（表 2-1）。

表 2-1 五行归类表

自然界							五行	人体							
五音	五味	五色	五化	五气	五季	五方		五脏	五官	五体	五志	五液	五脉	五声	五动	五华
角	酸	青	生	风	春	东	木	肝	目	筋	怒	泪	弦	呼	握	爪
徵	苦	赤	长	暑	夏	南	火	心	舌	脉	喜	汗	洪	笑	忧	面
宫	甘	黄	化	湿	长夏	中	土	脾	口	肉	思	涎	缓	歌	哕	唇
商	辛	白	收	燥	秋	西	金	肺	鼻	皮	悲	涕	浮	哭	咳	毛
羽	咸	黑	藏	寒	冬	北	水	肾	耳	骨	恐	唾	沉	呻	栗	发

二、五行学说的内容

五行学说将物质世界的一切事物都划分为五大类，并认为这几类事物之间并非是割裂的，而是通过相互影响、相互作用成为一个整体，并用五行之间相生相克说明事物之间的平衡与发展，用五行之间相乘相侮说明事物之间的平衡遭到破坏以后的相互影响。

（一）五行相生相克（图 2-1）

1. 五行相生 五行相生，是指五行之间存在有序的相资生和相促进的关系。五行相生的次序：木生火，火生土，土生金，金生水，水生木。在五行的相生关系中，每一行都有"生我"和"我生"两方面的关系，其中，"生我"者为母，"我生"者为子，这两方面构成"母子关系"。以土为例，根据火生土，土生金的关系，则土的"生我"者为火，土的"我生"者为金，火为土之母，金为土之子。

2. 五行相克 五行相克，是指五行之间存在有序的相制约和相克制的关系。五行相克的次序：木克土，土克水，水克火，火克金，金克木。在五行的相克关系中，每一行都有"克我"和"我克"两方面的关系，其中"我克"者为所胜，"克我"者为所不胜，这两方面构成"胜复关系"。以木为例，根据木克土，金克木的关系，则木的"克我"者为金，金为木的"所不胜"，木的"我克"者为土，土为木的"所胜"。

（二）五行制化与胜复

1. 五行制化 制，指制约；化，指化生。五行制化，是指五行之间既相资生，又相制约，以保

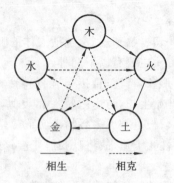

图 2-1　五行生克关系

持动态平衡的关系。五行制化是五行相生相克关系自我调节和平衡稳定的一种方式,正如《类经图翼·运气上》中所述:"盖造化之机,不可无生,亦不可无制,无生则发育无由,无制则亢而为害。"

五行制化的规律:木克土,土克水,而水又生木;火克金,金克木,而木又生火;土克水,水克火,而火又生土;金克木,木克土,而土又生金;水克火,火克金,而金又生水;如此循环往复。

2. 五行胜复　胜,指胜气,是五行中一行太过,对其所胜一方的过度克制,或一行不足致其所不胜一方的相对偏胜。复,指复气,是胜气出现后对其的平复,以使之恢复到正常状态。五行胜复是五行系统的一种负反馈调节机制,如木气太过,作为胜气,对土造成过度克制,使土气偏弱,土虚不能制水,水盛克火导致火衰,火衰制金不足而使金气旺盛,金气作为复气,对胜气木气进行制约,从而使木气平复至正常状态。

(三)五行母子相及

五行母子相及为五行相生的异常情况,包括母病及子和子病及母两种情况。

1. 母病及子　五行中某一行异常,影响其子行,导致两行均异常。如土生金,土为母,金为子,土气不足,生化乏力,易导致金气不足。又如木生火,木气太过亢盛,生化太过,易导致火气亦亢盛。

2. 子病及母　五行中某一行异常,影响其母行,导致两行均异常。包括三种情况:一是子行虚衰,累及母行,使母行亦不足;二是子行亢盛,致使母行亦亢盛;三是子行亢盛,反使母行削弱受损,此种情况亦称为"子盗母气",如肾属水,肝属木,二脏属相生关系,但如肝火亢盛,易燔灼肾水,致使肾阴亏虚。

(四)五行相乘与相侮

1. 五行相乘　五行相乘,是指五行之间相克太过,超出了正常制约的关系。五行相乘的次序与相克的次序相同。造成五行相乘的原因有两个方面:一是五行中某一行太过亢盛,对其所克一方的制约超出了正常限度,导致所克一方虚弱。如火太过亢盛,对金过度克制,导致金气衰弱,称为火旺乘金。二是由于五行中某一行过于衰弱,致使其所不胜一方的克制相对增强,使其更加衰弱。如火气虽为正常,但当金气过于衰弱时,便难以承受火气的克制,使得金气进一步衰弱,称为金虚火乘。

2. 五行相侮　五行相侮,是指五行中某一行对其所不胜一行的反向克制。五行相侮的次序与相克的次序相反,即土侮木,金侮火,水侮土,木侮金,火侮水。造成五行相侮的原因也有两个方面:一是五行中某一行太过亢盛,其所不胜一行不但不能克制它,反而受到它的反向克制。如水过盛,土不能克水,而水反克土,称为水盛侮土。二是由于五行中某一行过于衰弱,反被其所胜一方反向克制。如土气衰弱,不能克水,而水反克土,称为土虚水侮。

五行相乘和五行相侮都是五行相克的异常状态,就人体而言为病理变化,二者可同时出

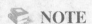

现，如土气衰弱，既可被木乘，亦可受水反侮，正如《素问·五运行大论》所述："气有余，则制己所胜而侮所不胜，气不及，则己所不胜侮而乘之，己所胜轻而侮之。"

三、五行学说对中医药学的理论指导作用

（一）说明人体生理功能

1. 对脏腑、组织进行系统分类　中医学通过把人体脏腑、组织的生理功能与五行属性进行联系对比，将其分别归属至五行系统中，以阐释各脏腑、组织之间的联系。如肝脏色青，情志不畅，尤其是郁怒不舒，常伴随肝部不适，因此中医学认为肝喜条达、恶抑郁，与植物的生发之性相似，故肝属木。心脏色赤，心脏功能衰弱时，常有四肢厥冷的症状，因此中医学认为心有温煦躯体四肢的作用，故心属火。脾脏色黄，中医学认为脾有运化水谷的作用，与土之承载、化生谷物的性质相似，故脾属土。肺脏色白，中医学认为，脾脏运化水谷之精微，由肺脏散布全身，即肺脏有肃降之性，故肺属金。肾脏色黑，中医学认为肾藏精，且位置在五脏中为最下，与水趋下之性相似，故肾属水。

2. 说明脏腑、组织之间的联系　在将人体脏腑、组织划归入五行系统之后，中医学还应用五行之间的相生相克关系来解释脏腑、组织之间的联系，即人体的脏腑、组织在功能上同样既存在相资生又存在相制约的关系，从而使人体的生理功能保持平衡稳定。

如脾属土，肺属金，根据土生金的相生关系，只有脾正常地运化水谷精微，肺才能将其散布于全身。又如肾属水，心属火，根据水克火的相克关系，肾水充沛，能够防止心火过于旺盛，燔灼血脉。

3. 说明脏腑、组织与自然界之间的联系　根据五行学说，人体脏腑、组织不仅在内部存在联系，还与自然界中其他事物有普遍联系（表2-1），体现了中国古代"天人相应"的自然观。如《素问·金匮真言论》所述："南方赤色，入通于心，开窍于舌，藏精于心，故病在五脏。其味苦，其类火，其畜羊，其谷黍，其应四时，上为荧惑星。是以知病之在脉也。其音徵，其数七，其臭焦。"

（二）说明疾病的传变规律

在中医学中，五行学说不仅用于认识人体生理功能，还用于说明疾病的传变规律，即病理状况下脏腑病变的相互影响。具体可分为按照五行相生关系进行的传变和按照五行相克关系进行的传变。

1. 按照五行相生关系进行的传变　包括母病及子和子病及母两个方面。如脾脏属土，肺脏属金，二者为母子相生关系，脾胃虚弱者，常有少气懒言、气短乏力等肺气虚的症状表现，即属母病及子。又如肝脏属木，心脏属火，二者亦为相生关系，心火旺盛者，易致肝火旺盛，出现头晕头痛、目赤目眩等症状，即属子病及母。

2. 按照五行相克关系进行的传变　包括五行相乘和五行相侮两个方面。

五行相乘又包括太过和不及两种情况。一是太过，如心脏属火，肺脏属金，二者为相克关系，但若心火过于旺盛，常出现燥咳等症状，称为火旺乘金。二是不及，仍以心肺关系为例，如患者已有气短乏力、表虚自汗等肺气虚的症状，虽然心火属于正常状态，但仍易伐金过度，导致出现肺阴虚的症状，称为金虚火乘。

五行相侮也包括太过和不及两种情况。一是太过，如肺脏属金，肝脏属木，正常情况下，肝脏受到肺脏克制，但若肝火过于亢盛，肺脏反受肝火之害，称为木火刑金，有人暴怒之下出现咳逆上气、咳血等症状，即因此故。二是不及，如脾脏属土，肾脏属水，正常情况下土可制水，但脾胃虚弱者常出现齿痕舌，甚至水肿等症状，称为土虚水侮。

（三）指导疾病的诊断

五行学说也用于指导中医对于疾病的诊断，可利用五行分类归属推测病变部位。如患者面见黄色，喜食或厌食甘味，可考虑为脾病；面见黑色，喜食或厌食咸味，脉呈沉象，可考虑为肾病。当然，在实际的临床应用中，对于疾病的诊断，一定要"四诊合参"，不能只凭五脏、五色、五味与五行分类的归属来做单一的判断。

（四）指导疾病的防治

1.控制疾病的传变　根据五行学说，一脏受病，可以影响到其他脏腑，因此在治疗疾病时，不仅要对所病之脏进行治疗，还要防止传变其他脏腑。根据五行的相乘、相侮和母子相及规律，可预测疾病的发展趋势，从而控制疾病的传变。如肝阳上亢时，为防止肝火扰动心火，即子病及母，可预先使用清心火药物预防；当肝火旺盛时，为防止肝火燔灼肾水导致肾阴虚，即子盗母气，可预先使用滋肾阴药物预防；当肝气郁结不舒时，为防止其横犯脾胃，即木旺乘土，可在疏肝的同时采用健脾和胃的治法。

2.确定治则治法　运用五行学说的相生规律确定的基本治疗原则是补母与泻子，即《难经·六十九难》中所述："虚则补其母，实则泻其子。"其中，前者主要适用于虚证，常用方法有滋水涵木法、培土生金法、益火补土法、金水相生法等。后者主要适用于实证，如肝旺泻心法等。

（1）滋水涵木法：滋养肾阴以养肝阴的方法，适用于肾阴亏虚所致阴肝不足，又称滋补肝肾法。

（2）培土生金法：通过补脾进而达到补益肺气的方法，适用于脾胃虚弱所致肺气虚证。

（3）益火补土法：温肾阳以补脾阳的方法，适用于肾阳衰微而致脾阳不振之证，又称温肾健脾法。需要说明的是，本法原为温心阳以暖脾土，但自命门学说产生以后，逐渐演变为温肾阳而暖脾土。

（4）金水相生法：滋养肺肾之阴的治疗方法，适用于肺虚不能输布津液以滋养肾阴者，即肺肾阴虚证。

运用五行学说的相克规律确定的基本治疗原则是抑强与扶弱，前者主要用于相克太过而造成的实证，后者主要用于相克不及而造成的虚证。常用方法有抑木扶土法、培土制水法、佐金平木法、泻南补北法等。

（1）抑木扶土法：疏肝理气、健脾和胃的治疗方法，适用于肝气郁结或脾胃虚弱导致的肝气横犯脾胃之证。

（2）培土制水法：通过健脾以渗湿利水的治疗方法，适用于脾虚不运，水湿泛滥而造成的水肿胀满之证。

（3）佐金平木法：滋养肺阴、平抑肝阳的治疗方法，适用于肺阴不足所致肝火犯肺之证。

（4）泻南补北法：心主火，火属南方，肾主水，水属北方。清泻心火、滋补肾阴的治疗方法，适用于肾阴不足，心火偏旺，水火失济，心肾不交之证。

案例 2-2

《难经·七十七难》中"见肝之病，则知肝当传之于脾，故先实其脾气"的论述，已成为中医临床上治疗肝病的一个重要指导思想，试分析其属于哪种治疗方法，反映了由哪种五行关系引起的疾病传变。

（五）指导药物的选择使用

按照五行学说，药物亦可划归至五行系统中，以颜色分，有青赤黄白黑五色，以药味分，有酸苦甘辛咸五味，均与其对脏腑的作用存在联系。如山茱萸味酸，可滋补肝阴；丹参色赤味苦，

案例解析 2-2

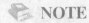

NOTE

归心经,故可活血凉血、清心除烦;黄芪色黄味甘,故可补脾益气;石膏色白质重,故可入肺经,清肃肺热;地黄、肉苁蓉色黑,故可入肾,滋补肾精。需要注意的是,临床用药时,还需综合考虑药物的阴阳属性和升降浮沉等性质,合理选用。

小结

阴阳学说和五行学说是古代中国人民在探索、认识人与自然间各种事物关系的过程中形成的两种重要哲学概念。

阴、阳是对各类事物中对立双方属性的概括。阴阳学说,是研究阴阳的内涵,并用以解释事物发生、发展、变化规律的一种古代哲学理论。阴阳学说的主要内容包括阴阳对立制约、阴阳互根互用、阴阳交通互藏、阴阳消长平衡和阴阳相互转化几个方面。

五行学说,是研究木、火、土、金、水五种基本物质的特性及运动规律,用以解释物质世界组成及变化的一种古代哲学理论。五行学说的主要内容包括五行相生相克、五行制化与胜复、五行母子相及、五行相乘与相侮几个方面。

阴阳学说和五行学说是中医学理论的主要组成部分,在说明人体的组织结构和生理功能、说明人体的病理变化、解释疾病的传变规律、指导疾病的诊断和防治、分析归纳药物的性能、指导药物的选择使用等方面都有运用。

思考题

思考题答案

1.请尝试对自然界现象或人体生理病理现象进行阴阳属性的划分,比如自己的性格、体质(偏阴还是偏阳)。

2.五行学说的基本内容是什么? 请总结五行学说对于疾病传变的认识。

(钱 平)

NOTE

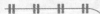

第三章 藏象学说

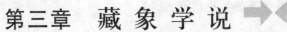

 学习目标

1. 掌握藏象学说的含义和特点,以及五脏、六腑的主要生理功能。
2. 熟悉脏腑之间,以及脏腑与形体官窍之间的联系。
3. 了解奇恒之腑的生理特点。

概　述

藏象学说是中医学通过直接观察,阴阳五行学说等哲学思维的指导,以及医疗实践的经验总结,对人体内脏器官的功能特点进行系统归纳所形成的理论学说,是中医学理论体系中的重要组成部分。

第一节　藏象学说的特点

一、藏象的含义

藏象一词,首见于《素问·六节藏象论》,为中医学认识人体脏腑生理功能的独特思维方法。藏(音 zàng),意同藏(音 cáng),指隐藏于体内的脏腑器官,包括五脏、六腑和奇恒之腑。象,即征象、现象,指脏腑的生理功能和病理变化的外在表现和征象。因此,藏象是指隐藏在人体内部的脏腑器官的生理功能、病理变化的外在表现和征象。

藏象学说,是研究人体脏腑组织器官的形态结构、生理功能及相互关系的学说。藏象学说是建立在古代解剖知识基础之上,在阴阳五行学说等哲学理论指导下,通过长期医疗实践以及对人体生理、病理现象的观察而逐渐形成和发展起来的。根据"有诸内必形诸外"的原理,运用"司外揣内"的方法,通过外在的生理病理征象,判断人体内在脏腑的变化。

二、藏象学说的特点

(一)五脏的抽象化

与现代医学的解剖生理学相比,藏象学说最大的特点是脏腑,尤其是五脏,在阴阳五行学说指导下的抽象化。中医学对五脏的认识虽最初来源于解剖观察,但随着阴阳五行学说的融入而产生了本质的变化,五脏并不再是解剖学上观察到的五个器官,而是抽象化为五个生理系统。限于古代生产力水平,中医学无法进行大量实验验证五脏的功能,但却在大量医疗实践的基础上,在阴阳五行学说的指导下,通过取象比类、司外揣内的哲学方法重新建立了五脏的生理功能系统。因此,藏象学说中的五脏系统,实际上是整个人体生理功能在古代哲学认识基础上的重新划分和归属。

(二)五脏为中心,人体各部分紧密联系

藏象学说的另一特点是以五脏为中心的整体观。人体的各组成部分,如六腑、经络、五官、五体等都可划归至五脏系统中。五脏系统也绝非孤立存在,而是相互影响、相互联系,这些联系是在医疗实践基础上,在阴阳五行学说,以及取象比类思维方法的指导下建立起来的。根据藏象学说,五脏系统不仅联系着人体各组织器官,还与情志密切相关。

(三)五脏系统与自然相应

人与自然相应是中国古代的普遍观念,如《老子》:"人法地,地法天,天法道,道法自然。"藏象学说同样也受到"天人相应"思想的影响,如"东方生风,风生木,木生酸,酸生肝。"(《素问·阴阳应象大论》);再如"心者……通于夏气""肺者……通于秋气""肾者……通于冬气""肝者……通于春气""脾、胃、大肠、小肠、三焦、膀胱者……通于土气"(《素问·六节藏象论》),将五脏之气与自然界季节变化相联系。

第二节　藏象学说的主要内容

藏象学说的主要内容包括五脏、六腑、奇恒之腑的功能、特性,其与形体官窍、情志、节气等的联系,以及脏腑之间的关系。

一、五脏

五脏,或称五藏,包括心、肺、脾、肝、肾,是能够储藏和化生精气的内脏。在阴阳五行学说的指导下,中医学认为五脏与自然界不同方位、时节、气候相通,从而具有不同的生理特性和功能。五脏与人体其他组织、形体官窍相联系,并主导不同的情志,共同构成五脏系统。

(一)心

五脏之中,以阴阳论,心为阳中之阳;以五行论,心属火,通于夏气;以功能论,心主血脉,藏神;以与其他部位联系论,心与小肠相表里,其华在面,在体为脉,在窍为舌,在志为喜,在液为汗。

1.心的生理功能

(1)心主血脉:指心脏主要功能为化生血液,并推动血液在脉道中流动,以濡养全身。一方面,心脏可化生血液。饮食经脾胃运化之后,水谷精微在脾之升清作用下上输于肺,部分化为营气进入脉中,在心阳作用下化为血液,即"奉心化赤"。另一方面,心脏可推动血液在脉道中运行。心与脉管相连,血液在心之阳气推动作用下在脉道中运行至全身,发挥濡养作用。

(2)心藏神:指心脏主要功能为主导人之神明、神志。神有广义和狭义之分。广义的神是整个人体生命活动的外在表现。心对人体生命活动起着主宰作用,人体的五脏六腑在心的指挥和调节下,彼此协调,才能共同完成人体的生命活动,如《素问·灵兰秘典论》所述:"心者,君主之官也,神明出焉。"狭义的神是指人的精神、意识活动,心可以对外界事物作出反应,主导人的神志,不同的神志虽与五脏有对应关系,但都是在心的主导下产生的。因此,心所藏之神,既包括主宰人体生命活动的广义之神,又包括精神、意识活动等狭义的神。

2.心的生理特性　心为火脏,心之阳气对全身血脉有温通和推动作用,因此心以阳气为用。因心藏神,故心需先养神,而心神以清明为要。又心为君主之官,"心者,五脏六腑之大主也"(《灵枢·邪客》),对其他脏腑组织功能的行使有统领作用,故《素问·灵兰秘典论》称:

"故主明则下安,以此养生则寿","主不明则十二官危,使道闭塞而不通,形乃大伤,以此养生则殃"。

3.心与人体其他部分的联系

(1)心与小肠相表里:详见"脏腑之间的联系"部分。

(2)其华在面,在体为脉。华,荣也,为光彩之意。心之华在面,是指心的功能正常与否,可从面部的色泽反映出来。在体为脉,亦称心合脉,即心主血脉之意。若心之功能正常,则血脉充盈,面部红润,有光泽。

(3)在窍为舌:心的气血与舌相通,舌生理功能的正常发挥有赖于心主血脉和主神志的功能。若心的功能正常,气血充足,则舌体荣润,柔软灵活,味觉灵敏,语言流利。

(4)在液为汗:心主血脉,因此汗液的生成、排泄与心的功能密切相关,又因汗液为阳气蒸腾所化,故汗出太过可致心血亏虚、心阳暴脱。此外,汗液的生成与排泄还受到心神的影响,如当人情绪紧张时,心藏神功能受到影响,出现不受控制的出汗现象。

附:心包络

心包络,简称心包,是包裹心脏的脂膜,具有保护心脏的作用。因其上附有脉络,故称心包络。按照经络循行,手厥阴心包经与手少阳三焦经相表里,故心包络亦被视为脏,而藏象学说中,心包络附属于心。古代医家认为,当外邪侵犯心脏时,常先侵犯心包络,心包络可代心受邪,如《灵枢·邪客》所述:"心者,五脏六腑之大主也,精神之所舍也,其脏坚固,邪弗能容也,容之则心伤,心伤则神去,神去则死矣。故诸邪之在于心者,皆在于心包络。"因此,外邪侵犯心脏,影响心的功能而出现相应症状时,常被描述为心包受病,如高热引起的神昏谵语等症状,称为"热入心包"。

(二)肺

五脏之中,肺的位置最为居上,形似覆盖诸脏,故称肺为华盖。五脏之中,以阴阳论,肺为阳中之阴;以五行论,肺属金,通于秋气;以功能论,肺有宣发肃降的作用,主气,司呼吸,通调水道,朝百脉;以与其他部位联系论,肺与大肠相表里,其华在毛,在体为皮,在窍为鼻,在志为忧,在液为涕。

1.肺的生理功能

(1)肺主气、司呼吸:《素问·五藏生成》称:"诸气者,皆属于肺"。肺所主之气,包括呼吸之气和一身之气两个方面。肺主呼吸之气,指肺通过宣发的作用呼出浊气,通过肃降作用吸入清气,二者交替协调,保证肺气与自然界之气相通。肺主一身之气,指肺的宣发肃降作用可带动人体气机的运动;此外,肺还参与宗气的生成。宗气属后天之气,是由肺吸入的自然界清气与脾运化的水谷精微结合而成。生成的宗气,积于胸中,谓之气海。宗气可贯注心脉以行气血,可循喉咽以助呼吸,亦可资助先天之元气。

(2)肺主通调水道:亦称肺主行水。肺可通过宣发和肃降作用对体内水液的输布运行起到疏通和调节作用。脾通过升清作用将水谷精微上输至肺,水谷精微通过肺的宣发肃降作用散布全身,其中清气濡养五脏,水液下输至膀胱,如《素问·经脉别论》所述:"脾气散精,上归于肺,通调水道,下输膀胱,水精四布,五经并行。"

(3)肺朝百脉:"朝",指朝向、会聚之意。"百脉",指周身的血脉。肺朝百脉,是指全身的血脉都朝会于肺。由于肺可产生宗气,而宗气既可循喉咽以司呼吸,又可贯注心脉以行气血,濡养五脏,故气血在血脉中之运行与呼吸相应。

2.肺的生理特性　肺主宣发肃降。肺的宣发之性和肃降之性相辅相成,共同调节人体的气机和水液的运行。又因五脏之中,只有肺脏直接与外界相通,故中医学认为肺脏最易受外邪

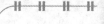

侵袭,称肺为娇脏,不耐寒热。

3.肺与人体其他部分的联系

(1)肺与大肠相表里:详见"脏腑之间的联系"部分。

(2)其华在毛,在体为皮。皮毛,主要包括皮肤、毫毛,是一身之表,有抵御外邪的屏障作用,依赖于肺所宣发的津液的濡养,因此亦称肺主皮毛。具体体现在以下两个方面:一是肺的宣发作用将卫气和津液输布到体表,以濡养皮毛,使其润泽并发挥抵御外邪的屏障作用,并调节汗液的排泄。二是皮肤受邪,易内传于肺。

(3)在窍为鼻,在液为涕。鼻的通气和嗅觉功能的发挥,都依赖于肺气的宣发作用。若肺气宣畅,则鼻窍通畅,呼吸自如,嗅觉灵敏。若肺失宣降,则鼻塞,流涕,嗅觉失灵。故《灵枢·脉度》称:"肺气通于鼻,肺和则鼻能知臭香矣。"涕,即鼻涕,由肺之津液所化,具有润泽鼻窍的作用,同时也可反映肺之功能。若肺气充沛,则涕浸润鼻窍而不外流。

(三)脾

脾位于腹中,横膈之下,《素问·太阴阳明论》称:"脾与胃以膜相连。"五脏之中,以阴阳论,脾为阴中之至阴;以五行论,脾属土,通于长夏之气;以功能论,脾气主升,主运化,主统血。以与其他部位联系论,脾与胃相表里,其华在唇,在体为肉,在窍为口,在志为思,在液为涎。人体所需要的营养,以及精气血津液的化生,都来源于脾胃所运化的水谷精微,故称脾胃为后天之本。

1.脾的生理功能

(1)脾主运化:指脾具有把饮食转化为水谷精微和津液,并将其转运输送的生理功能。脾主运化包括运化水谷和运化水液两个方面。

①运化水谷:水谷,泛指各种饮食。运化水谷,是指脾具有促进饮食消化,将其转化成水谷精微,并转运输送的功能。中医学认为,饮食经胃之受纳腐熟,在脾之运化作用下,其中的营养物质即水谷精微被分离出来,然后由脾之升清作用上输至肺,在肺和心的作用下化生气血,以濡养全身各组织。因此,常将脾称为"后天之本""气血生化之源"。

②运化水液:又称为"运化水湿"。脾通过运化作用,可控制水液的吸收,并使水液化为清气,通过升清作用上输至肺,以散布全身发挥濡养作用。若脾失健运,水液不能正常吸收,则大便稀溏;水液不能被运化为清气,则易黏滞聚集而成湿,上输至肺,从而产生痰饮,又因肺主皮毛,故水湿亦常滞留于皮肤,从而导致水肿,故《素问·至真要大论》称:"诸湿肿满,皆属于脾。"

(2)脾气主升:脾的生理功能与其主升的特性密切相关。脾气主升,一方面体现在可将运化后的水谷精微向上输布于肺,亦称脾主升清,以对比于胃的降浊作用;另一方面体现在对内脏的升提作用,中医学认为,内脏下垂,如胃下垂、子宫脱垂等多是由于脾气虚弱,升提乏力所致。

(3)脾主统血:统,即统摄、控制。脾主统血,是指脾有统摄血液在脉道中正常运行而不溢出脉外的功能。脾气统摄血液,实际是气的固摄作用的体现,因此,脾气健运则气能摄血;若脾气虚弱,固摄乏力,可致血液失去统摄而逸出脉外,称为脾不统血。

2.脾的生理特性 脾喜燥恶湿。脾为"太阴湿土之脏",与自然界湿气相通,同气相感,因此,外感湿邪最易犯脾;此外,脾主运化水湿,脾失健运最易生湿,而所生之湿又最易困脾,使脾气不得上升,出现困倦乏力、泄泻便溏等症状,故有"脾主湿而恶湿"之说。

3.脾与人体其他部分的联系

(1)脾与胃相表里:详见"脏腑之间的联系"部分。

(2)在体为肉,主四肢。肉,即肌肉;"脾主身之肌肉"(《素问·痿论》)。一方面,脾为后天之本,所运化的水谷精微可化生气血,为肌肉四肢提供营养,使其丰满有力;另一方面,肌肉四

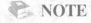

肢的运动能促进脾胃的运化功能。

（3）其华在唇，在窍为口。《素问·五藏生成》称："脾之合，肉也；其荣，唇也。"嘴唇的形态可反映出脾的功能状态，嘴唇丰满润泽，表明脾气健运；嘴唇干瘪无光泽，表明气血生化无源，脾气不足。口，即口腔，通过食道与胃相连。脾在窍为口，是指人的食欲、口气等与脾的运化功能密切相关。脾气健运，则食欲旺盛，口味正常；若脾失健运，湿邪困脾，则食欲不振，口淡无味或口泛清水；若湿热蕴脾，则可表现为口臭。

（4）在液为涎：涎为唾液中较清稀的部分，为脾所化生并输送至口腔。涎为口中津液，具有润泽口腔之作用。若脾之功能正常，则口腔润泽而涎不外溢；若脾失健运，湿邪困脾，则涎液增多，口中泛清水而不欲饮食；若脾胃阴虚，津生无源，则涎液减少，口干舌燥。

（四）肝

肝位于腹中，横膈之下，右胁之内。五脏之中，以阴阳论，肝为阴中之阳；以五行论，肝属木，通于春气；以功能论，肝主疏泄，主藏血。以与其他部位联系论，肝与胆相表里，其华在爪，在体为筋，在窍为目，在志为怒，在液为泪。肝为刚脏，体阴而用阳，喜条达而恶抑郁，故《素问·灵兰秘典论》称："肝者，将军之官。"

1.肝的生理功能

（1）肝主疏泄：肝的主要功能为疏通、发泄、调畅气机和情志。气机，即气的升降出入运动，肝调畅气机和情志又是保证人体多种生理功能的基础，因此肝主疏泄的功能主要表现为以下五个方面。

①调畅气机：肝气易升易动，故正常情况下，可使气的运行通而不滞，散而不郁；若肝的疏泄功能失常，称为"肝失疏泄"，主要表现为两个方面的病理变化。一方面是疏泄太过，或因暴怒，或受邪气所扰，导致肝气升发太过，称为"肝阳上亢"或"肝火上炎"，临床多表现为头目胀痛，面红目赤，胸胁乳房胀痛，或血随气逆而导致咯血、吐血，甚至昏厥。另一方面为疏泄不及，多为情志不舒导致，如郁怒不舒，郁郁寡欢，因肝喜条达而恶抑郁，故易形成肝气郁结之证，表现为胁肋胀痛、脉弦等症状。

②舒畅情志：情志产生后，有赖于肝的疏泄功能而表现于外。功能正常时，人的情绪能够正常表达；若功能失常，则情志出现异常，可分为两种情况：一是肝气疏泄太过，情绪表达毫无克制收敛，尤其为怒之情志，表现为烦躁易怒，甚至暴怒，或易亢奋激动、喧闹不宁等；二是肝气疏泄不及，导致情志郁结不舒，最常见的仍为怒之情志，表现为郁怒不舒，或郁郁寡欢，闷闷不乐等。需要注意的是，气机和情志的疏泄是相互影响的。

③促进胆汁排泄和脾胃运化：肝与胆互为表里，胆汁排泄亦是肝主疏泄作用的一种体现。中医学认为，黄疸即为肝疏泄功能不畅，导致胆汁瘀积所致。此外，肝疏泄功能不畅，还可影响脾胃运化，最常见的为情志不畅，郁怒不舒导致的肝气郁结，由于肝气不得生发，又因肝五行属木，故极易横犯属土之脾胃，称为"肝木乘土""肝郁乘脾"或"肝胃不和"，表现为脾胃气机升降失调，脾气不升，胃气不降，出现脘腹胀满或胀痛、嗳气、纳呆、恶心呕吐、泛酸等症状。

④促进血液和津液的运行：气的推动作用是血液运行和水液输布的动力。气机调畅，则血液运行畅达而无瘀滞，津液能正常输布而无聚湿生痰化饮之患。若肝失疏泄，气机郁结，一方面可影响血液的运行，如疏泄不足，则导致瘀血，表现为胸胁刺痛，或为肿块，或经闭痛经；如疏泄太过，致血不循经，则可导致出血，表现为咯血、衄血或崩漏等。另一方面，肝失疏泄，可导致气机阻滞，津液输布障碍，形成痰核、水饮等病证。

⑤促进行经和排精：肝的疏泄作用与女子的月经、男子的排精密切相关。一方面，肝的疏泄作用影响冲任二脉的通利，冲脉为血海，任脉为阴脉之海，主胞胎，肝通过疏泄冲任二脉气血，使月经应时，孕育正常。若肝疏泄太过，则出现月经过多，崩漏不止的症状；若肝疏泄不足，

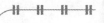

则可致经行不畅、闭经、痛经、不孕等,因此有"女子以肝为先天"之说。另一方面,肝的疏泄作用影响精室的开合。男子精液的正常排泄,有赖于肝的疏泄作用与肾的闭藏作用之间的协调平衡,进而保证生殖功能的正常。若肝疏泄不利,则可出现排精困难、排精疼痛等症状;反之,若肝疏泄太过,则见性欲亢奋、遗精、早泄等。

(2)肝藏血:肝藏血的功能主要表现在以下两个方面:一方面是储藏血液。肝中所藏之血,不仅可以涵养肝脏,还可濡养形体官窍,如筋、目等,如《素问·五藏生成》所述:"目受血而能视,足受血而能步,掌受血而能握,指受血而能摄。"此外,《素问·五藏生成》称:"人卧血归于肝",可理解为当人清醒、活动时,血液在心之阳气驱使下运行于脉道中;当人休息、睡眠时,阳潜于阴,部分血液便归藏于肝,因此,肝亦被称为血海。又因肝通于冲任二脉,故肝中所藏血液,亦是女子经血之源,肝血充足是女子月经按时来潮的重要基础。另一方面是肝有防止出血的作用。因肝气易动易升,若肝之疏泄太过,肝阳上亢或肝火过旺,可导致血不循经,进而出现出血症状,如咯血、衄血、月经过多、崩漏不止等,故肝中藏血,可涵养肝气,制约肝阳,避免其亢逆为害,从而防止出血。

案例 3-1

逍遥散是治疗肝郁脾虚的经典方剂,临床上使用频率很高,试分析逍遥散中的组成药味是如何使肝脏的生理功能恢复正常的。

案例解析 3-1

2. 肝的生理特性

(1)肝为刚脏:指肝气易升易动,具有刚强急躁的生理特性,《素问·灵兰秘典论》称:"肝者,将军之官。"此特性从其病理表现也能反映出来:肝病者多烦躁易怒,肝气易化火化风,肝阳上亢可致头目胀痛,面红目赤,肝风内动可致筋脉拘挛,角弓反张。故临床上治疗肝病常用收敛养血药物以柔肝,而慎用易扰动肝阳之烈性药物。

(2)肝体阴而用阳:体,指肝的本体。用,指肝的功能。肝居下焦,形质阴柔,主藏血,故肝体属阴。肝主疏泄,肝气易升易动,气常有余,易化火化风,故其用为阳。肝体阴而用阳,是对肝主疏泄和肝藏血两种生理功能相互协调平衡的高度概括,二者相互制约,又相互为用。

(3)肝喜条达而恶抑郁:肝主疏泄,有调畅气机和情志的作用,故称肝喜条达而恶抑郁,常表现在情志和疾病的关系上,如情志不畅,尤其是郁怒不舒,闷闷不乐之人最易患肝气郁结之证,故除药物治疗外,精神上的开导也十分重要。

3. 肝与人体其他部分的联系

(1)肝与胆相表里:详见"脏腑之间的联系"部分。

(2)其华在爪,在体为筋。筋,包括肌腱和韧带,有连接关节、肌肉,控制其运动的作用。筋有赖于肝血的濡养,肝血充足,筋得其所养,则肢体关节运动灵活。若肝血不足,筋失所养,则运动不灵活、僵硬迟钝,甚则手足震颤、肢体麻木、屈伸不利,称之为"血虚生风"。若肝火过旺,或邪热侵袭,热极生风,则表现为手足抽搐、角弓反张等症状,称为"肝风内动"。

爪,即爪甲,包括指甲和趾甲,是筋的延续,故有"爪为筋之余"之说。肝之阴血的盛衰,可从爪甲的状态上反映出来。肝血充足,则爪甲坚韧润泽;若肝血亏虚,则爪甲暗淡无光泽,质脆易裂。

(3)在窍为目:肝的经脉上连目系,肝之阴血可濡养目窍,使其发挥视觉功能,故《灵枢·脉度》称:"肝气通于目,肝和则目能辨五色矣。"若肝血不足,目失所养,可致两目干涩、视物不清;若肝阳上亢,可致目赤胀痛;若热极生风,肝风内动,则眼目斜视,目睛上吊,如《素问·至真要大论》所述:"诸风掉眩,皆属于肝。"

(4)在液为泪:肝开窍于目,泪由肝血化生,具有滋润、保护目窍的功能。若肝血不足,则泪

NOTE

液分泌减少,表现为两目干涩;若肝火上炎,或风热之邪侵袭肝经,则可导致迎风流泪。

(五)肾

肾位于后腰脊柱两侧,左右各一。五脏之中,以阴阳论,肾为阴中之阴;以五行论,肾属水,通于冬气;以功能论,肾藏精,主水,主纳气。以与其他部位联系论,肾与膀胱相表里,其华在发,在体为骨,在窍为耳及二阴,在志为恐,在液为唾。肾藏先天之精,为人体生化之本原,故被称为先天之本。肾主闭藏,又被称为封藏之本。

1.肾的生理功能

(1)肾藏精:《素问·六节藏象论》称:"肾者,主蛰,封藏之本,精之处也。"精,是构成人体和维持人体生命活动的基本物质。肾所藏之精,按其来源可分为先天之精和后天之精。先天之精是禀受于父母的生殖之精,是形成生命的原始物质,故肾被称为先天之本。后天之精是出生后,水谷饮食经脾胃运化而生成的水谷精微,以及脏腑所化生之精。肾藏精所发挥的生理功能主要包括以下两个方面。

①推动脏腑生命活动:精可化气,肾中先天之精所化之气为人体先天之气,即元气,亦称为肾气,在人体出生之前便已形成。元气,或称肾气,可推动人体的生命活动,使各脏腑成形,使各脏腑之气得以化生,使各脏腑之阴阳得以分别,从而能够进行生命活动,发挥各自的生理功能,因此,肾中所藏先天之精、所化先天之气为脏腑生命活动的原动力,决定了各脏腑功能的强弱,亦可称为先天禀赋。

②主生长发育、主生殖:上文所提到的肾精所化之元气,或称肾气,亦是人体生长发育的原动力。肾精、肾气决定了各脏腑功能的强弱,相应地也决定了人体的生长和发育、形体和面貌。由于生长发育是一个漫长的过程,仅靠先天之精无法完成,故还需要后天之精的不断补充资助,因此人体的生长发育过程既取决于先天禀赋,也受后天保养的影响。先天之精和后天之精共同构成了人体的肾中所藏之精,人体的生、长、壮、老的生命过程及生殖能力,反映了肾精的盛衰变化。

(2)肾主水:人体中水液的生成和运动,是在众多脏腑的共同参与下完成的,其中主要与肺、脾、肾三脏有关。脾将所摄入的水谷饮食运化为水谷精微,通过升清作用上输至肺,由肺之宣发肃降作用散布全身,其中清者为精,濡养五脏,浊者为水,下输于膀胱。在没有外界水源摄入时,体内的水液、津液同样在不断运动。膀胱与肾互为表里,膀胱中储藏之水液经肾阳的蒸腾气化,清液上升,在脾的运化、升清作用下输送至肺,并重新散布全身。因此,若肾阳亏虚,气化乏力,则可出现小便清长或下肢水肿的症状;若肾火妄动,蒸腾气化太过,则易出现小便短赤、潮热盗汗等阴虚症状。

肾主水的另一体现为肾可控制膀胱开合和尿液排出,即肾主开合的作用。肾气通过两种作用控制膀胱开合和尿液排出,一是固摄作用,使膀胱下口闭合而尿液不得排出;二是推动作用,使膀胱下口打开并推动尿液排出。

(3)肾主纳气:指肾具有摄纳肺所吸入之清气,防止其逸散的作用。人的呼吸虽为肺所主,但气为阳,有上升的性质,故若无肾之摄纳,则易逸散而无法为机体所用。所以,人体的呼吸主要是依赖于肺肾两脏的协调作用而完成的。肺主出气,肾主纳气。阴阳相交,呼吸乃和。若出纳升降失常,斯喘作焉。肾对吸入清气的摄纳作用,是肾的封藏、闭藏特性的又一体现,若肾气虚衰,摄纳无力,则表现为呼多吸少,动则气喘,称为肾不纳气。

2.肾的生理特性 肾主封藏、闭藏。肾藏精,主纳气,以及肾气对膀胱的固摄作用,均为肾的生理特性的具体体现,而临床上与肾相关之疾病亦多是因肾闭藏失司,或精气流失导致的,如滑精、遗尿、二便失禁、气喘、女子带下、滑胎等。

3. 肾与人体其他部分的联系

(1)肾与膀胱相表里:详见"脏腑之间的联系"部分。

(2)在体为骨,生髓。人身之骨、髓皆为肾精所化生,而齿为骨之余,又因"脑为髓之海"(《灵枢·海论》),"诸髓者,皆属于脑"(《素问·五藏生成》),故骨、髓、齿、脑之生长、功能都与肾精密切相关。肾精充足,则骨骼牙齿坚实、骨髓充盈,精力充沛。若肾精亏虚,则小儿身高发育迟缓,骨软无力,囟门迟闭,牙齿生长缓慢;成人骨质脆弱,易骨折且不易愈合,牙齿松动不坚,精力不济。

(3)其华在发:人的头发有赖于血的滋养,故有"发为血之余"之称。同时,头发的状态还由肾精所决定,头发的生长、脱落、色泽是肾中精气盛衰的反映。

(4)开窍于二阴及耳:肾既开窍于二阴,亦开窍于耳。二阴,即前阴和后阴,前阴,包括尿道和外生殖器,具有排尿和生殖的作用;后阴,即肛门,具有排泄粪便的作用。因此若肾精亏虚,或肾气不固,则可出现阳痿、早泄、遗精、月经异常、不孕等病证。尿液的储藏和排泄属膀胱的功能,但依赖于肾气的开合作用;粪便的排泄属大肠的传化作用,但亦与肾气固摄作用有关。因此,若肾气不固,则可导致遗尿、二便失禁等病证。听觉功能亦可反映肾精、肾气的盛衰。

(5)在液为唾:唾,是口中分泌之津液中较稠厚的部分。唾与涎,虽然都为口中之津液,但是有所区别。涎为脾之津液所化,出自两颊,质地较清稀,多自口角流出。而唾为肾精所化,出自舌下,质地较稠厚,多从口中唾出,故从养生角度看,咽唾可回补肾精,而多唾或久唾,则耗损肾精。

二、六腑

六腑,包括胆、胃、小肠、大肠、膀胱和三焦。六腑分属于五脏系统,五脏为里,六腑为表,但区别于五脏储藏精气而不泄的特点,六腑的生理特性正相反,如《素问·五藏别论》所述:"六腑者,传化物而不藏,故实而不能满也。"因此有"六腑以通为用,以降为顺"之说。

(一)胆

胆附于肝之短叶间,与肝有经脉相互络属,互为表里。胆的形态结构与其他五腑相似,皆为中空有腔的管状或囊状结构,但胆不受纳饮食水谷,而是储藏胆汁,故既为六腑之一,又为奇恒之腑。

1. 储藏胆汁 胆所储藏之胆汁,与水谷化物不同,而似于五脏所化生之精,如《难经》所述"胆……盛精汁三合",故《灵枢·本输》称:"胆者,中精之腑。"按照《素问》《灵枢》等文献的描述,胆实为藏而不泄。若肝胆湿热蕴结导致肝失疏泄,则胆汁常外溢而出现黄疸。

2. 主决断 《素问·灵兰秘典论》称:"胆者,中正之官,决断出焉",而肝为"将军之官,谋虑出焉",《类经》释为:"肝气虽强,非胆不断,肝胆相济,勇敢乃成"。决断,可理解为决定、判断,故胆气强盛之人,行事雷厉风行,遇事容易作出决定;而遇事犹豫不决,优柔寡断之人,胆气较弱。

(二)胃

胃上口为贲门,接食道,下口为幽门,通小肠。胃亦称胃脘,可分为上脘、中脘、下脘三部分。胃的主要生理功能是受纳、腐熟水谷。胃与脾同居于中焦,五行均属土,互为表里,但二者生理特性相反,脾气主升而胃气主降,脾喜燥恶湿而胃喜润恶燥。

1. 受纳、腐熟水谷 受纳,即接受、容纳;腐熟,即水谷饮食经胃消化后变成食糜的过程;故《灵枢·本输》称:"胃者,五谷之腑。"脾之运化功能,依赖于胃的受纳、腐熟的作用,脾需要从胃所消化成的食糜中分离水谷精微。

NOTE

2.主通主降 胃经腐熟作用将所受纳的水谷饮食消化为食糜之后,脾经运化作用从中分离水谷精微,并经升清作用将其上输至肺,食糜中剩余部分则需向下传化至小肠,故脾气主升,而胃气主降。若胃失通降,可导致食积,胃脘胀满或胀痛等症状;若胃气不降反而上逆,则可出现恶心、呕吐、嗳气、呃逆等症状。

3.喜润恶燥 胃的腐熟水谷、通降传化之作用都需依赖于津液的濡润,而胃之津液常易损失,易致阴虚燥烈之证。故在疾病治疗过程中均要注意顾护胃气,即对于脾胃运化的功能,既要考虑脾喜燥恶湿之特性,也要考虑胃喜润恶燥之特点,使阴阳互济,以和脾胃。

(三)小肠

小肠上端接幽门,与胃相通,下端接阑门,与大肠相连。小肠与心有经脉互相络属,互为表里。小肠的主要生理功能是受盛化物和泌清别浊。

1.受盛化物 受盛,即接受,以器盛物之意;化物,变化、分化之意。受盛化物指小肠具有接纳脾胃运化之后的食糜,并加以改变、分化的作用,如《素问·灵兰秘典论》所述:"小肠者,受盛之官,化物出焉。"

2.泌清别浊 泌,水流出之意;别,分别;清,指胃消化后的食糜中的水液;浊,指胃消化后的食糜中的固体残渣,或称糟粕。泌清别浊指小肠对胃消化后的食糜进一步分化,使其中水液流出,渗入膀胱,形成尿液,剩余之糟粕下输大肠。若小肠泌清别浊功能正常,则水液和糟粕各走其道,二便正常。

(四)大肠

大肠上端在阑门处与小肠相接,下端接肛门(魄门)。大肠与肺有经脉相互络属,互为表里。大肠的主要生理功能是传化糟粕。

传化,即传导、变化。大肠接受小肠下输的糟粕,向下传导,并使糟粕聚集为粪便,经肛门(魄门)排出体外。若大肠的传化功能失常,主要表现为粪便形态的改变。如大便秘结,可为大肠实热或肠燥津亏所致;如里急后重、下痢脓血,可为湿热蕴结所致。

(五)膀胱

膀胱位于小腹,居肾之下,大肠之前,通于前阴。膀胱与肾通过经脉相互络属,互为表里。膀胱的主要生理功能是储存水液和排泄尿液。

肺"通调水道,下输膀胱"(《素问·经脉别论》),使人体之水液下归并储存于膀胱。膀胱与肾互为表里,膀胱中储藏之水液经肾阳的蒸腾气化,清液上升,在脾的运化、升清作用下输送至肺,并重新散布全身,剩余之浊液经前阴排出,即为尿液。

(六)三焦

对于三焦的认识,中医学中有两种概念,一是作为六腑之一的三焦,与心包通过经络相互络属,互为表里。一般认为,此三焦为一内脏器官或组织,但在古代文献中并未明确记录所指为何,故存在第二种概念,即三焦并非脏器,而是包容脏腑的胸腹腔上中下部位的划分,即上焦、中焦、下焦的合称。

1.作为六腑之一的三焦 《素问·灵兰秘典论》称"三焦者,决渎之官,水道出焉",又"三焦者,中渎之府也,水道出焉,属膀胱"(《灵枢·本输》),即小肠泌清别浊分离出的水液,经三焦引导汇聚膀胱,故称"水道出焉"。

2.作为部位的三焦 《难经》称三焦"有名而无形",而张介宾等医家认为三焦是包容脏腑的胸腹腔。作为部位之三焦,其生理功能在六腑之三焦的基础上进行了扩展,即其不仅是引导水液汇入膀胱的通道,也是全身水液流通之通道。此外,三焦还被认为可引导诸气通行。

三焦按照部位可划分为上焦、中焦、下焦,膈以上为上焦,包括心、肺及头面部;膈以下、脐以上的腹部为中焦,包括肝、胆、脾、胃等;脐以下为下焦,包括肾、膀胱、小肠、大肠、女子胞及二阴等。三焦在生理特性上也有所区别。

三、奇恒之腑

奇恒,为不同寻常之意。《素问·五藏别论》称:"脑、髓、骨、脉、胆、女子胞,此六者,地气之所生也,皆藏于阴而象于地,故藏而不泄,名曰奇恒之腑。"其中胆与肝互为表里,故也是六腑之一。本部分主要介绍脑、女子胞二腑。

(一)脑

脑位于颅内,外为颅骨,内为脑髓。《素问·五藏生成》称:"诸髓者,皆属于脑。"《灵枢·海论》称:"脑为髓之海。"早期文献中对脑的功能并未有明确说明,但在医疗实践中发现了脑对于人体生命活动的重要性,如《素问·脉要精微论》"头者,精明之府,头倾视深,精神将夺矣",以及《素问·刺禁论》所述"刺头,中脑户,入脑立死"。又因脑为髓的汇集之处,而髓又为肾精所生,故脑与肾精,尤其是先天之精关系密切,如《灵枢·经脉》所述:"人始生,先成精,精成而脑髓生。"故人的精力旺盛,说明脑髓充盈,肾精充沛;反之亦可推断,精力不济之人,其肾精、脑髓必有损耗。

(二)女子胞

女子胞,又称胞宫、子宫,是女性的内生殖器官,位于小腹,在膀胱之后,直肠之前,其下口(胞门)与阴道相连。男子相对应的器官现一般称为精室。女子胞主要生理功能是主月经和孕育胎儿。

四、脏腑之间的联系

藏象学说的一个主要特点是以五脏为中心的整体观。六腑及其他形体官窍与五脏相合,从而构建了五脏系统。在人体的生命活动过程中,五脏系统之间相互影响、相互联系,包括阴阳表里关系,五行生克制化关系,以及脏腑之间的协调配合关系等。

(一)五脏之间的关系

1. 心与肺之间的关系 心与肺之间的关系主要体现在气血的运行上。心与肺同居上焦,心主血脉,血脉朝会于肺,肺所生成之宗气,不仅能上循咽喉以司呼吸,还可贯注血脉助心行血。因此,气血运行、脉的搏动和呼吸密切相关,是心、肺生理功能协调配合的体现。因此,若宗气衰弱不足,不仅会导致呼吸短浅,亦可因助心行血乏力而致脉搏无力,血行缓慢甚至血瘀;同样,由于肺朝百脉,若心阳虚衰、心气不足,则血脉易瘀阻于肺,影响呼吸,产生胸闷憋气的症状。

2. 心与脾之间的关系 心与脾之间的关系主要体现在血液的生成和运行上。心、脾二脏协调配合生成血液。脾主运化,产生的水谷精微和津液上输于肺,其中一部分进入脉道,在心脏作用下化赤为血,故心血赖脾气健运以化生,若脾气虚弱,运化乏力,则血液生化无源,可致心失所养。此外,由于心五行属火,脾五行属土,二脏为相生关系,故脾阳有赖于心阳的温煦,若心阳虚衰,则脾阳亦不振,运化生发乏力。心、脾二脏协调配合控制血液运行。

3. 心与肝之间的关系 心主血脉,而肝主藏血,当人清醒、活动时,血液在心之阳气驱使下运行于脉道中;当人休息、睡眠时,阳潜于阴,部分血液便归藏于肝。此外,肝五行属木,心五行属火,母病及子,若肝火上炎,易上扰心神,致使心火旺盛,甚至蒙蔽心窍,神昏谵语。

4. 心与肾之间的关系 心五行属火,位居上焦,为阳中之阳;肾五行属水,位居下焦,为阴中之阴。二脏虽在五行上属相克关系,但在人体生命活动过程中实为相互为用,相互制衡的关系。心阳下行发挥温煦作用,又可资助肾阳,使肾水不寒;而肾水上升发挥凉润作用,又可资助

29

心阴,使心火不亢。心肾二脏之间上下交通的关系,被称为"心肾相交"或"水火既济",是阴阳交通互藏性质的体现。

5. 肺与脾之间的关系　肺与脾之间的关系主要表现在气的生成和水液调节两方面。在气的生成方面,脾所运化的水谷精微经升清作用上输至肺,经肺气的宣降作用而散布全身,发挥滋养作用;其中部分精微物质与肺吸入的清气结合化生为宗气,上循喉咽以司呼吸。肺五行属金,脾五行属土,土生金,因此若脾运化不足,则宗气生化无源,可出现语音低微、气短乏力等肺气虚的症状。在水液调节方面,脾将水液运化为清气上输至肺,肺通过宣发肃降作用将水液散布全身。

6. 肺与肝之间的关系　肺与肝之间的关系主要表现在气机的升降调节方面。肺五行属金,居上焦,为阳中之阴,其气肃降;肝五行属木,居中焦,为阴中之阳,其气升发。二脏相合,升降得宜,则人体气机调畅。

7. 肺与肾之间的关系　肺与肾之间的关系主要表现在呼吸和水液调节方面。在呼吸方面,肺五行属金,性肃降,肾五行属水,性闭藏,金水相生,故肺从外界所吸入之清气可被肾摄纳,因此有"肺主吸气,肾主纳气""肺为气之主,肾为气之根"之说。故肺气久虚,肃降不及,或肾气虚衰,摄纳无权,均可导致肾不纳气,出现呼多吸少、呼吸表浅、动则气喘等症状。在水液调节方面,肺主通调水道,通过肃降作用使部分津液下归于膀胱,濡养肾脏;而膀胱中储藏之水液经肾阳的蒸腾气化,清液上升,在脾的运化、升清作用下可重新输送至肺。

8. 肝与脾之间的关系　肝与脾之间的关系主要表现在气和血液运行两个方面。肝五行属木,性升发,主疏泄,喜条达而恶抑郁,故肝气郁结、不得升发时便横犯脾胃,影响脾胃气机的运行和水谷饮食的运化,导致胁肋脘腹胀满、肠鸣腹痛泄泻、情志郁怒焦虑等症状,称为木郁乘土或肝郁乘脾。此外,肝中藏血,可涵养肝气,制约肝阳,避免其亢逆为害,从而防止血不循经导致的出血,脾气的统摄作用亦可防止出血。若脾气虚弱,一方面统摄无权,可导致出血,另一方面由于运化不足,血液生化无源,致使肝藏血不足,肝阳亢盛,亦可导致出血。

9. 肝与肾之间的关系　肝与肾之间的关系主要表现在藏泄平衡、精化血和水涵木三个方面。肝五行属木,性升发,主疏泄,肾五行属水,性闭藏,主藏精,二脏功能相互协调平衡,藏泄有度,方可使女子月经、男子排精正常。若肝之疏泄太过,肾闭藏不足,则易导致月经过多、遗精早泄、性欲亢盛等病证,反之则出现闭经经少、排精困难等症状。精化血和水涵木均体现了二脏之间的五行相生关系,肾藏精,肝藏血,而精能化血,故肾精充足则肝血充沛,肾精亏损则肝血亦枯。此外,肾阴可涵养肝阴,以柔顺肝气,缓和肝阳刚烈之性;故肾阴虚常可导致肝阴虚,进而导致肝阳上亢,其症状常共同出现,如潮热盗汗、五心烦热、耳鸣耳聋、颧红目赤、眩晕头痛、烦躁易怒等,称之为水不涵木,五行关系中属母病及子。

10. 脾与肾之间的关系　脾与肾之间的关系主要表现在相互资生和水液调节两个方面。肾藏先天之精,为生命活动之本原,故称为先天之本;脾主运化水谷精微,可化生气血,故称为后天之本。肾精所化生之元气,是推动脾胃运化的初始动力,肾精不足,五脏俱衰,脾胃运化亦乏力;而脾所运化之水谷精微,又可不断资助肾中所藏之精,使人体生命活动得以延续,故脾与肾之间存在着先天生后天,后天养先天的关系。因此,脾运化不足和肾精亏虚常互为因果、相伴出现,出现如腹部冷痛、下利清谷、五更泄泻、腰膝无力、畏寒肢冷等脾肾阳虚的症状。

在水液调节方面,下焦之水液,经肾阳蒸腾气化后,再经脾运化为清气,上输至肺,从而重新开始体内循环,发挥濡养作用。脾五行属土,肾五行属水,脾能够运化体内水液,防止肾水泛滥,称为土能制水。若脾之运化水液能力不足,或脾气不升,则可导致水湿内生,称为土不制水,五行关系中属相侮。

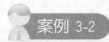

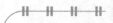
案例解析 3-2

案例 3-2

为什么水肿患者在饮食上宜食淡味而不宜食咸味？与脾、肾二脏有什么关系？

（二）脏与腑之间的关系

脏与腑之间的关系，主要是阴阳表里互相配合。脏属阴，在里，腑为阳，在表，一脏一腑，一阴一阳，一里一表，相互配合，由其经脉互为络属，使得脏与腑在生理功能上相互联系，病理变化上相互影响。

1. 心与小肠之间的关系 手少阴经属心络小肠，手太阳经属小肠络心，故心与小肠相表里。生理上，心火之温煦作用，心血之濡养作用，有助于小肠的化物功能。病理上，若心火炽盛，则可影响小肠泌清别浊之功能，出现小便短赤等症状。若小肠有热，亦可循经上炎于心，出现心烦、口舌生疮等症状。

2. 肺与大肠之间的关系 手太阴经属肺络大肠，手阳明经属大肠络肺，故肺与大肠相表里。在生理上，肺气肃降，布散津液，有助于大肠的传导；大肠传导功能正常，糟粕下行，亦有助于肺的清肃通降。在病理上，若肺气壅塞，失于肃降，气机不能下行，津液不能下达，可致大肠传导功能受阻，大便秘结；若大肠实热，大便秘结，腑气不通，亦可影响肺的肃降，表现为胸满、气短等症；若肺气虚弱，可致大肠传导无力，称为"气虚便秘"。

3. 脾与胃之间的关系 足太阴经属脾络胃，足阳明经属胃络脾，故脾与胃相表里。在生理上，胃主受纳腐熟水谷，以供脾运化水谷精微；脾将水谷精微之清气上输至肺，胃将剩余之浊液下输至小肠，即脾主升清，胃主降浊，脾胃协调配合，共同完成饮食的消化。脾为阴脏，易受水湿侵犯，故其性喜燥恶湿，胃为阳腑，津液充足方能腐熟水谷，故其性喜润恶燥，二者燥湿相济，各得所宜，方能功能正常。在病理上，若胃气不降，则脾气亦不得升，可导致脘腹胀满、下利清谷。若胃之津液不足、胃阴亏虚，则难以受纳腐熟饮食，从而影响脾之运化；若脾为湿困，运化失职，亦可影响胃的受纳，出现恶心、呕吐、不思饮食等症状。

4. 肝与胆之间的关系 足厥阴经属肝络胆，足少阳经属胆络肝，故肝与胆相表里。胆中储藏有胆汁，若肝胆湿热蕴结导致肝失疏泄，则胆汁常外溢而出现黄疸。此外，肝胆共同主管人的勇怯。若肝胆疏泄正常畅通，肝藏血充沛，则其人行事果敢，敢作敢为；若肝胆疏泄太过，或肝血亏虚，则其人行事鲁莽焦躁；若肝胆郁结不舒，则其人行事畏怯，优柔寡断。

5. 肾与膀胱之间的关系 足少阴经属肾络膀胱，足太阳经属膀胱络肾，故肾与膀胱相表里。肾与膀胱同居下焦，肾为水脏，膀胱为水腑。由小肠泌清别浊所生成之水液，由肺"通调水道"输布之水液，都汇聚于膀胱，经肾阳的蒸腾气化，清液上升，在脾的运化、升清作用下输送至肺，并重新散布全身，剩余之浊液经前阴排出，即为尿液。故肾阳虚衰之人，膀胱水液蒸腾不利，小便清长；肾阴亏虚、肾火妄动之人，膀胱水液蒸腾太过，小便少而浊。此外，肾气的固摄作用和推动作用可控制膀胱开合和尿液排出。肾气充沛之人，固摄与推动协调配合，膀胱开合自如，故小便正常；肾气虚衰之人，固摄与推动不足，膀胱开合失司，常表现为尿频尿急，遗尿失禁，或小便不畅，淋漓不尽，甚至癃闭。

（三）腑与腑之间的关系

六腑的共同生理特性是"传化物而不藏"，如《灵枢·本藏》所述："六腑者，所以化水谷而行津液者也。"六腑之间的关系，主要体现在饮食受纳、糟粕传导过程中的相互联系和密切配合。

胃受纳水谷饮食后，经腐熟作用使其形成食糜，经脾运化摄取水谷精微后，剩余部分下传于小肠；小肠受盛胃下传的食糜，泌清别浊，分离水液，归于膀胱，剩余糟粕下输大肠；大肠将水谷饮食的糟粕化成粪便，传导排出体外。气机的运行、水液的输布以三焦为通道。六腑传化水谷,需要递次进行,虚实更替,宜通而不宜滞,因此有"六腑以通为用"之说。

六腑之间在病理上亦相互影响。如胃有实热,消灼津液,可致大便秘结,大肠传导不利。若大肠传导不畅,大便秘结,亦可引起胃失和降,胃气上逆,恶心呕吐。若小肠泌清别浊功能失常,水液糟粕不分,可影响膀胱和大肠之功能,致小便不利,大便水泻。若胆气郁结,横犯脾胃,可导致胃气停滞或上逆,出现脘腹胀痛、吞酸吐苦的症状。脾胃之湿热,亦可蕴结于肝胆,致使疏泄不畅,胆汁外溢,出现黄疸。

小结

藏象学说,是中医学研究人体脏腑组织器官的形态结构、生理功能及相互关系的学说,是中医学理论体系中的重要组成部分。藏象学说的主要特点是脏腑,尤其是五脏,在中医学理论指导下的抽象化,以及以五脏为中心,人体各部分紧密联系的整体观,五脏系统与自然相应的观念。

藏象学说的主要内容包括五脏、六腑、奇恒之腑的功能、特性,其与形体、官窍、情志、节气等的联系,以及脏腑之间的关系。其中五脏尤其重要,其共同的生理特性是藏精气而不泄。心为火脏,故心以阳气为用,又为五脏六腑之大主,对其他脏腑有统领作用,因此心神以清明为要;心的生理功能为藏神,主血脉;心与小肠相表里,其华在面,在体为脉,在窍为舌,在液为汗,在志为喜,通于夏气。肺为娇脏,不耐寒热,既有宣发之性,又有肃降之性,故能主气,司呼吸,通调水道,会聚百脉;肺与大肠相表里,其华在毛,在体为皮,在窍为鼻,在液为涕,在志为忧(悲),通于秋气。脾为太阴湿土之脏,故喜燥恶湿;脾主运化,主升清,主统血;脾与胃相表里,在体为肉,主四肢,其华在唇,在窍为口,在液为涎,在志为思,通于长夏之气。肝为刚脏,体阴而用阳,喜条达而恶抑郁;肝主疏泄,藏血;肝与胆相表里,其华在爪,在体为筋,在窍为目,在液为泪,在志为怒,通于春气。肾为水脏,主封藏、闭藏;肾藏精,主水,主纳气;肾与膀胱相表里,在体为骨,生髓,其华在发,开窍于耳及二阴,在液为唾,在志为恐,通于冬气。

六腑共同的生理特性是传化物而不藏。胆可储藏胆汁,主决断。胃主受纳腐熟水谷,喜润恶燥,主通降。小肠受盛化物,泌清别浊。大肠传化糟粕。膀胱储存水液,排泄尿液。三焦是水液在体内输布的通道。

脑、髓、骨、脉、胆、女子胞形态中空似腑,但不传化物而储藏精气,功能似脏,故称为奇恒之腑。

脏与腑之间的关系主要是阴阳表里互相配合,腑与腑之间的关系主要体现在饮食受纳、糟粕传导过程中的相互联系和密切配合。

思考题

1.脏和腑在生理特性上有什么区别?

2.五脏的生理特性和生理功能分别是什么?

思考题答案

(钱　平)

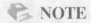

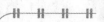

第四章 气血津液

1. 掌握气、血、津液的含义及其生理功能。
2. 熟悉气的生成、分类与运动形式,血液的生成及运行,气与血的关系。
3. 了解津液的生成、输布与排泄,津与液的区别,气与津液、血与津液的关系。

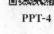

PPT-4

概　述

中医学认为,气、血、津液是组成人体和维持人体生命活动的基本物质。气血津液的生成和运动依赖于各脏腑的功能,而脏腑经络及组织器官的生理活动,也离不开气的推动、固摄、温煦作用,离不开血和津液的营养、滋润作用。因此,气、血、津液与脏腑经络及组织器官无论在生理方面还是病理方面都有密切的关系。

第一节　气

一、气的含义

中医学对气的认识可能源于对人体生命现象的观察,并受到了古代哲学的影响。中医学中的气是指与人体生命活动直接相关的、无形的、运动不息的精微物质,包括三方面内容:一是人体所感受的环境之气,如风、暑、湿、燥、寒五气;二是人体从外界摄入之气,如吸入的自然界清气,摄入的水谷、药物之气;三是由人体产生的气,即人体之气。人体之气既有物质属性,又有功能属性,既是组成人体和维持人体生命活动的基本物质,如元气、宗气,也指代人体的功能,如肺气、脾气。人体之气是本章的主要介绍内容。

二、人体之气的生成

人体之气是人体先天之精所化生之气,后天摄入的水谷之精气,以及吸入的自然界清气,在肾、脾、肺等脏腑的作用下化生结合而成。其中先天之精禀受于父母,为人体生命之本原,储藏于肾,化生为先天之气,即元气,推动人体的生命活动。脾运化胃所受纳之水谷之精气,通过升清作用上输至肺。自然界清气的摄入依赖于肺的肃降功能和肾的纳气作用。因此,人体之气的生成与先天禀赋、后天饮食、自然环境、脏腑功能密切相关。

三、人体之气的运动

气的特性为运动不息,人体之气的不断运动是维持生命活动的动力。人体之气的运动形

NOTE

式主要有升、降、出、入四种,也被总称为"气机"。升,是指气自下向上运动;降,是指气由上而下运动;出,是指气由内向外运动;入,是指气由外向内运动。如脾将运化后的水谷精微向上输送,即为升;胃将运化后的食糜向下输送,即为降;肺通过肃降作用吸入自然界清气,即为入;肺通过宣发作用呼出浊气,即为出。

人体之气的升降出入运动协调平衡,称为气机调畅,反之称为气机失调,会使人体处于病理状态。气机失调的表现形式多样,有气滞、气逆、气陷、气脱、气郁、气闭等。气滞是指气的运动阻滞不通;气逆是指气应降而反升或上升太过;气陷是指气的上升不及或应升而反降;气脱是指气不能内守而外泄;气郁是指气不能外达而结聚于内,又称为气结,更甚者,则被称为气闭。气机失调在脏腑功能上的常见表现有肺失宣肃、脾气下陷、肾不纳气、胃气上逆、肝气郁结等。气的升降出入运动一旦停止,就意味着生命活动的结束。

四、人体之气的功能

(一)推动作用

气的推动作用,是指气具有激发和促进人体生命活动的作用。气运动不息的特性是其推动作用的基础。气的推动作用能够激发和促进人体的生长发育及各脏腑、经络等组织器官的生理功能。气能够推动血液的运行,气能够推动津液的输布和排泄。因此当气的推动作用减弱时,可影响人体的生长、发育,或出现成人早衰,也可造成脏腑、经络等组织器官的生理功能减弱,引起血液和津液的输布、排泄障碍等病理变化,如血瘀、痰饮等。

(二)温煦作用

气的温煦作用,是指气化生热,使机体温暖的作用。气属阳,动而生热,能够驱散寒冷,使各脏腑、经络等组织器官的生理活动,血和津液的运行能正常进行。若气的温煦作用失常,则可表现为畏寒喜暖,脏腑功能活动减弱,血和津液的运行迟缓等病理变化。

(三)防御作用

气的防御作用,是指气具有护卫肌表、抵御邪气、驱邪外出的作用。其作用正常,则外邪不易侵犯;或外邪入侵后很快被驱散出体外。当气的防御功能减弱时,则机体易受外邪侵袭,且不易从体内驱除。因此,气的防御作用与疾病的发生、发展和转归密切相关。

(四)固摄作用

气的固摄作用,是指气对体内的血、津液等液态物质的统摄、控制作用,以及对内脏的固摄作用,以维持其位置的相对稳定。具体表现:固摄血液可使血液在脉内运行,防止其逸出脉外;固摄汗液、唾液、尿液、精液、月经等,可控制其分泌和排泄;固摄内脏可避免其出现下垂。当气的固摄作用减弱时,气不摄血,可导致尿血、便血、吐血、咳血、衄血等各种出血;气不摄津,则可出现自汗、遗尿、流涎、遗精等;气不能固摄内脏,可导致胃下垂、脱肛、子宫脱垂等。气的固摄作用和推动作用相辅相成、协调配合,共同维持人体血液、津液的正常运行、输布、分泌和排泄。

(五)气化作用

气化作用,是指气能够促使体内物质的转化。如精、气、血、津液之间的相互转化;水谷精微转化为宗气、营气、血液及后天之精;津液、水液在气化作用下以汗液和尿液的形式排出体外;经运化后的食物残渣,转化成粪便,排出体外等都是气化作用的具体表现。如其作用异常,可影响气、血、津液的生成,影响汗液、尿液和粪便的排泄,从而导致各种病变。

五、人体之气的分类

人体之气根据其组成、分布和功能特点的不同,可分为元气、宗气、营气、卫气。其中元气为先天之气,宗气、营气、卫气为后天之气。

（一）元气

1. 含义 元气,又名"原气""真气",是人体生命活动的原动力,是人体之气的基础。

2. 生成与分布 元气由肾中所藏先天之精所化生。元气以禀受于父母的先天之精为基础,又依赖后天水谷精微的滋养。因此元气之盛衰,不仅与先天禀赋密切相关,还与脾、肺、肾之功能有关。元气生于肾,以三焦为通道,可布散全身,内至五脏六腑,外达肌肤腠理,以发挥其生理功能。故《难经·六十六难》称:"三焦者,原气之别使也。"

3. 生理功能 元气的功能主要为推动人体的生长发育。人体从孕育到出生,从幼年至成年,其生长发育(尤其是早期)依赖于元气的推动和激发作用,若元气充沛,则生长发育正常、身体强健;若先天禀赋不足或后天失养导致元气不足,则小儿生长发育迟缓、筋骨痿软,成人则未老先衰,齿摇发落。元气还对脏腑的生理活动有激发和推动作用,元气充足,则脏腑功能正常;元气不足,则脏腑功能低下,进而易导致病变。

（二）宗气

1. 含义 宗气是聚于胸中之气,又名"大气"。宗气在胸中积聚之处,称为"膻中",《灵枢·五味》称之为"气海",故有"膻中为气海"之说。

2. 生成与分布 水谷饮食经过胃的腐熟和脾的运化作用化生为水谷精微之气,再经脾的升清作用上输于肺,与肺从自然界吸入的清气结合而生成宗气。宗气积聚于胸中,贯注心肺之脉,另上出于肺,循喉咽而走息道;还可沿三焦下蓄丹田。

3. 生理功能 宗气的功能主要表现在三个方面:一是主管呼吸。因此言语声音、呼吸强弱,均与宗气的盛衰有关,宗气旺盛,则语言清晰、声音洪亮、呼吸均匀;宗气不足则语声低微、语言不清、呼吸表浅不畅。二是贯心脉,行气血,即促进心脏推动血液运行。宗气充足则血行通畅、脉搏和缓、节律整齐;宗气不足则血行瘀滞、脉搏躁急、节律不齐。三是资助先天元气。由于禀赋于父母之先天之精有限,所化生之元气亦有限,且在不断消耗,故不能满足后天生长发育之需要,需要后天之气的不断补充,而宗气可沿三焦下注于丹田,以资助先天之元气,从而保障人体生命活动的正常进行。

（三）营气

1. 含义 《说文解字》记载:"营,币居也",即围绕而居之意,故营气指居于脉中之气。由于营气具有营养作用,故亦称为荣气;又由于营气能化生血液,故常将营血并称。营气与卫气相对而言,营气行于脉内,卫气行于脉外,在外者属于阳,在内者属于阴,故分别称为卫阳、营阴。

2. 生成与分布 脾胃运化生成的水谷精微,由脾上输于肺,部分进入脉道,形成营气。营气"循脉上下,贯五脏,络六腑",运行于全身。

3. 生理功能 营气的主要功能为化生血液以滋养全身。若营气亏虚,则血液化生无源,可出现血虚的症状。

（四）卫气

1. 含义 卫,保卫、护卫之意。故卫气是行于脉外,具有保卫作用的气。

2. 生成与分布 卫气同样是由脾胃运化生成的水谷精微化生而来,但卫气和营气来源于水谷精微的不同部分,且分布于不同部位,如《素问·痹论》所述:"卫者,水谷之悍气也,其气慓疾滑利,不能入于脉也。故循皮肤之中,分肉之间,熏于肓膜,散于胸腹。"

3. 生理功能

(1)护卫肌表,抵御外邪侵犯。肌肤腠理是机体防御外邪的屏障,卫气循皮肤之中,分肉之间,且其气慓疾滑利,可防止外邪侵犯机体,或在外邪侵入后驱邪外出。若卫气充盛,则不易感受外邪,或感受外邪后可很快将其驱除;若卫气虚弱,则肌表不固,易感受外邪,或感受外邪后邪气不易驱除。

(2)调节腠理的开合,控制汗液的排泄,维持体温的相对恒定。卫气这一功能,是气的固摄作用与推动作用的综合体现。若卫气充足,则腠理开合有度,汗液排泄正常,体温恒定;若卫气功能失常,可致腠理开合失司,汗液排泄失常,或为无汗而发热,或为自汗、多汗而恶风。《灵枢·本藏》曰:"卫气者,所以温分肉,充皮肤,肥腠理,司开阖者也。"

营气和卫气都是由脾胃运化的水谷精微生成,但营气行于脉中,其性厚重,偏静而内守,属阴,具有化生血液以滋养全身的作用;卫气行于脉外,循肌肤腠理之中,其性善动而外张,属阳,具有护卫肌表、开合腠理的作用。营气与卫气一阴一阳,相辅相成,协调配合,共同保证人体生命活动的正常进行;若营卫功能配合失常,称为"营卫不和",则可出现恶寒发热,无汗或汗多,抵御外邪能力下降或难以驱除外邪。

第二节 血

一、血的含义

血是循行于脉中的富有营养和滋润作用的红色液态物质。血和气一样,都是构成人体和维持人体生命活动的基本物质,如《素问·调经论》中所述:"人之所有者,血与气耳。"血液循行的管道称为脉,具有约束血液运行,阻遏血液逸出流失的作用,又被称为"血府"。当血液不在脉中循行而逸出脉外时,即是出血,又被称为"离经之血"。离经之血积于体内,则成为瘀血,其已丧失了血液正常的生理功能。

二、血的生成

血的生成来源主要是脾胃所运化的水谷精微和肾精。脾胃运化的水谷精微经脾的升清作用上输至肺,其中一部分化为营气进入脉中,在心脏作用下化为血液,如《灵枢·决气》所述"中焦受气取汁,变化而赤,是谓血",因此有脾胃为气血生化之源的说法。此外,肾精作为人体生命活动的原动力,同样可化生血液,而血液亦可资助充实肾精,因此有"精血同源"的说法。综上所述,血液的生成与脾、心、肾三脏的功能密切相关,故临床上常用健脾养心、益精填髓的治法治疗血虚证。

三、血的运行

血液在脉道中的运行,受心、脾、肺、肝的调控作用。心主血脉,心气是推动血液运行的主要动力;脾主统血,脾对血液的运行有统摄作用,防止其逸出脉外;肺朝百脉,周身血脉朝会于肺,而肺所生成之宗气可贯注心脉以行气血;肝藏血,人卧则血归于肝,故肝又被称为"血海"。因此血液的正常运行依赖于上述脏器的协调配合,若脏腑功能失常,可致血液运行异常。如心气虚衰,则推动力不足,血行缓慢,致四肢失养,且易发生血瘀;如脾气虚弱,则固摄力不足,血液易逸出脉道,引发出血。

四、血的功能

血的生理功能主要为营养和滋润作用。血液由水谷精微所化生,循行于脉中,环流周身,

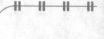

以濡养滋润脏腑、肢体和官窍,从而使各器官能够发挥正常的生理功能,如《难经·二十二难》所述"血主濡之",《素问·五藏生成》所述"肝受血而能视,足受血而能步,掌受血而能握,指受血而能摄"。因此,如血液亏虚,对脏腑、肢体和官窍濡养不足,则可出现面色萎黄或淡白无华,肌肤干涩粗糙,毛发枯槁不荣,肢体麻木无力等症状。

血不仅可濡养有形之体,还可养无形之神。心主血脉,心藏神,故血液可养心以安神,如《灵枢·平人绝谷》所述:"血脉和利,精神乃居。"因此如血液亏虚,可致心神失养,出现心悸怔仲、失眠多梦等症状;失血严重者,可出现烦躁、恍惚甚至昏迷等症状。

第三节 津 液

一、津液的含义

津液,是人体内正常水液的总称,是构成人体和维持人体生命活动的基本物质。津液既包括各脏腑组织器官内的液体,又包括正常的分泌液,如唾液、泪液、尿液、汗液等。津和液同属于水液,来源于脾胃运化的水谷精微,但在性状、功能及其分布部位等方面又有一定的区别。津的性质较清稀,流动性大,主要布散于体表皮肤、肌肉和孔窍,并能渗注于血脉,起滋润作用;液的性质较稠厚,流动性小,灌注于骨节、脏腑、脑、髓等组织,起濡养作用。津和液可以互相转化、互相补充,故常以津液并称。

二、津液的生成、输布与排泄

(一)生成

水谷饮食经过胃的受纳腐熟作用,其中的精微物质游溢出来,经脾的运化作用分化出津液;剩余食糜经胃向下传导至小肠,经小肠泌清别浊作用,分离出其中的水液,下输至膀胱。

(二)输布

水谷饮食经脾胃运化后生成的津液,经脾的升清作用,上输至肺。肺主宣发肃降,能够通调水道,可将津液中之清气散布全身,以发挥濡养滋润作用,水液下输于膀胱。膀胱为水府,储藏汇聚而来的津液,经肾阳的蒸腾作用,部分津液气化上升,再经脾的运化、升清后,重新开始体内循环,三焦则为津液在体内的输布提供了通道,故曰:"决渎之官,水道出焉。"因此,津液的输布是在脾、胃、肺、膀胱、肾和三焦等脏腑的协调配合下完成的。

(三)排泄

肺的宣发作用可使部分津液散布至肌表,在气化作用下形成汗液,在卫气的控制下排出体外;膀胱中储藏之津液经肾阳的蒸腾气化,清液上升,在脾的运化、升清作用下重新开始体内循环,剩余之浊液经前阴排出,即为尿液,而肾气的推动和固摄作用使得尿液能够正常排出。因此,津液的排泄与肺、膀胱、肾等脏腑功能密切相关。

综上所述,津液的生成、输布和排泄,是在多个脏腑组织的相互协调配合下完成的。其中肺、脾、肾三脏的作用尤为重要,其功能失常,常可导致津液的生成不足或损耗过度,出现津液亏损的症状;或可导致津液的输布、排泄障碍,出现痰饮、水肿、水湿内停等病证。

三、津液的功能

津液的功能类似血液,有滋润和濡养的作用。津液源于脾胃所运化的水谷精微,是血液的主要组成部分,二者能够相互化生和补充;但血液循行于脉道之中,封闭而不外泄,而津液渗注

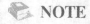 **NOTE**

于人体的五脏六腑、形体官窍、四肢百骸及肌肤皮毛等全身各处,故其濡养作用虽不及血液,但滋润范围更加广泛。另外,不同于血液的是,津液中的浊液可排出体外,以便于人体完成水液的更新代谢。

第四节 气、血、津液之间的关系

一、气与血之间的关系

气和血是构成人体和维持人体生命活动的重要物质,均来源于储藏于肾的先天之精和脾胃运化生成的水谷精微,但性质各异,若以阴阳划分,则无形之气为阳,有形之血为阴,二者之间的关系可以概括为"气为血之帅""血为气之母"。

(一)气为血之帅

1. 气能生血 营气进入脉道,在心阳作用下化为血液,故称气能生血。此外,气能生血还指血液生成过程中所依赖的气化作用。水谷饮食经胃的受纳腐熟和脾的运化形成水谷精微,水谷精微转化成营气和津液,营气和津液注入脉中转化成血液,都是脏腑气化作用的体现。脏腑气化作用强,则血液生成充足;反之则血液亏虚。因此临床上在治疗血虚证时,使用补血药的同时,常配合补气药,即补气以生血。

2. 气能行血 气的推动作用是血液运行的动力。心主血脉,心气是血液运行的最主要的动力;宗气可贯注心脉以助血行;肝主疏泄,调畅气机,使血行通畅。因此临床上治疗血瘀证时,在使用活血化瘀药的同时,常配理气药,即因气行则血行,气滞则血瘀。

3. 气能摄血 气的统摄作用可使血液运行在脉内而不致逸出脉道,主要体现在脾气对血液的统摄作用上。脾气健旺则固摄有力,血液循行正常;若脾气虚弱,则固摄乏力,可导致各种出血,尤其是皮下出血。因此临床上治疗出血证时,在使用止血药的同时,常配合益气补脾药,通过补气以摄血。

(二)血为气之母

1. 血能载气 血能载气是指脉中之气依附于血液而存在。因气为无形之物,善行善动,故必依附于有形之血方能不逸散。如大出血的患者,气也随之而耗散,形成"气随血脱"的症候,必先止血方能敛气。

2. 血能养气 气来源于肾中储藏之先天之精,脾胃运化之水谷精微,以及肺所吸入之自然界清气,故气的生成依赖于各脏腑功能的正常发挥。气也具有功能属性,即脏腑功能的体现,如肺气、脾气等。因此血液对脏腑的濡养作用为气的生成、气的充盛提供了基础。中医学对于气能生血、血能养气的认识体现了阴阳学说中阴阳互根互用的思想。

二、气与津液之间的关系

津液和血液在生成来源及性质上有很多相似之处,故气与津液之间的关系,与气与血液之间的关系类似。

(一)气能生津

津液来源于脾胃所运化的水谷精微,而脾胃的运化功能依赖于气的激发和推动作用。此外,从水谷饮食到水谷精微,再从中分化出津液,均是气化作用的体现。因此气盛则津足,气衰则津少。

（二）气能行津

气的推动作用是津液输布和排泄的动力。津液的输布，有赖于肺气的宣降，脾气的升发，肝气的疏泄，以及肾的蒸腾作用；津液转化为汗液和尿液，是气化作用的体现；汗液和尿液的排泄，汗孔及膀胱的开合，又依赖于卫气和肾气的推动和固摄作用。因此气虚、气滞常可导致津液的输布排泄障碍，形成痰饮、水湿、水肿等病证，称为"气不行水"或"气不化水"；而水液停聚，又可阻遏气的运动，称为"水停气滞"。

（三）气能摄津

气的固摄作用能控制津液的排泄。如卫气通过闭合汗孔控制汗液排泄，肾气通过闭合膀胱控制尿液排泄。气虚则固摄作用减弱，可致体内的津液过度排泄，出现多汗、多尿、遗尿等病证，因此在治疗此类疾病时，不仅要使用补阴生津的药物，还需配伍补气药物。

（四）津能载气

脉中之气依附于血液而存在，而脉外之气则依附于津液而存在。津液的大量丢失，如大汗、大吐、大泻之后，必导致气的无所依附而逸散，称为气随津脱，可出现少气懒言、体倦乏力等气虚证的症状，故有"吐下之气，定无完气"之说。

三、津液与血之间的关系

津液和血都来源于脾胃所运化的水谷精微，性质相似，均具有滋润和濡养作用，且能相互化生补充，故有"津血同源"之说。津液为血液的组成部分，血液中的津液亦可渗出脉外。失血过多可导致津液亏损，出现口渴、无尿等症状，故有"夺血者无汗""衄家不可发汗"之说。而当由于大汗、大吐、大泻或烧烫伤等原因导致津液大量耗损时，亦可导致面色无华、肢体麻木、脉细无力等血虚证的表现，故有"夺汗者无血"之说，对此类患者应慎用耗血、动血之品。

案例 4-1

一患者，平时体质虚弱，易受风寒而出现感冒症状，如头身疼痛，恶寒怕风，苔白脉浮缓，且症状持续多日难以自愈，使用麻黄汤后，出汗较多，但症状并未缓解，反而有加重趋势，试分析疾病发生发展的机理。

案例解析 4-1

小结

气、血、津液是组成人体和维持人体生命活动的基本物质。

中医学中的气是指与人体生命活动直接相关的、无形的、运动不息的精微物质。人体之气既有物质属性，又有功能属性，既是组成人体和维持人体生命活动的基本物质，也指代人体的功能。气的运动形式主要有升、降、出、入四种，也被总称为"气机"。气的功能有推动作用、温煦作用、防御作用、固摄作用和气化作用。人体之气可分为元气、宗气、卫气、营气四大类。

血是循行于脉中的富有营养和滋润作用的红色液态物质，是构成人体和维持人体生命活动的基本物质。血的生理功能主要为营养和滋润作用，不仅可濡养有形之体，还可养无形之神。

津液是人体内正常水液的总称，是构成人体和维持人体生命活动的基本物质。津液的功能类似血液，有滋润和濡养的作用，但血液循行于脉道之中，而津液渗注于人体的五脏六腑、形体官窍、四肢百骸及肌肤皮毛等全身各处，故其濡养作用虽不及血液，但滋润范围更加广泛。津液在体内的输布、排泄与脾、肺、肾三脏密切相关。

气与血的关系是气为血之帅,血为气之母。即气能生血,气能行血,气能摄血;血能载气,血能养气。

气与津液的关系与气与血的关系类似,即气能生津,气能行津,气能摄津,津能载气。

血液和津液均来源于脾胃运化的水谷精微,性质、功能相似,可相互化生补充。

思考题

1.气、血、津液的生理功能分别是什么?
2.气与血,气与津液之间存在什么样的关系?

(钱 平)

思考题答案

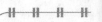

第五章 经 络

PPT-5

学习目标 ┃......

　　1.掌握经络的概念和经络系统的组成,十二正经的名称、循行规律、走向与交接规律、体表分布,督脉、任脉、冲脉、带脉的体表分布,经络的生理功能。

　　2.熟悉经络的流注次序,奇经八脉的功能。

　　3.了解十二经别、十二经筋、十二皮部、十五别络的循行分布特点及生理功能,经络的临床应用。

概　　述

　　经络学说是研究人体经络系统的循行分布、生理功能、病理变化及其与脏腑、形体官窍、气血相互关系的一种理论。经络学说与藏象、精气血津液等共同构成中医学理论体系的核心,是中医学理论体系中的重要组成部分。经络学说是古代医学家历经长期的医疗实践,通过细致观察和不断总结而逐渐形成的,后又经历代医学家临床的反复验证和不断充实而逐步完善。经络学说不仅是针灸、推拿等学科的理论基础,而且对临床各科都有着重要的指导作用。

案例 5-1

　　1974 年,在上海某医院口腔颌面外科,通过针刺麻醉患者,准备进行颞颌关节形成手术。当在合谷行针刺麻醉时,奇妙的现象发生了——患者的嘴突然张开了,手术临时取消。1986年,日本某西医院,一位日本老妇人不能张口、无法进食,多种治疗无效。试针刺右手合谷,针入口开。

　　问题:1.合谷是人体哪条经脉上的腧穴?

　　2.像这样远端取穴进行治疗的腧穴还有哪些?

案例解析 5-1

第一节　经络的含义和组成

一、经络的含义

　　经络是经脉和络脉的总称,是人体运行气血、联络脏腑肢节、沟通机体内外上下、调节各部功能的组织。经,有路径之意,经脉是经络系统的主干;络,有网络之意,络脉是经脉别出的分支。经脉多以纵行为主,循行于较深的部位,有一定的循行路径;络脉纵横交错,网络全身,分布部位较浅。经脉与络脉相互衔接,遍布全身,将人体连接成统一的有机整体,并通过经络之

 NOTE

气调节全身各部的功能,运行气血,协调阴阳,从而使整个机体保持协调平衡。

二、经络的组成

经络系统由经脉和络脉组成。经脉包括十二经脉(十二正经)、奇经八脉,以及连属于十二经脉的十二经别、十二经筋、十二皮部;络脉包括十五别络、浮络和孙络等(图 5-1)。

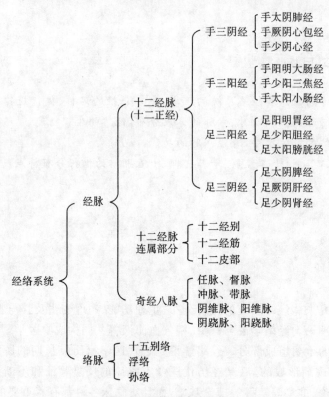

图 5-1　经络系统的组成

(一)经脉

经脉是经络系统中的主干,由十二经脉、奇经八脉及十二经脉连属部分组成。十二经脉又称十二正经,包括手三阴经(肺、心包、心)、手三阳经(大肠、三焦、小肠)、足三阳经(胃、胆、膀胱)、足三阴经(脾、肝、肾)。十二经脉是经络的主体,有一定的起止、循行路径、分布规律、走向及交接规律,与脏腑有直接的属络关系,相互之间存在表里关系,各自具有专属穴位。奇经八脉是十二经脉以外别道奇行的经脉,包括督脉、任脉、冲脉、带脉、阴维脉、阳维脉、阴跷脉和阳跷脉。奇经八脉与脏腑没有直接的属络关系,相互之间也无表里关系。奇经八脉中只有督脉、任脉有专属循行路线与专属穴位。十二经脉的连属部分包括十二经别、十二经筋、十二皮部。十二经别是从十二经脉别行而离入出合、深入体腔的支脉,为十二经脉的最大分支。十二经筋是十二经脉之气濡养筋肉骨节的体系。十二皮部是十二经脉功能活动反映于体表的部位。

(二)络脉

络脉是从经脉中分出而遍布全身的分支,由十五别络、浮络和孙络组成。十五别络由十二经脉和任、督二脉各自别出一络,加上脾之大络组成,共计十五条;其中十二经脉别走的络脉具有加强十二经脉中表里经之间联系的作用。浮络是浮行于人体浅表部位的络脉。孙络是最细小的络脉,周身分布,具有输布气血以濡养全身组织的作用。

第二节 十二正经和奇经八脉

一、十二正经

十二正经亦称十二经脉,为十二脏腑各自经脉的总和。十二正经内属于脏腑,外络于肢节,是经络系统的核心部分。

(一)命名

十二正经的名称由手足、阴阳、脏腑三部分来定名的。起于或止于手的经脉称"手经",起于或止于足的经脉称"足经"。分布循行于四肢内侧的经脉称"阴经";分布循行于四肢外侧的经脉称"阳经"。按照阴阳三分法,阴分为太阴、少阴、厥阴;阳分为阳明、太阳、少阳。手足各有三条阴经:太阴经、少阴经、厥阴经;手足各有三条阳经:阳明经、太阳经、少阳经。十二正经与六脏六腑具有特定的配属关系,六条阴经属于脏,以所属脏命名,如内属于脾则称"脾经";六条阳经属于腑,以所属腑命名,如内属于大肠则称"大肠经"(表5-1)。

表 5-1 十二正经名称分类表

	阴经	阳经		分布部位 (阴经行内侧,阳经行外侧)
手	太阴肺经(属肺络大肠)	阳明大肠经(属大肠络肺)		前缘
	厥阴心包经(属心包络三焦)	少阳三焦经(属三焦络心包)	上肢	中线
	少阴心经(属心络小肠)	太阳小肠经(属小肠络心)		后缘
足	太阴脾经(属脾络胃)	阳明胃经(属胃络脾)		前缘
	厥阴肝经(属肝络胆)	少阳胆经(属胆络肝)	下肢	中线
	少阴肾经(属肾络膀胱)	太阳膀胱经(属膀胱络肾)		后缘

(二)循行规律

手经分布于上肢,足经分布于下肢。阴经属脏,分布于四肢内侧,四肢内侧前缘、中线、后缘分别分布着太阴经、厥阴经、少阴经;阳经属腑,分布于四肢外侧,四肢外侧前缘、中线、后缘分别分布着阳明经、少阳经、太阳经。

(三)走向和交接规律

手三阴经起于胸中,从胸走手,循行上肢内侧走向手指端;手三阳经起于手指端,从手走头,循行上肢外侧,走向头面部;足三阳经起于头面部,从头走足,向下循行,经躯干下肢外侧,走向足趾端;足三阴经起于足趾端,从足走腹胸,向上循行,经下肢内侧走向腹部、胸部(图5-2)。

二、奇经八脉

(一)奇经八脉的名称

奇经八脉是督脉、任脉、冲脉、带脉、阴维脉、阳维脉、阴跷脉、阳跷脉的总称。其分布有别于十二正经,多为"别道奇行",故称为奇经。奇经八脉与脏腑没有直接的相互属络,彼此之间也没有表里配合关系,不参与十二正经气血周流循环,均无本经专属腧穴(任脉、督脉除外)。

知识链接 5-1

NOTE

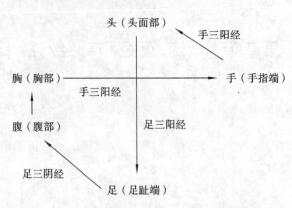

图 5-2 十二正经循行走向和交接规律示意图

（二）奇经八脉的走向和分布特点

奇经八脉交叉贯穿于十二正经之间，具有统摄、联络和调节十二正经的作用。其走向和分布特点主要体现在：①奇经八脉均自下向上走行（带脉除外）。②奇经八脉纵横交错地循行分布于十二正经之间，但上肢没有分布。③督、任、冲三脉皆起于胞中，同出会阴，称为"一源三歧"。其中督脉行于腰背正中线，上至头面；任脉行于胸腹正中线，上抵颏部；冲脉行于腹、胸、颈部、脊柱前及下肢内侧。带脉起于胁下，环行腰间一周。任、督、带三脉均为单行一条。④阴阳维脉和阴阳蹻脉各具两脉、左右对称分布。阴维脉起于小腿内侧，沿腿股内侧上行，至咽喉与任脉会合。阳维脉起于足跗外侧，沿腿膝外侧上行，至项后与督脉会合。阴蹻脉起于足跟内侧，随足少阴经上行，至目内眦与阳蹻脉会合。阳蹻脉起于足跟外侧，伴足太阳经上行，至目内眦与阴蹻脉会合，沿足太阳经上额，于项后会合足少阳经。

第三节　经络的功能和临床应用

经络内连五脏六腑，外络肢节皮毛、五官九窍，将人体联结成为一个有机的统一整体，是脏腑与形体官窍联系的桥梁和枢纽，是血气灌注脏腑组织、形体官窍的通道。经络对于人体生理、病理、疾病诊断、临床治疗等均具有重要作用。

一、经络的生理功能

（一）联系脏腑器官，沟通表里上下

人体由脏腑、形体、官窍和经络构成。十二正经经脉及其经别的纵横交错、入里出表、通上达下、相互络属于脏腑，奇经八脉联系沟通于十二正经，十二经筋、十二皮部联络筋脉皮肉，从而使人体五脏六腑、四肢百骸、五官九窍等组织器官有机地结合起来，构成一个表里上下彼此间紧密联系、协调共济的统一整体。经络的沟通联系主要表现在脏腑与脏腑之间、脏腑与外周体表肢节之间、脏腑与官窍之间、经脉与经脉之间的联系。

（二）通行气血，濡养脏腑组织

人体的各个脏腑组织器官均需要气血的濡养，才能维持其正常的生理活动。气血是人体生命活动的物质基础，经脉是运行气血的主要通道。气血之所以能输布全身、濡养各脏腑组织器官、维持机体的正常功能，主要依赖于经脉运输气血、络脉布散和渗灌经脉气血。

（三）传导作用

经络系统具有感应及传导针灸、按摩或其他刺激等各种信息的作用。对经穴刺激引起的

感应及传导,称为"得气",指被刺激的局部有酸、麻、重、胀、寒、热等特殊的感觉或沿经脉走向传导。经气是一身之气分布于经络者,是信息的载体,各种治疗刺激及信息可以随经气到达病所,起到调整疾病虚实的作用。

（四）调节功能平衡

经络系统通过其沟通联系、运输渗灌气血作用及其经脉的感应传导作用,对五脏六腑、四肢百骸、五官九窍等组织器官的功能活动进行调节,使人体复杂的生理功能相互协调,维持阴阳动态平衡状态。经络的调节作用,可促使人体功能活动恢复平衡协调,表现为一种良性的双向调节作用。

二、经络的临床应用

（一）阐释病理变化

在人体正常的情况下,经络具有沟通联系、运行气血及感应传导作用;而在疾病状态下,经络又是传注病邪、反映病候、脏腑病变传变的途径。

由于经络内属于脏腑,外布于肌表,因此,当体表受到病邪侵袭时,可通过经络由表及里,由浅入深,逐次向里传变而波及脏腑。经络是内在脏腑与体表组织之间病变相互影响的途径,故脏腑病变可通过经络的传导反映于体表组织器官,表现为某些或特定部位的异常。如足阳明胃经入上齿中,故胃火上炎可致牙龈肿痛。脏腑之间通过经脉相互联系,所以某一脏腑的病变可通过经络传注于另一脏腑,如心移热于小肠,肝病影响到胃,胃病影响到脾等。

（二）指导疾病诊断

1. 归经辨证 由于经络有一定的循行部位和脏腑属络,在病理方面能反映病候,因而在临床上可以根据疾病症状、体征所在部位,结合经络循行的部位及所联系的脏腑,辨证归经。如对于头痛,可根据经脉在头部的循行分布进行辨别:头痛在前额,多与阳明经有关;头痛在两侧,多与少阳经有关;头痛在颈项,多与太阳经有关;头痛在颠顶,多与厥阴经有关。

2. 腧穴诊断 经络都联系一定的腧穴。腧穴是经络气血流行于体表的特殊部位,在病理情况下会出现异常反应。在某些疾病过程中,在经络循行通路上,或在经气聚结的某些穴位上,会出现明显的压痛或结节、条索状物等反应,以及皮肤形态变化或皮肤温度、电阻改变等,这些均有助于对疾病的诊断。如阳明经头痛,阳白压痛;太阳经头痛,天柱压痛等。

（三）指导疾病治疗

1. 指导针灸治疗 针灸治疗是利用经络的联络、传导、调节等作用,通过针刺腧穴,以通利经气,恢复调节人体脏腑气血功能,从外治内,达到治疗疾病的目的。在明确辨证的基础上,除选用局部腧穴外,还应按照"循经所在,主治所及"的基本原则进行针灸选穴,即某一经络或脏腑有病,则选用该经络或该脏腑的所属经络或相应经脉的远部腧穴来治疗,如肚腹选足三里,腰背选委中,头项选列缺,面口选合谷等。

2. 指导药物治疗 药物治疗时,通过经络的传导转输,使药到病所,发挥治疗作用。根据不同药物与不同的脏腑、经络之间存在着特殊的亲和关系和选择性作用,即药物归经理论,指导临床用药。例如,头痛的治疗,属太阳经头痛宜用羌活,属阳明经头痛宜用白芷,属少阳经头痛宜用柴胡等。

知识链接 5-2

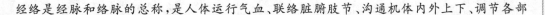

经络是经脉和络脉的总称,是人体运行气血、联络脏腑肢节、沟通机体内外上下、调节各部

功能的组织。经络系统由经脉和络脉组成。经脉包括十二经脉(十二正经)、奇经八脉,以及连属于十二经脉的十二经别、十二经筋、十二皮部;络脉包括十五别络、浮络和孙络等。在生理方面,经络具有运行气血、濡养脏腑组织、联络脏腑、沟通表里上下、协调气血阴阳、维持机体平衡的作用。在病理方面,经络具有传注病邪、反映病候的作用。在临床上,经络还应用于诊断、治疗、预防保健等方面。

思考题

1.何为经络?试述经络的组成及其作用。
2.十二经脉指的是什么?
3.什么是奇经八脉?包括哪些?

(李 骁)

思考题答案

第六章 病 因

PPT-6

学习目标 ……

1. 掌握六淫、七情、痰饮、瘀血的概念及致病的特点。
2. 熟悉疠气的含义及致病特点。
3. 了解饮食失宜、劳逸失度、外伤的致病特点。

概 述

病因是指破坏人体相对平衡状态而发生疾病的原因，又称为致病因素。人体是一个有机的整体，各脏腑、经络及精、气、血、津液之间维持着相对的平衡，完成人体正常的生理活动。由于某种原因破坏了这种动态平衡，又不能自行调节恢复时，就会发生疾病。病因种类多样，比如气候异常、精神刺激、疫疠传染、饮食劳逸失度、持重努伤、外伤、虫兽所伤等，都可作为病因而导致疾病。此外，在疾病发展过程中，某一病理阶段作为结果，而在另一病理阶段则可能成为病因，即原因和结果是相互作用、相互影响的，如痰饮、瘀血等。

病因学说是中医学理论体系的重要组成部分，是研究各种致病因素的概念、性质、致病特点及所致病证临床表现的一门学说。病因学说以整体观念为指导思想，主要以疾病的临床表现为依据，通过分析症状、体征等来推求病因，即辨证求因，又被称为审证求因，是中医认识病因的特有方法和主要手段，为治疗用药提供重要依据。

第一节 外感病因

一、六淫

（一）六淫的基本概念

六淫，是风、寒、暑、湿、燥、火六种外感病邪的统称。风、寒、暑、湿、燥、火是自然界的六种气候变化现象，被称为"六气"。人体在正常情况下具有适应外界气候变化的调节功能，通过自身的调节机制，产生了一定的适应自然的能力，使人体的生理活动与六气的变化相适应，所以正常的六气并不使人致病。当气候急剧变化或反常，即六气太过或不及，超过人体的适应能力，或人体的正气不足，抵抗力下降，不能适应气候的变化时，六气就成为致病因素，侵犯人体，使之发病。这种情况下的六气，被称为"六淫"。

（二）六淫致病的特点

（1）外感性：六淫致病，主要通过侵犯肌表，或从口鼻而入，或从肌表、口鼻同时侵入，故又

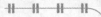

被称为外感六淫。

(2)季节性:气候变化具有季节性的特点,六淫致病也相同,即有明显的季节性。如春季多风病,夏季多暑病,长夏初秋多湿病,秋季多燥病等。

(3)地域性:六淫致病与居住或工作环境密切相关。如久居潮湿环境易患湿病,长时间高温环境作业又常患火热燥病等。气候变化具有地域性的特点,如西北高原地区多寒病、燥病,东北地区多寒病等。

(4)相兼性:六淫为病,既可由某种邪气单独侵袭人体而致病,又可因两三种邪气相兼而致病,如风寒感冒、湿热泄泻等。

(5)转化性:六淫在发病过程中,不仅可以相互影响,而且在一定的条件下,其证候也可以相互转化,如寒邪入里可以化热,热盛可以动风等。

(三)六淫各自的性质及致病特点

1. 风邪的性质及其致病特点　风邪侵犯人体,多从皮毛而入,是六淫中最主要的致病因素,因其常作为寒、湿、燥、火(热)等邪气致病的先导,又被称为六淫之首。风邪的性质及其致病特点如下。

(1)风为阳邪,其性开泄,易袭阳位。风为阳邪,具有轻扬、开泄、升散、向上、向外的特点。风邪伤人时,因其具有轻扬、向上的特点,易侵犯人体上部头面部和肌表等,因其具有开泄、升散、向外的特点,易使皮毛腠理疏泄,出现发热、恶风、汗出、咳嗽、头痛、咽痒、流涕等症状。

(2)风性主动,善行而数变。风性主动,是指风邪致病可表现为动摇不定的症状。善行,是指风邪致病可表现为善动不居,易行而病位无定处的特点。数变,是指风邪致病具有发病迅速、变幻无常、传变快的特点。风性主动,善行而数变,是指风邪具有善动不居、游走、动摇不定和发病迅速的特点。

(3)风为百病之长。风邪常作为外感邪气致病的先导,如《素问·骨空论》所述:"风者,百病之始也。"风为百病之长、六淫之首,为其他邪气致病的先导,故风邪还常与其他邪气夹杂而致病。一年四季皆有风,所以风邪致病机会最多,为六淫邪气中最主要的致病因素。如寒、湿、燥、热诸邪,常依附于风邪而侵犯人体,形成风寒、风湿、风燥、风热等证。

2. 寒邪的性质及其致病特点　寒邪伤人致病有伤寒、中寒两种。寒邪伤于肌表,郁遏卫阳者,称为伤寒;寒邪直中于里,伤及脏腑阳气者,称为中寒。寒邪的性质和致病特点如下。

(1)寒为阴邪,易伤阳气。寒性清冷,是阴气胜的表现,故为阴邪,即阴胜则寒。如寒邪束于肌表,卫阳被遏,可表现为恶寒、无汗、鼻塞流涕等。寒为阴邪,人体感受寒邪,阳气最易损伤,出现全身或局部的寒象,即阴胜则阳病。

(2)寒性凝滞。凝滞,即凝结、阻滞不通之意。人体气、血、津液能够运行不息,畅通无阻,全赖阳气的温煦和推动作用。当阴寒之邪侵袭人体时,阳气受损,经脉气血失于阳气的温煦,使气血运行不畅而阻滞,不通则痛,从而出现疼痛的症状,所以疼痛是寒邪致病的重要临床表现。

(3)寒性收引。收引,即收缩、收敛、牵引拘急。寒性收引,是指寒邪侵袭人体,因其性收引,可表现为气机收敛,腠理闭塞,经络筋脉收缩而拘急的致病特点。

3. 暑邪的性质及其致病特点　暑邪致病具有明显的季节性,主要发生在夏至以后,立秋以前。暑邪纯属外邪,并无内暑之说,这在六淫中是特有的。暑邪的性质和致病特点如下。

(1)暑为阳邪,其性炎热。暑由盛夏火热之气所化,具有酷热之性,火热属阳,故暑为阳邪。暑邪伤人,多出现一系列明显的阳热症状。

(2)暑性升散,易伤津耗气。升散,即上升、向外、发散之意。暑为阳邪,具有向上、向外升发的特点。暑邪侵犯人体,可致腠理开泄而多汗。汗出过多,则易耗伤津液,造成津液亏虚,失

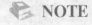

于濡润,表现为口渴喜饮、唇舌干燥、尿赤短少、大便干结等。大量出汗的同时,气随津泄,而造成津气两伤,表现为气短、神疲乏力等气虚之象,重者造成气随津脱,而表现为突然昏倒、不省人事等。

(3)暑多夹湿。暑季不仅炎热,常多雨潮湿,热蒸使空气中湿度大增,故暑邪致病,常兼夹湿邪侵犯人体。暑易夹湿,虽为暑湿并见,但仍以暑热为主,湿居其次。

4. 湿邪的性质及其致病特点 湿邪致病,与季节、生活、工作环境有关。如长期水中作业、涉水淋雨、居处潮湿等,均能成为湿邪致病的原因。湿邪的性质和致病特点如下。

(1)湿为阴邪,易阻遏阳气。湿与水同类,水性寒而属阴,故湿为阴邪。阴胜则阳病,湿邪侵犯人体,易阻遏气机,损伤阳气。脾主运化水湿,喜燥恶湿,故湿邪外感,常易困脾,使脾阳不振,运化失常,水湿停聚,表现为腹泻、水肿、不思饮食等。

(2)湿性重浊。重,是指沉重、重着。湿邪袭表,湿浊困遏,清阳不展,表现为周身困重,四肢倦怠,头重如裹。浊,有秽浊、污浊之意,多指分泌物、排泄物具有秽浊不清的现象。

(3)湿性黏滞,易阻气机。黏滞,即黏腻、停滞。湿性黏滞,是指湿邪致病,具有黏腻停滞的特点。其特点主要表现在两个方面:一是症状的黏滞性。湿邪侵入人体,留滞于脏腑经络,最易阻滞气机,从而使气机升降失常,多表现为黏滞不爽的症状。

(4)湿性趋下,易袭阴位。阴位,指腰以下部位。湿邪重浊有质,类水属阴,有趋下之势,故湿邪致病,易于侵袭人体下部,如水湿所致之浮肿多以下肢较为明显。若湿邪下注,妇女则见带下、阴部湿疹等。

5. 燥邪的性质及其致病特点 燥邪为病,有温燥、凉燥之分。初秋有夏热之余气,燥与热相合侵犯人体,病多为温燥;深秋近冬,燥与寒相合侵犯人体,病多为凉燥。燥邪的性质和致病特点如下。

(1)燥性干涩,易伤津液。燥邪为干燥枯涩之病邪,侵犯人体,最易耗伤人体的津液,导致津亏失润的病变。其临床表现多集中在头面官窍、皮肤、毛发及二便等,出现干燥不润。

(2)燥易伤肺。肺为娇脏,性喜柔润而恶燥。燥性干涩而易伤津,故使肺之阴津受损。肺主气而司呼吸,又外合皮毛,开窍于鼻。燥邪伤人,多从口鼻而入,故燥邪侵犯,最易伤肺。

6. 火邪的性质及其致病特点 火(热)侵袭人体使其发病时,就称之为火热邪气或温热邪气。温邪、热邪、火邪、暑邪,同属阳热邪气,性质基本相同,除暑邪具有明显的季节性之外,温、热、火尚有程度上的不同,故有温为火之渐,火为热之极的说法。火热邪气的性质和致病特点如下。

(1)火为阳邪,其性炎上,易扰心神。火热之邪具有燔灼、亢奋、躁动、升腾、上炎之性,表现为阳气盛,故为阳邪。火热之邪伤人,常表现出系列火热征象,如高热、肌肤灼热、面红目赤、烦渴汗出等。且因火邪具有升腾炎上的特性,其多表现头面部的火热症状,如牙龈肿痛、口舌生疮、面红、头痛等。火热与心相通应,为阳邪,有躁动之性,故易上扰心神,出现心烦、失眠、神昏、谵语等。

(2)火性燔灼,易伤津耗气。火为阳邪,既可直接灼伤津液,又可逼迫津液外泄而汗出伤阴。故火热邪气致病,可见高热、恶热、烦渴、口渴、咽干舌燥、小便短赤、大便干结等。由于阳盛,机体代谢亢奋,消耗大量阳气,或津伤过度,导致气随津泄,损伤正气,可见少气懒言、神疲乏力等。

(3)火性急迫,易动血生风。火热邪气致病具有发病急骤,传变迅速的特点。如外感热病、热盛者,可迅速发生神志不清的表现。动血,即是火热邪气伤人,可使血行加速,甚至灼伤脉络,迫血妄行,而致各种出血,如吐血、皮肤发斑、衄血、妇女月经过多等。生风,是指火热之邪侵袭人体,窜扰于肝,多劫伤肝经阴血,则肝失宁静而躁动,失于对筋脉的滋养濡润作用,引起肝风内动,又称为热极生风,出现高热、神昏谵语、四肢抽搐、两目上视、角弓反张等表现。

49

(4)火毒易致肿疡。肿疡,即痈肿疮疡。火热邪气入于血中,结聚于局部,败血腐肉,形成痈肿疮疡。表现为局部的红肿热痛,甚至化脓溃烂等,如咽喉肿痛、口舌生疮及疔、疖等。

二、疠气

(一)疠气的基本概念

疠气,又称瘟疫、疫气、疫毒等,是有强烈传染性、外感性的致病邪气。疠气侵袭人体,主要通过空气经口鼻而致病,也可随饮食或蚊虫叮咬而发病,还可通过皮肤接触而感染致病。

(二)疠气致病的特点

1. 发病急骤,病势危笃 疠气为病,具有发病急骤,来势凶猛、病情险恶、传变较快、死亡率高的特点。疫疠一经暴发,其临床表现似六淫中的火热致病,具有一派热盛之象,但毒性比火邪更强,致病力更甚,常出现扰神、动血、剧烈吐泻等危重症状。

2. 传染性、流行性强 疠气致病,具有强烈的传染性和流行性,可以通过食物、空气等,在人群中广泛传播。由于疠气的易传染性,故不分年龄、性别、体质强弱,均可被感染而发病。疫疠致病既可散在发生,也可以大面积流行。

3. 一气一病,病状相似 疠气是一类具有强烈传染性和致病性邪气的总称,其所致疾病的种类繁多。但不同种疠气,其临床症状基本相似。如白喉,无论男女老幼,所感染者,皆表现为鼻、咽、喉黏膜出现白色假膜,伴犬吠样咳嗽,以及全身毒血症状。

第二节 内伤病因

一、七情

(一)七情的基本概念

七情,即喜、怒、忧、思、悲、恐、惊七种情志活动,是人体对外界客观事物和现象所作出的七种不同情感反应。如果机体受到剧烈的或持久的精神刺激,或某种情志活动过度,超出了人体生理所能调节范围,引起阴阳失调、气血不和、脏腑功能紊乱,便可导致疾病的发生。因七情致病不是由口鼻、皮毛而入,而是直接影响相关脏腑生理功能,故属内伤病因。

(二)七情致病的特点

1. 直接伤及内脏 精神情感与五脏有着密切的生理病理联系,所以异常的情感波动容易伤及脏腑。主要有两种情况,一是造成特异性损伤,即五脏与五志的生理病理联系,如肝主怒,过怒则伤肝;心主喜,过喜则伤心;脾主思,过思则伤脾;肺主忧,悲忧则伤肺;肾主恐,过恐则伤肾。二是造成普遍性损伤,或非特异性损伤。因为心为五脏六腑之大主,故七情太过首先伤及心神,继而影响其他脏腑。心在七情发病中起着主导作用,其次是肝、脾。

2. 影响脏腑气机 七情致病会造成脏腑气机紊乱,升降出入失常,影响气血运行,导致脏腑功能失常。

(1)怒则气上:指过度愤怒而伤肝,影响肝的疏泄功能,致肝气上逆,气血不宁,甚者血随气逆,蒙蔽神明。可见面红目赤、头胀头痛、急躁易怒、吐血、呕血、猝然昏倒等。

(2)喜则气缓:指暴喜过度而伤心,使气机弛缓,心气涣散而不收,神不守舍,导致心神不宁或失神狂乱的病变。表现为心悸不安、手足无力、喜笑不休、失神狂乱等。

(3)悲则气消:指过度悲哀忧愁而伤肺,导致肺气耗伤,气失鼓动振奋,神气消沉的病变。

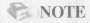

可见少气懒言、气短息微、精神萎靡、意志消沉等。

（4）恐则气下：指恐惧过度，易使气泄下行，影响肾的功能，导致肾气不固，精气下泄，表现为二便失禁、滑精、滑胎等。

（5）惊则气乱：指突然受惊，损伤心气，气行紊乱，心无所依，神无所附，导致心神失常。表现为心悸不宁、失眠易惊，甚至神志错乱等。

（6）思则气结：指思虑过度，长期凝神集思伤脾，导致脾气郁结，升降失常，纳运不济，表现为食欲减退、脘腹胀满、腹泻便溏等。

（7）忧则气郁：忧为肺之志，常与悲、思等相兼为病。如过度悲忧，则气机郁滞不行，表现为少气懒言、胸闷、善叹息等。

3.影响病情发展 七情不仅可以引起疾病，而且对整个疾病过程都可产生影响。不良的情绪、情感的异常波动会加重病情。正常良好的情感活动有利于治疗和康复。

二、劳逸

劳动与休息的合理调节，是保证人体健康的必要条件。若长时间地过度劳累或过度安逸，可致脏腑气血失调而发生疾病。

（一）过劳

过劳，即过度劳累。主要包括劳力过度、劳神过度和房劳过度三个方面。

1.劳力过度 劳力过度，是指体力劳动过度，即较长时间地过度用力，劳伤形体而积劳成疾，或病后体虚，勉强劳作而导致发病。主要表现在两方面：一是耗气。肺主气，脾为生气之源，劳力过度最易耗损肺脾之气。表现为气短懒言、神疲乏力、喘息汗出等。二是外损形体。筋骨、关节、肌肉运动用力太过，积劳成疾，致形体组织损伤。表现为腰膝疼痛、关节屈伸不利等。

2.劳神过度 又称心劳。劳神过度是指思虑过度，或长期脑力劳动过度而积劳成疾。心主血而藏神，脾在志为思，因此，劳神过度，长思久虑，易耗伤心血，损伤脾气，导致心神失养，神志不宁，临床表现为心悸、健忘、失眠、多梦，还易导致脾失健运，表现为纳少、腹胀、便溏等。

3.房劳过度 又称肾劳。房劳过度是指性生活不加节制，房事太过，或有手淫恶习，或妇女孕育过多等，耗伤人体肾中精气而导致发病。肾主藏精，若房劳过度，则耗伤肾精，临床表现为腰膝酸软、眩晕耳鸣、精神萎靡。男子出现遗精、早泄、阳痿等，女子出现月经失调、带下过多等。

（二）过逸

过逸，即过度安逸，是指长期不从事体力劳动和脑力劳动，引起气机不畅，使脏腑组织功能减退，气血运行不畅，导致脾胃功能活动减退。日久则影响气血运行和津液代谢，造成气滞血瘀、水湿痰饮等病变。过度安逸，则阳气失于振奋，造成脏腑组织功能减退，久则正气不足，抗病能力下降，易感外邪。

三、饮食失宜

饮食要有一定的节制，劳逸需要合理安排，否则会成为病因而致病。饮食失宜是导致疾病发生的重要原因之一，主要包括饥饱失常、饮食不洁、饮食偏嗜等。

（一）饥饱失常

人体生命活动的维持必须有足够的饮食供给营养，但饮食应以适量为宜。过饥、过饱而超过了脾胃的消化能力，则会损伤脾胃之气，引发疾病。

1.过饥 摄食不足，化源缺乏。如饥不得食，渴而不得饮，或因脾胃功能虚弱，食欲不佳而纳少,使气血生化乏源。过饥会导致脏腑组织失养,功能活动衰退。因正气不足,抗病能力减退,而使外邪入侵。

2.过饱 摄食过量,如暴饮暴食,或中气虚弱而强食,超出了脾胃的受纳运化能力,而使食物难于消化转输,导致消化不良。轻者出现脘腹胀满疼痛,嗳腐吞酸、呕吐、泄泻等食积不化的表现,重者可因脾胃久伤或营养过剩,发展为消渴、肥胖、胸痹等病。

（二）饮食不洁

饮食不洁,是指进食不洁净或陈腐变质或被疫毒、寄生虫等污染的食物而发病。如胃肠功能紊乱、各种寄生虫病、痢疾、霍乱等。

（三）饮食偏嗜

饮食偏嗜,是指专食某种食物或特别喜食某种性味的食物。这种不良的摄食习惯,可导致饮食结构失调,机体无法获得各种必需的营养物质,日久导致疾病的发生。

1.寒热偏嗜 良好的饮食习惯要求寒热适中。如偏好食用生冷寒凉之品,易损伤脾胃阳气,导致寒湿内生,出现腹痛、泄泻等;如偏嗜辛温燥热之品,可使胃肠积热,出现口渴、口臭、腹满胀痛、便秘、胃热或痔疮等。

2.五味偏嗜 五味,是指酸、苦、甘、辛、咸。五味与人体的五脏,存在着某种亲和性。《素问·至真要大论》说:"夫五味入胃,各归所喜,故酸先入肝,苦先入心,甘先入脾,辛先入肺,咸先入肾。"如果长期嗜好某性味之食物,易于造成与之相应的内脏功能偏亢,破坏五脏的平衡协调,久之还可损及其他脏腑,导致疾病的发生。

第三节 其他病因

致病因素除六淫、疠气、七情、饮食失宜等以外,还有病理产物性病因和外伤病因。病理产物性病因,是指在疾病过程中形成的病理产物,又可成为新的病证发生的病因,如痰饮、瘀血等。

一、痰饮

痰饮,是指人体水液代谢障碍所形成的病理产物。痰和饮,因同出一源,故常并称为痰饮。一般以较稠浊的称为痰,清稀的称为饮。

（一）痰饮的形成

痰饮是由水液停聚,不能正常布散、流通和排泄而形成。肺、脾、肾及三焦与水液代谢的关系最为密切,肺为水之上源,主宣发肃降和通调水道,脾主运化水湿,为生痰之源,肾主水而调节水液代谢,三焦为水液运行的通道。因此,痰饮多因肺、脾、肾及三焦功能失调,影响水液的正常输布而致。如肺失宣降,通调水道不利,则使水液停积而生痰饮;脾失健运,水湿内生,而聚湿生痰;肾气不足,无力推动水液运行,而使水液停聚而化生痰饮;三焦水道通行不利,津液失布,则聚湿生痰。

（二）痰饮的致病特点

痰饮形成以后,可随气升降流行,外而经络、肌肤、筋骨,内而脏腑,全身各处,无处不到,从而产生各种不同病变。其致病特点有以下几方面。

1.阻滞气血运行 痰饮为有形之邪,随气流行,滞于经脉,停于脏腑,既可阻滞气机,又可影响气血的运行。若痰饮流注于经络,则经络气机阻滞,气血运行不畅,出现肢体麻木、屈伸不

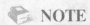

利,甚至半身不遂,或形成瘰疬痰核、阴疽流注等。若痰饮留滞于脏腑,则影响脏腑之气的升降。如痰饮阻滞于肺,使肺失宣降,可见胸闷气短喘、咳嗽吐痰等;痰饮停胃,则胃气失于和降,表现为恶心呕吐等。

2. 影响水液代谢 痰饮本为人体水液代谢障碍所形成的病理产物,可作为一种继发性致病因素反过来作用于人体,影响肺、脾、肾等脏腑的功能活动,使水液进一步停留于人体,加重水液代谢障碍。

3. 易于蒙蔽心神 痰饮为浊物,易蒙蔽清窍,扰乱神明,轻者出现头晕目眩、精神不振,重者出现神昏谵妄,或引发癫、狂、痫等病证。

4. 致病广泛,变幻多端 痰饮形成以后,可随气升降流动,经络、肌肤、筋骨、脏腑、全身,无处不到,从而产生各种不同的病变。其致病范围广,发病部位、症状不一,因此有"百病多由痰作祟""怪病多痰"之说。

二、瘀血

瘀血,是指体内血液停滞,包括积存于体内的离经之血,或因血行不畅,而阻滞于经脉及脏腑内的血液。瘀血既是血液运行失常所形成的病理产物,又是某些疾病的致病因素。

(一)瘀血的形成

瘀血形成的原因主要包括两个方面:一是各种不利于血液运行的因素,导致血行迟缓不畅,凝聚停留而为瘀血。常见的因素有气虚、气滞、血寒、血热以及脉道损伤不利等。二是造成各种出血的因素,如血离经脉,停留于皮下或脏器,未能及时消散而成为瘀血,即所谓"离经之血"。

(二)瘀血的致病特点

瘀血形成以后,停积于体内不散,导致新的病变发生。其致病特点主要有以下几个方面。

1. 易于阻滞气机 气能行血,血能载气。瘀血形成以后,易阻滞气机,使局部或全身的气血运行不畅,并能加重气机阻滞,因此常形成血瘀气滞、气滞血瘀的恶性循环。

2. 阻碍血脉运行 瘀血为血液运行失常的病理产物。瘀血形成以后,能够影响脏腑的生理功能,导致局部或全身气血运行失常。如瘀阻胞宫,可表现为闭经、痛经等。

3. 影响新血生成 瘀血阻滞于体内,日久会严重地影响气血的运行,使脏腑组织失于濡养,影响新血的生成。因此,有"瘀血不去,新血不生"之说。

4. 部位固定,病证繁多 清代王清任在《医林改错》中所列出的瘀血病证就达50种之多。瘀血的病证虽然繁多,但其临床表现主要有以下几个特点。

(1)疼痛:多为刺痛,痛处固定不移,拒按,夜间痛甚。

(2)肿块:外伤肌肤,局部可见青紫肿胀,瘀积于体内,久在不散,则可形成癥块,按之有形,固定不移。

(3)出血:其血色多呈紫暗色,并伴有血块。

(4)望诊及脉象特点:面色紫暗或黧黑,肌肤甲错,口唇、爪甲青紫,舌质紫暗或有瘀点、瘀斑,舌下络脉曲张。脉象多为细涩、沉弦或结代等。

三、外伤

(一)外伤的概念

外伤,是指机械暴力等外力所致的损伤,如挤压伤、跌打损伤、撞击伤等,还包括烧烫伤、冻伤、虫兽蛇叮咬伤、雷击、溺水等所致形体组织的创伤。

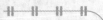

（二）常见外伤的致病特点

外伤致病，轻者仅伤及肌肤，重者可损及筋骨、内脏，甚至危及生命。

小结

病因是指破坏人体相对平衡状态而发生疾病的原因，又称为致病因素。其中六淫、疠气为外感病因；七情、饮食、劳倦为内伤病因；痰饮、瘀血、外伤为其他病因。这种将致病因素和发病途径结合起来的分类方法，对于临床辨别病证，具有一定的指导意义。

六淫，是风、寒、暑、湿、燥、火六种外感病邪的统称。六淫致病的特点：外感性、季节性、地域性、相兼性、转化性。风邪致病的特点：①风为阳邪，其性开泄，易袭阳位；②风性主动，善行而数变；③风为百病之长。寒邪致病的特点：①寒为阴邪，易伤阳气；②寒性凝滞；③寒性收引。暑邪致病的特点：①暑为阳邪，其性炎热；②暑性升散，易伤津耗气；③暑多夹湿。湿邪的性质及其致病特点：①湿为阴邪，易阻遏阳气；②湿性重浊；③湿性黏滞，易阻气机；④湿性趋下，易袭阴位。燥邪的性质及其致病特点：①燥性干涩，易伤津液；②燥易伤肺。火邪的性质及其致病特点：①火为阳邪，其性炎上，易扰心神；②火性燔灼，易伤津耗气；③火性急迫，易动血生风；④火毒易致肿疡。

疠气，又称瘟疫、疫气、疫毒等，是一类具有强烈传染性、外感性的致病邪气。疠气侵袭人体，主要通过空气经口鼻而致病，也可随饮食或蚊虫叮咬而发病，还可因为皮肤接触而感染致病。七情，即喜、怒、忧、思、悲、恐、惊七种情志活动，是人体对外界客观事物和现象所作出的七种不同情感反应。因七情致病不是由口鼻、皮毛而入，而是直接影响相关脏腑生理功能，故属内伤病因。若长时间地过度劳累或过度安逸，可致脏腑气血失调而发生疾病。

痰饮是由水液停聚，不能正常布散、流通和排泄而形成。瘀血，是指体内血液停滞，包括积存于体内的离经之血，或因血行不畅，而阻滞于经脉及脏腑内的血液。瘀血既是血液运行失常所形成的病理产物，又是某些疾病的致病因素。外伤，是指机械暴力等外力所致的损伤，如挤压伤、跌打损伤、撞击伤等，还包括烧烫伤、冻伤、虫兽蛇叮咬伤、雷击、溺水等所致形体组织的创伤。

思考题

1. 简述六淫及其致病特点。
2. 七情致病的特点有哪些？
3. 简述痰饮的形成及其致病特点。

（高　璐）

思考题答案

第七章 诊 法

PPT-7

学习目标 ....

1. 掌握望面色、舌色、苔色的内容及其主病。
2. 熟悉问寒热、问汗的内容及临床意义。
3. 了解望神的内容及临床意义，脉象特点及主病。

概 述

四诊，是中医诊察疾病、收集病情资料的方法，包括望、闻、问、切四种方法，简称四诊。望诊，是以目观察病变的诊病方法；闻诊，是听声音和闻气味的诊病方法；问诊，是通过询问患者或陪诊者以收集病情的诊病方法；切诊，是用手切按患者脉搏或触按其他部位的诊病方法。望、闻、问、切四诊从四个不同角度收集病情资料，既相互联系，又相互补充，不可分割。因此，必须将四诊有机地结合起来，即"四诊合参"，才能全面分析和准确判断病情，为辨证论治提供正确的依据。

中医学认为人体是一个有机的整体，内在脏腑与外在形体官窍、四肢百骸密切相关，以维持人体生理功能的协调平衡。内脏的功能失调必然反映于外，全身病变也可以通过官窍等局部反映出来，即"有诸内者形诸外"。因此，中医诊病通过观察疾病外在的各种征象，进而推测内脏的变化，以确定病情，为辨证论治提供依据。

第一节 望 诊

望诊，是医生通过对患者的全身情况、局部表现、排出物以及舌象等进行有目的的观察，以了解健康状况或病情的一种诊病方法。

一、望神

望神，是通过观察人外在的精神状态及意识思维活动来判断病情的方法。临床望神，根据神气的旺衰和病情的轻重，一般可分为得神、少神、失神、假神四种。以精神失常、意识思维错乱为主要表现的疾病，则属于神志异常。

（一）神气旺衰

（1）得神：又称为有神，是精足神旺、脏腑功能正常的表现。得神的主要表现：神志清楚，目光明亮，两眼灵动，语言清晰，表情自然，面色红润，肌肉不削，体态自如，动作灵活，反应灵敏，呼吸均匀。患病时，得神提示脏腑功能不衰，正气未伤，病多轻浅，预后良好。

NOTE

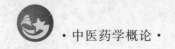

（2）少神：又称为神气不足，是精气不足、神气不足的表现。主要表现：精神不振，思维迟钝，两眼乏神，双目少动，声低懒言，嗜睡健忘，食欲降低，倦怠乏力，面色少华，肌肉松弛，动作迟缓，呼吸气少等。提示正气不足，精气轻度损伤，机体功能减退，多见于虚证、病轻或恢复期的患者。另外，体质虚弱者，亦多出现少神。

（3）失神：又称为无神，是精气亏损、脏腑功能衰败的表现。失神的主要表现：精神萎靡，语言失伦，目光晦暗，瞳神呆滞，面色晦暗无华，表情淡漠，肌肉瘦削，动作失灵，呼吸不匀，饮食减少，或不欲食，甚至神志昏迷，循衣摸床，撮空理线，目翻上视，或喘促息涌，或气微息弱，或猝然昏倒，目闭口开，手撒遗尿等。

（4）假神：指危重患者出现精神暂时"好转"的假象，为临终前的预兆，俗称"回光返照"或"残灯复明"。常见于久病、重病患者，本已神识昏迷，却突然精神转佳、神志清楚；言语不多，声音低微，却突然言语不休，声音洪亮；面色枯槁晦暗，却突然颧赤如妆；目光晦暗，却突然转亮；毫无食欲，却突然食欲增强。提示脏腑精气极度衰竭，病情恶化，正气将脱，阴不敛阳，虚阳外越，阴阳即将离决。

（二）神志异常

主要见于以精神失常、意识错乱为主要临床表现的疾病，包括癫、狂、痫三种疾病。癫病表现为神识痴呆，表情淡漠，喃喃自语，或语无伦次，哭笑无常，静而少动。为忧思郁结，以致痰气郁结，蒙蔽心神，或因先天禀赋所致。狂病表现为神志昏狂，动而多怒，打人毁物，不避亲疏，或登高而歌，弃衣而走等。多因暴怒化火，痰火扰乱心神而致。痫病俗称"羊痫风"，主要表现为猝然昏仆，不省人事，口吐涎沫，两目上视，四肢抽搐，口出异声，其声如猪羊叫，醒后如常人。多与先天禀赋、痰饮及瘀血等有关，为肝风夹痰，蒙蔽清窍所致。

二、望面色

望面色，是通过观察患者面部皮肤颜色和光泽来诊断疾病的方法。面部皮肤的颜色和光泽是脏腑气血的外部反映，可据此来推断脏腑气血的盛衰、疾病的性质、病情的轻重和预后。望面色，主要观察青、赤、黄、白、黑五色。光泽是指明亮度。

正常面色是指人在正常生理状态时面部的色泽，是人体精充神旺、气血充盛、脏腑功能正常的表现。常因禀赋、遗传、季节、昼夜，以及地域环境等的影响，有偏青、偏赤、偏黑等差异，属于生理性变异。黄种人正常面色应为红黄隐隐，明润含蓄。病色是指人体在疾病状态时的面部色泽，主要有青、赤、黄、白、黑五色的变化。五色能反映出疾病性质的寒热虚实：青色主寒证、气滞、痛证、瘀血、惊风等病证；赤色主热证；黄色主湿证、脾虚、气血不足等病证；白色主寒证、虚证、失血、夺气等病证；黑色主肾虚、寒证、水饮、痛证、瘀血等病证。

三、望形态

望形态是指观察患者的形体和姿态以诊察病情的方法。

（一）望形体

望形体主要是通过观察人体外形的强弱、胖瘦等表现，以了解脏腑功能的盛衰、气血之盈亏的一种诊察疾病的方法，从而判断出疾病的虚实、预后的好坏等。

形体肥胖，伴畏寒肢冷、喜温、神疲乏力等，多为阳虚气弱。若形体肥胖，并伴头晕、肢体麻木、胸闷等，多为阳虚不运，痰湿内生，易患胸痹、中风等病证。因此，有"胖人多痰湿""胖人多阳虚"的说法。形瘦食少，伴面色萎黄，多为中气虚弱。形瘦食多，是胃火亢盛的表现。形体消瘦，伴颧红、潮热、盗汗，为阴虚火旺证。因此，有"瘦人多阴虚""瘦人多火"的说法。

（二）望姿态

望姿态是指观察患者的动静姿态和异常动作。观察动静姿态，可判断病性的寒热、虚实；观察某些异常动作，有助于判断脏腑功能是否正常。

一般而言，凡姿态多动向外的、强硬拘挛的、仰面的、伸展的，多属阳证、热证、实证；而喜静向里的、软弱弛缓的、伏俯的、蜷曲的，多属阴证、寒证、虚证。

通过观察某些异常动作，可以判别相应的病变。如颈项强直、角弓反张，多因高热燔灼肝经所致，多为肝风内动之象，也可见于破伤风、痫病、狂犬病等患者。四肢抽搐，亦属肝风内动证，可见于高热惊风及痫病等患者。若患者睑、面、唇、指或趾等不时颤动，如见于外感热病，多为动风先兆，如见于内伤杂病，则多为血虚阴亏证。

四、望头颈、皮肤

望头颈、皮肤是指观察头颈、皮肤等局部的异常表现以诊断相应疾病的方法。

（一）望头颈

瘿瘤为颈前结喉处的肿物突起，其突起或大或小，并随吞咽动作而移动。多因肝气郁滞、痰浊凝结所致，也可因地方水土因素所致。痄腮为腮部突然肿起，面赤咽痛，具有传染性，为外感温毒所致。瘰疬位于颈侧颌下，肿块如豆，如串珠状。主要由肺肾阴虚，虚火灼津为痰，凝结于颈而成，或因外感风火时毒，气血壅滞，结于颈部而成。

（二）望皮肤

（1）斑疹：出现于肌肤表面的红色片状或点状的皮疹。其中点大成片，平摊于皮下，摸之不碍手，压之不褪色者为斑；点小如粟粒，高出于皮面，摸之碍手，压之褪色者为疹。二者皆因热入营血所致，多见于外感温病。

（2）疮疡：包括肿疡和溃疡，是指多种致病因素侵袭人体所引起的皮肤疾病。其中，患处局部肿起，红肿热痛，根盘紧束，灼热疼痛，易于化脓溃破，溃后易敛者，称为痈。若疮痈形小而圆，局部红肿热痛不甚，患部表浅，易于化脓，脓溃即愈，好发于头面发际之处者，称为疖。若患处漫肿，局部红肿热痛不明显，化脓难溃，溃后疮口难敛者，称为疽。若疮形如粟，根深、坚硬且顶白，局部麻木痒痛，称为疔。

（3）湿疹：指皮肤出现红斑，迅速形成水疱、丘疹，密集成片，皮肤痛痒，搔破渗液，并出现红色湿润糜烂面，多因感受风、湿、热邪所致，客于肌肤而发为湿疹。

五、望排出物

排出物包括分泌物、排泄物及其他排出体外的病理产物。分泌物是指官窍所分泌的液体，如泪、涕、痰、涎、唾等；排泄物是指人体排出体外的代谢废物，如大小便、经血等；其他病理产物包括呕吐物等。因排出物的变化与脏腑功能及感邪的性质密切相关，因此，通过观察排出物的形、色、量、质等方面的变化，可以诊察脏腑的盛衰和邪气的性质，即测其寒、热、虚、实。一般来说，排出物色白、清稀、量多者，多属寒证、虚证；色黄、质稠、量少者，多属热证、实证；内含血丝或有血块者，多属热伤脉络或瘀血所致。如小便清长量多，多属下焦虚寒证；小便短少黄赤，多属下焦湿热证；痰白而清稀或泡沫量多者，多为肺寒；痰黄黏稠而有块者，多为肺热。

六、望小儿指纹

望小儿指纹是指观察3岁以内小儿食指掌侧前缘浅表络脉形色变化以诊察疾病的方法。因为食指掌侧前缘的络脉，是手太阴肺经在寸口部的分支。望指纹适用于3岁以内的小儿，诊小儿指纹与诊成人寸口脉具有相同的意义，可据此判断疾病的寒热虚实等。小儿皮肤薄嫩，脉络的形色易于观察。因此,望小儿指纹是儿科常用的诊法之一。

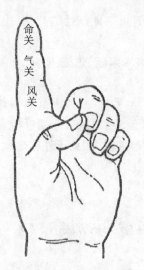

1.三关划分 小儿食指脉络显现与分布,分为风关、气关、命关,即从指根向指尖方向,食指掌端第一节称为风关,第二节称为气关,第三节称为命关。如图 7-1 所示。

2.诊察方法 诊察时,医生用左手之拇、食两指执患儿食指末端,再用右手拇指桡侧,从其食指的命关向风关,用力适中地推按数次,使指纹气血流畅,脉络显露,然后再观察其形色变化。

3.正常形色 小儿指纹的正常形色表现为不浮不沉,色泽浅红或略紫,隐隐显露于食指风关之内,单枝斜形,粗细适中。

4.形色主病 望小儿指纹,包括观察其浮沉、颜色、长短等方面的变化,并以此判断病位的表里,病性的寒热,脏腑气血的虚实盛衰,以及病情的轻重预后,可概括为"浮沉分表里,红紫辨寒热,淡滞定虚实,三关测轻重"。

图 7-1　小儿指纹三关图

(1)浮沉:纹浮露显见,多主表证。因外邪侵袭肌表,正气抗邪于外,脉纹浮显易见。纹沉隐不显,多主里证。因外邪入里或内伤里证,气血困遏于内而难于外达,故见指纹沉。

(2)颜色:指纹颜色鲜红而浮露,多为外感表证。指纹颜色深红紫暗,多为热邪郁滞。指纹颜色发青,主惊风或痛证。指纹颜色紫黑,多为血络闭郁,提示病情危重。指纹颜色淡白,多主虚证,可见于疳积病。

(3)长短:指纹现于风关,为邪气初入,证尚轻浅,可见于外感病的初期。指纹达于气关,其色较深,为病邪已转深入,病情较重。指纹进一步透达命关,病多危重,病邪多已深达脏腑。若指纹直达指端,称为"透关射甲",表明病情凶险,预后不良。

七、望舌

望舌,又称为舌诊,是通过观察患者舌象变化,诊察疾病的方法。舌诊是中医特色诊法之一,在中医诊断学中占有重要的地位。望舌主要包括望舌质和望舌苔两方面的内容。

(一)望舌质

望舌质主要观察舌色、舌形、舌态等方面的变化,以测知脏腑的病变。

1.舌色 病理舌质颜色主要分为淡白舌、红舌、绛舌、紫舌、青舌等。

(1)淡白舌:舌色较正常浅淡,缺少血色,主气血两虚,或阳虚证。若舌色淡白而舌体瘦薄者,多属气血两虚证。若舌色淡白而舌体胖嫩者,则属阳虚证。

(2)红舌:较正常舌色红,或呈鲜红色,主热证。若舌质红,苔黄厚,甚至舌干或起芒刺,为实热证;若舌质鲜红而少苔,甚至光剥无苔,或有裂纹,为虚热证。

(3)绛舌:舌色较红舌颜色更深或略带暗红色。绛舌多由红舌进一步发展而来,主里热证,或为血瘀。其中,舌质红绛,舌面有红点,或起芒刺,多为里热炽盛,热入营血。若舌绛少苔或无苔,或有裂纹,多为阴虚火旺。若舌绛少苔而湿润,或见瘀点、瘀斑,则多为血瘀。

(4)紫舌:舌色为绛紫色或青紫色,既可主热证,也可主寒证。舌绛紫而燥,甚至燥裂起刺,属热证。舌淡紫或青紫且润,属寒证。

(5)青舌:舌色呈青色。青舌主寒证,瘀血。舌青而滑润,舌体胖嫩,多属阳虚寒凝。舌边青,见瘀点或瘀斑,为内有瘀血。

2.舌形 主要观察舌体胖瘦、齿痕、老嫩、瘀点、瘀斑、点刺、裂纹等。

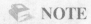

(1)胖瘦:舌体较正常宽大,伸舌满口,色淡质嫩,苔白而水滑,为胖大舌,多属脾肾阳虚。若舌质肿大,盈口满嘴,甚则不能闭口,为肿胀舌,主实证、热证。舌体较正常瘦小而薄,称为瘦薄舌或瘦瘪舌,主阴血亏虚证。

(2)齿痕:若舌体边缘兼有牙齿压迫痕迹,又称为齿痕舌,多因阳虚水停,浸渍于舌所致。

(3)老嫩:舌质纹理粗糙或皱缩,舌体不柔软,舌质暗红者,为老舌,多属实证、热证;舌质纹理细腻,浮胖而娇嫩者,为嫩舌,多属虚证、寒证。

(4)瘀点、瘀斑:指舌面出现青紫色或紫黑色斑点,不高出于舌面,形小为瘀点,形大为瘀斑,为瘀血的表现。

(5)点刺:又称为芒刺,指舌面出现红色、白色、黑色的星点,或舌面出现突出的颗粒,摸之如刺,多为火热炽盛的表现。

(6)裂纹:舌面出现形状各异、深浅不一的裂沟或纹理,由热盛伤津、血虚等使舌体失于濡养而致。舌色红绛而有裂纹,为阴津损伤的表现。若因久病舌色浅淡而有裂纹者,即属血虚。

3. 舌态　常见病理舌态有强硬、痿软、歪斜、颤动等。

(1)强硬:又称为舌强,表现为舌体僵硬,失其柔和,卷伸不利,运动不灵。可见于热入心包、肝阳上亢、高热伤津等证,多因舌体筋脉拘挛而成。舌深红而强硬,且神志昏迷者,多为热扰心神。舌红干燥而强硬,多为热盛伤津的表现。

(2)痿软:又称为舌痿,即指舌体痿废不灵,软弱无力,不能随意伸缩回旋,言语困难等,可见于气血虚弱、阴液亏虚、热邪伤津等证,多因舌体失养所致。

(3)歪斜:舌体不正,张口或伸舌时,舌体偏向左侧或右侧,可见于风邪中络,或中风偏枯等证,因受病一侧经脉弛缓所致。

(4)颤动:又称为舌战,即指舌体震颤抖动,不能自主,是动风之象。舌质淡白而颤动者,属血虚生风。舌红或绛而颤动,为肝阳化风或热极生风等引起。

(二)望舌苔

舌苔是指舌面上所附着的一层苔状物。望舌苔主要是通过观察苔色和苔质两个方面以了解疾病变化的情况。

1. 苔色　常见病理苔色有白苔、黄苔、灰黑苔三种。

(1)白苔:通常主表证、寒证、湿证,但有时亦主热证。正常舌苔为薄白苔,即舌上分布一层薄薄的白色舌苔,并能透过舌苔看到舌体。病邪尚未入里,外感表证亦见薄白苔。若苔薄白而滑,多为外感风寒;若苔薄白而干,多为外感风热或燥邪犯肺。若苔白而厚腻,称为厚白苔,多为寒湿内阻的表现。若苔白厚而干,多为湿温化燥,津液已伤。若苔如白粉堆积,称积粉苔或粉白苔,多见于瘟疫初起,为热毒内蕴之证。

(2)黄苔:通常主里证、热证。一般来说,苔色愈黄,说明热邪愈重。苔薄黄而润,为表邪初入里,里热不甚,津液未伤。若外感疾病,舌苔由白转黄,则提示病邪由表入里。苔黄而干燥,颗粒粗松,甚至焦裂,多属热盛伤津。苔黄而黏腻,为湿热或痰涎。苔淡黄而滑润,舌质淡而胖嫩,称为黄滑苔,多为阳气虚衰,水饮内停所致。

(3)灰黑苔:灰黑苔既可主寒证,又可主热证。舌苔灰黑而湿润,多属寒湿内停。舌苔灰黑而干燥,常兼见舌质红,多属热盛伤津或阴虚火旺。舌苔灰黑厚腻而黏,兼见舌红者,表明痰湿夹热伏于中焦。

2. 苔质　常见苔质变化主要有厚薄、腐腻、润燥、剥落四种。

(1)厚薄:舌苔较少,透过舌苔能隐约见到舌体者,称为薄苔,说明病邪表浅,多属表证,病情较轻。舌苔较多,不能透过舌苔见到舌体者,称为厚苔,说明病邪较深,多属里证,病情较重。

(2)润燥:舌面滋润有津,干湿适中,为润苔,说明津液未伤。舌面干燥少津,望之枯涸,甚则舌苔干裂,为燥苔,多由燥热伤津所致。

(3)腐腻:苔质疏松,颗粒粗大,揩刮易去,根底松浮,形如豆腐渣堆积于舌面,称为腐苔,多为食积、痰浊郁而化热,腐浊之气蒸腾上泛舌面而致。苔质致密,颗粒细腻且融合成片,紧贴舌面,揩刮难去,形如油腻黏液涂附于舌面,称为腻苔,多由湿浊、痰饮而使阳气被遏所致。

(4)剥落:舌苔部分或全部剥离脱落,剥落处光滑无苔者,即称为剥落苔。舌苔不规则大片状剥落,界限清楚,形似地图者,称为地图舌或花剥苔,提示气阴两虚。舌苔出现剥落,多因胃气虚弱不得上蒸于舌,或胃阴损伤不能上潮于口所致。若舌苔骤然全部脱落,舌面光洁如镜,称为光剥舌,又称镜面舌,则属胃气大伤、胃阴枯竭。

第二节 闻 诊

闻诊是指医生运用听觉和嗅觉,辨别患者声音和气味变化的一种诊病方法。闻诊包括听声音和嗅气味两个方面。

一、听声音

听声音包括听患者所发出的声音、语言、呼吸、咳嗽、呕吐、呃逆、太息、嗳气、哮喘、肠鸣等各种声响的变化,并以此来了解病情变化,为辨病、辨证提供依据。

(一)声音异常

一般来说,发声高亢有力,声音连续,前轻后重,多属实证、热证。因为实热证属形壮气足,功能亢进,故声高有力。发声低微细弱,声音断续,前重后轻,多属虚证、寒证。因为虚寒证是阴盛阳虚,功能低下,故声低细弱。

发声异常,声音嘶哑者,称为音哑;完全不能发音者,称为失音。音哑和失音,实际上只是轻重之别。其中,新病音哑或失音,属实证,多因外感风寒或风热袭肺,或痰浊塞肺,肺气不宣所致,即所谓"金实不鸣"。久病音哑或失音,属虚证,多由肺肾阴虚,肺失滋润所致,即所谓"金破不鸣"。

(二)语言异常

心藏神而司语言,故有"言为心声"之说。语言异常,多属于心的病变,为神明之乱。谵语为神志不清,语无伦次,声高有力,多属热扰心神之实证。可见于温病邪陷心包,或热入营血,或阳明腑实,以及内伤痰热扰乱等病证。郑声为神志不清,言语重复,时断时续,声音低弱模糊,多属心气大伤,精神散乱之虚证。语言謇涩为神识清楚,思维正常,但舌体强硬,谈吐不利,缓慢涩滞,多属舌体脉络受到影响,或高热伤津,或风痰阻络,脉络失养所致。可见于痰蒙心窍或温病热入心包,以及中风患者。

(三)呼吸声

(1)气粗与气微:呼吸气粗且快,多见于外感病证,属热证、实证。呼吸气微且慢,多见于内伤而正气不足,属虚证、寒证。

(2)喘与哮:呼吸困难,短促急迫,甚至张口抬肩,鼻翼煽动,不能平卧者,称为喘。其中,发作急骤,气粗声高,且脉实有力者,多属肺有实热,或痰饮内停;若发病徐缓,喘声低微,且形体虚弱无力,为肺肾两虚,气失摄纳所致。呼吸急促似喘,声高断续,喉间痰鸣者,称为哮,多为素有痰饮,复感外邪而致。临床上,哮与喘常同时出现,所以常并称为哮喘。

(四)咳嗽声

有声无痰谓之咳,有痰无声谓之嗽,有声有痰谓之咳嗽。咳声重浊,痰清色白,多属外感风

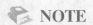

寒;干咳少痰,咽喉干燥,多属燥邪犯肺,或肺阴不足;咳声不扬,痰稠色黄,多为邪热犯肺;咳而痰多易咯,多属痰湿阻肺;咳声轻清,低微气怯,多属肺气不足。若咳声如犬吠样,喉间有白膜,不易剥去,常兼音哑,吸气困难,称为白喉,多因肺肾阴虚,火毒攻喉而致。若咳声阵发,发则连声不绝,兼有咳血、呕恶等,称为百日咳,又称为顿咳,多由风邪与伏痰搏结,郁而化热,阻遏气道所致,常见于小儿。

（五）呃逆、嗳气、呕吐

呃逆,又被称为"哕",是指胃中气逆向上,自咽喉而出,发出声短而急的冲击声,频频作呃,不能自主,俗称为"打呃"。嗳气是指胃中之气上出咽喉所发出的长而缓的声音,又称为噫气,亦是胃气上逆的表现。呕吐是指食物、痰涎、水液上涌,经口中吐出的症状,亦属胃气上逆所致的表现。其中,有声无物为干呕,无声有物为吐,有声有物为呕吐,都因胃失和降,气逆于上而致。

二、嗅气味

嗅气味包括闻患者本身所发出的气味及其分泌物、排泄物等的气味。一般认为,凡气味酸腐臭秽者,多属实证、热证;气味偏淡或略有腥臭者,多属虚证、寒证。其中口气酸臭,并伴脘腹胀满,食欲不振者,多由食积胃肠而致;口气臭秽者,多有胃热。病室有血腥味,多提示患者有失血。病室有尿臊味（氨味）,可见于水肿病晚期患者。若有尸臭恶味,多提示患者脏腑败坏、病情危重。病室有烂苹果样气味（酮体气味）,多见于消渴病患者。

第三节 问 诊

问诊,是医生通过有目的地询问患者或陪诊者,了解疾病的发生、发展、治疗经过、现在症状,以及其他与疾病有关的情况,以诊察疾病的方法。

问诊的内容极为丰富,包括询问一般情况、病史、既往史、现在症状等内容。为了便于临床掌握,明代张介宾在前人的问诊要点基础上,结合自己的体会,将问诊的内容总结后写成《十问歌》,后人又将其略加修改补充成为以下内容:"一问寒热二问汗,三问头身四问便,五问饮食六问胸,七聋八渴俱当辨,九问旧病十问因,再兼服药参机变,妇女尤必问经期,迟速闭崩皆可见,再添片语告儿科,天花麻疹全占验。"

一、问寒热

问寒热,主要是询问患者有无怕冷和发热的感觉、寒热出现的时间、寒热的特点以及主要的兼症。怕冷有恶寒和畏寒之分。恶寒是指患者自觉寒冷,虽加衣覆被或近火取暖,仍觉寒冷,常见于外感病;畏寒是指患者经常自觉怕冷,但加衣覆被或近火取暖,可以缓解,多见于内伤病。发热是指患者体温升高,或体温正常,但自觉全身或局部有发热的感觉。根据寒热出现的不同情况,临床上一般分为以下四种类型。

（一）恶寒发热

恶寒发热,是指患者恶寒与发热同时出现,可见于外感表证。由于所感外邪性质的差异,恶寒与发热又有轻重的区别及兼症的不同,恶寒发热常见以下三种情况。

（1）表寒证:恶寒重,发热轻。恶寒明显,并轻微发热,兼有无汗、身痛等症,为外感寒邪所致。因寒为阴邪,束表伤阳,因此,恶寒重于发热。

（2）表热证:发热重,恶寒轻。发热较重,并轻微怕冷,兼有口渴、面红等症,为外感热邪所致。因热为阳邪,易致阳盛,因此,发热重于恶寒。

(3)风邪袭表证:发热轻,恶风。轻微地发热,并有遇风觉冷、避风可缓的怕冷表现,兼有汗出、脉浮缓等,为外感风邪所致。因风性开泄,使腠理疏松,卫阳郁遏不甚,因此,恶风汗出。

(二)寒热往来

寒热往来,是指恶寒与发热交替发作,是邪在半表半里的特征,多见于半表半里证。临床上主要有以下两种类型。

(1)伤寒少阳证:寒热往来,发无定时,时冷时热,无时间规律,兼见口苦、咽干、目眩、不欲饮食、胸胁苦满、脉弦等。

(2)疟疾:寒热往来,发有定时,寒战与高热交替而作,且发作有一定的时间规律,每日发作一次,或二日、三日发作一次,兼有头痛剧烈、口渴、多汗等。

(三)但寒不热

但寒不热,是指患者只有怕冷而无发热的感觉。但寒不热常分为以下两种类型。

(1)实寒证:新病突然怕冷,脘腹或其他局部冷痛剧烈,脉沉迟有力等,多因寒邪直中于里,侵犯脏腑或其他局部所致,属实寒证。

(2)虚寒证:久病体弱畏寒,面白肢冷,脉沉迟无力等,多因久病阳气虚衰,不能温煦肌表所致,属虚寒证。

(四)但热不寒

但热不寒,是指患者只有发热而无怕冷的感觉,可见于里热证。根据发热的轻重、时间及特点等,主要分为以下几种类型。

1.壮热 患者身发高热(体温多在 39 ℃以上),持续不退,称为壮热。其表现为不恶寒反恶热,常见有满面通红、大汗出、口渴饮冷、脉洪大等症,属里实热证。

2.潮热 患者定时发热或定时热更甚,如潮汐之作,有一定规律,称为潮热。多见于阳明潮热、阴虚潮热、湿温潮热。

(1)阳明潮热:又称为"日晡潮热",即发热时间为日晡(日晡为申时,即下午 3—5 时),常兼见腹胀、便秘、舌苔黄燥等,属阳明腑实证。

(2)阴虚潮热:又称为"骨蒸潮热",午后或入夜发热,但热度不高。其发热特点为五心烦热、骨蒸,兼见颧红盗汗、口燥咽干、舌红少苔、脉细数等,属阴虚证。

(3)湿温潮热:患者午后热势加重,其特点是身热不扬,兼见头身困重、胸脘痞闷、大便溏薄、舌苔厚腻、脉濡等,属湿热蕴结,见于湿温病。

3.低热 又称为微热,是指患者轻度发热或自觉发热,其热势较低(体温多在 37～38 ℃)。常见于阴虚发热、气虚发热和温热病后期的余邪未尽。

二、问汗

问汗,是指询问患者有无汗出异常的情况。汗是由体内阳气蒸化津液,从汗孔排出而形成。问汗时主要应了解有汗无汗,出汗的时间、部位,以及汗量的多少等,用以辨别疾病的性质。

(1)自汗:指以日间汗出不止,活动后尤甚为特点的汗出异常,常兼有畏寒、神疲、乏力等表现,多属气虚、阳虚。

(2)盗汗:指以入睡后汗出,醒后则汗止为特点的汗出异常,常兼有潮热、颧红、舌红少苔等表现,多属阴虚或气阴两虚。

(3)绝汗:指患者在病情危重的情况下,大量出汗的症状,是亡阴、亡阳时所出现的汗出异常。亡阴之汗表现为大汗不止,汗出如油,热汗而黏,兼见身热口渴、烦躁不安、呼吸气粗、脉细疾数等。亡阳之汗表现为大汗淋漓,汗出如珠,冷汗清稀,兼见面色苍白、四肢厥冷、脉微欲绝等。

三、问疼痛

疼痛,是临床上最常见的自觉症状,机体的各个部位均可发生疼痛。疼痛形成的机制主要有以下两个方面:一方面是"不通则痛",是因有形之邪阻滞,如外邪、气滞、血瘀、痰浊、虫积、食滞等,阻滞于脏腑经络,使气血运行不畅,属实证。另一方面是"不荣则痛",是因气血不足,或阴精亏损等,使机体组织失于滋养,导致经脉空虚,脏腑经络失于濡养而致,属虚证。

(一)疼痛的性质

询问疼痛的性质,可为确定疾病的性质提供依据。如剧痛,疼痛剧烈,痛无休止者,多属实证;隐痛,疼痛隐隐,绵绵不休者,多属虚证;胀痛,疼痛伴有发胀感,且痛处走窜不定者,多属气滞;刺痛,痛如针刺,痛处固定不移、拒按者,多属血瘀;灼痛,疼痛有灼热感而喜凉,且得凉则痛缓者,多属热证;冷痛,疼痛伴有冷感,得寒痛甚且喜暖者,多属寒证;重痛,痛处有沉重感,常见于头、腰、四肢,多属湿邪困阻;绞痛,疼痛剧烈如刀绞者,常因瘀血、虫积、结石等有形实邪阻闭气机所致;掣痛,疼痛处有抽搐感,同时牵引他处,多因寒邪侵袭经脉,或血虚而经脉失养所致。

(二)疼痛的部位

不同部位的疼痛,常可反映相应脏腑经络的病变。因此,问疼痛的部位,有助于判断疾病的位置。

(1)头痛:根据头痛部位的不同、经脉的分布,可确定其所在的经络病位。如后脑部疼痛连项者,因足太阳膀胱经行于头后和项部,故属太阳经头痛;前额疼痛连眉棱骨者,因足阳明胃经行于头前额部,故属阳明经头痛;因足少阳胆经行于头侧,故两侧头痛,痛在太阳穴附近为甚者,属少阳经头痛;颠顶疼痛者,因足厥阴肝经上达头顶部,故属厥阴经头痛;头痛连齿者,因足少阴肾主骨,齿为骨之余,故属少阴头痛。

(2)躯体疼痛:躯体不同部位的疼痛,可说明相应脏腑的疾病。如胸痛多提示心肺病变;因为胁肋为肝经分布之处,故胁肋疼痛多提示肝胆病变;脘痛与胃病变有关;因腰为肾之外府,故腰痛多提示肾脏疾病;因腹部范围较广,故腹痛与脾、大肠、小肠、膀胱、胞宫等多个脏腑病变有关。

(3)四肢关节痛:多见于痹证,为外感风寒湿邪气侵犯于经络所致。因感邪的偏重有所差异,临床表现的特点不同,故又分为行痹、痛痹、热痹、着痹等。关节、肌肉疼痛以游走窜痛为特点者,称为行痹,是以感受风邪为主;关节、肌肉疼痛剧烈,且畏寒喜热者,称为痛痹,是以感受寒邪为主;关节疼痛,以红肿热痛为特点者,称为热痹,是外感湿热或风寒湿邪郁而化热所致;关节疼痛,以痛处沉重不移为特点者,称为着痹,是以感受湿邪为主。

四、问饮食

问饮食,其内容包括询问饮水、食欲等方面。

(一)问饮水情况

通过询问饮水情况,能了解机体津液的盛衰变化、输布障碍与否,以及疾病的性质。如口不渴,说明津液未伤,可见于寒证、湿证;若口渴、饮水量多,说明津液已损伤,为热证、燥证,多因燥邪、热邪伤津,或吐泻、发汗、利尿太过,伤耗津液所致;若虽有口渴或口干,又不想饮水或饮水不多,是津液轻度损伤或津液输布障碍的表现,可见于阴虚、痰饮、湿热、瘀血内停等病证。

(二)问食欲情况

食欲的好坏,食量的多少,以及口味的有无异常等,与脾胃功能是否正常直接相关。

(1)纳呆：不想进食，食量减少，或食之无味，又称为"纳差""纳少""不欲食"，是脾胃受纳、运化功能减弱的表现，常见于脾胃气虚、湿阻脾胃、饮食积滞、肝胆湿热等病证。

(2)多食易饥：又称为消谷善饥、食欲亢进，是指食欲过于旺盛，进食量多，且易感饥饿的表现。多属胃腑腐熟功能亢进，常因胃火炽盛所致。

(3)饥不欲食：指患者有饥饿感，但不欲食或进食不多，多属胃阴不足。

(4)口味异常：指患者口中的异常味觉。口苦者，多为热证或胆气上逆；口咸者，为肾虚及寒水上泛所致；口甜或黏腻不爽者，多为脾胃湿热或脾气虚弱；口淡乏味者，为脾胃气虚或脾胃虚寒所致；口中泛酸者，为肝胃蕴热所致。

(5)除中：指久病重病的患者，本不欲食，而突然食欲增强，称"除中"，是脾胃之气将绝的表现，属于病危的临床症状。

五、问睡眠

问睡眠，能够了解机体的阴阳消长、盛衰变化以及心神的功能变化。

（一）失眠

失眠，又称为"不寐""不得眠"等，是指患者经常不易入睡，或睡后易醒，甚至彻夜不眠，以致睡眠减少的表现。失眠是由阴虚阳盛，阳不入阴，神不守舍，心神不安所致。

询问失眠的特点及其兼症，可为判别疾病的性质提供依据。失眠，伴有心烦多梦、腰膝酸软、潮热盗汗、头昏耳鸣等，为心肾不交。失眠，伴心悸、面色无华、纳少乏力、面白舌淡等，为心脾两虚。失眠，伴心烦、眩晕、胸闷、口苦恶心、苔黄腻等，为胆郁痰扰。失眠，伴有烦躁、多汗、口燥咽干，为阴虚火旺。失眠，伴脘腹胀闷、嗳气酸腐、舌苔厚腻等，属饮食积滞，即所谓"胃不和则卧不安"。

（二）嗜睡

嗜睡，又称为"多眠""多寐"，是指患者自觉神疲困倦，睡意很浓，或经常不自觉地入睡。嗜睡多因机体阳虚阴盛或邪气闭阻心神，致神气不能外达而形成。可见于心肾阳虚、痰湿困脾、脾气虚弱等。若嗜睡，伴精神疲惫、腰部冷痛、畏寒蜷卧、肢冷膝凉等，为心肾阳虚。若嗜睡，伴头目昏沉、四肢困重、胸脘闷胀、苔腻等，为痰湿困脾。若饭后嗜睡，伴神疲倦怠、少气懒言、食少腹泻等，为脾气不足。

六、问二便

问二便时主要通过询问大小便的排便次数、量、质、色以及排便时的感觉和伴随症状等，了解患者的消化功能和水液代谢的情况，从而了解各相关脏腑的功能，进而判断疾病的寒热虚实。

（一）大便

问大便时主要询问大便的便次、性状和排便感等方面的情况。排便异常主要表现为泄泻、便秘、便血和里急后重。

1. 泄泻　泄泻是指患者便次增多，大便稀软不成形，或呈水样。其中，大便稀软不成形，称为溏泄，多因脾失健运所致；黎明时腹痛泄泻，下利清谷，泄后则安，伴见形寒肢冷、腰膝酸软者，称为五更泻，为脾肾阳虚所致；腹泻清稀如水，称为水样泻，为小肠泌别失司所致，久泻不愈。

2. 便秘　便秘是指患者大便干燥坚硬，排出困难，便次减少，甚则多日不解，可因胃肠热结、阴寒内结、气血不足、阴虚失润等所致。新病出现便秘，则多为热盛伤津的实热证。便秘，伴有面色苍白、畏寒喜暖、神疲乏力者，多为阴寒内结、传导失司所致的冷秘。久病、老年人、女

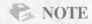

性产后出现便秘,主虚证,多为阴血不足、津液亏虚或气虚传导无力所致。

3.便血 便血是指大便中带血。其中先便后血,便黑褐如柏油者,称为远血,多见于胃部等上消化道出血;先血后便,便血鲜红者,称为近血,多见于消化道如痔疮等出血。

4.里急后重 里急后重是指腹痛窘迫、时时欲便、肛门重坠、便出不爽,是由湿热内阻,肠道气滞所致,多见于痢疾。

(二)小便

问小便时主要询问小便时的尿量、尿次和排尿感等方面的情况。消渴表现为尿多,兼口渴多饮而形体消瘦,常见于消渴病,属肾阴虚证。淋证表现为尿频、尿急、尿道灼热疼痛、小便短赤,常见于膀胱湿热所致。癃闭表现为小便不畅或小便不通,前者称为癃,后者称为闭。多因湿热下注、瘀血、结石等阻滞膀胱,或年老肾虚,膀胱气化不利。余沥不尽表现为排尿后小便点滴不禁,多为肾气不固所致。

七、问经带

问经带是指询问女性患者的月经、带下情况。因女性有月经、带下、妊娠、产育等特殊的生理特点,所以在病理上也就存在着相应的特殊病理反应。故对女性,除了上述的问诊以外,还须询问其经、带、胎、产等方面的情况,尤其是月经、带下的异常,以便推断疾病的性质。

(一)问月经

月经是指发育成熟的女性有规律的周期性子宫出血,正常周期为 28 天左右,每月 1 次。问月经的情况,应注意询问月经的周期、经色、经量、经质及其兼症等方面。月经的异常变化可分为月经先期、月经后期和月经先后不定期等。月经周期连续 3 个月提前 8 天以上者,称为月经先期。若兼经色深红、量多、质黏稠、舌红脉数等,则属血热;若兼经色淡红、量多、质清稀、舌淡脉弱等,则属气虚失摄。月经周期连续 3 个月延后 8 天以上者,称为月经后期。若经色紫暗、量少、有块,多为寒凝血滞;若经色淡红、量少、质稀,则多为血虚。月经周期紊乱,或提前或延后,差错在 8 天以上者,称为月经先后不定期。多为肝郁气滞、脾肾虚损所致。女子年逾 18 岁,月经尚未来潮,或曾来而中断,停经在 3 个月以上者,称为经闭。多因肝肾亏虚,气血不足所致;或因肝郁气滞、瘀血、痰浊等阻滞而成。非月经期的阴道出血,突然大量下血不止,出血量多,来势急,称为崩;长期出血而淋漓不断者,出血量少,来势缓,称为漏。多因热迫血行,或脾肾虚损,气不摄血所致。

(二)问带下

带下是指女性阴道内流出的一种少量的、色白、无臭味、黏稠的液体,常称为白带,有濡润阴道壁的作用。若带下量多、淋漓不断,或颜色、气味、质地等出现异常变化,则为带下病。问带下的情况,应注意量、色、质、味等方面的变化。

带下量多,色白,质清稀,无臭味者,称为白带,多属寒湿下注或脾肾虚寒所致。带下量多,色黄,质黏稠,气味臭秽者,称为黄带,多属湿热下注所致。带下色红或赤白相间,质黏稠,微有臭味者,称为赤带,多因肝经郁热,或湿热下注,损伤胞络所致。

第四节 切 诊

切诊是指医生用手对患者体表一定部位进行触、摸、按、压,以获得重要辨证资料的一种诊察方法。切诊通常包括脉诊和按诊两个方面。

一、脉诊

脉诊又称为切脉,是医生用手指切按患者脉搏以探测脉象、诊断辨别病证的一种方法。脉象的形成,首先依赖于心脏的搏动,推动血液沿着脉管循环运行,同时又需要其他脏腑的协调配合,如肺朝百脉,帮助血液运行于全身;肝藏血,主疏泄,有储藏、调节血量的作用;脾主统血,能维持血液正常运行;肾藏精,精血相生。因此,脉象可以反映脏腑功能及气血盛衰变化,通过切脉可了解全身脏腑气血盛衰的变化,达到诊断疾病的目的。

(一)脉诊部位

临床常用的是"寸口诊法",即诊脉部位在腕后桡动脉处,名曰"寸口",又称"脉口"或"气口"。寸口部为脉之大会,寸口脉为手太阴肺经之脉,肺朝百脉,全身脏腑气血循行都要流经肺而会于寸口,因此,五脏六腑之气血盛衰,脏腑功能的强弱都可反映在寸口。另外,肺与脾同属太阴经,脾胃为气血生化之源,因此,脏腑、经络的气血盛衰变化通过太阴的经脉而反映于寸口。

寸口诊脉分寸、关、尺三部,两手各有寸、关、尺三部,共六部脉。目前临床对于寸口分候不同脏腑的认识:左寸候心,右寸候肺;左关候肝,右关候脾与胃;左尺候肾,右尺候肾(命门)。

(二)诊脉方法

诊脉的时间以清晨最适宜,因为清晨人体的气血平和,内外环境比较安静,不易受情绪、饮食、劳作等因素的影响,诊脉较为准确。实际临床诊脉多在安静的环境下进行,让患者休息片刻,以使其气息调匀。医生平心静气,调匀呼吸,全神贯注地诊脉,以便计算脉动次数。一呼一吸称为一息,一息脉来 4~5 次为正常脉象。

1.布指 诊脉时患者取坐位或仰卧位,手臂平展,与心脏近于同一水平,直腕,手心向上。医生用左手切患者的右手脉,右手切患者的左手脉。诊脉时,三指指头平齐,并弯曲呈弓形,以指腹按触脉体。先以中指按患者掌后高骨(桡骨茎突)内侧定关位,然后用食指在中指之前定寸位,无名指在中指之后定尺位。诊小儿脉时,因小儿寸口部短,三指不能同时切按,故可用拇指或食指一指来诊脉,而不必细分三部,称为"一指定关法"。

2.指法 三指以同等力度同时切按寸、关、尺三部脉,称为总按。用一个手指单独切按寸、关、尺中某一部脉象,称为单按。诊脉时轻用指力按在皮肤上为"举",又称轻取或浮取;重用指力按至筋骨间为"按",又称重取或沉取;指力不轻不重,按到肌肉,时举时按,仔细推寻为"寻",又称为中取。

寸口脉有寸、关、尺三部,每部可分浮、中、沉三候,三三为九,故称为三部九候。每次诊脉的时间应在一分钟以上,以便了解有无促、结、代等节律失常的脉象,否则容易造成漏诊、误诊。

(三)正常脉象

正常脉象,又称为平脉、常脉。正常脉象,具有胃、神、根三个特点。脉象从容和缓,节律一致,一息四到五至(相当于 70~80 次/分),称为脉有胃气,说明胃气充盛。脉象柔和有力,称为脉有神气,说明心血充盈、心神健旺。沉取尺部,脉应指有力,称为脉有根基,是肾中精气充盛的表现。脉之有胃、神、根,说明心、脾(胃)、肾三脏功能健旺。因此,诊脉时通过诊察脉象之胃、神、根,可以了解病机和推断疾病的预后,具有重要的临床意义。

正常脉象可随人体内外环境的变化而发生相应的变化。如女性脉稍濡弱而略快,男子脉象有力而稍缓;小儿脉较数,青壮年脉多有力,老年人脉多较弱;形瘦之人脉常浮,形胖之人脉常沉;饮食之后脉多数而有力,饥饿之时脉象稍缓而无力;情志喜时脉略缓,怒时脉略急等。又如南方人脉多濡软而略数,北方人脉多沉实。春季脉稍弦,夏季脉稍洪,秋季脉稍浮,冬季脉稍沉。另外,少数人因桡动脉异位,脉不见于寸口,而从尺部斜向手背,称为"斜飞脉";若脉出现在寸口的背侧,称为"反关脉",二者均属生理性变异,不属病脉。

(四)常见病脉及主病

病脉是人体脉搏在病理因素的影响下,表现出的异常脉象。病脉包括浮脉、沉脉、迟脉、数脉、细脉、洪脉、实脉、虚脉、滑脉、涩脉、弦脉、缓脉、代脉、结脉、促脉。

1.浮脉 浮脉的脉位表浅,轻取即得,重按稍减而不空。举之有力,按之不足,如水上漂木。主表证,有力为表实,无力为表虚。亦见于虚阳外越之虚证。

2.沉脉 沉脉的脉位深,轻取不应,重按始得,如石投水。主里证,有力为里实,无力为里虚。

3.迟脉 迟脉的脉来迟缓,一息不足四至。主寒证,有力为实寒,无力为虚寒。亦见于热证。

4.数脉 数脉的脉来急速,一息五至以上。主热证,有力为实热,无力为虚热。亦见于真寒假热证。

5.细脉 细脉又称小脉,脉细如线,细直而软,应指明显,按之不绝。主虚证。亦见于湿阻、热闭等实证。

6.洪脉 洪脉的脉形阔大,应指有力,来盛去衰,状若洪水。主阳盛实热证。亦可见于虚证。

7.实脉 实脉的三部浮、中、沉取均有力,脉象均大而长。主实证。

8.虚脉 虚脉的三部浮、中、沉取均无力,按之空虚。主虚证。

9.滑脉 滑脉应指圆滑,往来流利,如珠走盘。主实热、食滞和痰饮。

10.涩脉 涩脉往来艰涩不畅,如轻刀刮竹。主气滞血瘀、痰阻食积等实证。也可主伤精、血少等虚证。

11.弦脉 弦脉端直以长,挺然指下,如按琴弦。主肝胆病、痛证、痰饮、疟疾。

12.缓脉 缓脉一息四至,来去怠缓乏力。主脾胃虚弱,湿病。

13.代脉 代脉的脉有歇止,良久方来,止有定数。主脏气衰微,或主风证、痛证,七情惊恐,跌仆损伤。

14.结脉 结脉的脉来迟缓,时而一止,止无定数。主阴寒偏盛。亦主气滞,痰阻,食积,癥瘕积聚。

15.促脉 促脉的脉来急数,时有歇止,止无定数。主阳热亢盛,气滞血瘀,痰浊阻滞,饮食内停。

(五)真脏脉

真脏脉,又称为死脉、绝脉、怪脉、败脉,是指无胃、神、根之脉,属于脏腑之气衰竭、胃气败绝的重危脉象。古有釜沸脉、虾游脉、鱼翔脉、解索脉、雀啄脉等称谓,真脏脉的表现为大多脉来乍疏乍数,或至数不清不齐,或全无冲和之象。真脏脉虽属危候,常出现于疾病的后期,但随着医学技术的不断提高,现认为并非主死。因此,临床对于出现真脏脉的患者,仍应积极救治。

二、按诊

按诊是指医生用手触按患者的肌肤、腹部、手足等部位,以诊察疾病的方法。按诊的手法大致可分为触、摸、按三种。触,是以手轻轻接触患者局部,以了解局部的凉热、润燥等。摸,是以手来回寻抚局部,探明局部肿物的形态、大小等。按,是以手重压局部,以了解深部有无压痛、肿块等。按诊的内容主要包括以下几方面。

(一)按肌肤

按肌肤主要是辨别肌表的寒热、润燥、肿胀等。身热,肌肤初按热甚,久按热反转轻的,为热在表;若久按其热更甚,是热自内向外蒸发,为热在里。皮肤按之干燥者,多是津液受损;按之湿润者,说明津液未伤。肌肤肿胀,按之凹陷,不能即起者,为水肿;按之凹陷,随手即起者,

NOTE

为气肿。疮痈患者,患部按之坚硬,无波动感,多为脓未成;按之边硬顶软,多为有脓。

(二)按腹部

按腹部主要是了解腹部的疼痛、胀满、肿块等情况。若腹痛,喜按者为虚证,拒按者为实证。腹部胀大如鼓者,若叩之声音重浊,按之有波动感,为水臌,是水液内停所致;若叩之空声,以手按之无波动感者,为气臌,是为气滞而成。

(三)按手足

按手足,手足躯体俱热者,多为热证;手足躯体俱冷者,多属寒证;若四肢厥冷,而胸腹灼热者,为邪热内盛,闭郁阳气于内,不能外达四肢所致,提示真热假寒证。

若手足背热甚于手足心热者,为外感发热。手足心热甚于手足背热者,为内伤发热。额上热甚于手心热者为表热。手心热甚于额上热者为里热。

小结

四诊,是中医诊察疾病、收集病情资料的方法,包括望、闻、问、切4种方法。望诊的内容包括对患者的全身情况、局部表现、排出物以及舌象等方面。望全身情况包括望神、望面色、望形态,望局部表现包括望头颈、皮肤等,望排出物包括望分泌物、排泄物及其他排出体外的病理产物,望舌主要包括望舌质和望舌苔两方面的内容。

闻诊包括听声音和嗅气味两个方面。听声音包括听患者所发出的声音、语言、呼吸、咳嗽、呕吐、呃逆、太息、嗳气、哮喘、肠鸣等各种声响的变化。嗅气味包括患者本身所发出的气味及其分泌物、排泄物等的气味。闻诊以此来了解病情变化,为辨病、辨证提供依据。

问诊包括问寒热、汗、疼痛、饮食、睡眠、二便、经带等方面。问寒热,主要是询问患者有无怕冷和发热的感觉、寒热出现的时间、寒热的特点以及主要的兼症,有助于了解人体阴阳盛衰的变化。问汗,是指询问患者有无汗出异常的情况。问汗时主要应了解有汗无汗,出汗的时间、部位、汗量的多少等,用以辨别疾病的性质。问疼痛时询问疼痛的性质,为确定疾病的性质提供依据。不同部位的疼痛,常可反映相应脏腑经络的病变。因此,问疼痛的部位有助于判断疾病的位置。问饮食,其内容包括询问饮水、食欲等方面。通过询问饮水情况,能了解机体津液的盛衰变化、输布障碍与否,以及疾病的性质。食欲的好坏、食量的多少,以及口味有无异常等,与脾胃功能是否正常直接相关。问睡眠,能够了解机体的阴阳消长、盛衰变化以及心神的功能变化。问二便,主要通过询问大小便的次数、量、质、色以及排便、排尿时的感觉和伴随症状等,以了解患者的消化功能和水液代谢的情况,从而了解各相关脏腑的功能,进而判断疾病的寒热虚实。问经带是指询问女性患者的月经、带下情况。对女性除了上述的问诊以外,还须询问其经、带、胎、产等方面的情况,尤其是月经、带下的异常,以便推断疾病的性质。

切诊通常包括脉诊和按诊两个方面。脉象可以反映脏腑功能及气血盛衰变化,通过切脉可了解全身脏腑气血盛衰的变化,达到诊断疾病的目的。按诊是指医生用手触按患者的肌肤、腹部、手足等部位,以诊察疾病的方法。

思考题

1.望诊包括哪些内容?

2.简述正常脉象的特点及脉象的四季变化特点。

(高　璐)

思考题答案

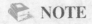

第八章 病机与辨证

 学习目标

1.掌握病机与辨证的含义；八纲辨证、气血津液辨证及脏腑辨证中心、肝、脾、肺、肾脏病的证型、病机、辨证分析、辨证要点及治则与治法。

2.熟悉八纲辨证、气血津液辨证、脏腑辨证的概念和临床表现，腑病辨证的辨证要点及治则与治法。

3.了解八纲之间的关系；了解六经辨证、卫气营血辨证和三焦辨证的内容。

概　述

病机是疾病发生、发展与变化的机理。疾病的发生与人体正气的强弱、邪气的入侵有关。正气是存在于人体内的具有抗邪愈病作用的各种物质的总称，表现为机体对外界环境的适应能力、对病邪的防御能力以及疾病后的自我康复能力。人体正气强弱决定疾病的发生与否，而且还与疾病的发生部位、病情的轻重、病程的长短有关，所以古人认为"正气存内，邪不可干""正气不足是发病的内在根据"；邪气是各种致病因素的总称，是疾病发生与否的一个重要条件。此外，疾病的发展与变化也与人体各脏腑功能、气血津液的盈亏等有关。

辨证是在中医基础理论指导下，对患者的临床资料进行综合分析，分辨出病因、病位、病性及邪正关系（即得知"证"的过程），然后对照各种证，对疾病的病理本质作出判断、确定具体证候的过程。辨证是认识疾病、确定治疗原则与方法的前提和依据。

中医中"证""症""病"具有不同的含义。"证"是中医特有的概念，也称为"证候"，反应了中医的特色和精华；是对疾病发生、发展过程中病因、病位、疾病性质以及正邪斗争消长变化的病理概括。"症"指症状、体征，是机体在疾病过程中的外在表现及医生在检查中所获得的指征。如头痛、咳嗽、胸痛、小便短少、肝脾肿大等。"病"指疾病从开始至结束的整个发展过程。三者相互关联，密不可分。

病机与辨证的方法有多种，是在长期临床实践中形成的，本章主要介绍八纲辨证与病机、气血津液辨证与病机、脏腑辨证与病机，以及外感病（如六经、卫气营血、三焦）的辨证与病机。其中八纲是各类病机与辨证的总纲，也可以说是从各类病机与辨证方法的个性中概括出来的共性；脏腑辨证主要用于杂病，又是其他各类辨证的基础；气血津液病辨证是与脏腑辨证密切相关且互相补充的一种辨证方法。不同的辨证方法，虽各有其特点，对不同疾病的诊断各有侧重，但又是互相联系和补充的。

NOTE

第一节 八纲辨证与病机

八纲,即指阴、阳、表、里、寒、热、虚、实八类证候。八纲辨证是通过对四诊所取得的资料进行综合分析,进而用八类证候归纳说明病变的部位、性质以及病变过程中邪正双方力量对比等情况的辨证方法。

一、表里辨证与病机

表里辨证是辨别病变部位和病势趋向的纲领。表里是相对的概念,一般病变在皮毛、肌腠,部位浅在者属表证,病情较轻;病在脏腑、血脉、骨髓,部位深入者属里证,病情较重。在疾病的表现及传变过程中可以出现单纯的表证、里证;以及表证入里,病情加重;里证出表,病情减轻的疾病传变过程;也可以出现表里同病的病理状态。

(一)表证

病位浅在肌表的一类证候。外感六淫、疫气等邪气从皮毛、口鼻侵入人体而引起。以外邪袭表,邪正交争,卫气被郁为主要病机。多见于外感病的初期,具有起病急、病程短的特点。因病邪的性质有寒热的不同,故表证又分为表寒证与表热证。①表寒证:恶寒重,发热轻,头身痛,口不渴,无汗或有汗。舌苔薄白,脉浮紧等。②表热证:发热重,恶寒轻,头痛,咽喉肿痛,咳嗽,口渴。舌尖红,舌苔薄白或薄黄,脉浮数等。

(二)里证

病变部位深在脏腑的一类证候,是脏腑病变的总称。因病邪由表入里,累及脏腑;或因七情内伤,或因生活起居失调,或因饮食劳倦等因素,引起气血不和,脏腑功能失调,均可引起里证。病位已不在表、不在半表半里,以脏腑、气血、阴阳失调为主要病机特点。不同的脏腑,可因寒热虚实的不同,表现出各种不同的病证。

(三)半表半里证

亦称"少阳证"。指病位在表里之间,既不在表,又不在里,处于表里进退变化时表现出的一种特殊的证候。多因外感病的病邪已经离表,尚未入里;或里邪外透,尚未及表;或邪气直中少阳而在表里之间。以邪犯少阳,正邪交争,枢机不利为主要病机。临床表现为寒热往来,胸胁苦满,口苦咽干,心烦喜呕,不欲饮食,脉弦等。

二、寒热辨证与病机

寒热辨证是辨别疾病性质的两个纲领。一般来说,寒证是因机体受到寒邪的侵袭,或因体内阳气不足所引起。热证是因机体受到热邪的侵袭,或因体内阴气不足而虚火内生所致。在疾病表现上,可出现单纯的寒证、热证;同一患者也可表现为寒热错杂证(上热下寒、上寒下热、表热里寒、表寒里热);甚则在一定条件下还可出现寒热转化(寒证转热、热证转寒)以及寒热真假证(真热假寒证、真寒假热证)。

(一)寒证

寒证指感受寒邪,或机体阳虚阴盛所表现的寒性证候。多因外感寒邪,或过食寒凉生冷食物,致阴寒过盛;或素体阳虚,或久病耗伤阳气所致。以阴寒内盛或阳气不足为主要病机。阴盛则为实寒证;阳虚则为虚寒证。临床表现为面色苍白,形寒肢冷,口淡不渴或喜热饮,小便清长,或大便稀薄。舌质淡,苔白而润,脉迟紧等。

（二）热证

热证指热邪侵袭，或机体阳盛阴虚所表现的证候。多由外感热邪，或寒邪入里化热，或七情内伤、五志过极化火，或体内病理产物郁久化热等原因所致。以阳热亢盛或阴虚内热为主要病机。阳盛则为实热证；阴虚则为虚热证。临床表现为发热，面红耳赤，口渴喜冷饮，烦躁不安，小便短赤，或大便秘结。舌红，苔黄，脉数等。

三、虚实辨证与病机

虚实辨证是辨别疾病正邪盛衰的两个纲领。虚实是人体正气与病邪抗争的过程中，双方力量消长变化关系的反映。中医认为"邪气盛则实，精气夺则虚"。即实证是疾病过程中，病邪强盛而正气不虚的一种病理状态；虚证是疾病过程中，正气虚衰而不能抗邪、驱邪、促进机体功能恢复的一种病理状态。

（一）实证

实证指痰饮、水湿、瘀血、宿食、燥屎、虫积等有形之邪停积于体内，致使邪气盛实的证候。外邪侵入人体，邪正剧烈交争，或脏腑功能失调，代谢障碍，气机阻滞，致使气、血、痰、火、食等病理产物停积体内所致。以正气未虚，邪气盛实，正邪剧烈相争为主要病机。临床表现为烦躁谵语，声高气粗，胸腹胀满疼痛拒按，小便短赤，大便秘结。舌质苍老，舌苔厚，脉有力等。

（二）虚证

虚证指正气不足的证候，多指气血阴阳的不足。多因先天禀赋不足，或后天失于调养，如饮食失调、劳逸过度、情志内伤、房事不节、久病失治等导致。以正气不足，邪亦不盛，邪正交争无力，机体功能衰退为主要病机。临床表现为精神萎靡，肢体倦怠无力，语声低微，心悸气短，自汗或盗汗，胸腹胀满喜按。舌质胖嫩，少苔，脉细弱无力等。

四、阴阳辨证与病机

阴阳辨证是八纲辨证的总纲。阴阳是对自然界中相互关联的事物或现象对立双方的概括，对表与里、寒与热、虚与实，中医均可用阴阳来概括。从事物的阴阳属性上看，表证、热证和实证都是阳证的范畴；里证、寒证和虚证都是阴证的范畴。从这个意义上讲，一切病证都可以归纳为阴证和阳证两大类。

正常人体的阴与阳是"阴平阳秘"的动态平衡状态，如这种平衡状态被打破，则称之为"阴阳失调"。阴阳失调是对阴阳失去平衡协调病机变化的简称。在中医病机理论体系中，阴阳失调是分析病机的总纲，是对机体各种复杂病变的高度概括。阴阳失调的病机变化非常复杂，有偏盛、偏衰、互损、格拒、亡失等的变化。由于"阳盛则热""阴盛则寒""阳虚则寒""阴虚则热"，机体阴阳失调后一般伴随着寒热变化。另外，阴阳失调的各类病机并不是固定不变的，而是随着病程的发展和邪正斗争的盛衰变化而不断发展变化的。

（一）阴阳偏盛

阴阳偏盛是阴或阳任何一方高于正常水平的一种病理状态，因为"阳胜则热，阴胜则寒""邪气盛则实"，所以临床表现为实热证或实寒证。

1. 阳偏盛 即阳胜，指在疾病发展过程中出现阳气偏盛、功能亢奋、机体对致病因素的反应性增强、阳热过剩的一种病理状态。多因外感阳邪；或外感阴邪入里化热；或五志过急化火；或邪气郁滞日久化火（如气、痰、瘀血、食积）等所致。阳偏盛为阳邪亢盛而阴液未虚，以热、动、燥为其表现特点，辨证为实热证。表现为壮热气粗，心烦，甚至神昏，渴欲冷饮，面红目赤，四肢躁扰不宁，尿黄便干，舌红苔黄，脉洪数等。外科疮疡属于阳证者，其疮形高肿，灼热疼痛等。

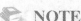

2. 阴偏盛 阴偏盛即阴胜,指在疾病发展过程中出现阴气偏盛、功能障碍、产热不足,以及阴寒性病理代谢产物积聚的一种病理状态。多因外感寒湿阴邪;或过食生冷等所致。阴偏盛为阴盛而阳气未虚。以寒、静、湿为其表现特点,辨证为实寒证。表现为形寒怕冷,面白肢冷,脘腹冷痛,大便溏泻。舌淡苔白腻,脉紧等。

(二)阴阳偏衰

阴阳偏衰是机体的阴或阳低于正常水平的病理状态,属于"精气夺则虚"的虚证,包括在疾病发展过程中,邪正之间的斗争导致的机体精气血津液等物质基础的不足,和脏腑、经络等生理功能减退的病机变化。阴阳偏衰包括阳偏衰与阴偏衰两方面。

1. 阳偏衰 即阳虚,指机体阳气虚损,脏腑功能减退,反应降低,温煦作用下降的一种病理状态。病因为先天禀赋不足;或后天失于调养;或过食生冷;或房劳过度;或大病久病损伤阳气等。阳偏衰则阳虚不能制阴,阴气相对偏盛。以虚、寒、润为其表现特点,辨证为虚寒证。表现为畏寒肢冷,喜温喜按,面色㿠白,口淡不渴,精神不振,喜静蜷卧,舌淡脉弱等。

2. 阴偏衰 即阴虚,指机体精血津液等物质基础不足,对机体滋润、濡养和宁静功能减退,阳热相对偏亢的一种病理状态。病因为素体阴虚;或外感热邪伤阴;或阳热过盛伤阴;或五志过极化火伤阴;或久病耗伤阴液;或津液、血液流失过多;或过食辛温燥热之品,日久伤阴等。阴偏衰则阴虚不能制阳,阳相对偏盛。以虚、热、燥为表现特点,辨证为虚热证。临床表现为形体消瘦,潮热盗汗,心烦失眠,口干咽燥,两颧潮红,小便短少,大便干结,舌红少苔,脉细数等证候。

(三)阴阳互损

阴阳互损是阴或阳任何一方虚损到一定程度,影响到另一方,形成的以阴或阳任何一方虚损为主,另一方亦不足的阴阳两虚的病理状态,包括阴损及阳和阳损及阴两种情况。由于肾藏精气,内寓真阴真阳,为全身阴液阳气的根本,因此此病机多见于肾阴亏虚和肾阳亏虚之间的相互影响,最终形成肾阴阳两虚。

1. 阴损及阳 阴液亏损,无阴则阳无以化,继而累及阳气生化不足,或阳气无所依附而耗散。在阴偏衰基础上,致阳气亏虚,形成以阴虚为主的阴阳两虚。阴损及阳的病机关键是以阴液不足为前提。阴损及阳既有阴虚表现,又有阳虚表现,但以阴虚表现为主。

2. 阳损及阴 阳气亏损,无阳者阴无以生,致阴液的生成减少,在阳偏衰的基础上,致阴液不足,形成以阳虚为主的阴阳两虚的一种病理状态。阳损及阴的病机关键是以阳气亏损为前提。在临床表现上,阳损及阴既有阴虚表现,又有阳虚表现,但以阳虚表现为主。

(四)阴阳格拒

阴阳格拒是阴阳失调病机中比较特殊的一类病理状态。由于某些原因引起阴或阳某一方偏盛至极而壅盛阻遏于内,将另一方格拒、排斥于外;也可由于阴或阳的一方极度虚弱,致另一方相对偏盛,双方力量盛衰悬殊,盛者盘踞于内,另一方排斥于外,迫使阴阳之间不能交通维系,出现真寒假热、真热假寒的病机变化。阴阳格拒多出现在疾病的危重阶段。

1. 阴盛格阳 阴盛格阳,简称格阳,指阴寒之邪壅盛于内,逼迫阳气浮越于外,使阴阳不相维系,相互格拒而出现内真寒外假热的一种病理状态。以阴寒内盛为主要病机,故患者长期出现面白肢冷,精神萎靡,畏寒蜷卧,下利清谷,小便清长等阴寒内盛的表现。在其病情发展过程中突然出现面赤如妆,虚烦,言语增多但语声低微,自觉身热但不减衣被,口干不欲饮等假热的表现。

2. 阳盛格阴 阳盛格阴,简称格阴,指邪热极盛,阳气被郁于里,不得外达四肢,阴阳之气不相交通,相互格拒而出现内真热外假寒的一种病理状态。以阳热内盛为主要病机,故患者可见壮热面赤,胸腹灼热,声高气粗,心烦不安,渴喜冷饮,小便短赤,大便秘结等一派阳热亢盛之象。随着热度进一步增高,突然出现面色苍白,四肢厥冷,脉象沉伏等临床表现。

（五）阴阳亡失

阴阳亡失,是指机体内阴液或阳气突然大量亡失,导致全身功能严重衰竭而生命垂危的病理状态,包括亡阴、亡阳两类。

1. 亡阳 指在疾病发展过程中,机体的阳气突然大量脱失,导致全身功能活动严重衰竭的一种病理状态。病因为邪气过盛,正不胜邪,阳气突然脱失;或素体阳虚,正气不足,因过度疲劳,消耗阳气过多;或过用汗、吐、下法,以致阳气随阴液而外泄;或慢性消耗性疾病,长期大量耗散阳气等。以阳气突然大量脱失为主要病机。表现为在阳气虚损的基础上突然出现大汗淋漓,汗冷清稀,面色苍白,四肢厥冷,蜷卧神疲,脉微欲绝等病情危重证候。

2. 亡阴 指在疾病发展过程中,机体阴液发生突然大量亡失,导致全身功能活动严重衰竭的一种病理状态。病因为热邪炽盛,正不胜邪;或邪热久留,大量煎灼阴液;或大汗、大泻、大吐直接消耗大量阴液;或因久病,长期损伤阴液,阴液日渐消耗等。以阴液突然大量脱失为主要病机。表现为在阴液不足的基础上突然出现大汗不止、汗热黏稠、烦躁不安、气喘口渴、四肢温和、脉象躁疾等病情垂危的证候。

第二节 气血津液辨证与病机

气血津液是构成人体,并维持人体正常生理活动的必需物质,在疾病发生及发展过程中,无论外邪入侵,还是脏腑内伤,都会导致气血津液的生成、输布、排泄失常,使它们的功能不能正常发挥,甚至会形成新的致病因素,使病情进一步复杂化。

气血失常,是指在疾病发展过程中,由于正邪的盛衰变化,或脏腑功能失调,导致气血生成不足,或输布运行异常所产生的病理变化。气血失调的病机不仅是脏腑、经络等组织器官各种病机变化的基础,也是分析临床各科疾病病机的基础。

津液失调,是指津液生成、输布以及排泄障碍而产生的病理变化。肺、脾、肾等脏腑功能异常,气的升降出入运动失衡均可以导致津液代谢失常,从而形成体内津液不足,或水液停聚于体内,产生痰饮、水湿、水肿等病理产物。

一、气病辨证与病机

气的失常包括两方面,一是气虚;二是气的运动失常,又叫气机失调,包括气滞、气逆、气陷、气闭、气脱等。

（一）气虚证

气虚证指气的生成减少而使气的各种生理功能减退,导致脏腑组织功能衰退、抗病能力低下的一种病理状态。一是气的生成乏源,多由先天禀赋不足、后天失养;或久病导致脾肺肾功能亏虚。二是气的耗散太过,如劳倦过度、热病、大病、久病耗伤等。从脏腑上看,肺为气之主,脾为气血生化之源,肾中有元气,三者与气的生成息息相关,所以气虚多与肺、脾、肾三脏功能异常关系密切。气虚证以气的功能减弱为主要病机,以虚、静为特点。表现为体倦乏力,精神萎靡,气短懒言,自汗恶风,易于感冒等。

（二）气机失调

1. 气滞证 指气在局部运行不畅而阻滞不通的一种病理状态。多因外邪侵犯,抑遏气机;或七情内伤,情志抑郁;或痰、湿、食积、瘀血等有形实邪阻碍气机;或脏腑功能障碍所致。常出现气滞的脏腑多见于肺、肝和胃肠等。气滞证临床表现以胀痛、闷痛、窜痛为特点。

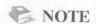 NOTE

2.气逆证 指气机上升太过,或下降不及的一种病理状态。多因情志内伤;或饮食冷热不适;或外邪侵犯;或痰浊壅滞所致。以气机上升太过,气血上逆为主要病机。常出现气逆的脏腑主要有肺、胃、肝。肺气上逆临床表现为咳嗽气喘,咯痰等;胃气上逆临床表现为恶心呕吐,嗳气呃逆等;肝火上炎临床表现为面红目赤,头胀头痛,急躁易怒,甚至呕血,壅遏清窍而昏厥,或见情绪抑郁,胁脘胀痛,嗳气吞酸,腹胀便溏等。

3.气陷证 指在气虚的基础上出现气升举无力而下陷的一种病理状态。多因素体虚弱;或久病耗伤;或年老体衰;或妇女产育过多所致。从脏腑功能上看,因脾主升清,既能使运化的水谷精微上达于心肺化赤为血,又能固摄内脏,使脏腑在体内的位置保持相对的稳定,所以气陷证多与脾虚有关。以气虚失于固摄为主要病机。表现为形体消瘦,神疲懒言,常自觉腹胀重坠,便意频频,甚至可伴有内脏下垂,如胃下垂、肾下垂、子宫脱垂、脱肛等。

4.气闭证 指气郁闭于内,导致气的外出受阻,突然闭厥的一种病理状态。多因情志刺激;或痰浊等闭郁;或触冒秽浊之气;或剧烈疼痛等所致。以猝然昏倒,不省人事为特点。临床表现为突然昏厥,不省人事,两手握固,牙关紧闭等。

5.气脱证 指气不内守,大量外逸而致全身功能突然衰竭的病理状态。因邪气亢盛,正不敌邪;或疾病消耗,气虚至极;或大汗、频繁吐泻、大出血而气随津脱、气随血脱所致。以气大量向外流失,全身功能衰竭为主要病机。多见于大病久病之后,表现为突然面色苍白,汗出不止,目闭口开,全身软瘫,手撒气微,四肢厥冷,二便失禁,脉微欲绝等危重证候。

二、血病辨证与病机

血病表现在两方面,一是血量不足,濡养功能减退,即血虚;二是血的运行失常,如血液运行不畅,或停滞而致血瘀;血液运行加速妄行;或血液逸出脉外而出血等。

(一)血虚证

血虚证指血液不足,或血液滋润濡养功能减弱的一种病理状态。病因有三方面:一是失血过多,新血未生。二是脾胃虚弱,或肾虚精亏,或饮食匮乏,化源不足,血液生成减少。三是久病不愈,慢性病消耗;或思虑太过,营血暗耗。以血虚不能濡养脏腑为主要病机。心、肝两脏最为多见。临床表现为形体消瘦,眩晕耳鸣,面、唇、舌、爪色淡无华,或面色萎黄,或心悸怔忡,失眠多梦,健忘,精神疲惫,或肢体麻木,两目干涩,视物昏花,妇女还可见经少经闭等。

(二)血液运行失常

1.血热证 指热邪内迫血分的一种病理状态。多因外感温热之邪;或情志郁结化火;或热入血分;或痰湿等郁久化热所致。以热盛动血为主要病机。临床表现为咳血,吐血,皮肤斑疹,衄血,尿血,妇女月经先期,面红,舌赤,脉数;外科可见疮疡疔痈及内脏痈肿等。

2.血寒证 指寒邪客于血分的一种病理状态。常由外感寒邪,伤及血分;或阴寒内盛,寒伤血脉所引起。以血分有寒,血液运行不畅为主要病机。临床表现为手足冷痛,肌肤紫暗,喜暖恶寒,或少腹拘急疼痛,得温痛减,遇寒痛剧,或月经后期,经色暗淡,夹有血块,舌淡苔白,脉沉迟等。

3.血瘀证 指血液运行迟缓,甚至停滞的一种病理状态。多因气虚推动无力,气滞血液不行;邪热入血,煎熬血中津液,血液黏稠不行;寒邪入血,血寒而凝滞不畅;痰浊、瘀血等有形实邪闭阻脉络,气血瘀阻不通;妇女产后恶露不尽;以及"久病入络",影响血液正常运行等所致。血瘀证的共同特点:瘀血停留的部位刺痛拒按,夜间痛甚;有肿块则固定不移、或癥积;或见出血而血色紫暗,夹有血块;或面、唇、爪甲青紫,舌质紫暗、有瘀斑;或面色黧黑,肌肤甲错,脉象细涩或结代等。

4.出血证 指血液运行不循常道,逸出脉外的一种病理状态。多由外感阳热邪气入血,迫血妄行,损伤脉络;或气虚无力摄血,血逸脉外;或脏腑阳气旺盛,气血冲逆;或各种外伤损伤脉络;或瘀血阻滞,血不归经;或妇女产后大出血等所致。以血液不循常道为主要病机。临床表现为吐血、咳血、尿血、便血、崩漏,以及鼻衄、齿衄、肌衄等。

三、气血同病辨证与病机

气血在生理上是互根互用的关系,气为血之帅,血为气之母。在病理上,气的虚衰和升降出入运动失常,必然累及血液的生成与运行;同样,血虚和血的运行失常也必然波及气的生成与运行,从而形成气血同病的病理改变。

1. 气血两虚证　指气虚与血虚同时并存的一种病理状态。多因久病消耗,渐致气血两虚;或先有慢性失血,血虚不能养气;或先有气虚,气虚不能生血,血的化源日渐衰少,终成气血两虚的病理变化。以气血不能相互滋生为主要病机。临床表现为少气懒言,倦怠乏力,动则加重,心悸怔忡,失眠健忘,面色无华,口唇色淡,舌淡苔白,脉细弱。对于气血两虚的病机分析,还要分清气虚、血虚的先后主次关系,以便指导临床施治。

2. 气滞血瘀证　指气滞与血瘀同时存在的一种病理状态。多由气机阻滞而致血瘀;或因闪挫外伤等致气滞血瘀同时发生;也有因血瘀而致气滞者。以气不行血为主要病机。临床表现为胸胁胀满,走窜疼痛,刺痛拒按;女子可见乳房胀痛,痛经,血色紫暗,夹有血块,舌紫暗,脉弦涩。

3. 气不摄血证　指由于气虚不能统摄血液,血不循经而逸出脉外,导致各种出血的一种病理状态。气虚而不能统摄血液。以气不统血为主要病机。临床表现多见尿血、便血、妇女崩漏等下部出血以及肌衄等失血的症状,且有血色淡,质地清稀的特点,常伴有形体消瘦,神疲食少,面色不华,倦怠乏力,舌淡,脉虚无力等表现。

4. 气随血脱证　指大出血的同时,气随血液大量流失而散脱的一种病理状态。多由外伤、妇女产后大失血、呕血、便血、妇女崩中大失血等所致。以气随血脱为主要病机,以大出血为前提。除大出血之外,还可见冷汗淋漓,面色苍白,四肢厥冷,甚者晕厥等表现。

四、津液失调的辨证与病机

津液的代谢,离不开气的升降出入运动和气化功能,以及肺脾肾三脏功能的协调一致。因此,如果气的升降出入运动失去平衡、气化功能失常,或肺脾肾三脏的功能异常,均可影响津液的正常输布和排泄。概括起来,有津液不足和津液输布、排泄障碍等病变。

1. 津液不足　指机体津液亏少,脏腑形窍失养,而致干燥失润的一种病理状态。多由外感阳热病邪,热盛伤津;或汗、吐、下太过,大量损伤津液;或五志化火,消灼津液;或久病耗伤;或过用辛燥药物等所致。以体内津液亏少,脏腑组织失养而干燥失润为特征。津液不足,包括伤津与脱液两种病机变化。津者清稀,流动性大,主要起滋润作用,故伤津导致滋润功能减弱,临床表现为口干舌燥,肌肤干燥,目陷指瘪,尿少便干等;液者稠厚,流动性较小,主要起濡养作用,故脱液导致濡养功能严重受损,临床表现为形瘦骨立,大肉尽脱,皮肤干燥,毛发枯槁,舌光红干枯,甚则手足蠕动,筋挛肉瞤等。一般而言,伤津较轻,而脱液较重,即伤津未必脱液,但脱液必兼伤津。

2. 津液输布、排泄障碍　指津液不能正常转输布散,导致津液不化,水湿内停,或酿痰成饮的一种病理状态。津液排泄障碍,是指津液转化成汗液或尿液的功能减退,导致水液潴留,外溢于肌肤而为水肿的一种病理状态。外感六淫,内伤七情,或饮食劳逸失常,导致肺、脾、肾、肝、三焦、膀胱等脏腑功能失常,使津液输布排泄发生障碍。主要与肺、脾、肾、肝、三焦等脏腑功能失常有关,但与肺、脾、肾三脏的关系尤为密切。常常相互影响和互为因果,都会导致水湿内生,酿生痰饮,发为水肿,引起多种病变。常见为痰证与饮证。

NOTE

五、津液与气血关系失调的辨证与病机

津液与气血之间存在着复杂的关系,津液与气血的关系协调,是保证人体生命活动正常的重要条件。如果津液亏少,或代谢障碍,就会导致津液与气血关系失调的病机变化。

1.津停气阻 指水液停蓄与气机阻滞同时存在的一种病理状态。主要原因是津液代谢障碍,有形的水湿痰饮内停,导致气机运行阻滞;或因气的升降出入运动失调,气机不行,影响津液运行而水停。证候以有形之津液停聚,导致无形之气阻滞为特点。临床表现因津气阻滞部位不同而异,如痰饮阻肺,可见胸满咳嗽,痰多,喘促不能平卧等;水湿停留中焦,可见脘腹胀满,嗳气食少等;水饮泛溢四肢,可见肢体水肿,以及沉重、胀痛不适等。

2.津亏血瘀 指因津液亏损而导致血液运行郁滞不畅的一种病理状态。可因高热、大面积烧烫伤;或大吐、大泻、大汗出等原因产生。以在津液耗损的基础上发生血液运行滞涩不畅为特征。临床上除津液不足的症状外,还可见到面唇紫暗,皮肤紫斑,舌体紫暗或有瘀点瘀斑等血瘀表现。

3.津枯血燥 指津液亏乏失润,导致血燥虚热内生,或血燥生风的一种病理状态。可由高热耗伤津液;或因烧伤引起津液损耗;或因阴虚内热而津液暗耗等形成。以慢性病程,津液、血液慢性亏耗,脏腑组织失润而干燥为特征。常见的临床表现为在急性热病的后期,或在慢性消耗性疾病的过程中出现五心烦热,骨蒸潮热,心烦盗汗,鼻咽干燥,筋肉跳动,手足蠕动,或肌肤甲错,皮肤瘙痒,皮屑增多等。

4.气随津脱 指因津液大量丢失,气随津液外泄,乃至亡失的一种病理状态。多由高热伤津;或大汗、严重吐泻等,耗伤津液,气随津脱所致。证候以在津液大量丢失的同时,气严重耗伤,甚至功能衰竭为特征。临床表现因程度不同而异,轻者津气两虚,如暑热邪气致病,迫使津液外泄而大汗出,不仅表现为口渴饮水,尿少而黄,大便干结等伤津症状,且常伴有疲乏无力,少气懒言等耗气的表现。重者津气两脱,如剧烈腹泻,在大量损耗津液的同时,出现面白肢冷,呼吸气微,脉微欲绝等气脱的危重证候。

5.血瘀水停 指因血液运行瘀滞导致津液输布障碍,引起水液停聚的一种病理状态。当各种因素导致心、肺、脾、肝等脏腑功能失常,不能有效推动血行时,就会形成血瘀水停的病理变化。以血液运行不畅导致肢体水肿,或体内积液为基本特征。临床表现依据导致血液运行迟缓的原因不一,也有所不同。如心阳亏虚,运血无力,除见心悸怔忡,口、唇、爪、甲青紫等血瘀症以外,还可以出现咳嗽气喘,痰多清稀,不能平卧等痰饮迫肺之症,以及面部浮肿,下肢水肿,尿少等水停之症。

由于气、血、水三者的运行密切相关,在病理上亦相互影响。因此,气滞、血瘀、水停三者之间互为因果,可能形成病理上的恶性循环。

第三节　脏腑辨证与病机

脏腑辨证是中医辨证方法中的重要组成部分,起源于张仲景《金匮要略》,是内科杂病的一种辨证思维模式。其理论基础来源于《黄帝内经》中的藏象理论,根据脏腑的生理功能、病理表现及脏与脏、脏与腑之间的关系,进行分析、归纳,找出疾病的病因、性质,做出正确诊断,并用于指导临床治疗的一种辨证方法,是目前临床常用的中医辨证方法之一。

各脏腑的正常生理功能及生理特性是脏腑辨证的理论基础,所以中医藏象理论的学习对本章节十分重要。每个脏腑的生理功能不同,其病理表现也各不相同。因此,掌握各脏腑的生理功能,熟悉各脏腑的病变规律,是掌握脏腑辨证的基本方法。

脏腑辨证内容十分丰富,是对八纲辨证、气血津液辨证、六经辨证、卫气营血辨证的综合应用,也是学习的重点、难点。本章内容包括脏病、腑病、脏腑兼病的病机与辨证三部分,其中五脏病证是脏腑辨证的主要内容。

一、心与小肠病辨证与病机

心居胸中,与小肠相表里,主血脉而藏神。心的病变主要表现在血脉和神志异常两方面,临床常见症状为心悸怔忡,胸痹,心烦失眠,健忘多梦,甚至神昏谵语,癫狂,脉结代等。心病证候分虚实,虚证有心气虚、心阳虚、心血虚、心阴虚;实证多由痰阻、实火、气滞血瘀、寒凝等所致。小肠病证多由心火下移所致。

案例解析 8-1

案例 8-1

患者,于某,女,42 岁,现症见心悸怔忡,气短,面色苍白,自汗,动则加重,舌淡苔白,脉细弱无力。试用脏腑辨证理论分析该患者的证型、发病机理、并对临床表现进行辨证分析、确定其治则与治法。

1. 心气虚证 因心气不足,鼓动无力而表现出来的证候。多由禀赋不足,或久病体虚,或老年正气亏虚等原因导致。以心气不足,功能减退为主要病机。表现为心悸怔忡,胸闷气短,面色苍白,自汗,动则加重,舌淡苔白,脉细弱或结代。

2. 心阳虚证 因心阳虚衰,温运失职所表现出来的证候。多由素体阳虚,久病失养,或气虚进一步发展,或寒湿、痰饮阻碍心阳等原因导致。以心阳虚衰,虚寒内生为主要病机。表现为面色㿠白,畏寒肢冷,心悸怔忡,心胸憋闷或痛,舌淡胖、苔白滑,脉细弱。

3. 心阳暴脱证 因心阳衰败而暴脱所表现的证候。心阳虚进一步发展,或寒邪暴阻心阳,或痰湿阻闭,致心脉瘀阻,心阳暴脱。以心阳衰竭为主要病机。表现为冷汗淋漓,四肢厥逆,心悸怔忡,或心痛剧烈,面色苍白,呼吸微弱,口唇青紫,脉微欲绝。

4. 心阴虚证 因心阴亏虚失去滋养所表现的证候。常由久病、热病耗损心阴,或阴血生成不足,或情志不遂,心肝火旺,灼伤心阴所致。以心阴亏虚,虚热扰及心神为主要病机。表现为心悸心烦,失眠多梦,健忘,五心烦热,潮热颧红,盗汗,舌红少苔,脉细数。

5. 心血虚证 因心血不足而失去濡养所表现的证候。常由失血过多,或血液生化不足,或久病耗伤阴血,或情志内伤,心血暗耗等原因导致。以心血不足,血不养神为主要病机。表现为心悸失眠,多梦健忘,头晕目眩,面色淡白无华,唇甲色淡,舌淡脉细弱等。

6. 心脉痹阻证 心脉因瘀血、痰浊、寒凝、气滞等因素痹阻不通所形成的证候。多由年老体弱,久病正虚,以致心阳不振,温运无力,或嗜食肥甘,痰浊凝聚,或情志不畅,气机阻滞等导致心血运行不畅而发病。以心脉痹阻不通为主要病机。表现为心悸怔忡,心胸憋闷疼痛,痛如针刺,痛引肩臂,时发时止,重则面青唇紫,四肢厥逆,舌暗红,脉细欲绝。

7. 心火亢盛证 指心经火热炽盛所形成的实热证候。多由火热内侵,或肝郁化火,或过食辛辣、温补之品郁久化热所致。以心火炽盛为主要病机。表现为心烦失眠,重则狂躁谵语,常伴口渴喜饮,口舌生疮,尿黄,尿道灼热刺痛,舌尖红,脉数。

8. 痰迷心窍证 指痰浊闭阻心窍,以致神志异常所表现的证候。常由情志不畅,气郁痰凝,或外感湿邪,酿生痰浊,以致痰浊闭阻心窍而成。以痰浊内盛,蒙蔽心神为主要病机。表现为精神抑郁,表情淡漠,意识模糊,或喃喃自语,如呆若痴,重则突然昏仆,不省人事,喉中痰鸣,两目上视,手足抽搐,口中发出猪羊叫声,苔白腻,脉沉弦滑。

9. 痰火扰心证 指痰火扰乱心神,以致神志异常所表现的证候。多由忧思郁怒日久,气郁化火,煎炼津液为痰火;或外感热病,灼津为痰火,扰乱心神所引起。以痰火互结,扰乱心神为主要病机。表现为心烦失眠,发热口渴,神昏谵语,甚则哭笑无常,狂躁妄动,面红目赤,尿黄便秘,痰黄稠,或喉间痰鸣,舌红苔黄腻,脉滑数。

10. 心火下移小肠证 是指心火移热于小肠所表现的证候。多由情志郁怒,气郁化火,或过食辛热之品所引起。以心中有热,热邪下移小肠为主要病机。表现为心烦口渴,口舌生疮,小便赤涩,伴有尿频,尿急,尿痛,尿血,舌红苔黄,脉数。

二、肺与大肠病辨证与病机

肺与大肠互为表里,主气、司呼吸,主宣发、肃降,通调水道。其病变的主要表现为宣降失常和通调水道异常两方面。临床常见症状为咳嗽,喘,咯痰,鼻塞流涕,咽喉肿痛,胸痛,咳血等。肺病分为虚实,虚证以气虚和阴虚为主,实证分外感及内伤。外感多由风、寒、燥、热等外邪侵袭所致,内伤则与痰饮内停、各脏腑功能紊乱等有关。

案例 8-2

患者,张某,男,32 岁,现症见咳嗽,咯痰色黄,质黏稠,伴身热较著,微恶风,咽喉肿痛,口渴,舌红苔薄黄,脉浮数。试用脏腑辨证理论分析该患者的证型、发病机理,并对临床表现进行辨证分析,确定其治则与治法。

案例解析 8-2

1. 肺气虚证 以肺气不足导致其主气及卫外功能减弱所表现出来的证候。常由久病咳喘,耗伤肺气;或脾虚精气化生不足,肺失充养所致。以肺气不足,呼吸功能减退为主要病机。表现为咳喘气短,少气无力,面色淡白,神疲乏力,动则加剧,语声低怯;或自汗畏风,易于感冒,舌淡苔白,脉虚弱。

2. 肺阴虚证 指肺的阴液不足,导致肺失滋润所表现的虚热证候。常由热病伤阴,或燥热伤肺,或久咳耗伤肺阴所致。以肺阴亏虚,虚热内扰为主要病机。表现为干咳无痰,或痰少而黏,或痰中带血,伴潮热盗汗,颧红,五心烦热,舌红脉细数。

3. 风寒束肺证 指因风寒之邪侵袭,以致肺卫被束所形成的证候。外感风寒之邪所致。以风寒束表,肺功能失常为主要病机。表现为咳嗽喘促,痰白质稀,鼻塞流清涕,发热微恶风寒,头身疼痛,苔薄白,脉浮紧。

4. 风热犯肺证 指外感风热之邪侵袭,导致肺卫受病所引起的证候。外感风热之邪所致。以风热袭肺,肺功能失常为主要病机。表现为咳嗽,咳吐黄稠痰,鼻塞流浊涕,咽喉肿痛,发热重,恶寒轻,口微渴,舌尖红,苔薄黄,脉浮数。

5. 燥热伤肺证 指燥热之邪伤及肺之气阴,出现的一系列肺燥证候。感受燥邪所致。以燥邪犯肺,肺功能失常为主要病机。表现为干咳无痰,或痰中带血,唇、鼻、咽喉干燥,口渴,小便短少,大便干结,舌燥少津,脉浮数。

6. 痰热壅肺证 指痰热互结,壅滞于肺所形成的实热证候。常由热邪犯肺,炼液为痰;或痰浊阻肺日久,郁而化热,以致痰热互结,壅闭肺中所导致。以痰热阻肺,宣发肃降失常为主要病机。表现为发热咳嗽,甚则气喘,咳吐黄痰,质稠量多,或咳吐脓血,气味腥臭,胸痛,苔黄脉数。

7. 痰湿蕴肺证 指痰湿停聚于肺,肺失宣降所形成的证候。常因脾虚失运,湿聚为痰;或感受寒湿之邪,聚湿生痰阻肺而导致。以痰湿交阻于肺为主要病机。表现为咳嗽气喘,不能平卧,痰多色白、质稀易咯,形寒肢冷,苔腻,脉滑。

8. 大肠湿热证 指湿热蕴结大肠,传导失职所形成的证候。常由感受暑湿热邪;或饮食不洁,使湿热蕴结肠道而成。以湿阻大肠,传导失司为主要病机。表现为发热腹痛,里急后重,下痢脓血,肛门灼热感,苔黄腻,脉滑数。

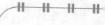

三、脾与胃病辨证与病机

脾胃同居中焦,二者互为表里。脾主运化,主升清,主统血,故其主要病变表现为运化水谷和水液、升清以及统摄血液等方面的异常。临床常见症状为腹胀腹痛,纳呆,便溏泄泻,肢体困重,脏器下垂,月经过多,崩漏等。胃主受纳,腐熟水谷,若这些功能异常,则胃失和降。常表现为脘腹胀痛,食少,呃逆呕吐,嗳气等。脾病常见证型有脾气虚、中气下陷、脾阳虚、脾不统血、寒湿困脾、湿热蕴脾。胃病常见证型有胃寒证、食滞胃脘、胃火炽盛、胃阴虚等。脾胃病为临床常见病、多发病。

案例 8-3

患者,方某,男,13 岁,过年因饮食不慎,现症见胃痛胀满,嗳腐恶食,食后时有呕吐,吐后或矢气后痛减,舌苔厚腻,脉滑。试用脏腑辨证理论分析该患者的证型、发病机理,并对临床表现进行辨证分析,确定其治则与治法。

案例解析 8-3

1. 脾气虚证 指脾气不足,运化失常所表现出来的证候。常由饮食失调,或劳累过度,或思虑伤脾,或年老久病等原因所致。以中气不足,受纳与升降失常为主要病机。表现为面色萎黄,倦怠乏力,食欲不振,腹胀便溏,舌质淡,苔白,脉无力。

2. 中气下陷证 指脾气虚,无力升举反而下陷所形成的证候。常由脾气虚进一步发展,或久泻久痢,或劳倦过度,或孕育过多等原因所致。以脾气虚弱,升举无力而下陷为主要病机。表现为面色淡白,眩晕,自汗,气短,倦怠乏力,食少便溏,腹部重坠,便意频频,小便淋漓,脏器下垂,舌淡苔白,脉缓无力。

3. 脾阳虚证 指因脾阳虚衰,失去温运所形成的虚寒证候。常由脾胃气虚发展而成,或过食生冷,或服寒凉药损伤脾胃,或肾阳虚衰,火不温土所导致。以脾阳气虚衰,虚寒内生为主要病机。表现为脘腹隐痛,喜温喜按,口淡不渴,畏寒肢冷,大便稀薄,甚则完谷不化,白带清稀、量多,舌淡胖、苔白腻,脉沉细无力。

4. 寒湿困脾证 指寒湿之邪困阻中焦,使脾胃纳运异常所形成的证候。常由过食生冷,或嗜食肥甘,以致寒湿内生而停滞中焦;或因久居湿处,遂使寒湿内侵所致。以寒湿内盛,脾阳困阻为主要病机。表现为食欲减退,脘腹胀满,恶心,口黏腻不渴,或渴而不欲饮,头重如裹,身体沉重,或下肢浮肿,舌淡苔白腻,脉濡。

5. 湿热蕴脾证 指湿热之邪内蕴中焦,使脾胃运纳异常所形成的证候。常由过食膏粱厚味,辛辣之品,或感受湿热之邪,以致湿热内生而蕴于中焦所致。以湿热内蕴,纳化失常为主要病机。表现为脘腹满闷,纳呆呕恶,口中黏腻,肢体困重,大便黏滞不爽,小便短赤,或身热不扬,渴不多饮,舌红苔黄腻,脉滑数。

6. 脾不统血证 指因脾气虚不能统摄血液而致出血所形成的证候。常由饮食失调、或劳累过度,或思虑伤脾,或其他急慢性疾病损伤,导致脾气亏虚失去统摄而发病。以脾气不足,统摄无权为主要病机。表现为月经过多,崩漏,便血,或皮下出血,兼见面色苍白,神疲乏力,心悸气短,舌淡,脉微细。

7. 胃阴虚证 指胃阴不足,胃失濡养所表现的证候。常由热病伤阴,或气郁化火伤阴,或过食辛辣香燥之品,或过服温燥药物,或吐泻太过,耗伤胃阴所致。以胃阴亏虚,纳降失常为主要病机。表现为胃脘隐痛或嘈杂,饥不欲食,干呕呃逆,口燥咽干,大便干结,舌红少苔,脉细数。

8. 胃火炽盛证 指胃中火热炽盛所表现出来的实热证候。常由过食辛辣温燥之品,或气郁化火犯胃,或热邪犯胃所致。以胃火亢盛,纳降失常为主要病机。表现为胃脘灼痛,消谷善饥,口臭泛酸,烦渴多饮,或渴欲冷饮,或牙龈肿痛糜烂,便秘,舌红苔黄,脉滑数。

9.胃寒证 指寒邪凝滞于胃脘所表现的证候。常由过食生冷,或寒邪直中胃脘,或脾胃阳气不足所致。以寒邪犯胃,受纳腐熟失常为主要病机。表现为胃脘冷痛,痛势急骤,得温痛减,遇寒痛剧;或脘腹隐痛,喜温喜按,伴大便稀溏,小便清长,舌淡苔白,脉迟。

10.食滞胃脘证 指饮食停滞于胃脘,不能正常腐熟所表现的证候。常由饮食不节,暴饮暴食,或脾胃虚弱,饮食稍有不慎即停滞胃脘所致。以饮食内停,胃失和降为主要病机。表现为胃脘胀满疼痛,拒按,嗳腐吞酸,吐后胀痛得以缓解,甚则排便不爽,泻下臭秽如败卵,舌苔厚腻,脉滑。

四、肝与胆病辨证与病机

肝位于右胁,胆附于肝,二者互为表里。肝主疏泄,主藏血,肝病以疏泄功能失常为主,其特点是肝气、肝阳常有余,肝阴、肝血常不足,从而导致肝失疏泄,肝不藏血,易于生风等。临床常见症状为情绪抑郁,或急躁易怒,胸胁,少腹胀痛,眩晕耳鸣,肢体震颤,手足抽搐,目疾,月经不调,睾丸疼痛等。肝病证候分虚实,虚证多见肝阴虚、肝血虚;实证多因气郁、实火、寒凝、湿热所致;而肝阳上亢、肝阳化风则属本虚标实之证。

案例 8-4

案例解析 8-4

患者,孙某,男,45岁,平素性情急躁,现症见眩晕耳鸣,头胀且痛,面红目赤,每因恼怒而加重,伴少寐多梦,口苦便秘,舌红苔黄,脉弦。试用脏腑辨证理论分析该患者的证型、发病机理,并对临床表现进行辨证分析,确定其治则与治法。

1.肝血虚证 指肝血不足,组织器官失于濡养所表现的证候。常由脾虚,血液生化不足,或失血过多,或久病重病累及肝血所致。以肝经循行部位失于血液濡养为主要病机。表现为头晕眼花,视物模糊,面白无华,或肢体麻木,爪甲不荣,或月经量少色淡,甚则闭经。舌淡苔白,脉细弱。

2.肝阴虚证 指肝阴不足,肝失濡养,或阴虚火炽所表现的证候。常由七情内郁,郁而化火,伤及阴液,或温病后期灼伤肝阴,或肾阴不足,损及肝阴所致。以肝阴不足,阴虚火旺为主要病机。表现为头晕眼花,两目干涩,胁肋隐痛,口燥咽干,五心烦热,舌红少苔,脉细数。

3.肝气郁结证 指由于肝失疏泄而致气机郁滞所表现的证候。常由精神刺激,情志抑郁不畅,或他病致郁等导致肝气郁结不畅。以肝失疏泄,气机郁滞为主要病机。表现为情志抑郁,善太息,急躁易怒,胸闷不舒,胁肋胀痛,妇女乳房胀痛,痛经,月经不调,或见梅核气,瘿瘤,舌苔薄白,脉弦。

4.肝火上炎证 指肝经火热炽盛,气火上逆所表现的证候。常由肝气郁结,日久化火;或火热之邪内犯,或他脏火热及肝所致。以肝火炽盛,气火上逆为主要病机。表现为头痛眩晕,耳鸣耳聋,面红目赤,烦躁易怒,胁肋灼痛,口苦,甚至吐衄血,苔黄,脉弦数。

5.肝阳上亢证 指由于肝肾阴亏,水不涵木,以致肝阳偏亢于上所表现的证候。常由火热耗损肝肾之阴,或房劳过度,或年老肾阴亏虚,阴不制阳所致。以阴虚阳亢,上盛下虚为主要病机。表现为头痛眩晕,烦躁,面赤或烘热,手足心热,舌红,脉弦细数。

6.肝风内动证 泛指以眩晕昏仆,抽搐震颤等"动摇"为特点的一类证候。常由肝肾阴液甚亏,肝阳上亢,而化火生风所致。不论肝阳、肝火、肝血不足,发展到极期,均可导致肝风内动。以风气内盛,阳气亢逆,筋脉失养为主要病机。表现为肝阳化风,热极生风的实证和阴虚动风,血虚生风的虚证等。以抽搐、震颤、麻木为主要表现,见突然昏倒,神志模糊,言语不清,口眼歪斜,半身不遂,甚至昏迷。

7. 寒滞肝脉证 寒邪客于肝经所表现的证候。常由外感寒邪客于肝脉所致。以肝经循行部位气血运行不畅为主要病机。表现为少腹牵引睾丸坠胀冷痛，得温痛减，遇寒则剧，或颠顶痛，舌淡苔白，脉沉弦。

8. 肝胆湿热证 指湿热蕴结肝胆所表现的证候。常由外感湿热之邪，或嗜食肥甘，湿热内生，或脾失健运，湿从热化，蕴结肝胆所致。以湿热蕴结肝胆，疏泄功能失常为主要病机。表现为胁肋灼痛，口苦厌食，身目发黄如橘皮色，尿短黄赤，伴发热口渴，恶心呕吐，食少腹胀，苔黄腻，脉弦数。

五、肾与膀胱病辨证与病机

肾居下焦，与膀胱互为表里，主藏精，主水，主纳气。肾的病变范围主要为生长、发育和生殖功能障碍，水液代谢失常，二便异常，以及纳气异常以致呼吸失调等方面。临床常见症状为腰膝酸痛，耳鸣耳聋，发堕齿摇，水肿，小便余沥，五更泄泻，呼多吸少，阳痿早泄，遗精，精少不育，不孕，小儿生长发育迟缓，妇女闭经等。肾病多为虚证，主要表现为精气阴阳的亏虚证候。膀胱具有储藏和排泄尿液的功能，因此病变主要表现为排尿异常。病证多为膀胱湿热证。

1. 肾阴虚证 指由于肾阴亏虚，失去滋养所致虚热证候。常由久病耗损肾阴，或温热病邪消灼肾阴，或房事过度伤精，或情志内伤，暗耗精血而致。以肾阴不足，虚热内扰为主要病机。表现为腰膝酸痛，头晕目眩，耳鸣，潮热盗汗，五心烦热，口干，齿摇发脱，遗精，舌质红，脉细数。

2. 肾阳虚证 指肾阳虚衰，温煦失常所产生的虚寒证候。常由素体阳虚，或年高命门火衰，或久病伤及肾阳，或房劳太过损及肾阳而致。以肾阳亏虚，温煦和气化失常为主要病机。表现为腰膝冷痛，面色㿠白，下肢不温，阳痿早泄，或尿少浮肿，或夜尿频多，小便清长，舌淡苔白，脉沉迟无力。

3. 肾不纳气证 指肾气亏虚，纳气功能失常所表现的证候。常由先天禀赋不足，或久病耗伤肾气，或年老肾气衰弱所致。以肾气亏虚，摄纳无力为主要病机，表现为久病咳喘，呼多吸少，动则加剧，腰膝酸软，甚则汗出肢冷，舌淡，脉沉细。

4. 肾虚水泛证 指肾阳虚衰，温煦失常和气化失司，以致水液代谢障碍所见的证候。常由久病或房劳伤肾，肾阳亏耗等原因，引起肾阳不足，水湿泛滥。以肾阳虚致温煦失常和气化失司，水液代谢障碍为主要病机。表现为浮肿，腰以下肿甚，腰膝酸软，肢冷，便溏，小便短少，或心悸，咳喘，舌质淡胖，苔白，脉沉细。

5. 肾精不足证 指由于肾精亏损，髓海失养，以致生长发育迟缓，生殖功能低下，早衰为主要表现的证候。常由禀赋不足，先天发育不良，或后天失养，或房事、劳累过度所致。以肾精不足，形体失充为主要病机。表现为小儿生长发育迟缓，囟门迟闭，五迟五软等，或女子不孕，男子不育，性功能减退，或成人早衰，舌淡，脉细。

6. 膀胱湿热证 指湿热蕴结膀胱，致气化失常所表现的证候。常由外感湿热，侵袭膀胱；或饮食不节，酿生湿热，下注膀胱所形成。以湿热蕴结膀胱，气化异常为主要病机，表现为尿频，尿急，小便灼痛，或有血尿，或尿色混浊，或尿有砂石，苔黄腻，脉滑数。

六、脏腑兼病辨证与病机

1. 心肾不交证 指心肾水火既济失调所出现的心肾阴虚、心阳偏亢的证候。常由劳神太过，暗耗阴精；或情志抑郁，化火伤阴；或虚劳久病，房事不节等导致心肾阴亏，虚阳偏亢，上扰心神而致。以肾阴不足，心火偏亢为主要病机。表现为虚烦不眠，心悸健忘，头晕耳鸣，腰膝酸软，多梦遗精，潮热盗汗，舌红少津，脉细数。

2. 心脾两虚证 指由于心血虚、脾气虚所形成的证候。常由思虑过度，暗耗心血；或饮食不节，损伤脾胃；或慢性失血等原因，使气血损耗，而渐渐导致心脾气血两虚。以心血不足，脾气虚弱为主要病机。表现为心悸怔忡,失眠健忘,食少腹胀,大便溏薄,体倦无力,面色萎黄,舌淡苔白,脉细无力。

3. 心肺气虚证 指心肺两脏同时出现气虚所形成的证候。常由久病咳喘,累及于心;或心气虚损,不能助肺宣降,致肺气亦虚;或年老体弱,劳倦所伤等所致。以心气虚,肺气不足为主要病机。表现为胸闷,心悸,咳喘,气短乏力,动则尤甚,舌淡苔白,脉沉弱或结代。

4. 心肝血虚证 指心肝两脏同时出现血虚,神志及脏腑黏膜失于濡养所形成的证候。常由脾虚生血乏源,或久病血液亏耗,或思虑过度而心血暗耗,或长期失血所致。以心血虚,肝血不足为主要病机。表现为心悸怔忡,失眠多梦,两目干涩,视物不清,或肢体麻木,或爪甲色淡,或女子月经量少色淡,甚则闭经,舌淡苔白,脉细弱。

5. 肺脾气虚证 指因气虚,致使脾失健运,肺失清肃所出现的证候。常由久病咳喘及脾;或劳倦伤脾及肺等原因导致。以脾肺之气不足,功能减弱为主要病机。表现为久咳气短,痰多清稀,食欲不振,泄泻,倦怠无力,面、足浮肿,舌淡苔白腻,脉细弱。

6. 肺肾阴虚证 指肺肾阴液不足,虚热内扰出现的证候。常由久病伤阴,或外感热邪伤阴,或汗吐下太过,耗伤阴液等所致。以肺肾阴液不足,虚热内扰为主要病机。表现为咳嗽痰少,或咯血,腰膝酸软,遗精盗汗,潮热颧红,口干咽燥,舌红少苔,脉细数。

7. 肝火犯肺证 指肝火横逆犯肺,导致肺失宣降所表现的证候。常由七情郁滞化火,或邪热伤肝所致。以肝火上炎,肺失宣降为主要病机。表现为胸胁灼痛,烦躁易怒,面红目赤,咳嗽陈作,痰黄质稠,小便短少,大便秘结,舌红苔黄,脉弦数。

8. 肝郁脾虚证 指因肝气郁结,导致脾失健运所表现的证候。常由情志不遂,致肝气郁结,疏泄失常,横逆乘脾所致。以肝失疏泄,脾失健运为主要病机。表现为胁肋胀痛,不欲食,抑郁或急躁易怒,腹胀肠鸣,便溏,苔白腻,脉弦。

9. 肝肾阴虚证 指肝肾阴液均不足所表现出来的虚热内扰证候。常由久病,或肝郁化火,伤及肝肾之阴,或房事过度,耗伤精血等所致。以肝肾阴液不足,虚热内扰为主要病机。表现为腰膝酸软,遗精,头痛健忘,急躁易怒,面色潮红,五心烦热,舌红,脉弦细数。

10. 脾肾阳虚证 指脾肾阳气不足,温煦、气化失常,以致虚寒内生,出现了水液代谢障碍和消化吸收异常的虚寒证候。常由久病损伤脾肾之阳;或久泻久痢,脾病及肾;或阳虚水泛,肾病及脾等原因所导致。以脾肾阳气不足,温煦、气化失常,虚寒内生为主要病机。表现为形寒肢冷,腰膝酸软,少气懒言,食少便溏,或五更泄泻,或面部肢体浮肿,舌淡胖有齿痕,苔白滑,脉沉弱。

11. 肝胃不和证 指因肝气郁结,导致胃失和降所表现的证候。常由情志不遂,致肝气郁结,疏泄失常,横逆犯胃所致。以肝气郁结,横逆犯胃为主要病机。表现为胸胁胀满,胃脘疼痛,食欲不振,嗳气吞酸,嘈杂呕恶,心烦易怒,苔薄黄,脉弦。

第四节 其他辨证

一、六经辨证

六经辨证是汉代医圣张仲景根据《黄帝内经》理论,结合临床经验,对外感病的一种辨证思维体系。它开创了中医临床辨证之先河,为后世医家各种辨证方法的形成奠定了基础。六经辨证沿用《黄帝内经》六经名称,在《伤寒论》中归纳成六类证候:太阳、少阳、阳明、太阴、少阴和厥阴。它是通过邪气在六经各阶段的表现及传变规律对外感病进行辨证的一种方法。六经辨证亦是临床指导诊断和治疗的理论依据。

NOTE

六经辨证以阴阳为总纲,归纳为三阳病(太阳病、少阳病、阳明病)、三阴病(太阴病、少阴病和厥阴病)两大类。三阳病以阳经和六腑病变为基础,多属于热证、实证;三阴病以阴经和五脏病变为基础,多为寒证、虚证。

二、卫气营血辨证

卫气营血辨证由清代名医叶天士创立,是外感温热病的一种辨证思维体系。它将外感温热病的发生、发展、变化归纳为卫分、气分、营分、血分四个不同阶段,用于说明病位深浅、病势轻重以及各阶段的演变规律,从而丰富了外感温热病辨证的内容。

温热病是中医学对感受温热病邪所引起的急性热病的总称,其特点是起病急、发展快、变证多。在证候方面,初起即见热象明显而多伴口渴;在病理方面,容易化燥伤阴,甚者耗血动血;在病变过程中,易见神昏谵语、斑疹、吐衄血。疾病后期,容易发生痉厥等动风证候。

三、三焦辨证

三焦辨证是清代名医吴鞠通根据《黄帝内经》用上、中、下划分部位的概念,将外感温热病的证候规律归纳为上焦、中焦、下焦三个阶段,着重阐述三焦所属脏腑在温热病过程中的病理变化,用以说明病变部位、病情轻重和疾病的传变规律,以此作为辨证论治依据的一种辨证思维体系,亦是外感温热病的一种辨证方法。三焦辨证常见证候有上焦病证、中焦病证和下焦病证。

小结

病机与辨证部分是中医基础理论的核心内容之一。研究病机即研究疾病发生、发展、变化的机理,与辨证相辅相成,共同完成对疾病的病因、病位、邪正关系的辨证分析过程。中医主要通过八纲、气血津液、脏腑、卫气营血、三焦、六经辨证分析的方法来辨别疾病发生与发展的机理,为临床确定治疗原则和方法提供理论依据。

思考题

1. 心火下移小肠证的辨证要点是什么?
2. 八纲指的是什么?它们之间的关系如何?
3. 气虚证常见的临床表现有哪些?

思考题答案

(周　蓓)

第九章 预防与治则

学习目标

1. 掌握治病求本、扶正与祛邪、调整阴阳的含义及其运用原则。
2. 熟悉预防原则及方法;三因制宜的含义及其应用原则。
3. 了解治则与治法的关系。

第一节 预 防

预防是采取一定措施,防止疾病的发生和发展,即所谓"治未病"。中医"治未病"思想首见于《黄帝内经》,这种未雨绸缪、防微杜渐的预防思想对后世有着深远的影响,是中医学的重要理论。"治未病"包括未病先防和既病防变两个方面。

一、未病先防

未病先防就是在疾病发生之前,做好各种预防工作,以避免疾病的发生。主要包括调养身体、增强体质及人工免疫三个方面。

二、既病防变

既病防变就是疾病已经发生,应争取早期诊断、早期治疗,以防止疾病的发展与传变。

第二节 治 则

治则是治疗疾病所必须遵循的基本原则,是中医学基础理论的重要组成部分。治则是在整体观念和辨证论治精神指导下制订的,对临床治疗、立法、处方用药均具有指导意义。中医常用治则主要有治病求本、扶正祛邪、调整阴阳、三因制宜。

治法与治则不同,治则是用以指导治疗的总则,而治法是治则的具体体现,是治疗疾病的具体方法。如各种病证均离不开邪正斗争、消长盛衰的变化,因而扶正祛邪即为治则,而在此原则指导下所采取的益气、养血、滋阴、补阳等治疗方法,就是扶正的具体方法;发汗、涌吐、攻下等治疗方法,则是祛邪的具体方法。

一、治病求本

"治病求本"是中医治则理论体系中最高层次的治疗原则。"求"就是详细正确地辨证,"本"是疾病的本质、根本,即病机,包括病因、病性、病位、邪正关系等,所以治病求本的核心内

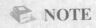

容就是辨证论治。中医临床治疗疾病时,必须根据辨证论治的精神,充分了解疾病的各个方面、症状表现的全部情况,从中找出疾病的本质,从根本上治疗疾病,以达到治愈疾病,使患者恢复健康的目的。这就是"治病求本"。临床上运用治病求本这一治疗原则时必须掌握正治与反治、标本缓急。

（一）正治与反治

1. 正治　正治是逆其证候性质而治的治则,即采用性能与疾病本质相反的药物来治疗的方法,又称"逆治"。适用于疾病的本质和现象一致的病证,包括寒者热之、热者寒之、虚则补之、实则泻之等。

（1）寒者热之:指寒证见寒象,采用温热性的药物进行治疗,如表寒证用辛温的药物进行治疗,里寒证用温热的药物进行治疗。

（2）热者寒之:指热证见热象,采用寒凉性的药物进行治疗,如表热证用辛凉的药物进行治疗,里热证用寒凉性的药物进行治疗。

（3）虚则补之:指虚证见虚象,采用补益的药物进行治疗,如阳气虚用补气的药物进行治疗,阴血虚用滋阴养血的药物进行治疗。

（4）实则泻之:指实证见实象,采用攻逐泻下的药物治疗,如食滞证用消食导滞的药物进行治疗,血瘀证用活血祛瘀的药物进行治疗。

2. 反治　反治是顺从疾病假象而治的治则,即采用性能和疾病表面现象相同的药物来治疗的方法,又称"从治"。适用于疾病的本质和现象不一致的病证,如某些复杂严重的疾病,出现真寒假热、真热假寒、实证如虚、虚证如实的假象,在辨证论治时必须透过现象,究其本质,采用顺从病象的治法,实质上还是在治病求本的原则指导下,针对疾病的本质进行的治疗。包括热因热用、寒因寒用、塞因塞用、通因通用等。

（1）热因热用:指寒证见热象,即真寒假热证,当采用温热性药物进行治疗。例如肺炎患者,高热而又有四肢厥冷,中医称之为热厥证。这是由于邪热内炽,里热太甚,阳郁于内,格阴于外,阳气不能畅达四肢所致。这种病理变化叫"阳盛格阴",治宜用寒药解除真热。

（2）寒因寒用:指热证见寒象,即真热假寒证,当采用寒凉性药物进行治疗。如亡阳虚脱的患者,本质是阳衰内寒,阴邪太盛,格阳于外,致使阳气上浮反见面红、心烦、发热等假热现象,中医称之为"戴阳证",治宜用温热的人参、附子回阳救逆。

（3）塞因塞用:指虚证见实象,此为因虚而闭塞的真虚假实证,当用补益性药物进行治疗。如脾胃气虚,运化失健所致的腹部胀满不畅,用补中益气、温运脾阳的药物治疗;气虚血枯的闭经,用补益气血的药物治疗。

（4）通因通用:指实证见虚象,适用于因实邪致泻的病证,采用具有通利泻下作用的方药治疗,如食滞胃肠之腹泻,用消导泻下药治之;痢疾患者,尽管泻下次数较多,但有里急后重,腹泻不爽,辨明是肠内湿热积滞时,不但不用止泻药,相反要用清热泻下药物才能去除肠内积滞,这就是"通因通用"。

以上所说的反治法主要针对疾病所反映于外的现象而言,看起来虽与正治法相反,且具体措施各有不同,但从根本上讲,与正治法是完全一致的,都是针对疾病本质而设的治疗法则。

（二）标本缓急

1. 急则治标　当标病甚急,如不及时解决将危及生命时,则"急则治其标"。如大出血的患者,无论属于何种出血,均应采取应急措施,先止血,待血止后再治其本。夏日中暑,出现猝然昏倒,不省人事,身热肢厥等症状,宜先用通关开窍之法治其标,使其神志苏醒,然后再清暑养阴以治其本。又如素体气血两虚之人,若新感外邪,则旧病气血两虚为本,新感外邪为标。补益气血,非一朝一夕之事,若不先祛其表邪,则邪气可能乘虚深入,发生传变,故当先解表祛邪

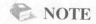

治标,再补益气血治本。

2.缓则治本 病情缓和、慢性病或急性病恢复期患者以脏腑功能失调引起者为多,标症不急,治疗当采用治本的办法,即找出疾病的本质,针对主要病因、病证进行治疗,一旦解除病证的根本,则标症自愈。如肺阴虚而出现的咳嗽,肺阴虚为本,咳嗽为标,标病不至于危及生命,在这种情况下,就应该治其本,用滋阴润肺之法,阴虚纠正了,咳嗽也就消除了。又如脾虚所致的泄泻,脾虚是本,泄泻是标,只需健脾益气,泄泻即可逐渐痊愈。

3.标本同治 当标本均急,在一定时间和条件下不允许单治标或单治本时,或标本均不太急时则"标本兼治"。如气虚又患感冒,气虚为本,感冒为标,此时若单纯治本而益气,则使邪气留滞,表证不解,若单纯解表,则汗出又伤气,使气虚更甚,所以须用益气解表的方法,标本同治。

二、扶正祛邪

(一)扶正祛邪的含义

扶正,即扶助正气,就是使用扶助正气的药物或针灸等其他疗法,还可以配合适当的营养和功能锻炼等辅助方法,以增强体质,提高机体抗邪能力;祛邪,即祛除病邪,使邪去正安。二者之间相互为用,相辅相成,即所谓"正足邪自去""邪去正自安"。

(二)扶正祛邪的运用

1.单独使用 扶正适用于正虚邪不盛的虚性病证,临床上根据患者气虚、血虚、阳虚、阴虚等具体情况,分别运用益气、养血、助阳、滋阴等方法;祛邪适用于邪实而正气未衰的实性病证,临床上根据患者具体情况,可分别运用发汗、涌吐、攻下、和解、祛寒、清热、消导以及针灸、手术等方法驱邪外出。

2.先后使用 先祛邪后扶正,适用于邪盛正虚,但正气尚耐攻伐之证,若先扶正反而固邪,故当先祛邪,然后再进行调补,正气复,病证即愈;先扶正后祛邪,适用于正虚邪实,正气虚但不耐攻伐的病证,即先补后攻,若先祛邪则更伤正气,因此,必须先扶正,使正气适当恢复,能承受攻邪时,然后再祛邪。

3.同时使用 即攻补兼施。适用于正虚邪实,两方面都不甚急的病证,尤其适用于慢性病的治疗。具体运用时必须区别正虚邪实的主次关系,灵活运用。如以正虚为主要矛盾,单纯用补法则恋邪,单纯攻邪又易伤正,此时应以扶正为主兼祛邪。

三、调整阴阳

疾病的发生,从根本上说是阴阳的相对平衡遭到破坏,出现偏盛偏衰,因此,调整阴阳,即损其偏盛,补其偏衰,恢复阴阳相对平衡,促进阴平阳秘的治疗法则。

(一)损其有余

阴阳偏盛所引起的实热证、实寒证,当据"实则泻之"的原则损其有余。阴盛则损其阴,阳胜则损其阳,如寒者热之,热者寒之等。

(二)补其不足

对于阴阳偏衰所引起的病证,当补其不足。阳虚则寒,即虚寒证,采用"益火之源以消阴翳"之法,滋阴以制阳亢;阴虚则热,即虚热证,采用"壮水之主以制阳光"之法,补阳以制阴;阴阳两虚,则应阴阳双补。

另外,还须在治阴虚时,善用"阳中求阴",治阳虚时善用"阴中求阳"以求"生化无穷""泉源不竭"。

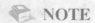

四、三因制宜

三因制宜,即因时制宜、因地制宜和因人制宜,指在治疗疾病的过程中,必须全面权衡和考虑气候、地域、环境,以及患者体质、性别、年龄等多方面因素,分析其对疾病的影响,从而采用适宜的治疗方法。

(一)因时制宜

根据不同季节的气候特点来考虑用药原则。一年之中,季节变更带来温热寒凉的气候变化,对人体产生一定的影响,人体在适应自然界气候变化的过程中必定作出相应的反应。在病理状态下,治疗用药必须结合不同气候变化的特点。

(二)因地制宜

根据不同地区的地域环境特点,来考虑治疗用药原则。不同地域,地势有高低之分,气候、水土各异,生活习惯也各不相同,因而在治疗疾病时需考虑地域环境特点。例如江南地区,温暖潮湿,外感邪气以风、热居多,多用辛凉药物。

(三)因人制宜

因人制宜,是指根据患者的年龄、性别、体质等的不同特点来指导治疗用药的原则。

小结

防治原则包括预防原则和治疗原则。"治未病"理论是预防原则的核心,它包括未病先防和既病防变两方面。治疗原则是治疗疾病时必须遵守的基本原则,包括治病求本、扶正祛邪、调整阴阳、三因制宜等。在临床应用时常多种治疗原则、多种治法结合使用,以达到最佳的治疗效果。

思考题

1. "治未病"理论有哪些内容?
2. 中医常用的治疗原则有哪些?
3. 何为三因制宜?
4. 何为"逆治"?
5. 何为"反治"?

思考题答案

(周 蓓)

NOTE

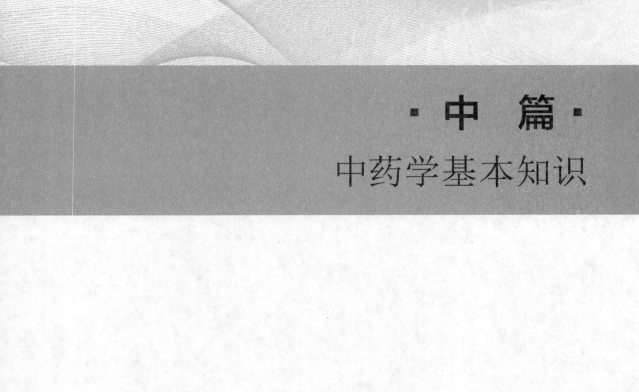

·中 篇·

中药学基本知识

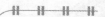

第十章　中药学基础理论

　学习目标

PPT-10

　　1.掌握中药炮制目的；中药四气、五味、升降浮沉、归经、毒性、配伍的含义；中药配伍的内容；十八反、十九畏的内容；中药五味的作用。
　　2.熟悉道地药材的含义；药物的采收时间；常用的炮制方法；中药煎煮方法。
　　3.了解影响升降浮沉的因素；发生中药中毒的主要原因；中药的剂量和服药方法。

第一节　中药的采制

　　中药的来源主要是天然的动物、植物和矿物，需要经采收、产地加工、炮制等过程后方可应用于临床。产地、采收、储藏是否适宜是影响中药质量的重要因素。

一、产地

　　天然药材的分布和生产离不开一定的自然条件。一般来说，天然中药材多具有一定的地域性，且产地对其质量、产量具有重要影响。
　　道地药材，又称为地道药材，是指一定的中药品种在特定生态条件（如环境、气候）、独特的栽培和炮制技术等因素的综合作用下，所形成的产地适宜、品种优良、产量较高、炮制考究、品质佳、疗效好、带有地域性特点的药材。如川芎、川乌、川牛膝及四川的黄连、附子。

二、采收

　　中药材中所含的有效成分是其防病治病的物质基础，而有效成分的质和量与中药材的采收季节、时间和方法关系密切。

（一）植物类中药的采收

　　植物类药材其根、茎、叶、花、果实、种子各器官的生长成熟期有明显的季节性，根据前人长期的实践经验，其采收时节和方法通常以入药部位的生长特性为依据。

（二）动物类药物的采收

　　动物类药材因品种不同，采收各异。以卵鞘入药，如桑螵蛸，则在深秋至次春采收，过时则虫卵孵化成虫而影响药效。以成虫入药，应在活动期捕捉，如全蝎、地龙、蜈蚣等。

（三）矿物类药物的采收

　　一般没有采收季节的限制，全年可采收。

三、炮制

　　炮制，又称炮炙，是药材在临床应用前或在制成各种剂型前的加工处理过程，通常包括一般的修治整理和特殊的处理。

（一）炮制目的

1. 提高药材的洁净度　即除去泥沙、杂质、非药用部位等，保证药材的质量。

2. 增强中药的疗效　如蜜制百部、紫菀，能增强二者在润肺止咳方面的疗效；醋制延胡索、香附，能增强二者在止痛方面的疗效；明矾煅制为枯矾后可增强燥湿、收敛的疗效；槐花炒制可增强止血疗效。

3. 消除或降低中药的毒性、副作用和烈性　例如生半夏、生南星有毒，用生姜、明矾炮制后，可降低毒性；又如巴豆泻下作用剧烈，去油用霜，则可缓和其烈性；常山酒炒，则可减轻其催吐的副作用。

4. 改变或缓和中药的性能　例如生地黄性味甘寒，长于清热凉血，经炮制加工成熟地黄后则药性微温而补血；生何首乌润肠通便，解毒消痈，炮制加工成制何首乌后则能补肝肾，益精血，乌须发。生甘草性味甘凉，长于清热解毒、清肺化痰，而炙甘草性味甘温，善于补脾益气、缓急止痛。

5. 改变或增强中药作用的趋向　"五味所入"的中医理论（酸入肝、苦入心、甘入脾、辛入肺、咸入肾）在炮制理论中引申为"醋制入肝，入盐走肾，甘缓益元"等理论。例如生姜主入肺，能发汗解表；干姜主入心，能回阳救逆；煨姜主入胃，能和中止呕；姜炭主入脾，能温经止血。另外，炮制还可以转变药物的作用趋势即升降浮沉。如：大黄性主沉降，能泻下攻积、清热泻火、凉血解毒，酒制后则作用上行，善清上焦血分热毒。

6. 矫味矫臭，利于服用　动物类药物或其他有特殊臭味的药物，服用时会引起恶心呕吐，炮制可以矫正臭味。如明煅人中白，可矫正其尿臊气；醋制五灵脂，可矫正其臭气；酒制紫河车，可矫正其腥味。

7. 便于调剂和制剂　例如将中药材加工成饮片后，其药效成分易于溶出、便于煎煮；一些矿物类和贝壳类中药，质地坚硬，不利于调剂和制剂，经过煅、淬、烫等炮制加工后则质地变酥脆、易于粉碎，利于有效成分的煎出，如醋淬龟甲、砂烫穿山甲、蛤粉烫阿胶、明煅石膏、煅淬磁石等。

8. 便于储运和保存　炮制可降低药材含水量，杀灭虫卵，以及利于药材的储藏、运输和保存。例如，有些中药须加热以破坏其中的酶，以利于保存或减少成分的分解，如苦杏仁、黄芩。又如某些中药在采收后必须烘焙，使药物充分干燥，以便储藏。

（二）炮制方法

1. 修治

（1）纯净药材：借助一定的工具，用手工或机械的方法，如挑、筛、簸、刷、刮、去掉泥土杂质、非药用部分及药效作用不一致的部分，使药物清洁、纯净。如刷除枇杷叶背面的茸毛；刮去大黄的粗皮；簸去薏苡仁的杂质；拣去合欢花中的枝、叶。

（2）粉碎药材：采用捣、碾、研、磨、镑、锉等方法，粉碎药材，以符合制剂和其他炮制的要求，以便于有效成分的提取和利用。如牡蛎、龙骨，捣碎便于煎煮；川贝母捣粉便于吞服；水牛角、羚羊角镑成薄片，或挫成粉末等。

（3）切制药材：采用切、锉的方法，把药物切制成一定的规格，便于进行其他炮制，也利于干燥、储藏和调剂时称量。根据药材的性质和医疗需要，切片有很多规格。如天麻、槟榔宜切薄片，泽泻、白术宜切厚片，黄芪、鸡血藤宜切斜片，桑白皮、枇杷叶宜切丝，白茅根、麻黄宜锉成段，茯苓、葛根宜切成块等。

2. 水制　用水或其他液体辅料处理药材的方法称为水制法。水制的目的主是清洁药物、除去杂质、软化药物，便于切制、调整药性及降低药物的毒性、烈性及消除不良气味等。常用的

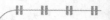

水制方法有淋、洗、泡、润、漂、浸、水飞法等。

(1)淋法：即用清水浇淋药材。目的是软化药材。具体方法是将药材整齐地直立堆起，用清水自上而下浇淋，一般2～4次，稍润或不润，即可。

(2)洗法：即用清水快速洗涤药材。目的是洗去泥沙，使药材洁净。具体方法是将药材投入清水中，快速洗涤并及时取出，稍润或不润。

(3)泡法：即用清水浸泡药材。目的是软化药材。具体方法是将质地坚硬的药材用清水浸泡一定时间。

(4)润法：即用清水或其他液体辅料浸润药材。目的是软化药材。具体方法是将渍湿的药材置于一定容器内或堆集于润药台上，以物遮盖，使药材外部的水分徐徐渗入其内部，从而使药材软化，便于切制。

(5)漂法：即用清水漂洗药材。目的是去除杂质、药材的盐味、毒性和腥味。具体方法是将药物置于多量的清水中，经常换水，反复漂洗，以溶解洗去药物中的毒性、盐分或腥味。

(6)浸法：即用清水或其他液体辅料浸渍药材。目的是软化药材。具体方法是用清水或其他液体辅料较长时间浸渍药材使之柔软，又不致过湿，便于切片。

(7)水飞法：即用某些不溶于水的矿物药，根据其粗细粉末在水中悬浮性不同而分离获取细粉的方法。目的是获得细腻和纯净的药材粉末，便于内服和外用，并防止研磨药物时的粉末飞扬。具体方法是将药物置乳钵或碾槽内，加水共研，经过多次研磨和搅拌，使极细而纯净者悬浮于上，较粗大颗粒及杂质沉淀于下，即时倾出混悬液。下沉的粗粒再行研磨，如此反复操作，直至研细为止。将前后倾出的混悬液合并静置，待沉淀后，倾去上面的清水，将干燥沉淀物研磨成极细粉末。

3.火制 将药物经火加热处理的方法。根据加热的温度、时间和方法的不同，可分为炒、炙、烫、煅、煨等。

(1)炒：将药物置锅中加热，不断翻动，炒至一定程度取出。根据火候大小可分为：①炒黄：将药物炒至表面微黄或能嗅到药物固有的气味为度。如炒牛蒡子、炒苏子。②炒焦：将药物炒至表面焦黄，内部淡黄为度，如焦山楂、焦白术、焦麦芽等。③炒炭：将药物炒至外部枯黑，内部焦黄为度，即"存性"，如艾叶炭、地榆炭、姜炭等。注意药材炒制后要洒水，以防复燃。炒黄、炒焦可使药材易于粉碎加工，且缓和药性。种子类药材炒制后煎煮时有效成分易于溶出。炒炭能缓和药物的烈性和副作用，或增强其收敛止血、止泻的疗效。

(2)炙：将药物与液体辅料共置锅中，加热拌炒，使辅料渗入药物组织内部或附着于药物表面，以改变药性，增强疗效或降低毒副作用的方法。

常用的液体辅料为蜜、酒、醋、姜汁、盐水、童便等。如蜜炙款冬花、百部、枇杷叶可增强润肺止咳作用；酒炙川芎、当归、牛膝可增强活血之功；醋炙香附、柴胡可增强疏肝止痛之功效；盐炙黄柏、杜仲可引药入肾和增强补肾作用；酒炙常山可减轻催吐作用；姜炙半夏、竹沥可增强止呕作用。

(3)烫：先在锅内加热中间物体（如砂石、滑石、蛤粉等），温度可达150～300 ℃，用以烫炙药物，使其受热均匀，膨胀松脆，不能焦枯，烫毕，筛去中间物体，至冷即得。如滑石粉烫制刺猬皮，砂烫穿山甲，蛤粉烫阿胶等。

(4)煅：将药物用猛火直接或间接煅烧，使质地松脆，易于粉碎，便于有效成分的煎出，以充分发挥疗效。坚硬的矿物药或贝壳类多直接煅烧，以煅至透红为度，如紫石英、龙骨、牡蛎。间接煅是将药物置于耐火的容器中密闭煅烧，至容器底部透红为度，如棕榈炭、血余炭等。

(5)煨：将药物用湿纸或湿面包裹后置于热火灰、滑石粉或麦麸中加热，分别称纸煨、面裹煨、滑石煨、麦麸煨。目的是除去药物中的部分挥发性及刺激性成分，以降低副作用，缓和药性，增强疗效。面裹煨，如肉豆蔻、诃子、葛根；麦麸煨，如肉豆蔻、诃子、葛根；纸煨，如木香；滑

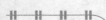
石粉煨,如肉豆蔻。

4. 水火共制　将药物通过水火共同炮制,以改变性能与形态的一种方法。水火共制的目的是改变药物的性能,增强疗效,消除或降低药物的毒性及副作用,使药物纯净,便于切制。水火共制包括蒸、煮、焯、炖、淬等方法。

(1)蒸:将净制后的药物加辅料或不加辅料装入蒸制容器内隔水加热的制法,称为蒸法。目的在于改变或增强药物的性能,降低药物的毒性。根据药物的特点和治疗的需要,分清蒸、辅料蒸两种:①清蒸:药物经过净制后装入蒸制容器内不加任何辅料隔水加热的制法。如清蒸桑螵蛸,可杀死虫卵以利储存;宣木瓜蒸后变软宜于切片。在蒸的过程中,有些药物需要长时间加热,因水易蒸发,所以应保持一定的水量,以免引起工具烧坏,造成损失。②辅料蒸:将药物拌入液体辅料后装入蒸制容器内隔水加热的制法,称辅料蒸。如酒蒸黄芩可阻止黄芩素酶解,利于保存药效;酒蒸黄精可免去生用刺激咽喉的毒副作用;黄酒拌蒸生地黄制成熟地黄、黑豆汁拌蒸何首乌制成制何首乌可明显增强滋补肝肾、滋阴益血的作用。

(2)煮:将药物加入辅料或不加辅料放入锅中(固体辅料需先捣碎),加适量清水同煮。目的是减低药物的毒性、烈性或减少附加成分;使有效成分易于溶出,增强药物的疗效;使药物纯净,提高药品质量。如醋煮延胡索;豆腐煮藤黄、硫黄;清水煮川乌、草乌。

(3)焯:将药物快速放入沸水中短暂潦过,立即取出的方法。常用于种子类药物的去皮及肉质多汁类药物的干燥处理。如焯杏仁、桃仁、白扁豆以利于去皮;焯马齿苋、天门冬以利于晒干储存。

(4)炖:将药物置于容器(钢罐、搪瓷器皿)中,同时加入一定的液体辅料,盖严后,放入水锅中炖一定时间。目的是不使药效走失、辅料挥发掉。如炖制地黄及黄精。

(5)淬:将药物煅红后,迅速投入冷水或液体辅料中,使其酥脆的方法。如醋淬自然铜、鳖甲,黄连煮汁淬炉甘石。

5. 复制　将净制后的药物加入一种或多种辅料,按规定操作程序,反复炮制的方法,称复制。主要目的:降低或消除药物的毒性,如半夏、天南星、白附子采用复制均可降低毒性;改变药性,如胆汁制天南星后,其性味和作用均发生变化;增强疗效,如鲜姜、白矾制白附子后增强祛风逐痰的功效;矫臭解腥,如酒制紫河车后除去腥臭气味,便于服用。复制主要包括发酵法、发芽法、制霜法、精制法、烘焙法、药拌等方法。

第二节　中药的性能

中药品种众多,每一味都有一定的适用范围,例如生姜可以治疗感冒,巴豆可以治疗便秘,蒲公英可以治疗热疖、疔疮,人参可以治疗气虚,不同的病证需要选用不同的中药来治疗,这是因为它们各自具备特有的性能。

中药的性能是对中药作用的性质和特性的高度概括,又称药性,主要包括四气、五味、升降浮沉、归经、毒性等。中药的性能是历代医学家在长期医疗实践的基础上,将大量药物在临床中的治疗效果概括后总结出来的。它是中医学理论体系中的一个重要组成部分,是学习、研究、运用中药所必须掌握的基本理论知识。

一、四气

四气五味,就是药物的性味,代表药物的药性和滋味两个方面。其中的"性"又称为"气",所以四气又称为四性。性和味的作用,既有区别,又有联系。

四气,是指药物的寒、热、温、凉四种药性,是中药的重要性能之一。寒与热、凉与温是相互

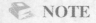

对立的两种药性。而寒和凉、热和温,药性虽然相同,但在程度上有差别,凉次于寒,温次于热。

药性的寒、热、温、凉,反映了药物对人体阴阳盛衰、寒热变化的作用倾向,是根据药物作用于人体发生的反应概括出来的,它与所治疗疾病的性质是相对而言的。例如,感受风寒后怕冷发热、流清涕、小便清长、舌苔白,是寒的症状,这时用紫苏、生姜煎了汤服用后,可以使患者发一些汗,就能消除上述症状,说明紫苏、生姜的药性是温热的。因此能够减轻或消除寒症的药物,我们称之为温热药。如果生了疔疮,局部红肿疼痛,甚至小便黄赤,舌苔发黄,或有发热,这就是热的症状,这时用金银花、菊花来治疗,可以治愈,说明金银花、菊花的药性是寒凉的。因此能够减轻或消除热症的药物,我们称之为寒凉药。

一般来说,寒凉药,大多具有清热、泻火、解毒、凉血等作用,常用来治疗热性病证,如实热烦渴、温毒发癍、血热吐衄、火毒疮疡等。温热药,大多具有温中、助阳、散寒等作用,常用来治疗寒性病证,如中寒腹痛、宫冷不孕、阳痿不举、血寒经闭、风寒湿痹等。此外,还有一些中药对机体寒热变化无明显影响,其药性较为平和,不偏寒热,我们称之为"平"性。由于平性药没有寒凉药或温热药的作用来得显著,所以虽实际上有寒、热、温、凉、平五气,但一般仍称为四气。

二、五味

五味,是指药物的辛、甘、酸、苦、咸五种不同的味道。它是由味觉器官辨别出来的,或是根据临床治疗中反映出来的效果而确定的。在五味以外,还有淡味、涩味,一般认为淡味为甘味的余味,而涩味是酸味的变味,故一直延续五味的称呼。各种味道的作用如下。

1.辛味 有发散、活血、行气的作用。一般解表药、活血化瘀药、行气药多具有辛味,常用于治疗表证及气血阻滞证。如生姜发散风寒;木香行气除胀;川芎活血化瘀。

2.甘味 有补益、和中、缓急止痛、调和药性的作用。一般滋补性、调和药性和制止疼痛的药多具有甘味,常用于治疗正气虚弱、身体诸痛及调和药性、中毒解救。如人参能大补元气;熟地黄能滋补精血;蜂蜜能治疗脘腹虚痛,解乌头类药毒;甘草能用于治疗四肢挛急疼痛,缓解药物毒性、烈性。

3.酸味 有收敛、固涩、生津的作用。一般收涩药多具酸味,常用于治疗体虚多汗、肺虚久咳、遗尿尿频、绷带不止、久泻肠滑、遗精等证。如山茱萸涩精止遗;五味子固表止汗;赤石脂固崩止带;乌梅敛肺止咳、生津。

4.苦味 有燥湿、清泻热邪、通泄大便、泄降气逆的作用。一般清热泻火药、清热燥湿药、化湿药、泻下逐水药、止咳平喘药等多具有苦味,常用于治疗热证、火证、喘咳、呕恶、便秘、湿证、阴虚火旺等证。如黄连、栀子清热泻火;苦参、黄连清热燥湿;砂仁、豆蔻化湿行气;大黄、番泻叶泻热通便;杏仁、葶苈子降气平喘;知母、黄柏泻肾火而存阴等。

5.咸味 有软坚散结或软坚泻下的作用。一般具有泻下或润下通便、软化坚硬、消散结块功效的药多具有咸味,常用于治疗大便燥结、痰核、瘰疬、癥瘕等证。如芒硝泻热通便;海藻、牡蛎消散瘰疬;鳖甲软坚消癥。

6.淡味 有渗湿、利尿作用。一般具有渗利水湿、通利小便的功效的药多具有淡味,常用于治疗水肿、脚气、小便不利等证。如茯苓、猪苓利水渗湿。

7.涩味 有收敛止汗、固精、止泻及止血等作用。一般具有收敛止血、固精止泻功效的药多具涩味,常用于治疗虚汗、泄泻、尿频、遗精、出血等证。如莲子固精止带;五倍子涩肠止泻;海螵蛸收涩止血等。

气和味的关系是非常密切的,每一种药物既具有一定的气,又具有一定的味,必须将气和味的作用结合起来辨别药物的作用。例如,紫苏性味辛温,辛能发散,温能散寒,所以可知紫苏的主要作用是发散风寒;芦根性味甘寒,甘能生津,寒能清热,所以可知芦根的主要作用是清热生津。

一般来说,性味相同的药物,其主要作用也大致相同。如辛温的药物多具有发散风寒的作用;甘温的药物多具有补气助阳的作用。性味不同的药物,功效也就有所区别。性同味不同、或味同性不同的药物在功效上既有共同之处又有不同之点。同样是温性药,味有所不同,其作用就不一样。例如麻黄辛温能散风寒,苦杏仁苦温能降肺气止咳平喘,大枣甘温能补脾益气,肉苁蓉咸温能补肾助阳。反之,同样是甘味药,气有所不同,其作用也不一样,例如薄荷辛凉能发表散热,附子辛热能补火助阳。所以,在辨识药性时,不能把药物的气与味孤立起来。在临床具体应用时,一般都是既用其气又用其味,而在特殊应用时,配合其他药物,则或用其气,或用其味。

三、归经

归经,指药物对于人体某些脏腑、经络有着特殊的亲和作用,即药物对机体某部分的选择性作用。例如,龙胆草能归胆经,说明它有治疗胆的相关病证的功效;藿香能归脾、胃二经,说明它有治疗脾胃相关病证的功效。

药物归经这一理论,是以藏象、经络学说的理论为基础的。由于经络能够沟通人体的内外表里,所以一旦人体发生病变,体表的病证可以通过经络而影响内在的脏腑,脏腑的病变也可通过经络而反映到体表。各个脏腑经络发生病变产生的症状是各不相同的,如肺经有病变时,常出现咳嗽、气喘等;肝经有病变时,常出现胁痛、抽搐等;心经有病变时,常出现心悸、神志昏迷等。在临床上,贝母、杏仁能止咳,说明它们能归入肺经;青皮、香附能治胁痛,说明它们能归入肝经;麝香、石菖蒲能开窍醒神,说明它们能归入心经。由此可见,药物的归经也是人们长期从临床疗效观察中总结出来的。

疾病的性质有寒、热、虚、实等不同,用药也必须有温(治寒症)、清(治热症)、补(治虚症)、泻(治实症)等区分。发病脏腑经络是不一致的,如热性病证,有肺热、胃热、心火、肝火等,在用药治疗时,虽然都需要根据"疗热以寒药"的原则选用性质寒凉的药物,但还应该考虑脏腑经络的差异。鱼腥草可清肺热、竹叶可清胃热、莲子心可清心火、夏枯草可清肝火,就是由于它们归经的不同而有所区别。

在应用药物的时候,如果只掌握药物的归经,而忽略了四气、五味等药性,同样也是不够全面的。因为某一脏腑经络发生病变,可能有的属寒,有的属热,也有可能有的属实,有的属虚,所以不能因为重视归经,而将能归该经的药物不加区分地应用。相反,同归一经的药物种类很多,有清、温、补、泻的不同,如肺病咳嗽,虽然黄芩、干姜、百合、葶苈子都能归肺经,在应用时却不一样,黄芩主要清肺热,干姜主要温肺,百合主要补肺虚,葶苈子主要泻肺实。在其他脏腑经络方面,同样也是如此。归经是中药的性能之一,性味是中药的另一性能,中药还有升降浮沉等性能。医者应该全面掌握中药的性能,才能在临床治疗中更好地运用各种中药。

综上所述,归经理论是以中医学的藏象学说和经络学说等作为理论基础,根据药物所治的具体病证、药物的特性作为确定依据的。因此根据疾病的临床表现,通过辨证审因,诊断出病变所在的经络与脏腑,按照归经选择适当药物进行治疗,更有利于增强用药的准确性,提高临床疗效。

四、升降浮沉

升降浮沉,指药物作用于人体的四种趋向,其作用趋势与所疗疾病的病势趋向相反。

1. 升 即上升、升提,趋向为上。一般治疗病势向下、病位在上的药物具有升的作用。常可用于治疗疾病病势向下、病位在上的症状,如脱肛、遗尿、崩漏等。常见药物有升阳举陷的升麻、柴胡。

2. 降 即下降、降逆,趋向为下。一般治疗病势向上、病位在下的药物具有降的作用。常

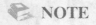

可用于治疗疾病病势向上、病位在下的症状,如呕吐、呃逆、喘息。常见药物有止呕的生姜、降气止呕的旋覆花、利水渗湿的车前子、重镇安神的朱砂。

3. 浮 即轻浮、上行、发散,趋向为外。一般治疗病势向里、病位在表的药物具有浮的作用。常可用于治疗疾病病势向里、病位在表的症状,如外感表证、表证未解入里等。常见药物有发表散寒的麻黄、祛风解表的防风、解表退热的柴胡。

4. 沉 即重沉、下行泄利,趋向为内。一般治疗病势向外、病位在里的药物具有沉的作用。常可用于治疗疾病病势向外、病位在里的症状,如里实便秘、自汗、盗汗。常见药物有固表止汗的麻黄根、泻下攻积的大黄。

影响药物升降浮沉作用趋向性的主要因素主要表现在以下几个方面。

(1)药物的升降浮沉与其四气五味有关。一般来说,味辛、甘,气(性)温、热的药多为升浮药,如麻黄、黄芪;味苦、酸、咸,气(性)寒、凉的药多为沉降药,如大黄、芒硝。

(2)药物的升降浮沉与其质地轻重有关。一般来说,花、叶、皮、枝等质地轻者多为升浮药,如苏叶、菊花、蝉衣、桂枝等;种子、果实、矿物、贝壳等质地重者多为沉降药,如莱菔子、葶苈子、枳实、石决明、朱砂等。但也有少数药物比较特殊,如旋覆花,虽然药用部位为花,其质地较轻,但是其性沉降,具有降气、消痰、止呕的功效;苍耳子,虽然药用部位为果实,但是其性升浮,具有散风寒、通鼻窍、祛风湿的功效。川芎既能上行头目,又能下行血海,具有双向性。

(3)药物的升降浮沉与炮制有关。对中药进行炮制可以转变其升降浮沉的性能。药物酒制则升,姜炒则散,醋炒收敛,盐炒下行。如大黄,属于沉降药,峻下热结,泻热通便,经酒炒后,可清上焦火热,治疗目赤头痛。

(4)药物的升降浮沉与配伍有关。通过配伍也可使中药的升降浮沉的性能发生转化。一般来说,少量升浮药在大量沉降药中能随之下降;反之,少量沉降药在大量升浮药中能随之上升。

归纳来说,凡升浮的药物,其性多以温热为主,味常为辛、甘、淡,多质轻,作用趋向多为上行、向外;常具有解表透疹、宣肺止咳、温里散寒、行气解郁、升阳举陷、开窍醒神、催吐等功效,如解表药、温里药、行气药、祛风湿药、开窍药、涌吐药等中药的药性多升浮。凡沉降的药物,其性多以寒凉为主,味常为酸、苦、咸,多质重,作用趋向多为下行、向里;常具有利水消肿、清热泻火、泻下通便、收敛止血、降气平喘、重镇安神、平肝潜阳、止呃、止呕等功效,如利水渗湿药、清热药、泻下药、收敛止血药、降气平喘药、安神药、平肝息风药、降逆和胃药等中药的药性多沉降。

五、毒性

(一)毒性的概念

(1)古代毒性的概念:在我国,中药一开始就被称作毒药。毒药被看作一切药物的总称,毒性被看作药物的偏性,是药物毒副作用大小的标志。在古代本草书籍中,部分药物性味项下标注的"有毒""大毒""小毒"等,一般多指该药物的毒副作用的大小。

(2)现代毒性的概念:在现代,毒药是指对机体发生化学或物理作用,能损害机体,引起功能障碍、疾病甚至死亡的物质。而现代药物毒性的含义可以从两个方面理解:一是指中毒剂量与治疗剂量比较接近,或某些治疗量已达到中毒剂量的范围,因此治疗用药时安全系数小;二是指毒性对机体组织器官损害剧烈,可产生严重或不可逆的后果,包括急性毒性、亚急性毒性、亚慢性毒性、慢性毒性和特殊毒性(致癌、致突变、致畸胎、成瘾等)。现代人认为,毒性作用和副作用是有区别的,副作用一般是指在应用治疗量的药物后出现的与治疗需要无关的不良反应。即副作用有一定的相对性。如常山既能解疟,又能催吐,若用其治疗疟疾,则催吐就是副作用,反之亦然。

（二）毒性的分级

目前《中华人民共和国药典》2015 版采用大毒、有毒、小毒三类分类方法,是目前通行的分类方法。

（三）正确对待中药的毒性

首先,"是药三分毒",我们要充分认识中药的偏性,正确认识中药的毒性作用。一是要正确地对待本草文献的记载。历代本草对药物毒性多有记载,值得借鉴。但对于一些由于受历史条件的限制出现的错误,如《神农本草经》中把丹砂（朱砂）列为首药,视为上品、无毒的记载则应该及时地给予修正。二是要重视中药中毒的临床报道。文献中认为大毒、剧毒的固然有中毒致死的,但小毒、微毒,甚至无毒的同样也有中毒病例发生,因此临床应用有毒中草药时要慎重,即使无毒的也不可掉以轻心。认真总结经验,既要尊重文献记载,又要注重临床经验,相互借鉴,才能全面、深刻、准确地理解掌握中药的毒性,以保证临床用药的安全有效。三是加强对有毒中药的使用和管理,此处所说的有毒中药,是指列入国务院《医疗用毒性药品管理办法》中的毒性中药品种。包括砒石（红砒、白砒）、砒霜、水银、生马钱子、生川乌、生草乌、生白附子、生附子、生半夏、生南星、生巴豆、斑蝥、青娘虫、红娘虫、生甘遂、生狼毒、生藤黄、生千金子、生天仙子、闹羊花、雪上一枝蒿、红升丹、白降丹、蟾酥、洋金花、红粉、轻粉、雄黄。

其次,"毒药也是药"。根据中医"以毒攻毒"的原则,在保证用药安全的前提下,可采用某些有毒中药治疗相关疾病。如用砒霜治疗白血病,斑蝥治疗癌肿癥瘕,雄黄治疗疔疮恶肿,水银治疗疥、癣、梅毒等。

第三节 中药的应用

一、配伍

配伍,是指按照患者的病情、治法以及药物的性能,有选择地将两种以上的药物合在一起的应用形式。通过配伍可以达到增强疗效、降低毒副作用、扩大适用范围、改变药性药味等目的。

从中药的发展来看,在医药萌芽时期,治疗疾病一般都是采用单味药。以后,由于被发现的药物日益增多,人们对疾病的认识逐渐深化,因此对于病情较重或者比较复杂的病证,用药也就由简到繁,出现了多种药物配合应用的方法。在由单味药发展到多味药配合应用,以及进一步将药物组成方剂的漫长的过程中,人们通过大量的实践,掌握了丰富的配伍经验,发现药物在配伍应用以后既可以对较复杂的病证予以全面治疗,同时又能获得安全且更好的疗效。因此,药物的配伍对于临床处方具有重要意义。

在配伍应用的情况下,由于药物与药物之间出现相互作用的关系,所以有些药物的疗效因协同作用而增强,但是也有些药物的疗效却可能因互相对抗而抵消、削弱;有些药物因为相互配伍应用而减轻或消除了毒性或副作用,但是也有些药物反而因为相互作用而产生不利人体的作用等。对于这些情况,古人曾将它总结归纳为七种情况,即"七情",内容如下。

1. 单行 单用一味药来治疗疾病。例如用一味马齿苋治疗痢疾、鹤草芽驱除绦虫;独参汤单用一味人参大补元气,治疗大失血所引起的元气虚脱的危重病证等。

2. 相须 功用相类似的药物,配合应用后可以起到协同增效的作用。如麻黄配桂枝,增强发汗解表、祛风散寒的作用;附子配干姜,增强温阳守中、回阳救逆的功效等。

3. 相使 用一种药物作为主药,另一种为辅药,两药合用,辅药可以提高主药的功效。功效相近药物之间的相使配伍,如用黄芪和茯苓配伍治疗脾虚水肿,其中黄芪为主药,茯苓为辅药,茯苓淡渗利湿,可增强黄芪益气利尿的作用。功效不同药物之间的相使配伍,如黄连和木香配伍治疗湿热泻痢,腹痛里急,黄连清热燥湿、解毒止痢,为主药,木香行气止痛,调中宣滞,为辅药,木香能增强黄连清热燥湿、行气化滞的功效。

4. 相畏 一种药物的毒性或其他有害作用能被另一种药物抑制或消除。

5. 相杀 一种药物能消除另一种药物的毒性反应。如生半夏有毒性,可以用生姜来消除它的毒性,既可以说半夏畏生姜,也可以说生姜杀半夏毒。因此我们说相畏、相杀是同一配伍关系的两种不同提法。

6. 相恶 两种药物配合应用以后,一种药物可以减弱另一种药物的药效。如人参能大补元气,配合莱菔子同用,就会损失或减弱补气的功能等。

7. 相反 两种药物配合应用后,可能发生剧烈的副作用。如甘草反甘遂、贝母反乌头等。

以上药性"七情",除了单行以外,都是说明药物配伍需要加以注意的。相须、相使,是临床用药尽可能加以考虑的,以便使药物更好地发挥疗效,一般用药"当用相须、相使者良"。相畏、相杀,是临床使用毒性药物或具有副作用药物时要加以注意的,"若有毒宜制,可用相畏、相杀者"。相恶、相反,是临床用药必须注意禁忌的配伍情况,所以"勿用相恶、相反者"。

二、禁忌

禁忌也称"不宜"。禁,有禁止、制止的意思;忌,有畏忌、顾忌的意思。为了确保疗效、安全用药,避免毒副作用的产生,必须注意用药禁忌。中药用药禁忌主要包括中药配伍禁忌、证候禁忌、妊娠用药禁忌、服药时的饮食禁忌等。

(一)中药配伍禁忌

配伍禁忌是指某些药物合用会产生剧烈的毒副作用或降低和破坏药效,应该避免配合使用。中药"七情"中的"相恶"和"相反"的配伍关系,均属中药配伍禁忌。以下为前人概括总结的中药配伍"十八反"和"十九畏"。

1. 中药配伍"十八反" 甘草反大戟、芫花、甘遂、海藻;乌头(包括川乌、草乌、附子)反贝母(川贝母、浙贝母)、瓜蒌、半夏、白蔹、白及;藜芦反人参、丹参、沙参(南沙参、北沙参)、玄参、细辛、芍药(白芍、赤芍)(反玄参系《本草纲目》增入,所以实有十九味药)。

2. 中药配伍"十九畏" 硫黄畏朴硝,水银畏砒霜,狼毒畏密陀僧,巴豆畏牵牛,丁香畏郁金,川乌、草乌畏犀角,牙硝畏三棱,官桂畏石脂,人参畏五灵脂。

(二)证候禁忌

证候禁忌是指某类或某种中药不适用于某类或某种证候,在使用时应予以避忌,又称为病证禁忌。如体虚多汗者,忌用发汗药,以免加重出汗而伤阴津;阳虚里寒者,忌用寒凉药,以免再伤阳生寒;阴虚内热者,慎用苦寒清热药,以免苦燥伤阴;脾胃虚寒、大便稀溏者,忌用苦寒或泻下药,以免再伤脾胃;阴虚津亏者,忌用淡渗利湿药,以免加重津液的耗伤;火热内炽和阴虚火旺者,忌用温热药,以免助热伤阴;妇女月经过多及崩漏者,忌用破血逐瘀之品,以免加重出血;脱证神昏者,忌用香窜的开窍药,以免耗气伤正;邪实而正不虚者,忌用补虚药,以免闭门留邪;表邪未解者,忌用固表止汗药,以免妨碍发汗解表;湿热泻痢者,忌用涩肠止泻药,以免妨碍清热解毒、燥湿止痢。又如体虚多汗者忌用发汗力较强的麻黄;虚喘、高血压及失眠患者,慎用麻黄;湿盛胀满、水肿者,忌用甘草;麻疹已透及阴虚火旺者,忌用升麻;有肝功能障碍者,忌用黄药子;肾病患者,忌用马兜铃;哺乳期妇女不宜大量使用麦芽等。

(三)妊娠用药禁忌

妊娠用药禁忌是指某些药物具有损害胎元以致堕胎的副作用,应该作为妊娠期治疗用药的禁忌。根据药物对于胎元损害程度的不同,一般可分为禁用与慎用二类。禁用的大多是毒性较强,或药性猛烈的药物,如巴豆、牵牛、大戟、斑蝥、商陆、麝香、三棱、莪术、水蛭、虻虫等;慎用的包括通经祛瘀、行气破滞,以及辛热滑利的药物,如桃仁、红花、大黄、枳实、附子、干姜、肉桂等。凡禁用的药物,绝对不能使用;慎用的药物,则可根据孕妇患病的情况,酌情使用。但没有特殊必要时,应尽量避免,以防发生事故。

《妊娠禁忌歌》总结的禁忌中药可分为大三类:

(1)绝对禁用的剧毒药:芫青(青娘虫)、斑蝥、天雄、乌头、附子、野葛、水银、巴豆、芫花、大戟、硇砂、地胆、红砒、白砒。

(2)禁用的有毒药:水蛭、虻虫、蜈蚣、雄黄、雌黄、牵牛子、干漆、蟹爪甲、麝香。

(3)慎用药:茅根、木通、瞿麦、通草、薏苡仁、代赭石、芒硝、牙硝、朴硝、桃仁、牡丹皮、三棱、牛膝、干姜、肉桂、生半夏、皂角、生南星、槐花、蝉蜕等。

(四)服药时的饮食禁忌

服药时的饮食禁忌是指服药期间对某些食物的禁忌。饮食禁忌简称食忌,也就是人们通常所说的忌口。一般在服药期间应忌食生冷、黏腻、油腻、腥膻、辛辣等不易消化及有特殊刺激性的食物,禁烟酒。此外,古代文献记载的一些饮食禁忌也应作为参考,如乌梅忌猪肉、常山忌葱、茯神忌醋、薄荷忌蟹肉等。

三、用法

用法,是指中药的服用方法,一般分为内服和外用两种方法。外用法,一般用于外科、伤科、针灸科及眼耳口腔等疾病,应用方法很多,如灸法、敷药法、洗浴法、吹喉法、点眼法、温烫法、坐药法等。内服法,剂型主要有汤、丸、散、膏、露、酒等,适用范围较广。由于内服法的"汤"剂,在临床应用上最为广泛,而且与药物的功效、病情的需要都有着重要的关系,所以以下重点介绍"汤"剂的服用方法。

"汤"剂的使用注意事项包括煎药注意事项和服药注意事项,前者是在将药物煎煮成汤药的过程中应该注意的事项,后者是在服药时必须注意的方面。

(一)煎药注意事项

1. 煎药用水　一般以清净而无杂质的河水、井水以及自来水为宜。

2. 煎药用具　一般以砂锅、瓦罐、搪瓷罐、不锈钢锅为宜。忌用铁锅、铜锅、铝锅等,以免发生化学反应,影响疗效。

3. 煎药火候　一般分为文火和武火。文火是指使温度上升及水液蒸发缓慢的火候;武火,又称急火,是指使温度上升及水液蒸发迅速的火候。煎煮的火候和时间,需要根据药物性质进行选择。如气味芳香、容易挥发的花叶类药物,一般须武火急煎,煮至一、二沸,即可服用,煎煮过久,可能导致药效丧失;滋腻质重、不易出汁的根或根茎类药物,一般须文火久煎,否则没有煮透、浪费药材;解表药、清热药适合武火急煎,时间宜短,煮沸后 3～5 分钟即可;补养药需要用文火慢煎,时间宜长,煮沸后再煎 30～60 分钟。

4. 煎药方法　煎药之前最好先用冷水将药物浸泡 30～60 分钟,这样更有利于有效成分的充分溶出,缩短煎煮时间,避免有效成分因煎煮时间过长所致的耗损和破坏。一般药物可浸泡 20～30 分钟,种子、果实为主的药物可浸泡 1 小时左右,但夏天浸泡时间不可过长,以免药材腐败变质。对于加水量,原则上应根据饮片质地疏密、吸水性能及煎煮时间长短来确定。一般加水量为将饮片适当加压后,液面淹没过饮片约 2 cm 为宜。若质地坚硬、黏稠,或需久煎,加水量可比一般药物略多;而质地疏松,或有效成分容易挥发,煎煮时间较短的药物,则加水量可比一般药物略少。一般来说,一剂药可煎煮三次,最少应煎煮两次。然后分别过滤,并将几次煎液合并混匀后,分两次服用。另外,有一些药物的煎法比较特殊,现归纳总结如下。

(1)先煎:一般适用于有效成分难溶于水的矿物类、甲壳类药物和毒副作用较强的药物。例如:将磁石、龙骨、牡蛎、石决明、龟甲、鳖甲等药材先打碎先煎,煮沸 20～30 分钟后,再下入其他药物同煎,以利于有效成分的充分溶出;附子、乌头等药材,先煎 30～60 分钟,再下入其他药物,以降低毒性,保证用药安全。

(2)包煎:一般适用于黏性强、粉末状及带有绒毛的药物。例如将辛夷、旋覆花先用纱布袋装好,再与其他药物同煎,以防止药液中混有绒毛而刺激咽喉,引起咳嗽;将灶心土、蒲黄、车前子、滑石粉等包煎,以防止药物沉于锅底,加热时引起焦化或糊化。

(3)另煎:又称另炖,一般适用于某些贵重药材。如人参、西洋参、羚羊角、鹿茸等,以免煎出的有效成分被其他药渣所吸附,影响疗效,以致造成浪费。煎液可单服,也可与其他煎液混合后服用。

(4)后下:一般适用于气味芳香或久煎易致有效成分被破坏的药物。如薄荷、香薷、砂仁、木香等芳香类药物,须在其他药物煎沸 5～10 分钟后放入,以免久煎使有效成分挥发而降低药效;大黄、番泻叶等久煎容易使有效成分被破坏的药物,也应后下甚至可以直接用开水泡服。

(5)冲服:一般适用于制成散剂的中药和液体中药。如牛黄、麝香、人参、羚羊角等贵重中药,由于用量轻,常研末,用温开水或其他药物煎液冲服;根据病情需要,为了提高药效,常将蜈蚣、全蝎、三七、乌贼骨等中药研成散剂冲服;鹤草芽、朱砂的有效成分不溶于水,因此只能制成丸、散剂冲服;雷丸的有效成分遇高温容易被破坏,因此也只能制成丸、散剂冲服;竹沥水、姜汁、莲藕汁等液体中药如放置于其他药中煎煮,往往会影响其成分,因此也须冲服。

(6)烊化:又叫溶化,是将胶类药物放入水中或加入少许黄酒蒸化或放入已煎好的药液中溶化。适用于胶类或黏性大而易溶的药物,如阿胶、龟甲胶、鹿角胶、鳖甲胶等。

(7)煎汤代水:适用于与其他药物同煎会使药液混浊而难于服用的药物和质轻量多的药物。如灶心土宜先煎后取其上清液代水再煎煮其他药物,以防止其与其他药物同煎会使药液混浊,难于服用;玉米须、丝瓜络、金钱草也常须煎汤代水用,因其质量轻、用量大、体积大、吸水量大。

(8)泡服:指用开水或煮好的药液趁热浸泡某些药物,不经煎煮,直接服用药液。适用于有效成分易溶于水或久煎容易破坏药效的药物。如胖大海、番泻叶、西红花等。浸泡时容器应加盖,以减少有效成分散失。

(二)服药注意事项

1.服药量 一般每天一剂,分成两次或三次服用;病情严重的,如急性病、发高热等,可以考虑每天两剂;至于慢性疾病,也可一剂分两天服用,或隔一天服一剂。

2.服药时间 一般每天服药两次,上午一次、下午一次,或下午一次、临睡前一次,在吃饭后 2 小时左右服用较好。在临床上往往要根据病情、病变部位和性质来确定服药时间。现将常见的服药时间总结如下。

(1)晨服(空腹服):清晨胃及十二指肠均无食物,此时服药可避免与食物相混合,药物能迅速进入肠中并保障较高的浓度而充分发挥药效,因此健胃药、驱虫药均宜空腹服。另外,补阳益气、温中散寒、行气活血、消肿散结等药物也宜晨服,以借人体的阳气、脏气充盛之势,祛除病邪。

(2)饭前服:一般病在胸腹以下者,如胃、肝、肾等脏疾病,也适宜于饭前服。

(3)饭后服:对胃肠有刺激的药物宜饭后服,因饭后胃中有较多食物,可减少药物对胃黏膜

NOTE

的刺激;一般病在胸膈以上者,如头痛、咽痛、眩晕等,也适宜于饭后服。

(4)睡前服:如治疗心脏病的药物、滋阴健胃药、涩精止遗药、缓下剂及安神药宜在临睡时服。

(5)定时服:如慢性病常定时服;某些定时而发的疾病,掌握发病规律后可在发病前适当服用,如截疟药应在疟发前2小时服。

(6)不拘时服:如解热发汗药、泻下剂以微汗、缓泻为度,不拘于定时服用;急性病、呕吐、惊厥、石淋、咽喉病须煎汤代茶饮者,亦可随时服用,不拘泥规定时间。

四、用量

用量,是指中药在临床上应用的剂量。既指每味药的成人一日量,又指方剂中每味药之间的比较分量,即相对剂量。

因同一种中药药物名称不止一种,部分药名的古今使用习惯以及现代常用名与处方名均有可能不同,所以本书方剂的组成药物与正文药物名字可能不完全统一。

因历朝历代度量衡不统一,且部分换算成今制尚存在争议,古人煎煮药物习惯也与现代不同,比如汉代仲景经方只煎煮一次分2~3次服用,药物也多用新鲜药材而不同于现代的炮制干药材,本书古方年代跨度大,为尊重和还原经方原貌,大多数均引用原方原量,在临证过程中建议结合当地情况和平时用药经验,因时、因地、因人制宜或按原方比例酌情调整。

中药的用量,直接影响它的疗效。药量太小,效力不够,不能使患者及早痊愈,以致贻误病情;药量太大量,可能因药过量,以致克伐人体的正气。以上两种情况都将给疾病的治疗带来不利的后果。此外,一张通过配伍组成的处方,如果将其中某些药物的用量变更以后,它的功效和适用范围也会发生改变。

小结

中药临床使用的有效性和安全性与其产地、采收、加工炮制密切相关。不同来源的中药,尤其是不同药用部位的植物类中药,其采收时间存在很大区别。炮制是药材在临床应用前或在制成各种剂型前的加工处理过程,通常包括一般的修治整理和特殊的处理。炮制的目的包括:①提高药材的洁净度;②增强中药的疗效;③消除或降低中药的毒性、副作用和烈性;④改变或缓和中药的性能;⑤改变中药作用的部位或增强中药作用的趋向;⑥矫味矫臭,利于服用;⑦便于调剂和制剂;⑧便于储运和保存。炮制方法包括修治、水制、火制、水火共制、复制。一定的中药品种在特定生态条件、独特的栽培和炮制技术等因素的综合作用下,所形成的产地适宜、品种优良、产量较高、炮制考究、品质佳、疗效好、带有地域性特点的药材称为道地药材。

中药的性能是对中药作用的性质和特性的高度概括,又称药性。主要包括四气、五味、升降浮沉、归经、毒性等。四气,是指药物的寒、热、温、凉四种药性。五味,指药物的辛、甘、酸、苦、咸五种不同的味道。归经,指药物对于人体某些脏腑、经络有着特殊的亲和作用,即药物对机体某部分的选择性作用。升降浮沉,指药物作用于人体的四种趋向,其作用趋势与所治疗疾病的病势趋向相反。在古代,毒性被看作是药物的偏性,是药物毒副作用大小的标志;在现代,药物毒性一是指中毒剂量与治疗剂量比较接近,或某些治疗量已达到中毒剂量的范围;二是指毒性对机体组织器官损害剧烈,可产生严重或不可逆的后果。

中药的应用主要包括中药配伍、用药禁忌、服用方法、用量几个方面。中药的配伍,是指按照患者的病情、治法以及药物的性能,有选择地将两种以上的药物合在一起的应用形式。中药的配伍关系包括单行、相须、相使、相畏、相杀、相恶、相反七个方面,称为"七情"。中药用药禁忌,主要包括中药配伍禁忌、证候禁忌、妊娠用药禁忌、服药时的饮食禁忌等,其中配伍禁忌又包括"十八反"和"十九畏"。中药的服用方法一般分为内服和外用两种方法。内服注意事项包括煎药注意事项和服药注意事项。用量,是指中药在临床上应用的剂量,即指每味药的成人一日量,又指方剂中每味药之间的比较分量,即相对剂量。

思考题

1.如何正确理解"道地药材"的含义?

2.中药炮制的目的有哪些?

3.当我们阐述一味药物的作用机制时,往往要以归经理论为核心,结合四气五味和升降浮沉一起来说明,这是为什么呢?

4.配伍及"七情"的含义是什么?

5.请简述中药配伍"十八反""十九畏"的内容。

6.中药的用量如何做到"因人制宜"?

(李君玲)

思考题答案

第十一章 解 表 药

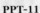

PPT-11

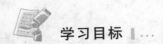
学习目标

　　1.掌握麻黄、桂枝、荆芥、防风、薄荷、柴胡、葛根的分类归属、性味归经、功效主治、用法用量及使用注意。

　　2.熟悉解表药的概念、功效、适应证、分类、配伍应用和使用注意。紫苏、白芷、牛蒡子、桑叶、菊花、升麻的分类归属、功效主治。

　　3.了解生姜、细辛、羌活、蝉蜕的分类归属和功效特点。

概　　述

　　1.含义　凡以发散表邪,治疗表证为主要作用的药物,称为解表药。

　　2.主要功效及治疗病证　解表药多具辛味,主归肺、膀胱经,多有发汗解表的功效,主要治疗外感表证。表证多由六淫邪气或疫疠邪气从体表(皮毛或口鼻)侵袭人体,以恶寒发热、头身疼痛、舌苔薄、脉浮、无汗或有汗不畅为主要表现。根据药性特点和功效主治不同,可将其分为两类:味辛性温的为发散风寒药,味辛性凉的为发散风热药。

　　3.配伍原则

　　(1)以兼有病邪予以相应配伍:表证夹湿者,宜选用兼有祛风胜湿作用的解表药,也可以和化湿药配伍;虚人外感,正虚邪实者,应与补虚药配伍使用,以扶正解表;温病初期者,应将发散风热药与清热解毒药配伍应用。

　　(2)以兼有症状进行配伍:如咳喘痰多、呕吐、咽喉肿痛、目赤头痛等,可分别配伍具有化痰止咳、和胃止呕、清利咽喉、清肝明目作用的药物进行治疗。

　　4.使用注意　使用发汗力强的解表药时注意用量,以微微汗出为宜,不可过量;对于自汗、盗汗、久患疮疡、淋证、失血等正气不固、津血亏虚者当慎用或禁用。同时,还应注意季节、地理位置不同,其用量亦不同。春夏用量宜轻,冬季用量宜重;北方寒冷地区用量宜重,南方炎热地区用量宜轻。解表药多为辛散之品,入汤剂不宜久煎,一般煎15~20分钟,以免使有效成分挥发而降低疗效。

第一节　发散风寒药

　　以发散风寒为主要功效,主要用于风寒表证的药物,称为发散风寒药。本节药物性味多属辛温,故也称辛温解表药。风寒表证(风寒感冒、外感风寒)以恶寒发热、无汗或汗出不畅、头疼身痛、口不渴、舌苔薄白、脉浮等为主要表现。

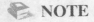
NOTE

部分发散风寒药兼有宣肺平喘、利水消肿、胜湿止痛、止呕等作用,还可治疗咳喘、水肿、痹证、呕吐等及其兼有风寒表证者。

案例解析 11-1

案例 11-1

患者,张某,女,30岁。感冒3日,症见恶寒、发热、无汗。头重而痛,肢体痛,证属外感风寒夹湿,治当疏风解表,散寒除湿,宜选用的中成药是( )。

A. 午时茶颗粒   B. 双黄连颗粒   C. 感冒清热颗粒

D. 九味羌活丸   E. 桑菊感冒颗粒

药材图 11-1

麻黄 Mahuang
《神农本草经》

本品为麻黄科植物草麻黄 *Ephedra sinica* Stapf、中麻黄 *Ephedra intermedia* Schrenk et C. A. Mey. 或木贼麻黄 *Ephedra equisetina* Bge. 的干燥草质茎。秋季采割绿色的草质茎,晒干,生用、蜜炙或捣绒用。

【性味归经】 辛、微苦,温。归肺、膀胱经。

【功效主治】 发汗散寒,宣肺平喘,利水消肿。

(1)用于风寒感冒、无汗者。本品味辛发散,性温散寒,通过发汗以解除表证,发汗作用强,为辛温解表要药。适宜于外感风寒,恶寒、发热、无汗、头痛、脉浮而紧的风寒表实证,常配伍桂枝,如麻黄汤。

(2)用于咳嗽气喘。本品辛散苦泄,温通宣畅,入肺经,能外散风寒,内宣肺气,有良好的宣肺平喘作用,适宜于风寒外束,毛窍束闭而致肺气壅遏不得宣通的外感咳喘,常配伍杏仁、甘草,如三拗汤;若肺热咳喘,可配伍石膏、杏仁、甘草,如麻杏甘石汤;若寒饮喘咳,可配伍细辛、干姜、半夏,如小青龙汤。

(3)用于风水水肿。本品主入肺、膀胱经,能上开肺气,下输膀胱,是宣肺利尿的要药。本品利尿以消肿,兼可解表,若水肿、小便不利兼风寒表证,可配伍甘草,如甘草麻黄汤;若肾炎所致水肿,可配伍生石膏、苍术、甘草等,如越婢加术汤加减。

(4)用于阴疽、瘰结。本品辛温,能散寒通滞,可治风寒痹症、阴疽、痰核。若为阴疽、痰核、流注结块,常配伍熟地黄、白芥子、鹿角胶等,如阳和汤;若为风寒湿痹证、肢体疼痛,可配伍干姜,以祛除深入肌腠中的风寒之邪。

【用法用量】 2~10 g,水煎服。发汗散寒宜生用;止咳平喘、润肺止咳多蜜炙用,多用于表证已解,气喘咳嗽;年老体弱及少儿患者常捣绒用。

【使用注意】 表虚自汗、阴虚盗汗、肺肾虚喘、外感风热、单腹胀、痈、疖、脾虚浮肿、失眠、甲状腺功能亢进症、心脏病、高血压等患者忌用;哺乳期妇女、前列腺增生患者慎服。

【现代研究】 主要含有生物碱类、挥发油类、黄酮类、鞣质、有机酸类等,其中有效部分主要为生物碱类(如麻黄碱、伪麻黄碱)和挥发油类。具有解热、发汗、平喘、镇咳等作用。其中,麻黄碱具有拟肾上腺素样作用。

桂枝 Guizhi
《名医别录》

本品为樟科植物肉桂 *Cinnamomum cassia* Presl 的干燥嫩枝。春、夏二季采收,除去叶,晒干,或切片晒干。

药材图 11-2

【性味归经】 辛、甘,温。归心、肺、膀胱经。

NOTE

【功效主治】　发汗解肌,温通经脉,助阳化气,平冲降气。

(1)用于风寒感冒,有汗、无汗均可。本品味辛发散,甘温通阳扶卫,宣阳气于卫分,畅营血于肌表,具有外散风寒、助卫实表、发汗解肌的功效。其发汗力较麻黄温和,对于外感风寒,不论表实无汗,还是表虚有汗及阳虚外感,均可用。若外感风寒、表实无汗,常配伍麻黄,如麻黄汤;若外感风寒、表虚有汗,常配伍白芍,如桂枝汤;若阳虚外感,常配伍麻黄、附子、细辛,如麻黄附子细辛汤。

(2)用于寒凝血滞诸痛证。本品辛散温通,具有温通经脉、散寒止痛的功效。若胸阳不振,心脉瘀阻,胸痹心痛,可配伍枳实、薤白,如枳实薤白桂枝汤;若中焦虚寒,脘腹冷痛,可配伍白芍、饴糖等,如小建中汤;若妇女寒凝血滞,月经不调,经闭痛经,产后腹痛,可配伍当归、吴茱萸,如温经汤;若风寒湿痹,肩臂疼痛,可配伍附子,如桂枝附子汤。

(3)用于痰饮、蓄水证。本品甘温,温脾阳以助运水,温肾阳、逐寒邪以助膀胱气化,行水湿痰饮之邪,是治疗痰饮病、蓄水证的常用药。若脾阳不运,水湿内停,导致痰饮、眩晕、心悸、咳嗽,常配伍茯苓、白术,如苓桂术甘汤;若膀胱气化不行,水肿,小便不利,常配伍茯苓、猪苓、泽泻等,如五苓散。

此外,桂枝有横通枝节的特性,能引诸药横行至肩、臂、手指,因此又是上肢病的引经药。

【用法用量】　3~10 g,水煎服。

【使用注意】　外感热病、阴虚火旺、血热妄行等证忌用;孕妇及月经过多者慎用。

【现代研究】　主要含有挥发油类、有机酸类、酚类、香豆素类、鞣质类、多糖类、苷类、内酯类、甾体类等成分。具有抑菌、抗炎、抗过敏等作用。

紫苏 Zisu
《名医别录》

药材图 11-3

本品为唇形科植物紫苏 *Perilla frutescens* (L.) Britt. 的干燥茎(紫苏梗)、叶(紫苏叶)。夏季枝叶茂盛时采收其叶,除去杂质,晒干。秋季果实成熟后采割其茎,除去杂质,晒干,或趁鲜切片,晒干。

【性味归经】　辛、温。归肺、脾经。

【功效主治】　紫苏叶:解表散寒,行气和胃。紫苏梗:理气宽中,止痛,安胎。

(1)用于风寒感冒。本品味辛性温,外能解表散寒,内能行气宽中,兼能化痰止咳。若风寒表证兼气滞,常配伍香附、陈皮等,如香苏散;若风寒表证兼咳喘痰多,常配伍杏仁、桔梗等,如杏苏散。本品解表散寒之力较缓和,轻证可单用,重证须与其他发散风寒药配伍使用。

(2)用于脾胃气滞,胸闷呕吐。本品味辛行气以宽中除胀,和胃止呕,兼有理气安胎的功效。若外感风寒,内伤湿滞,气机不畅,胸闷呕吐,胃部不适(即俗话说的"停食着凉"),可配伍藿香、陈皮、半夏等,如藿香正气散,也有人常用藿香正气散治疗急性胃肠炎;若胎气上逆,胸闷呕吐,胎动不安,常配伍砂仁、陈皮等;若为七情郁结,痰凝气滞之梅核气证,常配伍半夏、厚朴、茯苓等,如半夏厚朴汤。

(3)用于解鱼蟹毒。若进食鱼蟹而致腹痛吐泻者,可单用本品煎汤服,或配伍生姜、陈皮、藿香等药使用。

【用法用量】　5~10 g,水煎服,不宜久煎。用紫苏叶时,一般要写明"后下"。

【现代研究】　含挥发油类(如石竹烯、紫苏酮、紫苏醛、紫苏异酮)、黄酮类、酚类(如迷迭香酸)。具有保护肺组织和支气管、镇咳、抑菌、解热、调节胃肠道动力等作用。

生姜 Shengjiang

《名医别录》

药材图 11-4

本品为姜科植物姜 *Zingiber officinale* Rosc. 的新鲜根茎。秋、冬二季采挖,除去须根和泥沙,切片,生用。

【性味归经】 辛,微温。归肺、脾、胃经。

【功效主治】 解表散寒,温中止呕,化痰止咳,解鱼蟹毒。

(1)用于风寒感冒。本品辛散温通,有发汗解表、祛风散寒的功效,但作用较弱,适用于风寒感冒轻证,可单煎或配红糖、葱白煎服,或作辅药使用,以增强发汗解表之力。

(2)用于脾胃寒证。本品辛散温通,能温中散寒,有祛寒开胃、止痛止呕的功效。若寒犯中焦或脾胃虚寒之胃脘冷痛、食少、呕吐,可配伍高良姜、胡椒等温里药。若脾胃气虚,可配伍人参、白术等补脾益气药。

(3)用于胃寒呕吐。本品辛散温通,能温胃散寒,和中降逆,止呕,有"呕家圣药"之称。若胃寒呕吐,可配伍高良姜、白豆蔻等温胃止呕药;若痰饮呕吐,可配伍半夏,如小半夏汤;若胃热呕吐,可配黄连、竹茹、枇杷叶等清胃止呕药。治疗风痰口噤不语,风痰阻滞经络半身不遂等证,可配伍竹沥汁,取竹沥汁 31 g,兑入生姜汁六七滴,分两次服。某些止呕药用姜汁制后,能增强止呕作用,如姜半夏、姜竹茹等。

(4)用于肺寒咳嗽。本品辛温发散,有温肺散寒、化痰止咳的功效。若风寒客肺,痰多咳嗽,恶寒头痛,可配伍麻黄、杏仁,如三拗汤。若痰多而无表邪,可配伍陈皮、半夏等,如二陈汤。

此外,生姜可解生半夏、生南星及鱼蟹毒。

【用法用量】 3～10 g,水煎服或捣汁服。

【使用注意】 阴虚内热者忌用。

【现代研究】 含挥发油类(主要为萜类物质)、姜辣素类(如 6-姜辣素、姜酚、6-姜烯酚)、二苯基庚烷类、多糖类。具有解热、止呕、抗胃溃疡、抗菌、抗炎等作用。

细辛 Xixin

《神农本草经》

药材图 11-5

本品为马兜铃科植物北细辛 *Asarum heterotropoides* Fr. Schmidt var. *mandshuricum* (Maxim.) Kitag.、汉城细辛 *Asarum sieboldii* Miq. var. *seoulense* Nakai 或华细辛 *Asarum sieboldii* Miq. 的干燥根和根茎。前二种习称为"辽细辛"。夏季果熟期或初秋采挖,除净地上部分和泥沙,阴干,切段,生用。

【性味归经】 辛,温。归心、肺、肾经。

【功效主治】 解表散寒,祛风止痛,通窍,温肺化饮。

(1)用于风寒感冒,阳虚外感。本品辛散温通,祛风散寒,达表入里,且擅长止痛、通鼻窍,故适宜治疗外感风寒,头身疼痛,鼻塞流涕之证,可配伍防风、羌活、川芎等祛风散寒止痛药,如九味羌活汤。若为恶寒无汗、发热脉沉的阳虚外感,可配伍附子、麻黄,如麻黄附子细辛汤。

(2)用于头痛,牙痛,鼻渊,痹痛。本品辛散温通,具有祛风寒、通鼻窍、止疼痛的功效。若为外感风邪所致,偏正头痛,可配伍川芎、白芷、羌活等,如川芎茶调散;若为痛则如破,脉微弦而紧的风冷头痛,可配伍川芎、麻黄、附子,如细辛汤;若为风冷牙痛,可单用细辛或配伍全蝎、川芎等,如一捻金散;若为胃火牙痛,可配伍石膏、荆芥穗等,如风热散;若风寒湿痹,腰膝冷痛,可配伍独活、桑寄生、防风等,如独活寄生汤;若鼻渊,鼻塞不通,浊涕不止,前额疼痛,可配伍苍耳子、辛夷等,如苍耳子散。

(3)用于寒痰停饮,气滞喘咳。本品辛散温燥,有外散表寒、下气消痰、温肺化饮的功效。

若外感风寒,水饮内停,喘咳,痰多清稀,可配伍麻黄、桂枝、干姜等,如小青龙汤;若寒痰停饮涉肺而无表邪、气逆喘咳,可配伍茯苓、干姜、五味子等,如苓甘五味姜辛汤。

此外,本品辛温行散,芳香透达,吹鼻取嚏,可通关开窍醒神。若为中恶或痰厥之闭证、实证,可配伍皂荚研末使用,如通关散;也可单用细辛,为散使用。

【用法用量】 1～3 g,水煎服。散剂,每次服 0.5～1 g。外用适量。

【使用注意】 阴虚阳亢头痛、肺燥伤阴干咳、气虚汗多等忌用。不宜与藜芦同用。

【现代研究】 主要含有挥发油类(如甲基丁香酚)、萜类、苯丙素类及黄酮类等。具有解热降温、抗炎、抗变态反应、镇静、镇痛等作用。

药材图 11-6

荆芥 Jingjie

《神农本草经》

本品为唇形科植物荆芥 *Schizonepeta tenuifolia* Briq. 的干燥地上部分。夏、秋二季花开到顶、穗绿时采割,除去杂质,晒干,切段。生用或炒炭用。

【性味归经】 辛,微温。归肺、肝经。

【功效主治】 解表散风,透疹,消疮。

(1)用于外感表证。本品辛散气香,长于发表散风,且微温不烈,药性和缓,外感表寒、外感表热或寒热不明显者,皆可使用。若为风寒感冒,恶寒发热,头痛无汗,可配伍防风、羌活、独活等,如荆防败毒散;若为风热感冒,发热头痛,可配伍金银花、连翘、薄荷等辛凉解表药,如银翘散。

(2)用于麻疹不透、风疹瘙痒。本品质轻透散,具有祛风止痒、宣散疹毒的功效。若表邪外束,麻疹初起,疹出不畅,可配伍蝉蜕、薄荷、紫草等,如透疹汤;若风疹瘙痒,可配伍苦参、防风、白蒺藜等,如消风散。

(3)用于疮疡初起兼有表证。本品能解表散风,透散邪气,宣通壅结,具有消疮的功效,可用于疮疡初起而有表证者。偏于风寒者,可配伍羌活、川芎、独活等,如败毒散;偏于风热者,可配伍金银花、连翘、柴胡等,如银翘败毒散。

(4)用于吐衄下血。本品炒炭,性味改变,长于理血、止血,可用于吐血、衄血、便血、崩漏等多种出血证。若为血热妄行所致吐血、衄血,可配伍生地黄、白茅根、侧柏叶等;若为血热所致便血、痔血,可配伍地榆、槐花、黄芩炭等;若妇女崩漏下血,可配伍棕榈炭、莲房炭等。

此外,其穗入药称为荆芥穗。荆芥、荆芥穗炒炭,分别被称为荆芥炭、芥穗炭。荆芥适用于散全身的风邪;荆芥穗适用于散头部的风邪;荆芥炭和芥穗炭适用于止血,可用于治疗产后失血过多和血晕症。

【用法用量】 5～10 g,水煎服,不宜久煎。发表透疹消疮宜生用;止血宜炒用。荆芥穗更长于祛风。

【使用注意】 表虚自汗、阴虚头痛者慎服。

【现代研究】 主要含挥发油类(如胡薄荷酮、3-辛醇、β-蒎烯)、单帖类、黄酮类、酚酸类、三萜类、甾体类等成分。具有解热降温、镇痛、镇静、抗炎、抗病毒、抗病原微生物、抗氧化、止血等作用。

防风 Fangfeng

《神农本草经》

药材图 11-7

本品为伞形科植物防风 *Saposhnikovia divaricata* (Turcz.) Schischk. 的干燥根。春、秋二季采挖未抽花茎植株的根,除去须根和泥沙,晒干。切片,生用、炒黄或炒炭用。

【性味归经】 辛、甘,微温。归膀胱、肝、脾经。

【功效主治】 祛风解表,胜湿止痛,止痉。

NOTE

（1）用于外感表证。本品辛温发散，气味俱升，既能散肌表风邪，又能除经络留湿和止痛，性温不燥，因此风寒表证、风热表证、外感风湿均可使用。若为风寒表证，头痛，身痛，恶风寒，可配伍荆芥、羌活、独活等，如荆防败毒散；若为外感风湿，头痛如裹，身重肢痛，可配伍羌活、藁本、川芎等，如羌活胜湿汤；若为风热表证，发热恶风，咽痛口渴，可配伍薄荷、蝉蜕、连翘等；若卫气不足，肌表不固，而外感风邪，可配伍黄芪、白术等，如玉屏风散。

（2）用于风疹瘙痒。本品辛温发散，能祛风止痒，最适宜用于风邪所致的瘾疹瘙痒，可配伍苦参、荆芥、当归等，如消风散。

（3）用于风湿痹痛。本品辛温，有祛风、胜湿止痛的功效。若为风寒湿痹，肢节疼痛，筋脉挛急，可配伍羌活、独活、桂枝、姜黄等，如蠲痹汤。若为风寒湿邪郁而化热，关节红肿热痛，成为热痹，可配伍地龙、薏苡仁、乌梢蛇等。

（4）用于破伤风。本品既能辛散外风，又能息内风以止痉。若风毒内侵，贯于经络，引动内风而致肌肉痉挛、四肢抽搐、项背强急、角弓反张的破伤风证，可配伍天麻、天南星、白附子等，如玉真散。

此外，防风还可用于肠风便血的治疗，常配伍地榆炭、槐角炭、炒槐花等。

【用法用量】 5～10 g，水煎服。

【使用注意】 阴虚火旺、血虚发痉者慎用。

【现代研究】 主要含有色原酮类、香豆素类、挥发油类、有机酸类等。具有解热、镇痛、镇静、抗菌、抗炎等作用。

羌活 Qianghuo

《神农本草经》

本品为伞形科植物羌活 *Notopterygium incisum* Ting ex H. T. Chang 或宽叶羌活 *Notopterygium franchetii* H. de Boiss. 的干燥根茎和根。春、秋二季采挖，除去须根和泥沙，晒干。切片，生用。

药材图 11-8

【性味归经】 辛、苦，温。归膀胱、肾经。

【功效主治】 解表散寒，祛风除湿，止痛。

（1）用于风寒感冒，头身疼痛。本品辛温发散，气味雄烈，发表力强，有解表散寒、祛风胜湿、止痛的功效。适宜用于外感风寒夹湿，恶寒发热、肌表无汗、头痛项强、肢体酸痛较重，常配伍防风、细辛、川芎等，如九味羌活汤。

（2）用于风寒湿痹，肩臂疼痛。本品辛散祛风，苦燥除湿，性温散寒，祛风湿，止痛作用强；善入足太阳膀胱经，善除头项肩背之痛。若为上半身风寒湿痹，特别是肩背肢节疼痛者，常配伍防风、姜黄、当归等，如蠲痹汤。若为风寒、风湿所致的头风痛，可配伍川芎、白芷、藁本等，如羌活芎藁汤。

此外，羌活又常作为治疗上半身疼痛和后头部疼痛的引经药。

【用法用量】 3～10 g，水煎服。

【使用注意】 用量不宜过多，否则易致呕吐。脾胃虚弱者不宜服用。血虚痹痛、阴虚外感者慎用。

【现代研究】 主要含挥发油类、香豆素类、糖类。具有解热、镇痛、抑菌、抗病毒、抗炎、抗过敏等作用。

药材图 11-9

白芷 Baizhi

《神农本草经》

本品为伞形科植物白芷 *Angelica dahurica* (Fisch. ex Hoffm.)Benth. et Hook. f. 或杭白

NOTE

芷 *Angelica dahuriea* (Fisch. ex Hoffm.)Benth. et Hook. f. var. *formosana*（Boiss.）Shan et Yuan 的干燥根。夏、秋间叶黄时采挖,除去须根和泥沙,晒干或低温干燥。切片,生用。

【性味归经】 辛、温。归胃、大肠、肺经。

【功效主治】 解表散寒,祛风止痛,宣通鼻窍,燥湿止带,消肿排脓。

(1)用于风寒感冒,头痛,鼻塞。本品味辛性温,气芳香,能解表祛风散寒,宣通鼻窍,止痛。若外感风寒,头身疼痛,鼻塞流涕,常配伍防风、羌活、川芎等,如九味羌活汤。

(2)用于阳明头痛,牙痛,鼻渊,风湿痹痛。本品辛散温通,长于止痛,善入足阳明胃经,因此善治阳明经头额痛以及牙龈肿痛。若为阳明头痛,眉棱骨痛,头风痛等症,属外感风寒者,可单用,如都梁丸;也可配伍防风、细辛、川芎等,如川芎茶调散;属外感风热者,可配伍薄荷、菊花、蔓荆子等。若为风冷牙痛,可配伍细辛、全蝎、川芎等,如一捻金散;若为风热牙痛,可配伍石膏、荆芥穗等,如风热散。若为风寒湿痹,关节疼痛,屈伸不利,可配伍苍术、草乌、川芎等,如神仙飞步丹。若为鼻渊,鼻塞不通,浊涕不止,前额疼痛,可配伍苍耳子、辛夷等,如苍耳子散。

(3)用于带下过多。本品辛温香燥,善除阳明经湿邪而有燥湿止带的功效。若为寒湿带下,可配伍鹿角霜、白术、山药等;若为湿热下注,可配伍车前子、黄柏等。

(4)用于疮痈肿毒。本品辛散温通,能消肿排脓。若疮疡初起,红肿热痛,可配伍金银花、当归、穿山甲等,如仙方活命饮;若脓成难溃,可配伍人参、黄芪、当归等,如托里消毒散、托里透脓散。

此外,本品还可祛风止痒,用于治疗皮肤风湿瘙痒及毒蛇咬伤。

【用法用量】 3～10 g,水煎服。外用适量。

【使用注意】 阴虚血热者忌用。痈疽已溃者也宜少用,以免耗伤气血。

【现代研究】 主要含香豆素类(异欧前胡素、香柑内酯)、挥发油类、多糖类等。具有解热、解痉、抗炎、镇痛、镇静等作用。

第二节　发散风热药

以发散风热为主要功效,主要用于风热表证、温病初起的药物,称为发散风热药。本节药物性味多属辛凉,故也称辛凉解表药。外感风热以发热、微恶风寒、咽干口渴、头痛目赤、舌苔薄黄、脉浮数等为主要表现。部分发散风热药兼有透疹止痒、清肺润燥、解毒利咽等作用,可用于治疗麻疹不透、风疹瘙痒、肺热燥咳、痈疽初起、咽喉肿痛等及其兼有风热表证者。

案例 11-2

风热感冒患者宜选用的中成药是(　　　)。

A. 感冒清热颗粒　　　　　　　B. 荆防颗粒　　　　　　　　　C. 正柴胡饮颗粒

D. 九味羌活丸　　　　　　　　E. 桑菊感冒片

薄荷 Bohe

《新修本草》

本品为唇形科植物薄荷 *Mentha haplocalyx* Briq. 的干燥地上部分。夏、秋二季茎叶茂盛或花开至三轮时,选晴天,分次采割,晒干或阴干。切段,生用。

【性味归经】 辛、凉。归肺、肝经。

【功效主治】 疏散风热,清利头目,利咽,透疹,疏肝行气。

案例解析 11-2

药材图 11-10

NOTE

（1）用于风热感冒，温病初起。本品辛以发散，凉以清热，清轻凉散，为疏散风热常用之品，常用于风热感冒和温病卫分证。若为风热感冒或温病初起、邪在卫分，发热，微恶风寒，头痛，可配伍金银花、连翘、牛蒡子、荆芥等，如银翘散。

（2）用于头痛目赤，咽喉肿痛。本品轻扬升浮，芳香通窍，擅长疏散上焦风热，有清头目、利咽喉的功效。若风热上攻，头痛眩晕，可配伍川芎、石膏、白芷等，如上清散。若为风热上攻之目赤多泪，可配伍桑叶、菊花、蔓荆子等；若风热壅盛，咽喉肿痛，可配伍桔梗、生甘草、僵蚕，如六味汤。

（3）用于麻疹不透，风疹瘙痒。本品质轻宣散，有疏散风热、宣毒透疹的功效。若风热束表，麻疹不透，可配伍蝉蜕、牛蒡子、柽柳等，如竹叶柳蒡汤。若风疹瘙痒，可配伍荆芥、防风、僵蚕等。

（4）用于肝郁气滞，胸闷胁痛。本品兼入肝经，有疏肝行气的功效，常配伍柴胡、白芍、当归等疏肝理气调经药；若肝郁气滞，胸胁胀痛，月经不调，可配伍柴胡、当归、白芍、炒白术、茯苓等，如逍遥丸。

此外，本品芳香辟秽，兼能化湿和中，还可用于治疗夏令感受暑湿秽浊之气，脘腹胀痛，呕吐泄泻，常配伍香薷、厚朴、金银花等，如薄荷汤。

【用法用量】 3～6 g，水煎服；宜后下。其叶长于发汗，梗偏于理气。

【使用注意】 体虚多汗者，不宜使用。久病、大病之后，不可用薄荷，以免出汗不止。

【现代研究】 含挥发油类（如左旋薄荷醇）、黄酮类（如蒙花苷、橙皮苷）及有机酸类（如迷迭香酸、咖啡酸）。具有抗肿瘤、发汗解热、护肝、利胆、祛痰等作用。

牛蒡子 Niubangzi

《名医别录》

药材图 11-11

本品为菊科植物牛蒡 *Arctium lappa* L. 的干燥成熟果实。秋季果实成熟时采收果序，晒干，打下果实，除去杂质，再晒干。生用或炒用，用时捣碎。

【性味归经】 辛、苦，寒。归肺、胃经。

【功效主治】 疏散风热，宣肺透疹，解毒利咽。

（1）用于风热感冒，温病初起，咽喉肿痛。本品辛散苦泄，性寒清热，具有疏散风热、宣肺清咽的功效。若为风热感冒，或温病初起，发热，咽喉肿痛，可配伍金银花、连翘、荆芥、桔梗等，如银翘散。若风热咳嗽，痰多不畅，可配伍荆芥、桔梗、前胡、甘草等。

（2）用于麻疹不透。本品清泄透散，有疏散风热、解毒透疹的功效。若麻疹不透或透而复隐，可配伍薄荷、荆芥、蝉蜕、紫草等，如透疹汤。若风湿浸淫血脉而致疥疮瘙痒，可配伍荆芥、蝉蜕、苍术等，如消风散。

（3）用于痈肿疮毒，痄腮喉痹。本品味辛散，能外散风热，味苦性寒，可内泄热毒，因此有清热解毒、消肿利咽的功效。若风热外袭，火毒内结，痈肿疮毒，兼有便秘，可配伍大黄、芒硝、栀子、连翘、薄荷等。若乳痈肿痛，尚未成脓，可配伍金银花、连翘、栀子、瓜蒌等，如牛蒡子汤。若瘟毒发颐、痄腮喉痹等，可配伍玄参、黄芩、黄连、板蓝根等，如普济消毒饮。

此外，本品还有"利腰膝凝滞之气"的作用，常配伍川断、牛膝等，用于治疗腰膝气滞，串走疼痛。

【用法用量】 6～12 g，水煎服。炒用寒性略减。

【使用注意】 气虚便溏者慎用。

【现代研究】 主要含木脂素类、挥发油类、脂肪油类、萜类等。具有抑菌、抗炎、抗流感病毒、增强免疫等作用。

药材图 11-12

桑叶 Sangye

《神农本草经》

本品为桑科植物桑 *Morus alba* L. 的干燥叶。初霜后采收,除去杂质,晒干。生用或蜜炙用。

【性味归经】 甘、苦,寒。归肺、肝经。

【功效主治】 疏散风热,清肺润燥,清肝明目。

(1)用于风热感冒,温病初起。本品甘寒质轻,轻清疏散,有疏散风热、清肺润燥的功效。若风热感冒,或温病初起,温热犯肺,发热,咽痒,咳嗽,可配伍菊花、连翘、薄荷、桔梗等,如桑菊饮。

(2)用于肺热咳嗽、燥热咳嗽。本品苦寒清泻肺热,甘寒凉润肺燥,有清肺热、润肺燥的功效。若肺热或燥热伤肺,干咳少痰,色黄而黏稠,咽痒,轻者可配伍杏仁、沙参、贝母等,如桑杏汤;重者可配伍生石膏、麦冬、阿胶等,如清燥救肺汤。

(3)用于肝阳上亢所致眩晕。本品苦寒,兼入肝经,有平降肝阳的功效。若肝阳上亢,头痛眩晕,头重脚轻,烦躁易怒,可配伍菊花、石决明、白芍等平抑肝阳药。

(4)用于目赤昏花。本品苦寒入肝以清泻肝热,甘润益阴以明目,有清肝明目的功效。若为风热上攻、肝火上炎所致目赤、涩痛、多泪,可配伍菊花、蝉蜕、夏枯草、决明子等。若肝肾精血不足,目失所养,眼目昏花,视物不清,可配伍黑芝麻,如扶桑至宝丹。若为肝热引起的头昏、头痛,可配伍菊花、石决明、夏枯草等。

此外,本品甘寒,凉血止血,可用于血热妄行之咳血、吐血、衄血,既可单用,也可配伍其他凉血止血药。

【用法用量】 5～10 g,水煎服;或入丸散。外用:煎水洗眼。肺燥咳嗽时多用蜜炙桑叶。

【现代研究】 主要含有甾体及三萜类、黄酮类、香豆素类、挥发油类。具有抗菌、降血糖、抑制鼠肠肌、兴奋子宫、降血糖、降血脂等作用。

药材图 11-13

菊花 Juhua

《神农本草经》

本品为菊科植物菊 *Chrysanthemum morifolium* Ramat. 的干燥头状花序。9—11 月花盛开时分批采收,阴干或焙干,或熏、蒸后晒干。生用。药材按产地和加工方法的不同,分为"亳菊""滁菊""贡菊""杭菊""怀菊"。由于花的颜色不同,又有黄菊花和白菊花之分。

【性味归经】 甘、苦,微寒。归肺、肝经。

【功效主治】 散风清热,平肝明目,清热解毒。

(1)用于风热感冒,温病初起。本品味辛疏散,体轻达表,气清上浮,微寒清热,善于疏散肺经风热。若为风热感冒,或温病初起,温邪犯肺,发热,头痛,咳嗽,可配伍桑叶、连翘、薄荷、桔梗等,如桑菊饮。

(2)用于肝阳上亢,头痛眩晕。本品性寒,入肝经,能清肝热,平肝阳。若肝阳上亢,头痛眩晕,可配伍石决明、珍珠母、白芍等平肝潜阳药。若肝火上攻而眩晕、头痛,以及肝经热盛、热极动风,可配伍羚羊角、钩藤、桑叶等,如羚角钩藤汤。

(3)用于目赤昏花。本品辛散苦泄,性微寒,入肝经,具有疏散肝经风热、清泻肝热、明目的功效。若为肝经风热,可配伍蝉蜕、木贼、白僵蚕等疏散风热、明目药。若肝火上攻所致目赤肿痛,可配伍石决明、决明子、夏枯草等清肝明目药。若肝肾精血不足,目失所养,眼目昏花,视物不清,可配伍枸杞子、熟地黄、山茱萸等,如杞菊地黄丸。

(4)用于疮痈肿毒。本品甘寒益阴,有清热解毒的功效。若为疮痈肿毒,可配伍金银花、生甘草,如甘菊汤。因其清热解毒、消散痈肿之力不及野菊花,故临床较野菊花少用。

【用法用量】 5~10 g,水煎服。散风清热多用黄菊花;平肝明目多用白菊花。

【现代研究】 主要含有黄酮类、挥发油类、有机酸类、三萜类、蒽醌类。具有降温、保护心血管、镇痛等作用。

蝉蜕 Chantui
《名医别录》

药材图 11-14

本品为蝉科昆虫黑蚱 *Cryptotympana pustulata* Fabricius 的若虫羽化时脱落的皮壳。夏、秋二季收集,除去泥沙,晒干。生用。

【性味归经】 甘,寒。归肺、肝经。

【功效主治】 疏散风热,利咽,透疹,明目退翳,解痉。

(1)用于风热感冒,温病初起,咽痛喑哑。本品甘寒清热,质轻上浮,长于疏散肺经风热以宣肺利咽、开音疗哑。故最适宜治疗风热感冒,温病初起,症见声音嘶哑或咽喉肿痛者。若为风热感冒或温病初起,发热恶风,头痛口渴,可配伍薄荷、牛蒡子、前胡等。若为风热火毒上攻所致咽喉红肿疼痛、声音嘶哑,可配伍薄荷、牛蒡子、金银花、连翘等,如蝉薄饮。

(2)用于麻疹不透,风疹瘙痒。本品有宣散透发、疏散风热、透疹止痒的功效。若风热外束,麻疹不透,可配伍麻黄、牛蒡子、升麻等,如麻黄散;若风湿浸淫肌肤血脉,皮肤瘙痒,可配伍荆芥、防风、苦参等,如消风散。

(3)用于目赤翳障。本品入肝经,善疏散肝经风热而有明目退翳的功效。若为风热上攻或肝火上炎所致目赤肿痛,翳膜遮睛,可配伍菊花、白蒺藜、决明子、车前子等,如蝉花散。

(4)用于急慢惊风,破伤风证。本品甘寒,有疏散肝经风热、凉肝息风止痉的功效。若为小儿急惊风,可配伍天竺黄、栀子、僵蚕等,如天竺黄散。若为小儿慢惊风,可配伍全蝎、天南星等,如蝉蝎散。若为破伤风证之牙关紧闭、手足抽搐、角弓反张,可配伍天麻、僵蚕、全蝎、天南星,如五虎追风散。

此外,本品还常用于治疗小儿夜啼不安。现代研究证明,该药能镇静安神,故用之有效。

【用法用量】 3~6 g,水煎服,或单味研末冲服。一般病证用量宜小,止痉则需大量。

【使用注意】 虚证、无风热者及孕妇,不用。

【现代研究】 主要含有甲壳质、蛋白质、氨基酸、酚类化合物及人体所需的多种微量元素。其中甲壳质是主要活性成分之一。具有解热、镇静、抗惊厥、止痛、镇咳、祛痰、平喘等作用。

柴胡 Chaihu
《神农本草经》

药材图 11-15

本品为伞形科植物柴胡 *Bupleurum chinense* DC. 或狭叶柴胡 *Bupleurum scorzonerifolium* Willd. 的干燥根。按性状不同,分别习称“北柴胡”和“南柴胡”。春、秋二季采挖,除去茎叶和泥沙,干燥。切段,生用或醋炙用。

【性味归经】 辛、苦,微寒。归肝、胆、肺经。

【功效主治】 疏散退热,疏肝解郁,升举阳气。

(1)用于寒热往来,感冒发热。本品芳香疏泄,微寒退热,善疏散少阳半表半里之邪,是治疗少阳证的要药。若伤寒邪在少阳,寒热往来,胸胁苦满,口苦咽干,目眩,可配伍黄芩,以清半表半里之热,共收和解少阳的功效,如小柴胡汤。若为风寒感冒,恶寒发热,头身疼痛,可配伍防风、生姜等,如正柴胡饮。若外感风寒,寒邪入里化热,恶寒渐轻,身热增盛,可配伍葛根、羌活、黄芩、石膏等,以解表清里,如柴葛解肌汤。若为风热感冒,发热,头痛,可配伍菊花、薄荷、升麻等辛凉解表药。现代用柴胡制成的单味或复方注射液,对于外感发热有较好的解表退热

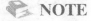

NOTE

作用。

(2)用于肝郁气滞,月经不调,胸胁疼痛。本品辛行苦泄,条达肝气,有疏肝解郁的功效。若为肝失疏泄,气机郁阻所致的胸胁或少腹胀痛、情志抑郁、妇女月经失调、痛经,可配伍香附、川芎、白芍,如柴胡疏肝散。若肝郁血虚,脾失健运,妇女月经不调,乳房胀痛,胁肋作痛,神疲食少,脉弦而虚,可配伍当归、白芍、白术、茯苓等,如逍遥丸。

(3)用于气虚下陷,脏器脱垂,久泻脱肛。本品能升举脾胃清阳之气,有升阳举陷的功效。若为中气不足、气虚下陷所致的脘腹重坠作胀,食少倦怠,久泻脱肛,子宫下垂、肾下垂等脏器脱垂,可配伍人参、黄芪、升麻等,如补中益气汤。

此外,本品还具有退热截疟之效,是治疗疟疾寒热的常用药,常配伍黄芩、常山、草果等。

【用法用量】 3～10 g,水煎服。疏散退热宜生用,疏肝解郁宜醋炙,骨蒸劳热宜用鳖血拌炒。

【使用注意】 阴虚阳亢,肝风内动,阴虚火旺及气机上逆者忌用或慎用。

【现代研究】 主要含有皂苷类、挥发油类、黄酮类、多糖类、甾醇类、多炔类。具有解热、镇痛、抗炎、镇静、镇咳、抗惊厥、抗内毒素等作用。

药材图 11-16

升麻 Shengma
《神农本草经》

本品为毛茛科植物大三叶升麻 *Cimicifuga heracleifolia* Kom.、兴安升麻 *Cimicifuga dahurica*(Turcz.)Maxim. 或升麻 *Cimicifuga foetida* L. 的干燥根茎。秋季采挖,除去泥沙,晒至须根干时,燎去或除去须根,晒干。切片,生用或蜜炙用。

【性味归经】 辛、微甘,微寒。归肺、脾、胃、大肠经。

【功效主治】 发表透疹,清热解毒,升举阳气。

(1)用于风热感冒。本品辛甘微寒,性能升散,有发表退热的功效。若为风热感冒,温病初起,发热、头痛,可配伍桑叶、菊花、薄荷、连翘等。若为外感风热夹湿之阳明经头痛,额前作痛,呕逆,心烦痞满,可配伍苍术、葛根、鲜荷叶等,如清震汤。

(2)用于麻疹不透。本品能辛散发表,透发麻疹。若麻疹初起,透发不畅,可配伍葛根、白芍、甘草等,如升麻葛根汤。若麻疹欲出不出,身热无汗,咳嗽咽痛,烦渴尿赤,可配伍葛根、薄荷、牛蒡子、荆芥等,如宣毒发表汤。

(3)用于齿痛口疮,咽喉肿痛。本品甘寒,有清热解毒的功效,可用于热毒所致的多种病证,尤其擅长清解阳明热毒,因此胃火炽盛所致的牙龈肿痛、口舌生疮、咽肿喉痛及皮肤疮毒等多用。若牙龈肿痛、口舌生疮,可配伍生石膏、黄连等,如清胃散。若为风热疫毒上攻之大头瘟,头面红肿,咽喉肿痛,可配伍黄芩、黄连、玄参、板蓝根等,如普济消毒饮。若为痄腮肿痛,可配伍黄连、连翘、牛蒡子等,如升麻黄连汤。若为温毒发斑,可配伍大青叶、紫草等。

(4)用于气虚,脏器脱垂,崩漏下血。本品入脾、胃经,善引脾胃清阳之气上升,其升提之力较柴胡强,是升阳举陷的要药。若有气虚下陷所致的脘腹重坠作胀,食少倦怠,久泻脱肛,子宫下垂、肾下垂等脏器脱垂,可配伍黄芪、人参、柴胡等,如补中益气汤;若胸中大气下陷,气短不足以息,可配伍柴胡、黄芪、桔梗等,如升陷汤。若气虚下陷,月经量多或崩漏,可配伍人参、黄芪、白术等补中益气药,如举元煎。

【用法用量】 3～10 g,煎服。清热解毒宜生用,升阳举陷宜炙用。

【使用注意】 麻疹已透、阴虚火旺、阴虚阳亢者忌用。用量不宜过大(应小于 30 g)。

【现代研究】 主要含有苯丙素类、色原酮类、生物碱类、三萜及其皂苷类、有机酸类等,具有抗菌、抗炎、降压等作用。

NOTE

葛根 Gegen

《神农本草经》

本品为豆科植物野葛 *Pueraria lobata*（Willd.）Ohwi 的干燥根。习称野葛。秋、冬二季采挖，趁鲜切成厚片或小块，干燥。生用，或煨用。

药材图 11-17

【性味归经】 甘、辛，凉。归脾、胃、肺经。

【功效主治】 解肌退热，生津止渴，透疹，升阳止泻，通经活络，解酒毒。

（1）用于外感表证，项背强痛。本品甘辛性凉，轻扬升散，具有发汗解表、解肌退热的功效。外感表证发热，无论风寒与风热，均可选用本品。若为风热感冒，发热，头痛，可与薄荷、菊花、蔓荆子等辛凉解表药同用。若为风寒感冒，邪郁化热，发热重，恶寒轻，头痛鼻干，口微渴，苔薄黄，可配伍柴胡、黄芩、白芷、羌活等，如柴葛解肌汤。若为风寒感冒，恶寒无汗，项背强痛，可配伍麻黄、桂枝等，如葛根汤；若表虚汗出，恶风，项背强痛，可配伍枝枝、白芍等，如桂枝加葛根汤。

（2）用于麻疹不透。本品味辛性凉，有发表散邪、解肌退热、透发麻疹的功效。若麻疹初起，表邪外束，疹出不畅，可配伍升麻、芍药、甘草等，如升麻葛根汤。若麻疹初起，已现麻疹，但疹出不畅，见发热咳嗽，或乍冷乍热，可配伍牛蒡子、荆芥、蝉蜕、前胡等，如葛根解肌汤。

（3）用于热病口渴，消渴证。本品甘凉，既能清热，又能生津止渴。若为热病津伤口渴，可配伍芦根、天花粉、知母等。若为消渴证属阴津不足，可配伍天花粉、鲜地黄、麦冬等，如天花散；若为内热消渴，口渴多饮，体瘦乏力，气阴不足，可配伍乌梅、天花粉、麦冬、党参、黄芪等，如玉泉丸。

药材图 11-18

药材图 11-19

（4）用于热泻热痢，脾虚泄泻。本品既能清热透邪，又能升发清阳，鼓舞脾胃清阳之气上升而有止泻痢的功效。若为表证未解，邪热入里的热泻热痢，可配伍黄芩、黄连、甘草，如葛根芩连汤。若为脾虚泄泻，可配伍人参、白术、木香等，如七味白术散。

此外，葛根能直接扩张血管，使外周阻力下降，而有明显降压作用，能较好缓解高血压患者的"项紧"症状，故临床常用于治疗高血压病颈项强痛，如北京同仁堂生产的愈风宁心片即由葛根一味药组成。

药材图 11-20

【用法用量】 10～15 g，煎服。退热生津宜生用，升阳止泻宜煨用。

【现代研究】 主要含有异黄酮类（如葛根素、大豆苷元、大豆苷等）、三萜类、香豆素类、酚苷类（如葛根苷 A、B、C）等，具有解热、改善学习记忆、保护肝脏、抗菌、抗炎、调节免疫等药理作用。

药材图 11-21

其他解表药的性味归经、功效、主治如表 11-1 所示。

表 11-1 其他解表药

分类	药名	性味归经	功效	主治
发散风寒药	香薷	辛，微温。归肺、胃经	发汗解表，化湿和中	暑湿感冒，恶寒发热，头痛无汗，腹痛吐泻，水肿，小便不利。
	藁本	辛，温。归膀胱经	祛风，散寒，除湿，止痛	风寒感冒，风湿痹痛，颠顶疼痛
	苍耳子	辛、苦，温；有毒。归肺经	散风寒，祛风湿，通鼻窍	风寒头痛，湿痹拘挛，鼻塞流涕，鼻渊，鼻衄，风疹瘙痒
	辛夷	辛，温。归肺、胃经	散风寒，通鼻窍	风寒头痛，鼻渊，鼻衄，鼻塞流涕

药材图 11-22

药材图 11-23

NOTE

续表

分类	药名	性味归经	功效	主治
发散 风热药	蔓荆子	辛、苦,微寒。归膀胱、肝、胃经	疏散风热,清利头目	风热感冒头痛,齿龈肿痛,目赤多泪,目暗不明,头晕目眩
	淡豆豉	苦、辛,凉。归肺、胃经	解表,除烦,宣发郁热	感冒,寒热头痛,烦躁胸闷,虚烦不眠

小结

解表药是指以发散表邪、解除表证为主要作用的药物。根据其性能特点的不同,可分为发散风寒药和发散风热药两类。

发散风寒药性味多属辛温,均具有发散风寒的功效,主治外感风寒表证。每味药又有各自不同的功效和特点,如麻黄适用于外感风寒表实无汗证,又兼宣肺平喘、利水消肿,用于肺气不宣之咳喘及风水水肿等病证;桂枝发汗较缓和,故外感风寒表证无论有汗、无汗均可应用,此外,桂枝还能温通经脉、助阳化气,常治寒凝血滞引起的各种疼痛及脾肾阳虚水肿;紫苏行气和胃止呕,多用于治疗外感风寒兼气滞腹胀及脾胃气滞之腹胀呕吐,又可解鱼蟹毒;荆芥和防风长于祛风,并能止痒,风寒感冒、风热感冒均可应用,荆芥炒炭还能止血,并能透疹,防风能祛风湿、止痛、息风止痉;羌活、白芷和细辛均可主治外感风寒之头身疼痛,羌活还能祛风胜湿,善治上半身风寒湿痹,白芷、细辛均能通鼻窍,白芷善治前额头痛,还能燥湿止带,细辛能温肺止咳,用于肺寒咳喘。

发散风热药性味多属辛凉,均具有发散风热的功效,主治外感风热表证。每味药又有各自不同的功效和特点:薄荷、牛蒡子、蝉蜕均能疏散风热、透疹利咽,其中薄荷发散力最强,兼能疏肝解郁,牛蒡子清热解毒利咽,蝉蜕清肝明目、息风止痉;桑叶和菊花均能疏散风热、清肝明目,其中桑叶善清肺热、润肺燥,菊花清肝明目之力较桑叶为佳,又能平肝、清热解毒;柴胡、升麻、葛根均能发表退热、升阳,其中柴胡和升麻均可升阳举陷,葛根升阳以止泻,此外,柴胡兼有疏肝解郁和散半表半里之邪的功效,升麻可清热解毒,葛根兼能生津止渴。

思考题

1.试述解表药的概念、功效、分类及适应证,每类列举 3 味中药。

2.试比较下列各组药物的性味、功效及主治之异同。

(1)麻黄与桂枝

(2)紫苏与生姜

(3)荆芥与防风

(4)桑叶与菊花

(5)柴胡与升麻和葛根

(李君玲)

第十二章 清 热 药

 学习目标

1. 掌握石膏、知母、栀子、黄芩、黄连、黄柏、金银花、连翘、板蓝根、大青叶、蒲公英、地黄、玄参、牡丹皮、青蒿的分类归属、性味归经、功效应用、特殊用法及使用注意。

2. 熟悉清热药的概念、功效、适应证、分类、配伍应用和使用注意；天花粉、夏枯草、龙胆、鱼腥草、白头翁、赤芍的分类归属、功效应用。

3. 了解决明子、大血藤、水牛角、地骨皮的分类归属和功效特点。

PPT-12

概 述

1. 含义 凡以清泻里热为主要作用，常用于治疗热证的药物，称为清热药。

2. 主要功效及治疗病证 清热药多具有苦味，苦能清泻，药性多寒凉，均有清泻里热作用，主治里热证。各种热证均可表现身热（发热不恶寒）、面红、口渴喜冷饮、尿赤、舌红、苔黄、脉数等特征。由于发病原因不一、病情的发展阶段和体质不同，影响脏腑及夹杂邪气不同，其病证复杂，所以里热既有气分和血分之分，又有实热和虚热之别。根据药物的功效和所针对热证的不同类型，通常将清热药分为五类：清热泻火药、清热燥湿药、清热解毒药、清热凉血药和清虚热药。清热泻火药主要用于温热病邪入气分证或脏腑实热证，症见高热、汗出、烦渴，甚至神昏谵语，脉洪大有力等。清热燥湿药主要用于脏腑湿热证，症见泻痢、黄疸、带下色黄、小便淋痛、湿疹等。清热解毒药用于热毒内蕴，症见疮疡、痢疾等。清热凉血药主要用于温病热入营血之血分实热证，症见身热、心烦不寐、斑疹、神昏谵语、吐衄便血等。清虚热药主要用于虚热证，症见骨蒸潮热、盗汗等。

3. 配伍原则

（1）以兼有病邪予以相应配伍。清热药主要用于外无表邪、内无积滞的里热证。若里热兼有表邪，应当配伍解表药，以达到表里双解的目的。若里热与积滞结聚于胃肠，可与泻下药同用，分消热势，引热下行。

（2）以兼有症状进行配伍。若里热证兼见烦躁失眠、出血、痉挛抽搐、神昏等症状，则宜分别与安神药、凉血止血药、息风止痉药、开窍药配伍。

（3）针对热邪伤阴进行配伍。热邪容易耗伤阴液，且虚热证多有阴伤表现，故清热药常与养阴生津药配伍。

（4）针对清热药苦寒伤脾胃、易耗气伤阴进行配伍。清热药药性苦寒，易伤脾胃，对于脾胃虚弱又须清泻者，可适当配伍健脾益胃的药物。苦寒性燥的清热药也易耗气伤阴，故清热药常与益气养阴药配伍。

NOTE

4. 使用注意

（1）使用清热药时，应当辨清里热证的虚实、热邪所在部位及病情发展阶段，合理选择与病情相宜的清热药进行治疗。实证可有清热泻火、清营凉血、气血两清等不同用药方法。

（2）应当注意有无兼证。兼有表证者，应当先解表邪后清里热或解表、清里药同用，使表里双解；兼有积滞者，应配伍泻下药。

（3）清热药味苦性寒，易伤脾胃，故用量不宜太大，脾虚食少便溏者慎用。

（4）注意辨清寒热真假，真寒假热者忌用清热药。

第一节　清热泻火药

以清热泻火为主要功效，主要用于清泻气分或脏腑热邪、改善或消除温病气分证或脏腑实热证的药物，称为清热泻火药。

热为火之渐，火为热之极，热与火均属阳邪，清热与泻火两者不可分，能清热的药物常有泻火之功。清热泻火药多甘寒或苦寒，主归肺、胃二经。邪入气分，患者表现出高热、烦躁、口渴、汗出，甚至神昏、脉洪大等温病气分实热证，可用本类药物治疗。患者表现出肺热、胃热、心热、肝热等脏腑实热证时，也常用本类药物治疗。体虚而有里热证而应用本类药物时可配伍补虚药，以扶正祛邪。部分药物还兼有滋阴润燥、祛痰排脓、凉血止血、清热解毒、清热利湿等功效，可以用于阴虚发热、肺痈、血热出血、热毒疮疡、湿热黄疸等。

本类药物寒凉，易伤阳气，虚寒者慎用或忌用。

案例解析 12-1

案例 12-1

王氏，男，28岁。夏日病起，已四日，高热不退，口中大渴，大汗出，脉洪大，不谵语。中医辨证为气分实热证，下列适用于该证的药物是（　　　）。

A. 麻黄、苦杏仁　　　　　B. 石膏、知母　　　　　C. 麻黄、桂枝

D. 煅石膏、青黛　　　　　E. 生地黄、玄参

石膏 Shigao

《神农本草经》

药材图 12-1

本品为硫酸盐类矿物石膏族石膏，主含含水硫酸钙（$CaSO_4 \cdot 2H_2O$），采挖后，除去杂石及泥沙。生用或煅用。

【性味归经】　甘、辛，大寒。归肺、胃经。

【功效主治】　生石膏：清热泻火，除烦止渴。煅石膏：收湿，生肌，敛疮，止血。

（1）用于外感热病，高热烦渴。本品辛甘性寒，辛可解肌退热，寒能清热泻火，甘寒能除烦止渴，为清肺、胃二经气分实热的要药。因其清热泻火强，热清火除，则津液复而止烦渴。适用于温热病邪入气分实热证，症见高热、烦躁、口渴、汗出、脉洪大者，常与知母相须为用，如白虎汤。若治温病气血两燔、神昏谵语、发斑疹者，宜与玄参、知母配伍，如化斑汤。

（2）用于肺热喘咳。本品辛寒，入肺经，有清泻肺热之功，用于邪热郁肺、气急喘促、咳嗽痰稠、发热口渴等症，常与麻黄、苦杏仁等配伍，如麻杏甘石汤。

（3）用于胃火亢盛。本品入胃经，能清泻胃火，用于胃火上炎、头痛、牙龈肿痛等。用于胃火上攻、头痛不止，与祛风止痛药合用，常与川芎配伍，如石膏川芎汤。用于胃中积热，牙龈红肿疼痛，或牙周出血，甚至腐臭溃烂，与升麻、黄连等配伍，如清胃散。

（4）用于疮疡不敛、湿疹瘙痒、水火烫伤及外伤出血。本品煅后药性甘、辛、涩、寒；有收湿、生肌、敛疮、止血之效。故煅石膏用于疮疡不敛、湿疹瘙痒、水火烫伤及外伤出血。治疗湿疹、水火烫伤及疮疡后久不愈合，单用或配伍清热解毒药或其他收湿敛疮药，常与黄连、青黛等研粉外用。用于祛腐生肌，可配红粉外用，如九一丹。

【用法用量】 内服宜生用，15～60 g，打碎先煎。煅石膏外用，适量，研末撒敷患处。

【使用注意】 虚寒证及阴虚内热者忌用。

【现代研究】 主要成分为含水硫酸钙（$CaSO_4 \cdot 2H_2O$）。具有解热、敛疮、镇痛等作用，含有石膏的复方如白虎汤和麻杏甘石汤等具有显著的清热作用。

知母 Zhimu
《神农本草经》

药材图 12-2

本品为百合科植物知母 *Anemarrhena asphodeloides* Bge. 的干燥根茎。春、秋二季采挖，除去须根和泥沙，晒干，习称"毛知母"；或除去外皮，晒干，习称"知母肉"。生用或用盐水炙用。

【性味归经】 苦、甘，寒。归肺、胃、肾经。

【功效主治】 清热泻火，滋阴润燥。

（1）用于外感热病，高热烦渴。本品善清肺胃气分实热，除烦消渴，是治疗温热病气分证高热烦渴的要药，功效似石膏而力稍逊。用于温热病邪热亢盛、壮热、汗多、烦渴、脉洪大等肺胃实热证，常与石膏相须为用，如白虎汤。

（2）用于肺热咳嗽、阴虚燥咳。本品既能清泻肺热，又能养阴润燥，肺热咳嗽或阴虚燥咳皆可使用。用于肺热咳嗽，痰黄黏稠，常配伍瓜蒌、贝母、胆南星。用于阴虚燥咳，干咳少痰者，多与贝母同用，如二母散。

（3）用于骨蒸潮热。本品能滋肾阴以退热，泻肾火以坚阴，为滋阴降火之要药。用于肾阴不足、阴虚火旺，症见骨蒸潮热、盗汗、心烦、遗精等。常与黄柏同用，如知柏地黄丸。

（4）用于内热消渴。本品苦寒，能清胃火，存津液；甘寒能滋胃阴，生津液，故有滋阴润燥、生津止渴之效。用于内热伤津、口渴引饮之消渴病，常与天花粉、葛根等配伍用，如玉液汤。

（5）用于肠燥便秘。本品有润肠通便之功效，常与生何首乌、当归、火麻仁同用。

【用法用量】 6～12 g，水煎服。清热泻火宜生用，滋阴降火宜盐水炙用。

【使用注意】 脾虚便溏及虚寒证不宜使用。

【现代研究】 本品以甾体皂苷类、双苯吡酮类等成分为主，具有抗病原微生物、解热、抗炎、保护心肌等作用。

栀子 Zhizi
《神农本草经》

药材图 12-3

本品为茜草科植物栀子 *Gardenia jasminoides* Ellis 的干燥成熟果实。9—11 月果实成熟呈红黄色时采收，除去果梗和杂质，蒸至上气或置沸水中略烫，取出，干燥。生用、炒焦或炒炭用。

【性味归经】 苦，寒。归心、肺、三焦经。

【功效主治】 泻火除烦，清热利湿，凉血解毒；外用消肿止痛。

（1）用于热病心烦。本品苦寒清降，清泻气分实热，入心经，长于清心热以除烦。清心热以除烦，适宜温病热在气分，高热不退、心烦者。常与淡豆豉合用，以宣泄邪热，解郁除烦，如栀子豉汤。若火毒炽盛，高热烦躁、神皆谵语，又常与黄芩、黄连、黄柏同用，如黄连解毒汤。

（2）用于湿热黄疸。本品苦寒降泄，通利三焦，能清三焦之火，导湿热从小便而出，清利肝胆湿热而退黄疸。用于肝胆湿热郁结所致黄疸、发热、小便短赤等症，常与茵陈、大黄合用，如茵陈蒿汤。

(3)用于血热吐衄。本品能清解血分之热。焦栀子能凉血止血,可用于血热妄行所致吐血、咯血、衄血等各种出血证,常与白茅根、生地黄、黄芩等同用。

(4)用于淋证涩痛。本品能清下焦湿热,治湿热淋证。症见尿频尿急、涩痛等,常与滑石、车前子等合用,如八正散。

(5)用于目赤肿痛。本品清热解毒,可用于心肺积热不散,上攻于目。症见目及两颊间色赤肿痛,常配龙胆、黄芩、黄连等,如祛毒散。

(6)用于火毒疮疡。本品能凉血解毒,用于热毒疮疡,红肿热痛,多配金银花、连翘、蒲公英等。

(7)外治扭挫伤痛。本品外用对于外伤性肿痛有消肿止痛之效。

【用法用量】 6～10 g,水煎服。外用生品适量,研末调敷。

【使用注意】 本品苦寒,易伤脾胃,脾虚便溏者不宜用。

【现代研究】 含环烯醚萜类成分、色素类成分。前者主要包括栀子苷、京尼平苷、羟基栀子苷等,后者主要包括藏红花素、藏红花酸等,具有抗病原微生物、解热、抗炎、镇静、镇痛、利胆、降压、抗氧化、降血脂、抗辐射、抗肿瘤等作用。

天花粉 Tianhuafen
《神农本草经》

药材图 12-4

本品为葫芦科植物栝楼 *Trichosanthes kirilowii* Maxim. 或双边栝楼 *Trichosanthes rosthornii* Harms 的干燥根。秋、冬二季采挖,洗净,除去外皮,切段或纵剖成瓣,干燥。生用。

【性味归经】 甘、微苦,微寒。归肺、胃经。

【功效主治】 清热泻火,生津止渴,消肿排脓。

(1)用于热病口渴。本品甘、微苦,微寒。善清胃热而养胃阴,有生津止渴之效,为"治渴病之要药"。用于热病伤津、口燥烦渴者,常与芦根、麦冬等同用。

(2)用于内热消渴。用于阴虚内热,消渴多饮,常与葛根、山药等同用,如玉液汤。

(3)用于肺热燥咳。本品能清肺热而润肺燥,宁肺止咳。用于热燥伤肺,干咳少痰,或痰中带血等肺燥咳证,常与天冬、麦冬、生地黄等同用,如滋燥饮。

(4)用于疮疡肿毒。本品有清热解毒、消肿排脓的功效。用于疮疡初起、热毒炽盛者,常与金银花、白芷等同用,如仙方活命饮。治疮疡已溃者,与黄芪、甘草同用。

【用法用量】 10～15 g,水煎服。

【使用注意】 孕妇忌服。

【现代研究】 含皂苷、蛋白质、多糖、氨基酸等成分,具有抗肿瘤、终止妊娠、降血糖、调节免疫等多种药理活性。天花粉蛋白为中期引产及治疗恶性葡萄胎和绒毛膜癌的有效成分。

夏枯草 Xiakucao
《神农本草经》

药材图 12-5

本品为唇形科植物夏枯草 *Prunella vulgaris* L. 的干燥果穗。夏季果穗呈棕红色时采收,除去杂质,晒干。生用。

【性味归经】 辛、苦,寒。归肝、胆经。

【功效主治】 清肝泻火,明目,散结消肿。

(1)用于目赤肿痛、目珠夜痛、头痛眩晕。本品苦寒入肝,其性清降,长于清泻肝火。治热目疾,症见目赤肿痛或目珠疼痛者,可单用,若与菊花、决明子、青葙子等配伍,则疗效更佳。治肝虚目珠疼痛,入夜加剧者,可与香附、甘草等药配伍,如夏枯草散。治肝阳上亢之头痛、眩晕者,可与黄芩、磁石、珍珠母等药同用。

(2)用于瘰疬、瘿瘤、乳痈、乳癖、乳房胀痛。本品既能清肝泻火,又有解毒散结之功,常用于治疗肝郁化火、灼津为痰、痰火郁结而致的瘰疬、瘿瘤、乳痈、乳癖、乳房胀痛,多与海藻、浙贝母、玄参等药同用,如内消瘰疬丸。可用于热毒壅盛而致多种红肿、疼痛者,如乳痈、疮肿、痄腮及咽喉红肿疼痛等,常与蒲公英、玄参同用,以增清热解毒、散结消肿之力。

【用法用量】 9~15 g,水煎服。

【使用注意】 孕妇、脾胃寒弱者慎用。

【现代研究】 夏枯草中主要含有萜类、酚酸类、黄酮类、甾醇类、香豆素类等成分,具有降压、降糖、抗菌消炎、免疫抑制、清除自由基及抗氧化、抗肿瘤等作用。

决明子 Juemingzi

《神农本草经》

药材图 12-6

本品为豆科植物钝叶决明 *Cassia obtusifolia* L. 或决明(小决明)*Cassia tora* L. 的干燥成熟种子。秋季采收成熟果实,晒干,打下种子,除去杂质。生用或清炒后用。

【性味归经】 甘、苦、咸,微寒。归肝、大肠经。

【功效主治】 清热明目,润肠通便。

(1)用于目赤涩痛,羞明多泪,头痛眩晕。本品入肝经,长于清肝热,兼能益肝阴。苦寒能泻肝火以明目,甘润而无伤阴之弊,不论肝火目疾,还是风热目疾及肝虚目疾,均可使用,故为目疾之要药。治风热目疾,如头痛、目赤等症,常与菊花、青葙子等同用。治肝火上炎,如目赤肿痛、羞明多泪或目生翳膜等症,常与石决明、菊花等同用。治肝肾阴虚,如视物昏花、目暗不明等症,常与枸杞子、熟地黄、山茱萸等同用。治阴虚阳亢,头痛眩晕,常与菊花、夏枯草等同用。

(2)用于大便秘结。本品味苦通泄,质润滑利,入大肠经,能缓下通便,用于内热肠燥,大便秘结,常与火麻仁、瓜蒌仁等润下药同用。

【用法用量】 9~15 g,水煎服。

【使用注意】 虚寒、便溏者忌用。

【现代研究】 主要含大黄酚、大黄素甲醚、黄决明素、决明素、橙黄决明素、大黄素、芦荟大黄素等蒽醌类成分,具有泻下、降血脂、降血压、保肝、抗菌等作用。

第二节 清热燥湿药

以清除湿热为主要功效,主要用于湿热证的药物,称为清热燥湿药。

本节药物药性味苦寒,苦能燥湿,寒能清热,故可以同时清除热邪和湿邪,又称为苦寒燥湿药。本节药物以归脾、胃、肝、胆、大肠和膀胱经为主。

湿热证除热象症状外还有头身重痛、肢体困倦、口渴不欲饮、舌红苔黄腻等湿邪致病的重着、黏滞特点。因湿热邪气阻滞部位不同,表现较为复杂,其症状各异。①湿温或暑温夹湿证,因湿热蕴结、气机不畅,症见身热不扬、胸膈痞闷、恶心呕吐、小便短赤、色苔黄腻等。②脾胃湿热证,因湿热蕴结脾胃、困阻中焦、升降失常,症见痞满吐利、纳食不佳。③湿热泻痢证,因湿热壅滞于大肠、传导失职,症见泄泻不爽、痢疾腹痛、痔漏肿痛。④肝胆湿热证,因湿热蕴蒸肝胆、肝失疏泄,胆汁外溢,症见胁肋胀痛、黄疸尿赤、耳肿流脓。此外,湿热下注则症见带下色黄或热淋烁痛;湿热流注关节则症见关节红肿疼痛;湿热浸淫肌肤,则症见湿疹、湿疮。对于上述湿热病证,可选用本节药物治疗。治疗温湿、暑湿常与清热泻火药同用;治疗疮痈常与清热解毒药同用;治疗湿痹常与祛风湿药同用;治疗淋证常与利尿通淋药同用;治疗黄疸常与利胆退黄药同用;对于湿邪较重者,常与利湿药或化湿药配伍;对于湿邪蕴结致气机郁滞者,常辅以行气药。

本节药物又常兼有清热泻火和清热解毒功效,用于治疗脏腑气分实热和疮痈肿痛等热毒证,可以同清热解毒、清热泻火药配伍使用。本节药物药性苦寒,易伤脾胃,又易伤阴,故脾胃虚弱及阴津不足者应当慎用或忌用。

案例解析 12-2

案例 12-2

吴氏,女,18岁,患慢性中耳炎,并有口苦、舌红苔黄、脉玄数有力、头痛目赤等症,中医辨证为肝胆湿热,实火上炎所致,下面药物组合可选用的是(　　　)。

A. 黄连、大黄　　　　　　　B. 夏枯草、菊花　　　　　　C. 黄柏、知母

D. 龙胆、黄芩、栀子　　　　E. 石膏、玄参

药材图 12-7

黄芩 Huangqin
《神农本草经》

本品为唇形科植物黄芩 *Scutellaria baicalensis* Georgi 的干燥根。春、秋二季采挖,除去须根和泥沙,晒后撞去粗皮,晒干。生用、酒炙或炒炭用。

【性味归经】　苦,寒。归肺、胆、脾、大肠、小肠经。

【功效主治】　清热燥湿,泻火解毒,止血,安胎。

(1)用于湿温、暑湿、胸闷呕恶、湿热痞满、泻痢、黄疸。本品苦寒,有较强的清热燥湿作用,能清脾胃、肝胆及大肠经之湿热,尤善清中上焦湿热。既可清热燥湿,又能清气分实热。用于治湿温暑湿,湿热郁阻,胸脘痞闷,恶心呕吐,身热不扬,舌苔黄腻,多与滑石、白豆蔻、通草等同用,如黄芩滑石汤。用于治湿热中阻,痞满呕吐,常与黄连、干姜、半夏等配伍,如半夏泻心汤。用于治大肠湿热,泄泻痢疾,可与黄连、葛根同用,如葛根芩连汤。用于治湿热黄疸,则与茵陈、栀子等同用。

(2)用于肺热咳嗽、高热烦渴。本品入肺经,善清肺火及上焦之实热。用于治肺热壅滞,肺失清降,咳嗽痰稠,单用即效;也可与桑白皮、知母、麦冬等同用,以增强清肺热止咳之功,如清肺汤。

(3)用于血热吐衄。本品既能清热,又能凉血、止血,可用于治火毒炽盛、迫血妄行的出血证,如吐血、衄血、便血、崩漏等症,常与生地黄、白茅根、三七等同用,亦可单用。

(4)用于痈肿疮毒,咽喉肿痛。本品有较强的泻火解毒之力,治火毒炽盛的疮痈肿毒,咽喉肿痛,常与金银花、连翘、牛蒡子、板蓝根等同用。

(5)用于胎热不安。本品有清热安胎之效,用于治妊娠热盛、胎动不安之症,常与白术、当归等配伍,如当归散。

【用法用量】　3～10 g,水煎服。清热多生用,安胎多炒用,止血多炒炭用,清上焦热多酒炒用。

【使用注意】　本品苦寒伤胃,脾胃虚寒者不宜服用。

【现代研究】　主要含黄芩素、汉黄芩苷、千层纸素、白杨素、粘毛黄芩素等黄酮类成分。具有较广谱的抗菌作用,如大肠埃希菌、铜绿假单胞菌等,此外,具有解热、保护心脑血管、抗过敏、抗氧化、增强机体免疫等方面的作用。

黄连 Huanglian

《神农本草经》

药材图 12-8

本品为毛茛科植物黄连 *Coptis chinensis* Franch.、三角叶黄连 *Coptis deltoidea* C. Y. Cheng et Hsiao 或云连 *Coptis teeta* Wall. 的干燥根茎。以上三种分别习称为"味连""雅连""云连"。秋季采挖,除去须根和泥沙,干燥,撞去残留须根。生用或清炒、姜炙、酒炙、吴茱萸水炙用。

【性味归经】 苦,寒。归心、脾、胃、肝、胆、大肠经。

【功效主治】 清热燥湿,泻火解毒。

(1)用于湿热痞满,呕吐吞酸,泻痢,黄疸。本品大苦大寒,清热燥湿之力胜于黄芩、黄柏等同类药物,可以广泛用于湿热诸证,尤长于清泻中焦、大肠湿热,为治湿热泻痢之要药。用于湿热中阻、气机不畅、脘腹痞满、恶心呕吐,常与黄芩、干姜、半夏等同用,如半夏泻心汤。治湿热泻痢,轻者单用即效,若兼有腹痛、里急后重,与木香同用,如香连丸。泻病身热者,配伍葛根、黄芩、甘草,如葛根芩连汤。若下利脓血,可配伍当归、白芍、木香等,如芍药汤。治湿热黄疸,常与茵陈、栀子配伍使用。

(2)用于高热神昏,心火亢盛,心烦不寐,心悸不宁,血热吐衄,目赤,牙痛,消渴。本品清热泻火,以清心、胃实热见长,尤善清泻心经实火。三焦热盛,症见高热、烦躁,甚至神昏谵语,常与黄芩、黄柏、栀子等同用,如黄连解毒汤。若热邪炽盛,阴血不足,症见心烦不眠,常与黄芩、白芍、阿胶等同用,如黄连阿胶汤。若心火亢盛,迫血妄行,吐血衄血,可与黄芩、大黄等同用,如泻心汤。若胃火上炎,症见牙龈肿痛,口臭,常配伍升麻、生地黄等药,如清胃散。治疗胃热呕吐,常配伍半夏、竹茹,如橘皮竹茹汤。用于肝郁化火,症见胁痛口苦、呕吐吞酸,常与吴茱萸配伍,如左金丸。

(3)用于痈肿疔疮,外治湿疹、湿疮、耳道流脓。本品清热燥湿,具有良好的泻火解毒作用,可单用或配伍使用。用于治疗热毒疮疡,常配伍黄芩、栀子、连翘等。用于治皮肤湿疮、湿疹,可用本品研末调敷。外治耳道疖肿、流脓,可用本品浸汁涂患处,或配枯矾、冰片,研粉外用。可用本品煎汁点眼治眼目红肿。

【用法用量】 2~5 g,水煎服。外用适量。姜黄连清胃和胃止呕,用于寒热互结,湿热中阻,痞满呕吐。酒黄连善清上焦火热,用于目赤、口疮。萸黄连疏肝和胃止呕,用于肝胃不和,呕吐吞酸。

【使用注意】 本品苦寒伤胃,故脾胃虚寒者慎用。

【现代研究】 本品主要含有小檗碱、巴马汀、黄连碱等异喹啉类生物碱,还含有木脂素、香豆素、黄酮、萜类、甾体、有机酸、挥发油、多糖等多种化学成分。具有广谱抗菌活性。此外,具有降血糖、抗氧化、消炎、抗肿瘤、调血脂等活性。

黄柏 Huangbo

《神农本草经》

药材图 12-9

本品为芸香科植物黄皮树 *Phellodendron chinense* Schneid. 的干燥树皮。习称"川黄柏"。剥取树皮后,除去粗皮,晒干。生用或盐水炙、酒炙、炒炭用。

【性味归经】 苦,寒。归肾、膀胱经。

【功效主治】 黄柏:清热燥湿,泻火除蒸,解毒疗疮。盐黄柏:滋阴降火。

(1)用于湿热泻痢,黄疸,尿赤,带下阴痒,热淋涩痛,脚气,痿躄。本品味苦性寒,有较强的清热燥湿作用,与黄芩、黄连相似,且常相须为用,广泛用于多种湿热病证,但本品尤善清除下焦湿热,常与其他清热燥湿、利水渗湿药配伍。用于湿热泻痢,可配白头翁、黄连、秦皮等药,如

NOTE

白头翁汤。用治湿热黄疸、尿赤,常与栀子同用,如栀子柏皮汤。治湿热下注,带下黄浊秽臭,常与山药、芡实、车前子等同用,如易黄汤。用治膀胱湿热,便灼热、淋漓涩痛,常配车前子、滑石、木通等。治湿热下注、脚气痿躄,多与苍术、牛膝同用,如三妙丸。

(2)用于骨蒸劳热,盗汗,遗精。本品长于入肾经,退虚热、降火坚阴,故尤宜用于肾阴不足、虚火上炎,症见五心烦热、潮热盗汗、遗精等。常与知母在退虚热、降火坚阴方面相须为用,并配熟地黄、山茱萸等药同用,如知柏地黄丸。

(3)用于疮疡肿痛,湿疹湿疮。本品既能清热燥湿,又能泻火解毒。用于疮痈疔疖、红肿疼痛,可单用,但更宜与黄连、金银花、连翘等配伍以增强作用,内服或外用均可。治湿疮,阴痒阴肿,可与荆芥、苦参、蛇床子等同用,内服外洗均可,也可配青黛、滑石、甘草末撒敷。治疗烧烫伤,本品亦较常用。

【用法用量】 3~12 g,水煎服。外用适量。生用清热燥湿、解毒、泻火力强,治湿热、热毒及脏腑实热证多生用;盐水炙可降低苦燥之性,且更易入肾经,滋阴降火,治阴虚火旺、盗汗骨蒸等证多盐水炙用。

【使用注意】 孕妇忌服。

【现代研究】 含生物碱类、酚酸类、三萜类、黄酮类、苯丙素类和酰胺类等化学成分,生物碱类成分主要为小檗碱、药根碱、木兰花碱、黄柏碱、掌叶防己碱等。对多种致病菌均有抑制作用,此外,具有解热、降压、利胆、利尿、抗炎等活性。

药材图 12-10

龙胆 Longdan
《神农本草经》

本品为龙胆科植物条叶龙胆 *Gentiana manshurica* Kitag.、龙胆 *Gentiana scabra* Bge.、三花龙胆 *Gentiana triflora* Pall. 或坚龙胆 *Gentiana rigescens* Franch. 的干燥根和根茎。前三种习称"龙胆",后一种习称"坚龙胆"。春、秋二季采挖,洗净,干燥。生用。

【性味归经】 苦,寒。归肝、胆经。

【功效主治】 清热燥湿,泻肝胆火。

(1)用于湿热黄疸,阴肿阴痒,带下,湿疹瘙痒。本品大苦大寒,清热燥湿,主入肝胆经,尤善清下焦湿热。治湿热黄疸,常与茵陈、栀子、黄柏等同用。治湿热下注,阴肿阴痒,女子带下黄臭,湿疹瘙痒等,常配黄柏、苦参、苍术。

(2)用于肝火目赤,耳鸣耳聋,胁痛口苦。本品苦寒,入肝、胆经,以清泻肝胆实火见长。症见胁痛、口苦、目赤、耳肿、耳聋等,多与黄芩、栀子、木通、柴胡等同用,如龙胆泻肝汤。

(3)用于惊风抽搐、肝经热盛、热极生风,症见高热、惊厥、手足抽搐等。本品能清泻肝胆实火,常与牛黄、钩藤、黄连等同用,如凉惊丸。

【用法用量】 3~6 g,水煎服。

【使用注意】 脾胃虚寒者忌用。

【现代研究】 含龙胆苦苷、獐芽菜苦苷、獐芽菜苷、苦龙胆酯苷等环烯醚萜类成分,此外,还含有黄酮、香豆素及内酯等化合物。具有促进胃排空和肠蠕动、保肝、利胆、利尿、抗氧化、抗炎等作用。

第三节 清热解毒药

凡以清解热毒为主要功效,用于治疗各种热毒证的药物称为清热解毒药。

"热毒"多指火热壅盛、疫疠邪气、虫蛇咬伤等引起的病理变化,多见于疮疡、温病以及火热炽盛者。本类药物于清热之中更长于解毒,主要通过清解火热邪毒,起到退热、消痈、利咽、止痢等效果,主要适用于痈肿疔疮、丹毒、瘟病发斑、痄腮、咽喉肿痛、热毒下痢、虫蛇咬伤、癌肿、水火烫伤以及其他急性热病等。

在临床用药时,应根据各种证候的不同表现及兼证,结合具体药物的特点,有针对性地选择应用,并根据病情的需要给予相应的配伍。如:热毒在血分者,应配伍清热凉血药;火热炽盛者,应配伍清热泻火药;挟有湿邪者,应配伍利湿燥湿、化湿药;热毒血痢、里急后重者,可与活血行气药配伍;疮疡初起,应配伍活血散结药;疮疡化脓溃破,热毒未尽而气血不足者,宜与补气养血药配伍。

清热解毒药多为苦寒之品,不宜久服,以免伤及脾胃。

案例 12-3

7—8月间,某地感冒高发,许多患者症见发热、咽痛、口渴、舌尖红、脉浮数。在中医治疗中,下列药物中在此时此地应用最多的是(　　　)。

A. 人参、三七　　B. 白术、茯苓　　C. 麻黄、桂枝　　D. 金银花、连翘

案例解析 12-3

金银花 Jinyinhua
《新修本草》

药材图 12-11

本品为忍冬科植物忍冬 *Lonicera japonica* Thunb. 的干燥花蕾或带初开的花。夏初花开放前采收,干燥。生用,炒用或制成露剂使用。

【性味归经】　甘,寒。归肺、心、胃经。

【功效主治】　清热解毒,疏散风热。

(1)用于痈肿疔疮。本品甘寒,清热解毒,散痈消肿,为治痈肿疔疮之要药,外疡内痈、热毒壅盛者皆宜。治疗疮初起、红热肿痛者,可单用本品内服或外敷,亦可与皂角刺、白芷等配伍,如仙方活命饮。用于疗疮肿毒、红肿热痛、坚硬根深者,常与紫花地丁、蒲公英、野菊花同用,如五味消毒饮。用于肠痈腹痛者,常与黄芩、玄参等配伍,如清肠饮。用于肺痈咳吐脓血者,常配伍鱼腥草、芦根、桃仁等。

(2)用于风热感冒,温病发热。本品甘寒,芳香疏散,既能疏散风热,又能清热解毒,为表里双解之品,可以用于温病卫、气、营、血各个阶段。用于外感风热、疫疠之气或温病初起,症见发热、咽痛、口渴,常与连翘、薄荷、牛蒡子等同用,如银翘散。若热入营血,高热神昏、舌绛、心烦少寐,常与生地黄、黄连等配伍,如清营汤。

(3)用于喉痹。本品清热解毒之力较强,又有利咽之效。若热毒内盛,咽喉肿痛,常配伍射干、山豆根等。若风热外袭导致咽喉肿痛,常配伍薄荷、牛蒡子等。

(4)用于热毒血痢。本品甘寒,有消热解毒、凉血、止痢之效,故常用于热毒血痢、大便脓血者。单用浓煎即可奏效,亦可与黄芩、黄连、白头翁等药同用,以增强止痢效果。

此外,金银花可制成金银花露,有清热解暑的作用,可用于暑热烦渴,咽喉肿痛,以及小儿热疮、痱子等症。治暑热烦渴,常与荷叶、西瓜翠衣等配伍使用。

【用法用量】　6～15 g,水煎服。

【使用注意】　脾胃虚寒及气虚疮疡脓清者慎用。

【现代研究】　含有机酸类、黄酮类、环烯醚萜苷类、三萜皂苷类、挥发油类等成分,绿原酸和异绿原酸是其抗菌和抗病毒的主要有效成分。金银花具有广谱抗菌作用。此外,还有抗炎、解热、抗肿瘤、抗衰老、抗氧化、降低血糖、保肝等作用。

NOTE

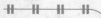

连翘 Lianqiao

《神农本草经》

本品为木犀科植物连翘 *Forsythia suspensa*（Thunb.）Vahl 的干燥果实。秋季果实初熟尚带绿色时采收，除去杂质，蒸熟，晒干，习称"青翘"；果实熟透时采收，晒干，除去杂质，习称"老翘"。生用。

【性味归经】　苦，微寒。归肺、心、小肠经。

【功效主治】　清热解毒，消肿散结，疏散风热。

（1）用于痈疽，瘰疬，乳痈，丹毒。本品苦寒，有清热之功，又有散结之效，故有"疮家圣药"之称。治疮痈初起、红肿热痛，常与蒲公英、金银花、野菊花等同用。治疮疡红肿溃烂、脓出不畅，则与天花粉、皂角刺等同用。治热毒所致咽喉肿痛，可与金银花、马勃等同用。治痰火郁结、瘰疬、痰核、瘿瘤，常与海藻、昆布、浙贝母等同用。

（2）用于风热感冒，温病初起，温热入营，高热烦渴，神昏发斑等。本品此方面功用与金银花相似，亦为外散风热、内解热毒之药，故常用于风热表证以及温病初起卫、气、营、血各个阶段，且多与金银花相须为用。本品轻宣疏散之力虽稍逊于金银花，但苦寒清降之性较强。治风热表证，温病初起，常与金银花、黄芩等同用。治热入营分，身热夜甚，神烦少寐，常与生地黄、玄参、黄连等同用。此外，本品长于清泻心火，治热入心包之高热、烦躁、神昏等，常与玄参、莲子心、水牛角等同用。

（3）用于热淋涩痛。本品兼有利尿作用，可治热淋涩痛。

【用法用量】　6～15 g，水煎服。

【使用注意】　气虚疮疡脓清者不宜用。

【现代研究】　含连翘苷、连翘脂素、连翘酚、异连翘酯苷、熊果酸、齐墩果酸及连翘酯苷 A、B、C、D、E、F、H、I、J 等，具有抗菌、抗病毒、解热、抗炎、保肝、调节免疫等作用。

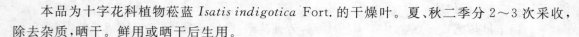

大青叶 Daqingye

《名医别录》

本品为十字花科植物菘蓝 *Isatis indigotica* Fort. 的干燥叶。夏、秋二季分 2～3 次采收，除去杂质，晒干。鲜用或晒干后生用。

【性味归经】　苦，寒。归心、胃经。

【功效主治】　清热解毒，凉血消斑。

（1）用于温病高热，神昏，发斑发疹。本品味苦性寒，能入气分清热泻火，入血分凉血消斑，为气血双清之品，可用于温病的各个阶段及风热表证。用于温病初起或风热表证，症见发热头痛、口渴咽痛者，常配伍连翘、牛蒡子等，如清瘟解毒丸。用于温病热入营血，或气血两燔，症见高热、神昏、发斑、发疹等，常与水牛角、栀子等凉血解毒药同用，如大青汤。

（2）用于痄腮，喉痹，丹毒，痈肿。本品苦寒，既清心、胃二经之实火，又善解瘟疫时毒，有解毒利咽、凉血消肿之效。用治心胃火盛、温毒上攻，症见发热头痛、痄腮喉痹、咽喉肿痛、口舌生疮等，常配伍大黄、栀子、升麻等。用于热盛咽喉肿痛，亦可用鲜品捣汁内服。治血热毒盛，丹毒痈肿者，可以鲜品捣烂外敷患处，或配伍蒲公英、紫花地丁等。

【用法用量】　9～15 g，水煎服。鲜品适量，捣烂敷患处或捣汁内服。

【使用注意】　脾胃虚寒者忌用。

【现代研究】　含菘蓝苷，菘蓝苷易水解形成靛蓝、靛玉红。具有抗金黄色葡萄球菌、甲型链球菌、甲型流感病毒、乙型脑炎病毒、腮腺炎病毒等病原微生物及内毒素作用，还有抗炎、解热、抗内毒素、免疫增强作用。

板蓝根 Banlangen
《本草纲目》

药材图 12-14

本品为十字花科植物菘蓝 *Isatis indigotica* Fort. 的干燥根。秋季采挖,除去泥沙,晒干。生用。

【性味归经】 苦,寒。归心、胃经。

【功效主治】 清热解毒,凉血利咽。

(1)用于瘟疫时毒,发热咽痛。本品药性、功用与大青叶相似,亦为气血两清之品,亦可用于温热病的各个阶段及风热表证,症见发热、咽痛者。大青叶优于凉血消斑,本品长于解毒利咽。

(2)用于温毒发斑,痄腮,烂喉丹痧,大头瘟疫,丹毒,痈肿。用于温病气血两燔,或热入营血,症见高热、发斑等,常配伍黄芩、紫草、生地黄等,如神犀丹。用治风热疫毒之邪壅于上焦,发于头面的大头瘟,症见头面红肿焮痛,恶寒发热,咽喉不利等,常与黄连、黄芩、牛蒡子等配伍,如普济消毒饮。

【用法用量】 9～15 g,水煎服。

【使用注意】 脾胃虚寒者忌用。

【现代研究】 含有靛蓝、靛玉红、(*R*,*S*)-告依春、芥子苷、靛玉红吲哚苷、2-羟基-3-丁烯基硫氰酸酯、腺苷、多种氨基酸等。对金黄色葡萄球菌等多种致病菌、钩端螺旋体以及流感病毒等均有抑制作用。此外,还具有解热、抗炎作用。

蒲公英 Pugongying
《神农本草经》

药材图 12-15

本品为菊科植物蒲公英 *Taraxacum mongolicum* Hand.-Mazz.、碱地蒲公英 *Taraxacum borealisinense* Kitam. 或同属数种植物的干燥全草。春至秋季花初开时采挖,除去杂质,洗净,晒干。鲜用或生用。

【性味归经】 苦、甘,寒。归肝、胃经。

【功效主治】 清热解毒,消肿散结,利尿通淋。

(1)用于疔疮肿毒,乳痈,瘰疬,咽痛,肺痈,肠痈。本品苦甘寒,为清热解毒、消痈散结之佳品,对于凡热毒瘤盛所致之疮痈肿毒,不论内痈外痈,均为常用药。本品能通经下乳,故为治乳痈要药。用治乳痈肿痛,可单用本品内服、外敷,或配伍忍冬藤、甘草使用。治痈肿疔疮、红肿疼痛,常与金银花、紫花地丁、野菊花等同用,如五味消毒饮。治肠痈腹痛,常与大黄、牡丹皮、桃仁等同用。治肺病吐脓,常与鱼腥草、芦根、冬瓜仁等同用。

(2)用于湿热黄疸,热淋涩痛。本品有利尿之功,可使湿热之邪从下泻而收利水通淋、利湿退黄之效。用治热淋涩痛,常与金钱草、车前子等利水通淋药同用。治湿热黄疸,常与茵陈蒿、栀子、大黄等利湿退黄药同用。

此外,本品尚有清肝明目作用,可用治肝火上炎所致目赤肿痛,可单用或配伍菊花、夏枯草、黄芩等。

【用法用量】 10～15 g,水煎服。鲜用适量,捣碎外敷。

【使用注意】 脾胃虚寒者慎用,用量过大可致缓泻。

【现代研究】 含有蒲公英甾醇、蒲公英赛醇、伪蒲公英甾醇、β-香树脂醇等萜类成分,木犀草素、槲皮素及其葡萄糖苷等黄酮类成分,以及对羟基苯甲酸、对羟基苯乙酸、原儿茶酸、咖啡酸、阿魏酸等有机酸类成分。具有抗菌、抗炎、降血糖、抗肿瘤等方面的作用。

NOTE

药材图 12-16

鱼腥草 Yuxingcao

《名医别录》

本品为三白草科植物蕺菜 *Houttuynia cordata* Thunb. 的新鲜全草或干燥地上部分。鲜品全年均可采割；干品夏季茎叶茂盛、花穗多时采割，除去杂质，晒干。生用或用鲜品。

【性味归经】 辛，微寒。归肺经。

【功效主治】 清热解毒，消痈排脓，利尿通淋。

（1）用于肺痈吐脓，痰热喘咳。本品既能清热解毒，又能消痈排脓。主入肺经，善清肺经热邪，为治肺痈吐脓之要药，常与桔梗、芦根、薏苡仁等同用，以增强其清肺热、消痈排脓之效。也可用治肺热咳嗽、痰黄黏稠，常与黄芩、瓜蒌、桑白皮等同用。

（2）用于痈肿疮毒。本品为外痈常用之品。治热毒疮疡，红肿热痛或热盛脓成，可单用鲜品捣敷、内服，或配伍蒲公英、野菊花、连翘等。

（3）用于湿热淋证。本品能清热除湿、利尿通淋。用治热淋小便涩痛，常配伍车前子、海金沙、金钱草等。

（4）用于热痢。本品能清热止痢，可用于治湿热所致泻痢。

【用法用量】 15～25 g，水煎服，不宜久煎；鲜品用量加倍，水煎或捣汁服。外用适量，捣敷或煎汤熏洗患处。

【使用注意】 凡虚寒证、阴性疮疡均当忌用。

【现代研究】 本品主要含挥发油、黄酮类、有机酸、生物碱及维生素等。本品对金黄色葡萄球菌等多种致病性细菌及流感病毒、腮腺炎病毒等病毒均有不同程度的抑制作用，此外，具有增强机体免疫力、抗过敏、平喘以及抗肿瘤等作用。

药材图 12-17

白头翁 Baitouweng

《神农本草经》

本品为毛茛科植物白头翁 *Pulsatilla chinensis* (Bge.)Regel 的干燥根。春、秋二季采挖，除去泥沙，干燥。生用。

【性味归经】 苦，寒。归胃、大肠经。

【功效主治】 清热解毒，凉血止痢。

（1）用于热毒血痢。本品苦寒降泄，入大肠经。善清热解毒、凉血止痛，尤善清大肠湿热及血分热毒，对温热痢疾和热毒血痢均有较好疗效，为治痢之良药。治热毒痢疾，常与清热燥湿止痢药配伍，可与黄连、黄柏、秦皮同用，如白头翁汤。治赤痢下血、日久不愈、腹中冷痛，可与干姜、赤石脂等同用。

（2）用于阴痒带下。本品与清热燥湿、杀虫止痒药物配伍，可治妇女带下、阴痒，常与苦参、白鲜皮同用。

【用法用量】 9～15 g。

【使用注意】 脾胃虚寒者及孕妇慎用。

【现代研究】 含有多种三萜皂苷，此外，还有白头翁素、原白头翁素等。能显著抑制阿米巴原虫的生长，此外，还具有抗菌、抗病毒、抗炎、抗肿瘤等作用。

药材图 12-18

大血藤 Daxueteng

《本草图经》

本品为木通科植物大血藤 *Sargentodoxa cuneata* (Oliv.)Rehd. et Wils. 的干燥藤茎。秋、冬二季采收，除去侧枝，截段，干燥。生用。

NOTE

【性味归经】 苦,平。归大肠、肝经。

【功效主治】 清热解毒,活血,祛风止痛。

(1)用于肠痈腹痛,热毒疮疡,经闭。本品苦降辛开,主入大肠经,善解肠中热毒,行肠中瘀滞,亦为治肠痈腹痛之要药,尤以肠痈初起,腹痛胀满者为宜。治肠痈腹痛,常与败酱草、桃仁、大黄等配伍。本品也可用治皮肤疮痈,多与蒲公英、野菊花等配伍。

(2)用于痛经,跌仆肿痛。本品有活血祛瘀、消肿止痛之功。可广泛用于瘀血阻滞所致的多种疼痛。治跌打损伤,瘀肿疼痛,常与赤芍、续断等同用。治瘀滞痛经,常与香附、当归、丹参等配伍。

(3)用于风湿痹痛。本品兼有祛风通络之功,可用治风湿痹痛、关节不利、腰膝疼痛,可与独活、络石藤、威灵仙等同用。

【用法用量】 9～15 g,水煎服。

【使用注意】 孕妇慎用。

【现代研究】 含大黄素、大黄素甲醚、大黄酚等蒽醌类成分,此外,还含有有机酸、酚类、三萜类、木脂素类、黄酮类等化合物。具有抑菌、抗炎和抗病毒、扩张冠状动脉、降血压、抗凝血等作用。

第四节 清热凉血药

凡以清热凉血为主要功效,用于治疗营分、血分热症的药物,称为清热凉血药。

本节药物多为苦寒、甘寒、咸寒之品,主要归心、肝经,善入血分,具有清解营分、血分热邪的功效,适用于营分、血分证。营分证以营阴受损、心神被扰为特征,主要表现为身热夜甚、心烦不眠、斑疹隐隐、舌红绛、脉细数等症。血分证以耗血、伤阴、动血、动风为特征,主要表现为身发斑疹、烦躁不安、舌深绛、吐血便血等,甚至神昏谵语、抽搐等。本节药物也可用于其他疾病引起的血热出血证。部分药物尚有养阴、止血、解毒、活血等功效。

使用本节药物时,应注意所治病证不同,选择不同的药物配伍,如治疗温热病热在营分证,常配伍清热泻火和清热解毒药;治疗热在血分证,常配伍止血、活血、养阴药。此外,本节药物中兼有养阴的药物,药性滋腻,便溏纳差者慎用;兼有活血作用的药物,妇女月经期及孕期慎用。

案例 12-4

犀角地黄汤(《外台秘要》)由犀角(现用水牛角代替,后同)、生地黄、赤芍、牡丹皮四味组成,该方用于治疗热入血分证,请分析这些药物在该方剂中的作用。

案例解析 12-4

地黄 Dihuang
《神农本草经》

本品为玄参科植物地黄 *Rehmannia glutinosa* Libosch. 的新鲜或干燥块根。秋季采挖,除去芦头、须根及泥沙,鲜用;或将地黄缓缓烘焙至约八成干。前者习称"鲜地黄",后者习称"生地黄"。

药材图 12-19

【性味归经】 鲜地黄:甘,苦,寒。归心、肝、肾经。生地黄:甘,寒。归心、肝、肾经。

【功效主治】 鲜地黄:清热生津,凉血,止血。生地黄:清热凉血,养阴生津。

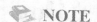

NOTE

（1）用于热入营血。本品味甘、苦而性寒，善清营分、血分之热邪，具有凉血、止血、养阴等多种功效，尤宜于治温热病热入营血所致的营阴受损、血热动血等证。治血分热证、热伤营阴、身热夜甚、口渴、舌红无苔等，常与金银花、连翘、竹叶等同用，如清营汤。治血分热证、血热毒盛、神昏舌绛、血热动血、吐衄便血、斑疹紫暗者，本品常与水牛角、赤芍、牡丹皮等同用，如犀角地黄汤。治疗热病后期、余热未尽、夜热早凉、舌红脉数者，本品既可清血中余热，又能养阴生津，常与知母、青蒿等同用，如青蒿鳖甲汤。

（2）用于血热出血。本品既有良好的清热凉血作用，又能止血。凡脏腑热盛，以致迫血妄行的吐血、衄血、咳血、便血、尿血及崩漏等症，均宜选用。治血热吐衄、便血崩漏，常与鲜荷叶、艾叶、侧柏叶配伍，如四生丸。治温病热入营血、血热毒盛、吐血衄血，常与赤芍、牡丹皮同用。

（3）用于津伤口渴，内热消渴。本品甘寒质润，为常用的养阴清热药，长于养胃阴，并可生津止渴。治热病伤津，烦渴多饮，常与葛根、天花粉等同用，如玉泉丸。治内热消渴，常与山药、黄芪、猪胰子等同用，如滋膵饮。治津伤肠燥，大便秘结，可配伍玄参、麦冬等同用，如增液汤。

【用法用量】　生地黄 10～15 g，水煎服。鲜地黄 12～30 g，捣汁入药。

【使用注意】　脾虚湿滞、腹满便溏者不宜使用。

【现代研究】　含环烯醚萜类、苯乙醇苷类、糖类成分，此外还含有紫罗兰酮类、三萜类等成分。对血管系统、中枢神经系统、免疫系统、脏腑系统有显著的作用。

玄参 Xuanshen

《神农本草经》

药材图 12-20

本品为玄参科植物玄参 *Scrophularia ningpoensis* Hemsl. 的干燥根。冬季茎叶枯萎时采挖，除去根茎、幼芽、须根及泥沙，晒或烘至半干，堆放 3～6 天，反复数次至干燥。生用。

【性味归经】　甘、苦、咸，微寒。归肺、胃、肾经。

【功效主治】　清热凉血，滋阴降火，解毒散结。

（1）用于温热病热入营血，温毒发斑，热病伤阴，舌绛烦渴。本品咸寒入血分而能清热凉血、苦寒入肺胃又能泻火解毒，故常用于温热病热入营血及气血两燔之证。

（2）用于咽喉肿痛、疮痈瘰疬。本品能泻火解毒、滋阴降火，有良好的利咽效果，为治咽喉肿痛之专药。常用于治咽喉肿痛，无论热毒壅盛，还是虚火上炎所致者，均可选用。本品能泻火解毒、凉血滋阴，故亦常用于热毒疮痈肿痛和阴虚火旺、痰火郁结之瘰疬、痰核等证。

（3）用于骨蒸劳嗽。本品甘寒质润，长于降虚火，能滋养肾、肺之阴。故用于肾、肺阴液不足所致诸证，宜与相应的补阴药配伍。如用于治肾阴不足、骨蒸潮热，当与滋补肾阴降火除蒸之品配伍；若用于肺阴不足或肺肾阴虚、劳嗽咳血，当与养阴润肺药配伍。

（4）用于阴虚津伤、伤津便秘。若用于治阴虚胃热所致消渴多饮、津伤口渴以及肠燥便秘等证，则常与滋阴润燥药配伍，如增液汤，与生地黄等药同用，共奏生津止咳、润肠通便之效。

【用法用量】　煎服，9～15 g。鲜品用量加倍。若以鲜品捣汁入药，其清热凉血作用更强。

【使用注意】　脾虚便溏者不宜使用。反藜芦。

【现代研究】　含环烯醚萜、苯丙素、萜类、苯乙醇苷、黄酮、糖类等。具有抗心肌缺血、抗动脉粥样硬化、抗心肌肥大、抗脑缺血、抗血小板聚集、保肝等作用。

牡丹皮 Mudanpi

《神农本草经》

药材图 12-21

本品为毛茛科植物牡丹 *Paeonia suffruticosa* Andr. 的干燥根皮。秋季采挖根部，除去细根和泥沙，剥取根皮，晒干；或刮去粗皮，除去木心，晒干。前者习称"连丹皮"，后者习称"刮丹皮"。生用或酒炙用。

【性味归经】 苦、辛,微寒。归心、肝、肾经。

【功效主治】 清热凉血,活血化瘀。

(1)用于温热病热入营血,温毒发斑,吐血衄血。本品苦辛寒,入血分,能清解营分、血分邪热,又能辛散血中瘀滞,并有凉血而不留瘀、活血而不妄行的特点,故尤常用于温热病热入血分,症见身热夜甚、发斑发疹、吐血、衄血。

(2)用于血瘀证。本品辛行苦泄,具有活血化瘀之功,可广泛用于月经不调、血瘀经闭、癥瘕积聚、疮痈肿痛及跌打损伤等多种瘀血证,又因其性偏寒,故对血瘀而有热者尤为适宜。治血瘀经闭痛经,可与桃仁、川芎、桂枝等同用,如桂枝茯苓丸。治跌打伤痛,可与血竭、当归、红花同用,如正骨紫金丹。

(3)用于虚热证。本品入肝、肾经,清退虚热。对温热病后期余邪未尽、阴液已伤,骨蒸无汗,夜热早凉,热退无汗等症,配伍青蒿、鳖甲、生地黄等治疗,如青蒿鳖甲汤。治阴虚发热,骨蒸潮热,常与知母、黄柏、熟地黄等同用。

(4)用于痈肿疮毒。治热毒壅滞之疮疡肿痛,常与金银花、蒲公英等同用。治疗肠痈腹痛,常与大黄、芒硝、桃仁等同用,如大黄牡丹汤。

【用法用量】 6～12 g,水煎服。清热凉血宜用生品,活血祛瘀宜酒炙用。

【使用注意】 血虚有寒、月经过多者及孕妇不宜用。

【现代研究】 含有丹皮酚、丹皮酚苷、丹皮酚原苷、芍药苷、氧化芍药苷等,具有降血糖、抗菌、抗炎、抗动脉粥样硬化、抗心律失常等作用。

赤芍 Chishao
《神农本草经》

药材图 12-22

本品为毛茛科植物芍药 *Paeonia lactiflora* Pall. 或川赤芍 *Paeonia veitchii* Lynch 的干燥根。春、秋二季采挖,除去根茎、须根及泥沙,晒干。生用。

【性味归经】 苦,微寒。归肝经。

【功效主治】 清热凉血,散瘀止痛。

(1)用于湿病热入营血。本品苦寒,入肝经血分,其清热凉血与活血化瘀之功与牡丹皮相似,常用于热入营血、温毒发斑或血分郁热、吐衄出血等证。常与牡丹皮相须为用。

(2)用于血瘀证。本品有较强的活血化瘀作用,且长于散瘀止痛。用于肝郁血滞之胁痛,常与柴胡、牡丹皮等同用。用于血滞所致经闭痛经、癥瘕腹痛,常与当归、川芎、延胡索等同用。用于跌打损伤,可与乳香、没药等同用。

(3)用于目赤肿痛。本品苦寒入肝经而善清泻肝火,可用治肝热目赤肿痛、羞明多泪,多与菊花、决明子等配伍使用。

(4)用于痈肿疮疡。治热毒痈肿疮痛,常配金银花、白芷、天花粉等,如仙方活命饮。

【用法用量】 6～12 g,水煎服。

【使用注意】 孕妇及月经过多者不宜用。反藜芦。

【现代研究】 含有芍药苷(3.5％～8％),另含芍药内酯苷、羟基芍药苷、苯甲酰芍药苷等,含鞣质,约12.6％,含苯甲酸,约1％。具有保肝、抗肿瘤、保护神经、保护心脏等多种作用。

水牛角 Shuiniujiao
《名医别录》

药材图 12-23

本品为牛科动物水牛 *Bubalus bubalis* Linnaeus 的角。取角后,水煮,除去角塞,干燥。生用。

【性味归经】 苦,寒。归心、肝经。

NOTE

【功效主治】 清热凉血,解毒,定惊。

(1)用于热入血分,症见高热,神昏谵语,惊风,癫狂等。本品入心、肝血分,既善清营凉血,又长于泻火解毒、定惊,是治疗温热病热入营血证的常用药。治温热病热入血分,内陷心包,高热烦躁,神昏谵语,或惊风抽搐,常与清心开窍、息风止痉药配伍,如与牛黄、麝香、羚羊角等同用。亦常用于中风、神志不清,常与醒神开窍或镇心安神药配伍,如与牛黄、珍珠母等同用。

(2)用于吐血、衄血。本品有清热凉血之效。治血热之吐衄等出血证,常与生地黄、牡丹皮等配伍。

(3)用于疮疡肿毒,喉痹咽痛。治热毒壅盛之疮疡肿毒,喉痹咽痛,可与连翘、玄参、黄连等同用。

【用法用量】 15~30 g,宜先煎 3 小时以上。

【使用注意】 脾胃虚寒者不宜用。

【现代研究】 含肽类、氨基酸、蛋白质、胆甾醇等成分。具有解热、抗炎、抗内毒素、抗菌、镇静、降压等多种药理作用。

第五节 清虚热药

凡以清虚热、退骨蒸为主要功效的药物,称为清虚热药,又称为退虚热药。

本类药物多为苦寒或甘寒之品,主要归肝、肾经。本类药物主要适用于肝肾阴虚,虚火内扰所致的骨蒸潮热、午后发热、手足心热、虚烦不眠,盗汗遗精、舌红少苔、脉细而数等症,亦可用于温热病后期,邪热未尽,伤阴劫液,而致夜热早凉、热退无汗、舌质红绛、脉象细数等症。部分药物还分别兼有解暑热、防疟热、清湿热等功效,可用于暑热外感、疳积发热、湿热病证等。

本类药物主治阴虚发热证(以阴虚为本,发热为标)。本类药物重在清退虚热以治标,而不能滋养阴液以治本。在使用本类药物时,常与滋阴药配伍,以期标本兼治;若治热病后期的阴虚内热证,还应配伍清热凉血及清热养阴之品;故本类药常配伍生地黄、玄参、鳖甲、龟板等。

案例解析 12-5

药材图 12-24

案例 12-5

曾经疟疾在我国一些地方肆虐。哪味中药具有抗疟、退虚热作用?

青蒿 Qinghao

《神农本草经》

本品为菊科植物黄花蒿 *Artemisia annua* L. 的干燥地上部分。秋季花盛开时采割,除去老茎,阴干。生用或鲜用。

【性味归经】 苦、辛,寒。归肝、胆经。

【功效主治】 清虚热,除骨蒸,解暑热,截疟,退黄。

(1)用于温邪伤阴,夜热早凉。本品苦寒清热,辛香透散,长于清透阴分伏热,故可治温病后期,余热未清,夜热早凉,热退无汗,或热病后低热不退等,常与鳖甲、知母、牡丹皮等同用,如青蒿鳖甲汤。

(2)用于阴虚发热,劳热骨蒸。本品有退虚热、除骨蒸的作用,常与银柴胡、胡黄连、知母、鳖甲等同用,如清骨散。

(3)用于暑邪发热。本品芳香而散,善解暑热,用于治疗外感暑热,症见发热、头痛、烦渴等,常与广藿香、香薷、野菊花等同用。

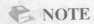

（4）用于疟疾寒热。本品有截疟与解除疟疾寒热之功。可单用较大剂量鲜品捣汁服，或随证配伍黄芩、柴胡等其他药物等应用。

（5）用于湿热黄疸。本品能治湿热黄疸，常与茵陈、虎杖、栀子等同用。

【用法用量】 6～12 g，水煎服，后下，不宜久煎；或鲜用绞汁服用。

【使用注意】 脾胃虚弱、肠滑泄泻者忌服。

【现代研究】 含有青蒿素及青蒿素甲素、乙素、丙素、丁素和戊素等多种倍半萜内酯，此外，还含有黄酮类、香豆素类、苯丙酸类和挥发油等。青蒿素等倍半萜内酯为抗疟疾有效成分，此外，还具有抗内毒素、抗病毒、解热、镇痛、抗炎、抗肿瘤等作用。

地骨皮 Digupi
《神农本草经》

药材图 12-25

本品为茄科植物枸杞 *Lycium chinense* Mill. 或宁夏枸杞 *Lycium barharum* L. 的干燥根皮。春初或秋后采挖根部，洗净，剥取根皮，晒干。生用。

【性味归经】 甘，寒。归肺、肝、肾经。

【功效主治】 凉血除蒸，清肺降火。

（1）用于阴虚潮热，骨蒸盗汗。本品甘寒清润，善清肝肾之虚热，除有汗之骨蒸，为退虚热、疗骨蒸之佳品，常与知母、鳖甲、银柴胡等配伍，如地骨皮汤。

（2）用于肺热咳嗽。本品甘寒，入肺经，善清泻肺热。多用于治肺火郁结，气逆不降，咳嗽气喘等，常与桑白皮、甘草等同用，如泻白散。

（3）用于吐血、衄血、尿血等血热出血证。本品甘寒清热，凉血止血，可单用煎服，亦可配白茅根、侧柏叶等凉血止血药同用。

（4）用于内热消渴。本品于清热除蒸泻火之中兼有生津止渴的作用，可与生地黄、天花粉、五味子等同用。

【用法用量】 9～15 g，水煎服。

【使用注意】 外感风寒发热及脾虚便溏者不宜。

【现代研究】 含肉桂酸、香草酸、莨菪亭、大黄素甲醚、大黄素、芹菜素等；具有抗病原微生物、解热、降血压、降血糖等作用。

其他清热药的性味归经、功效、主治如表 12-1 所示。

表 12-1 其他清热药

分类	药名	性味归经	功效	主治
清热泻火药	芦根	甘，寒。归肺、胃经	清热泻火，生津止渴，除烦，止呕，利尿	热病烦渴，肺热咳嗽，肺痈吐脓，胃热呕哕，热淋涩痛
	淡竹叶	甘、淡，寒。归心、胃、小肠经	清热泻火，除烦止渴，利尿通淋	热病烦渴，小便短赤涩痛，口舌生疮
清热燥湿药	白鲜皮	苦，寒。归脾、胃、膀胱经	清热燥湿，祛风解毒	湿热疮毒，黄水淋漓，湿疹，风疹，疥癣疮癞，风湿热痹，黄疸尿赤
	秦皮	苦、涩，寒。归肝、胆、大肠经	清热燥湿，收涩止痢，止带，明目	湿热泻痢，赤白带下，目赤肿痛，目生翳膜

NOTE

续表

分类	药名	性味归经	功效	主治
清热解毒药	重楼	苦,微寒,有小毒。归肝经	清热解毒,消肿止痛,凉肝定惊	疔疮痈肿,咽喉肿痛,蛇虫咬伤,跌扑伤痛,惊风抽搐
	土茯苓	甘、淡,平。归肝、胃经	解毒,除湿,通利关节	梅毒及汞中毒所致的肢体拘挛,筋骨疼痛;湿热淋浊,带下,痈肿,瘰疬,疥癣
	半边莲	辛,平。归心、小肠、肺经	清热解毒,利尿消肿	痈肿疔疮,蛇虫咬伤,臌胀水肿,湿热黄疸,湿疹湿疮
	熊胆粉	苦,寒。归肝、胆、心经	清热解毒,息风止痉,清肝明目	热毒疮痈,疮疡,咽喉肿痛,热极生风,惊痫抽搐,肝热目赤,目生翳膜
	白蔹	苦,微寒。归心、胃经	清热解毒,消痈散结,敛疮生肌	痈疽发背,疔疮,瘰疬,烧烫伤
	山银花	甘,寒。归肺、心、胃经	清热解毒,疏散风热	痈肿疔疮,喉痹,丹毒,热毒血痢,风热感冒,温病发热
	马勃	辛,平。归肺经	清肺利咽,止血	风热郁肺所致咽痛,音哑,咳嗽;外治鼻衄,创伤出血
清热凉血药	紫草	甘、咸,寒。归心、肝经	清热凉血,活血解毒,透疹消斑	血热毒盛,斑疹紫黑,麻疹不透,疮疡,湿疹,水火烫伤
清虚热药	银柴胡	甘,微寒。归肝、胃经	清虚热,除疳热	阴虚发热,骨蒸劳热,小儿疳热
	胡黄连	苦,寒。归肝、胃、大肠经	退虚热,除疳热,清湿热	骨蒸潮热,小儿疳热,湿热泻痢,黄疸尿赤,痔疮肿痛
	白薇	苦、咸,寒。归胃、肝、肾经	清热凉血,利尿通淋,解毒疗疮	温邪伤营发热,阴虚发热,骨蒸劳热,产后血虚发热,热淋,血淋,痈疽肿毒

小结

　　清热药是指以清泻里热为主要作用的药物。根据药物的功效特点分为五类:清热泻火药、清热燥湿药、清热解毒药、清热凉血药和清虚热药。

　　清热泻火药多甘寒或苦寒,主归肺、胃二经。主要用于温病气分实热证。石膏为清肺、胃二经气分实热之要药,还可用于肺热喘以及胃火亢盛,煅石膏可用于疮疡不敛、湿疹瘙痒、水火烫伤及外伤出血。知母能清热泻火,用于外感热病,高热烦渴,常与石膏相须为用。知母亦能滋阴润燥,故可用于肺热咳嗽、阴虚燥咳、骨蒸潮热、内热消渴以及肠燥便秘。栀子入心经,长于清心热以除烦,用于热病心烦;并能清三焦之火,用于湿热黄疸;亦能凉血止血,用于血热吐衄;能清下焦湿热,用于淋证涩痛;此外,还具清热解毒之功,可用于目赤肿痛、火毒疮疡、扭挫伤痛等。天花粉为治渴病之要药,还可用于肺热燥咳、疮疡肿毒。夏枯草长于清泻肝火,宜用于肝火上炎之目赤肿痛、目珠夜痛、头痛眩晕等,亦有散结消肿之功,可用于瘰疬、瘿瘤、乳痈、乳癖、乳房胀痛。决明子清热明目,为治目疾之要药,能润肠通便,亦常用于大便秘结。

　　清热燥湿药药性味苦寒,主要用于湿热证。黄芩、黄连,黄柏三者均可治湿热、脏腑实热

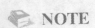

证、热毒疮疡等。黄芩应用广泛,可配伍用于各种脏腑湿热证,长于清泻肺火,用于肺热咳嗽、高热烦渴,此外,还可清热安胎。黄连长于清中焦、大肠,为治湿热泻痢之要药,又善清心胃之火,用于高热神昏、心火亢盛、心烦不寐、心悸不宁、血热吐衄、目赤、牙痛、消渴等。黄柏尤善清除下焦湿热,宜于湿热淋证、带下等,又能入肾经退虚热、降火坚阴,用于骨蒸劳热、盗汗、遗精。龙胆主入肝、胆经,尤善清下焦、肝胆湿热;并能清泻肝胆实火,用于肝火目赤、耳鸣耳聋、胁痛口苦,还可用于惊风抽搐。

清热解毒药于清热之中更长于解毒。金银花、连翘均有清热解毒、疏散风热之功效,二者常配伍使用,治各种热毒证、风热表证。金银花为治痈肿疔疮之要药,外疡内痈,热毒壅盛者皆宜,此外,金银花还有清热解暑、凉血的作用,用于暑热证和热毒血痢。连翘既有清热之功,又有散结之效,为疮家圣药,还能治瘰疬、痰核、瘿瘤等;此外,连翘长于清泻心火而治热扰心神。板蓝根和大青叶来源于同一植物,药性、功效近似,均具清热解毒、凉血利咽、消斑之功,用于外感时瘟疫、发热、咽痛、温毒发斑、痄腮等。蒲公英、鱼腥草和大血藤均能清热解毒,又长于消痈肿,内痈、外痈皆治。鱼腥草尤善治肺痈,为治肺痈吐脓之要药;蒲公英能通经下乳,为治乳痈要药;大血藤为治肠痈之要药。蒲公英和鱼腥草还能清热利湿,可用于湿热淋证。大血藤还可用于痛经、跌仆肿痛、风湿痹痛。

清热凉血药多为苦寒、甘寒、咸寒之品,具有清热凉血之功,主治血分热证或温病营血分证。地黄和玄参均能清热凉血,宜用于温病热入营血、热病伤津、内热消渴以及津伤便秘。生地黄还能凉血止血。玄参滋阴降火,有良好的利咽效果,为治咽喉肿痛之专药;具解毒散结之功,可用于疮痈瘰疬;还可用于肾、肺、胃之阴虚。牡丹皮和赤芍二者均能清热凉血,主治温热病热入营血;均有活血化瘀之功,可用于血瘀证;此外,二者均可用于痈肿疮痛。牡丹皮可退虚热,用于阴虚内热,骨蒸潮热等。赤芍善清泻肝火,用于目赤肿痛。水牛角能清热凉血、解毒、定惊,主要用于热入血分,症见高热、神昏谵语、惊风、癫狂等,此外,还可以用于血热吐衄、疮疡肿毒、喉痹咽痛。

清虚热药以清虚热、退骨蒸为主要功效。青蒿和地骨皮均能清虚热、除骨蒸,青蒿还能解暑热、截疟、退黄,地骨皮还能清肺降火、凉血,用于肺热咳嗽、血热出血。

思考题

1.试述清热药的概念、功效、分类及适应证,每类列举3味中药。

2.试比较下列各组药物的性味、功效及主治之异同。

(1)石膏与知母

(2)黄连、黄柏与黄芩

(3)金银花与连翘

(4)蒲公英与鱼腥草

(5)地黄与玄参

(6)牡丹皮与赤芍

(7)青蒿与地骨皮

思考题答案

(邓可众)

第十三章 泻 下 药

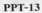

PPT-13

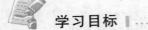

1. 掌握大黄、芒硝的分类归属、性味归经、功效应用、特殊用法及使用注意。

2. 熟悉泻下药的概念、功效、适应证、分类、配伍应用和使用注意。番泻叶、火麻仁、甘遂的分类归属、功效应用。

3. 了解郁李仁、牵牛子的分类归属和功效特点。

概 述

1. 含义 凡以泻下为主要功效,用于治疗便秘及其他肠胃积滞、水饮内停等里实积滞证的药物,称为泻下药。

2. 主要功效及治疗病证 泻下药多为苦味,性寒;作用趋向以沉降为主,主归大肠经。本类药皆具泻下通便之功,主治便秘及其他里实积滞证,如胃肠积滞、实热内盛、水饮内停等证。通过泻下,可以排除胃肠积滞、燥屎、痰饮水湿及毒、瘀等有害物质,以达清解里实积滞之效。本类药物依据泻下力度的强弱、性能特点及功效主治之不同,可分为攻下药、润下药、峻下逐水药三类。攻下药泻下之力较强,攻下导滞,主治便秘及胃肠积滞证;润下药泻下之力平缓,质润,能滑利大肠,促进排便;峻下逐水药泻下之力峻猛,主治水饮内停等实证。其中,峻下逐水药均有毒。部分泻下药兼有清热泻火、利尿消肿等作用,可用治里热证及水肿、小便不利等。

3. 配伍原则

(1)注意和行气药配伍。里实积滞证易阻滞气机,故常配伍行气药,以加强泻下导滞之功。

(2)依据病情的不同进行配伍。依据食积、痰湿、瘀血、肠道寄生虫等积滞的不同,适当配伍消食、化湿、活血化瘀、驱虫等药。若寒积,应配伍温里药;若热积,应配伍清热药;若热盛伤津,须配伍清热养阴药。

(3)根据兼证予以配伍。兼正虚者,应与补益药同用,以攻补兼施;兼表邪者,当先解表后攻里,必要时可与解表药同用,以表里双解,免表邪内陷。

4. 使用注意 泻下药易伤正气,损脾胃,故年老体虚、脾胃虚弱者当慎用;妇女胎前、产后及月经期当忌用。其中攻下导滞和峻下逐水药,因其作用峻猛,副作用大,应中病即止,切勿过剂。对于有毒药物,一定要注意用法用量和炮制方法,以免中毒。

第一节 攻 下 药

以泻下通便、攻下积滞为主要功效,主要用于治疗便秘和胃肠积滞的药物,称为泻下攻积药,简称攻下药。

本节药物味苦,性寒,主归大肠经,泻下作用较强。部分药物兼有清热泻火、凉血之功,故还可用于脏腑火热证以及上部出血证,如高热神昏、谵语、头痛、目赤、咽喉肿痛、牙龈肿痛,以及吐血、衄血、咯血等。以上里热证,无论有无便秘,均可应用本类药物以清热,或导热下行,起"釜底抽薪"之效。

本节药物主治大便秘结不通等各种胃肠积滞证,因积滞内停容易壅塞气机而出现腹胀腹痛,故常配伍行气药,但因病因不同,兼有症状各异,因此应用过程中除常与行气药配伍外,还需根据病因和兼症予以配伍。如热结肠道或里热炽盛者常与清热泻火药合用;湿热积滞者常与清热燥湿药同用;饮食积滞者常配伍消食药;血热出血者常与清热凉血药配伍。

案例 13-1

刘某,男,47岁,便秘数日,脘腹痞满,腹痛拒按,手足汗出,舌苔黄燥。自服大黄后病情未见改善。后按医嘱服用大承气汤治愈,是什么原因?

案例解析 13-1

药材图 13-1

大黄 Dahuang
《神农本草经》

本品为蓼科植物掌叶大黄 *Rheum palmatum* L.、唐古特大黄 *Rheum tanguticum* Maxim. ex Balf. 或药用大黄 *Rheum officinale* Baill. 的干燥根和根茎。秋末茎叶枯萎或次春发芽前采挖,除去细根,刮去外皮,切瓣或段,用绳穿成串干燥或直接干燥。生用、酒炒、酒蒸或炒炭用。

【性味归经】 苦,寒。归脾、胃、大肠、肝、心包经。

【功效主治】 泻下攻积,清热泻火,凉血解毒,逐瘀通经,利湿退黄。

(1)用于积滞便秘。本品苦寒,能"荡涤肠胃,推陈致新",有较强的泻下作用,为治积滞便秘证、泻下攻积之要药,尤宜用于热结便秘,可单用,或与芒硝、厚朴、枳实同用,如大承气汤。通过配伍可用于其他多种便秘。若热结津伤,常与生地黄、麦冬、玄参等同用,如增液承气汤;若治热结便秘,气血亏虚,常与人参、当归等同用,如黄龙汤;若治脾阳不足,寒积便秘,常与附子、干姜、人参等同用,如温脾汤;若肠燥精亏便秘,常与火麻仁、苦杏仁等同用,如麻子仁丸。用于饮食积滞,可与消食药配伍;治疗虫积腹痛,常配伍驱虫药,有助于虫体排除。

(2)用于热毒证。本品苦降,能清热解毒、清热泻火,使上炎之火下泻,有"釜底抽薪"之妙,可用治多种热毒证。治火热上炎之目赤咽肿、牙龈肿痛等,常与清热泻火之夏枯草、连翘、生石膏等同用;治热毒痈肿疔疮,常与清热解毒之金银花、蒲公英、连翘等同用;如治温热病之高热神昏、烦躁,可单用,也可与清心火之栀子、黄连等同用;治肠痈初起腹痛者,常与牡丹皮、桃仁、芒硝等同用,如大黄牡丹汤;治烧烫伤,可单用或与地榆研粉,用麻油调敷患处。

(3)用于出血证。本品凉血止血,故常用治血热妄行之吐血、衄血、咯血等上部出血证,多炒炭使用。可单用,也可与黄芩、黄连同用,如泻心汤。

(4)用于血瘀证。本品既可化瘀血,又能清瘀热,"止血而不留瘀",为治瘀血证之常用药。又因其性寒,尤善治瘀热互结之证,常与活血化瘀药同用。治妇女产后瘀阻之腹痛、恶露不尽者,常与活血之桃仁、土鳖虫同用,如下瘀血汤;治下焦蓄血证及妇女瘀血经闭,常与桃仁、桂枝等同用,如桃核承气汤;治跌打损伤之胁肋痛者,常与当归、桃仁等同用,如复元活血汤。

(5)用于湿热证。本品苦寒燥湿,能清利湿热。治湿热黄疸,一身面目俱黄者,常与利胆退黄之茵陈、栀子同用,如茵陈蒿汤;治肠胃湿热积滞,大便泻而不畅,或里急后重,可与清热燥湿之黄连、黄芩等同用;治湿热淋证,常与利尿通淋之木通、车前子等同用,如八正散。

酒大黄善清上焦血分热毒,用于目赤咽肿、齿龈肿痛。熟大黄泻下力缓、泻火解毒,用于火

NOTE

毒疮疡。大黄炭凉血化瘀止血,用于血热有瘀出血症。

【用法用量】 3～15 g,水煎服;用于泻下时不宜久煎,入汤剂时应后下,或用开水泡服。外用适量,研末敷于患处。

【使用注意】 本品泻下之力较强,易伤正气,中病即止;孕期、月经期及哺乳期慎用;脾胃虚弱者慎用。

【现代研究】 含有大黄酸、大黄素、大黄酚、芦荟大黄素、大黄素甲醚等游离性蒽醌,番泻苷 A、B、C、D、E、F 等双蒽酮苷,以及鞣质等。有增强肠蠕动、促进排便、抗病原微生物、保肝、利胆、抗溃疡、降血脂等作用。游离性蒽醌是本品的抗菌成分;双蒽酮苷是本品的主要泻下成分;鞣质为本品的收敛成分,具有止泻作用。

药材图 13-2

芒硝 Mangxiao
《名医别录》

本品为硫酸盐类矿物芒硝族芒硝,经加工精制而成的结晶体,主含含水硫酸钠($Na_2SO_4 \cdot 10H_2O$)。生用。

【性味归经】 咸、苦,寒。归胃、大肠经。

【功效主治】 泻下通便,润燥软坚,清火消肿。

(1)用于实热积滞,腹满胀痛,大便燥结。本品苦寒能泻热通便,味咸能润燥软坚,为治实热积滞、大便燥结之要药,长于软化燥屎以泻下通便,与大黄相须为用,如大承气汤、调胃承气汤。

(2)用于咽喉肿痛,口舌生疮,牙龈肿痛,目赤等。治咽喉肿痛、口舌生疮,可与硼砂、冰片同用,如冰硼散;或以本品置西瓜中制成西瓜霜外用;治目赤肿痛,可用本品化水或用玄明粉配制眼药水,外用滴眼。

(3)用于肠痈肿痛,乳痈,痔疮肿痛。治肠痈初起,可与大黄、大蒜等同用,捣烂外敷;治乳痈初起,可用本品化水或用纱布包裹外敷;治痔疮肿痛,可单用本品煎汤外洗。

【用法用量】 6～12 g,一般不入煎剂,待汤剂煎得后,溶入汤液中服用或用温开水化水服用。外用适量。

【使用注意】 孕妇慎用;不宜与硫黄、三棱同用。

【现代研究】 能阻止肠内水分的吸收,促进肠蠕动而致泻。还有抗炎、抗菌、利胆、利尿等作用。

药材图 13-3

番泻叶 Fanxieye
《饮片新参》

本品为豆科植物狭叶番泻 *Cassia angustifolia* Vahl 或尖叶番泻 *Cassia acutifolia* Delile 的干燥小叶。通常于 9 月采收。晒干。生用。

【性味归经】 甘、苦,寒。归大肠经。

【功效主治】 泻热行滞,通便,利水。

(1)用于热结便秘。本品苦寒,主入大肠经,长于泻积热,通大便,善治热结便秘,腹部胀满。泻下之力不及大黄、芒硝。治热结便秘证,可单味泡服;若兼腹满胀痛,可与行气之枳实、厚朴同用,以增强泻下导滞之功。

(2)用于腹水肿胀。本品具利水消胀之功,治腹水肿胀,二便不利,可单味泡服,或与泻下逐水之牵牛子等同用。

【用法用量】 2～6 g,水煎服,后下或开水泡服。小剂量可以起到缓泻作用,大剂量可以攻下。

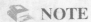
NOTE

【使用注意】 孕妇忌用；哺乳期及月经期妇女忌用。大剂量服用，有恶心、呕吐、腹痛等副作用。

【现代研究】 含番泻苷 A、B、C、D 等双蒽酮苷，此外，还含有大黄酸、大黄素、芦荟大黄素、大黄酸葡萄糖苷、山柰酚等。具有泻下、抗菌、止血、解痉等作用。

第二节 润 下 药

以润肠通便为主要作用，主要用于治疗肠燥便秘证的药物，称为润下药。

本节药物多为甘味，性平，质润，多为植物种子或种仁，富含油脂，泻下作用平缓，具有润肠通便之功，促进排便而不致峻泻。润下药适用于年老津枯、热病伤津、产后血虚及失血导致肠道津枯，失于润滑，而见大便干结，排便困难，应用中常需要与滋阴、补血药配伍使用。

案例 13-2

便秘在老年人中比较常见，医生常选用麻子仁丸治疗老年人便秘。试解释其原因。

案例解析 13-2

火麻仁 Huomaren

《神农本草经》

本品为桑科植物大麻 *Cannabis sativa* L. 的干燥成熟果实。秋季果实成熟时采收，除去杂质，晒干。

【主要性能】 甘，平。归脾、胃、大肠经。

【功效主治】 润肠通便。

用于肠燥便秘证。本品质润多脂，长于润肠通便，略有滋养补虚作用，适用于老年人、产妇及体弱津血不足之肠燥便秘，单用有效，或与养阴生津之熟地黄、玄参、麦冬等同用。若兼有燥热，可与大黄、厚朴、枳实等同用，以加强其通便作用，如麻子仁丸。

【用法用量】 10～15 g，水煎服。

【现代研究】 含脂肪酸和酯类、木脂素酰胺类、甾体类、黄酮和苷类、生物碱、挥发油、蛋白质和氨基酸、维生素等。具有缓泻、降脂、抗炎、抗动脉粥样硬化等作用。

药材图 13-4

郁李仁 Yuliren

《神农本草经》

本品为蔷薇科植物欧李 *Prunus humilis* Bge.、郁李 *Prunus japonica* Thunb. 或长柄扁桃 *Prunus pedunculata* Maxim. 的干燥成熟种子。前二种习称"小李仁"，后一种习称"大李仁"。主产于辽宁、内蒙古、河北等地。夏、秋二季采收成熟果实，除去果肉和核壳，取出种子，干燥。生用。

【性味归经】 辛、苦、甘，平。归脾、大肠、小肠经。

【功效主治】 润肠通便，下气利水。

(1)用于肠燥便秘。本品性平质润，辛行苦降，其润肠通便之功同火麻仁，且兼行大肠之气滞。常与火麻仁、柏子仁、杏仁等同用，如五仁丸。若治产后肠胃燥热，大便秘结，可与凉血、养血之生地黄、当归等同用。

(2)用于水肿。本品辛开苦泄，甘淡利水，又具下气利水之功，用治水肿腹满，脚气浮肿，小便不利者，可与桑白皮、赤小豆等同用，如郁李仁汤。

药材图 13-5

NOTE

【用法用量】　6～10 g,水煎服。

【使用注意】　孕妇慎用。

【现代研究】　含苦杏仁苷、郁李仁苷、山柰苷、脂肪油等,有促进排便、抗炎、镇痛、镇咳等作用。苦杏仁苷经水解产生氢氰酸。

第三节　峻下逐水药

泻下作用峻猛,能引起剧烈腹泻,以排除体内水湿,治疗水肿、臌胀、饮证等形证俱实之证为主的药物,称为峻下逐水药。部分药物还兼能利尿,使水湿从小便排出。

本类药物多味苦,性寒,部分药味辛,性温,主入大肠、肺、肾经。适用于正气未衰、邪气偏盛之全身水肿,胸腹积水之痰饮积聚,以及喘满壅实等证。本类药均有毒,攻伐力强,易伤正气,临床应用时应当中病即止,不可久服。体虚者慎用。孕妇忌用。同时要注意本类药物的炮制、剂量、用法和禁忌等,以确保用药安全。

案例解析 13-3

案例 13-3

十枣汤由芫花、甘遂、大戟三味峻下逐水药和十枚大枣组成,该方用于攻逐水饮。请问:大枣在该方中的作用是什么?

药材图 13-6

甘遂 Gansui

《神农本草经》

本品为大戟科植物甘遂 *Euphorbia kansui* T. N. Liou ex T. P. Wang 的干燥块根。主产于山西、河北、陕西等地。春季开花前或秋末茎叶枯萎后采挖,撞去外皮,晒干。生用或醋制后用。

【性味归经】　苦,寒;有毒。归肺、肾、大肠经。

【功效主治】　泻水逐饮,消肿散结。

(1)用于水肿,臌胀,胸胁停饮证。本品峻下逐水力强,药后可连续泻下,使体内潴留之水饮从二便排出。凡水肿、臌胀、胸胁停饮证,正气未衰者,均可用之。可单用研末服,或与峻下逐水之京大戟、芫花各等份为末,枣汤送服,如十枣汤。亦可与牵牛子同用,如二气汤。

(2)用于风痰癫痫。本品尚有逐痰涎作用。以甘遂为末,入猪心煨后,与朱砂末为丸服,可用于风痰癫痫之证,如遂心丹。

(3)用于疮痈肿毒。本品外用能消肿散结,用甘遂末水调外敷,可用治疮痈肿毒。

【用法用量】　炮制后入丸散用,每次 0.5～1.5 g。生品外用,适量。

【使用注意】　孕妇忌用;虚弱者忌用。不宜与甘草同用。

【现代研究】　含大戟二烯醇、甘遂醇、α-大戟萜醇等多种成分,能刺激肠道,促进肠蠕动,产生泻下作用,此外,还有利尿、抗病毒、终止妊娠、镇痛等多种作用。

牵牛子 Qianniuzi

《名医别录》

药材图 13-7

本品为旋花科植物裂叶牵牛 *Pharbitis nil* (L.) Choisy 或圆叶牵牛 *Pharbitis purpurea* (L.) Voigt 的干燥成熟种子。秋末果实成熟,果壳未开裂时采割植株,晒干,打下种子,除去杂质。生用,或清炒。

NOTE

【性味归经】 苦、寒;有毒。归肺、肾、大肠经。

【功效主治】 泻水通便,消痰涤饮,杀虫攻积。

(1)用于水胀肿满。本品既能泻下,又能利水,使水湿之邪从二便排出。以治水肿、臌胀、二便不利等水湿内停之实证、正气未衰者为易,可单用研末服,或配辛温行气之品。例如禹功散,则是本品与小茴香同用之剂。

(2)用于痰饮积聚,气逆喘咳。本品尚能泻降肺气,祛痰逐饮,治疗肺气壅滞,痰饮喘咳,常与葶苈子、桑白皮等泻肺平喘药同用。

(3)用于虫积腹痛。此外,本品能驱蛔虫,又可泻下排虫,治蛔虫腹痛,常与槟榔、使君子等驱虫药同用。

(4)用于胃肠积滞。本品小剂量服用,能通大便,去积滞。治肠胃湿热积滞、大便秘结或泻痢里急后重者,可配攻下导滞及行气之品,与大黄、木香、槟榔等同用,如木香槟榔丸。治饮食积滞,可与莱菔子、青皮等消食行气药同用。

【用法用量】 3～6 g,水煎服。入丸散服,每次 1.5～3 g。

【使用注意】 孕妇禁用;不宜与巴豆、巴豆霜同用。

【现代研究】 含牵牛子苷、咖啡酸、麦角醇、脂肪油、蛋白质等。具有泻下、利尿、抗菌、杀虫、兴奋子宫的作用。过量使用本品可直接刺激胃肠引起呕吐、腹痛、腹泻及黏液血便等。

其他泻下药的性味归经、功效、主治如表 13-1 所示。

表 13-1 其他泻下药

分类	药名	性味归经	功效	主治
润下药	松子仁	甘,温。归肺、肝、大肠经	润肠通便,润肺止咳	肠燥便秘,肺燥干咳
峻下逐水药	京大戟	苦,寒;有毒。归肺、脾、肾经	泻水逐饮,消肿散结	用于水肿胀满,胸腹积水,痰饮积聚,气逆咳喘,二便不利,痈肿疮毒,瘰疬痰核
	芫花	苦、辛,温;有毒。归肺、脾、肾经	泻水逐饮;外用杀虫疗疮	水肿胀满,胸腹积水,痰饮积聚,气逆咳喘,二便不利;外治疥癣秃疮,痈肿,冻疮
	商陆	苦,寒;有毒。归肺、脾、肾、大肠经	逐水消肿,通利二便,外用解毒散结	水肿胀满,二便不通;外治痈肿疮毒
	巴豆霜	辛,热;有大毒。归胃、大肠经	峻下冷积,逐水退肿,豁痰利咽;外用蚀疮	寒积便秘,乳食停滞,腹水臌胀,二便不通,喉风,喉痹;外治痈肿脓成不溃,疥癣恶疮,疣痣

小结

泻下药是指以泻下为主要功效的药物,依据药物的性能特点可分为攻下药、润下药、峻下逐水药三类。

攻下药味苦、性寒,主归大肠经,泻下作用较强。主治便秘和胃肠积滞。大黄泻下力强,为治积滞便秘证、泻下攻积之要药,尤宜用于热结便秘,并可治寒积、食积、虫积、肠燥精亏等多种便秘。此外,能清热、泻火、解毒,可用于目赤咽肿、牙龈肿痛、痈肿疔疮、热神昏、烦躁、肠痈腹痛以及烧烫伤;能凉血止血,可用于治血热妄行之吐血、衄血、咯血等出血证;能化瘀血、清热,尤善治瘀热互结之证,可用于治妇女产后瘀阻之腹痛、恶露不尽,下焦蓄血证,妇女瘀血经闭,

NOTE

以及跌打损伤；能清利湿热，可用于湿热黄疸、湿热淋证。芒硝苦寒能泻热通便，味咸能润燥软坚，软化燥屎以泻下通便，此外，还用于咽喉肿痛、口舌生疮、牙龈肿痛、目赤、肠痈、乳痈以及痔疮肿痛等。番泻叶泻热行滞、通便，可单味泡服；还可用于腹水肿胀。

润下药为甘味，性平，质润，主治肠燥便秘证。火麻仁、郁李仁均富含油脂，泻下作用缓和，可用于老年人、体虚及产妇之肠燥便秘。郁李仁还能利水消肿。

峻下逐水药泻下作用峻猛，能引起剧烈腹泻，均有毒性。甘遂、牵牛子均能使体内潴留之水饮从二便排出，甘遂的毒性及峻泻之力均强于牵牛子；甘遂还可治风痰癫痫，外用可消散痈肿；牵牛子还可用于痰饮积聚、气逆喘咳、虫积腹痛，小剂量用于胃肠积滞。

思考题

1.试述泻下药的概念、功效、分类及适应证，每类列举 2 味中药。
2.试比较下列各组药物的性味、功效及主治之异同。
(1)大黄与芒硝
(2)甘遂与牵牛子

（邓可众）

思考题答案

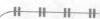

第十四章　祛风湿药

　学习目标

1. 掌握独活、秦艽、桑寄生的分类归属、性味归经、功效应用、特殊用法及使用注意。
2. 熟悉祛风湿药的概念、功效、适应证、分类、配伍应用和使用注意。威灵仙、防己、五加皮的分类归属、功效应用。
3. 了解木瓜的分类归属和功效特点。

PPT-14

概　述

1. 含义　凡以祛风湿、止痹痛、治疗风湿痹证为主要作用的药物,称为祛风湿药。

2. 主要功效及治疗病证　祛风湿药主归肝、肾经,大多具有辛、苦味,辛能祛风,苦能燥湿,多有祛风湿、止痹痛的功效,主要治疗风湿痹证。风湿痹证多由风湿之邪侵袭人体肌表、经络所致,以肢体关节及肌肉酸痛、麻木、重着、屈伸不利,甚或关节肿大灼热等为主要表现。根据药性特点和功效主治不同,可将其分为三类:味辛苦性温的为祛风湿散寒药,味辛苦性寒的为祛风湿清热药,味辛苦甘性温的为祛风湿强筋骨药。

3. 配伍原则

(1)以痹证的类型不同予以相应配伍。风邪偏盛的行痹,应佐以活血养营之品;湿邪偏盛的着痹,应配以燥湿健脾之品;寒邪偏重的痛痹,应佐以散寒止痛之品;关节红肿热痛的热痹,宜配以清热凉血之品;兼肝肾亏虚见腰膝酸软者,则配以补肝肾、强筋骨之品。

(2)以病邪部位深浅不同进行配伍。病邪在表者,配散风发表药;病邪入络见血瘀者,配活血通络药;久病气血不足者,配益气补血药。

4. 使用注意　痹证多属慢性疾病,为服用方便,多制成酒剂或丸、散剂使用。首推酒剂,因其能疏经活络,增强祛风湿之功。本类部分药物辛温苦燥,易耗伤阴血,故阴虚血亏者应慎用。

第一节　祛风湿散寒药

以祛风湿散寒为主要功效,主要用于风寒湿痹证的药物,称为祛风湿散寒药。本节药物性味多辛苦而温,也简称祛风寒湿药。本类药物有较好的祛风湿、散寒止痛的作用,尤以止痛为其特点。所治风寒湿痹证(寒痹、痛痹)以肢体关节疼痛,痛有定处、遇寒加重等为主要表现。若配伍清热药,还可以治疗风热湿痹证。

案例解析 14-1

药材图 14-1

案例 14-1

患者,男,25岁。因长期骑电动车出现双腿膝关节冷痛,得温则减轻,遇寒则加重,脉弦滑,苔白腻。选用何种药物最佳( )?

A. 威灵仙　　　　B. 蕲蛇　　　　C. 独活　　　　D. 木瓜　　　　E. 伸筋草

独活 Duhuo
《神农本草经》

本品为伞形科植物重齿毛当归 *Angelica pubescens* Maxim. f. *biserrata* Shan et Yuan 的干燥根。春初苗刚发芽或秋末茎叶枯萎时采挖,除去须根和泥沙,烘至半干,堆置 2～3 天,发软后再烘至全干,切片。

【性味归经】　辛、苦,微温。归肾、膀胱经。

【功效主治】　祛风除湿,通痹止痛。

(1)用于风寒湿痹,腰膝疼痛。本品辛散苦燥,芳香温通,功善祛风湿、散寒止痛,为治风湿痹痛之主药,无论新久,均可应用。因主入肾经,尤以治下半身风寒湿痹为宜。但其无补益作用,若痹证日久,肝肾两亏,气血不足,当与桑寄生、杜仲、人参等补肝肾、祛风湿药配用,如独活寄生汤。

(2)用于风寒挟湿头痛。本品辛温苦燥,有发散风寒湿邪而解表的作用,治外感风寒夹湿之头痛身重,肢节酸痛,恶寒发热者,可配伍羌活、防风、川芎等,如羌活胜湿汤。

(3)用于少阴头痛。本品入肾经,可除肾经少阴伏风。若少阴头痛,牙齿疼痛,可配伍细辛、附子等,如独活细辛汤。

【用法用量】　3～10 g,水煎服。外用适量。

【现代研究】　含二氢山芹醇、蛇床子素等香豆素类化合物。具有抗炎、镇痛、镇静、抗血管生成、抗菌、抗氧化等作用。

威灵仙 Weilingxian
《新修本草》

药材图 14-2

本品为毛茛科植物威灵仙 *Clematis chinensis* Osbeck、棉团铁线莲 *Clematis hexapetala* Pall. 或东北铁线莲 *Clematis manshurica* Rupr. 的干燥根和根茎。秋季采挖,除去泥沙,晒干,切段。

【性味归经】　辛、咸,温。归膀胱经。

【功效主治】　祛风湿,通经络。

用于风湿痹痛,肢体麻木,筋脉拘挛,屈伸不利。本品辛散温通,性猛善走,通行十二经脉,既能祛风湿,又能通经止痛。故风湿痹痛,筋脉拘挛,肢体麻木,无论上下,皆可应用,为风湿痹痛之要药。常研末单用,温酒调服,如威灵仙散。也可配伍当归、桂心为丸服,如神应丸。

【用法用量】　6～10 g,水煎服。

【现代研究】　具有调节免疫功能、抗炎、镇痛等作用。

木瓜 Mugua
《名医别录》

药材图 14-3

本品为蔷薇科植物贴梗海棠 *Chaenomeles speciosa* (Sweet) Nakai 的干燥近成熟果实。夏、秋二季果实绿黄时采收,置沸水中烫至外皮灰白色,对半纵剖,晒干。洗净,润透或蒸透后

NOTE

切薄片,晒干。

【性味归经】 酸,温。归肝、脾经。

【功效主治】 舒筋活络,和胃化湿。

(1)用于湿痹拘挛,腰膝关节酸重疼痛。本品味酸入肝,善舒筋活络,又能化湿,为治疗湿痹筋脉拘挛之要药。治风湿手足不能举动者,用木瓜丸。治疗筋急项强,不可转侧者,配伍乳香、没药等,如木瓜煎。

(2)用于暑湿吐泻,转筋挛痛。本品芳香入脾,可化湿和胃,味酸入肝,善缓急舒筋,常用于因吐泻过多而致经脉拘挛(转筋)。治疗湿浊中阻之吐泻不止、转筋。偏寒湿者,配伍小茴香、吴茱萸等,如木瓜汤;偏暑湿者,配伍薏苡仁、黄连等,如蚕矢汤。

(3)用于脚气水肿。本品味酸走筋,温通祛湿。若治寒湿下侵,脚气肿痛,常与吴茱萸、槟榔等散寒祛湿药配伍,如鸡鸣散。

【用法用量】 6～9 g,水煎服。

【现代研究】 含有萜类、黄酮类、香豆素类等化合物。具有镇痛、抗氧化、抗炎、治疗腹泻、松弛胃肠道平滑肌和激动 β_2-肾上腺素受体等多种药理作用。

第二节 祛风湿清热药

以祛风湿、清热消肿为主要功效,主要用于风湿热痹的药物,称为祛风湿清热药。本节药物性味多辛苦而寒,也简称祛风湿热药。本类药物有较好的祛风湿、清热消肿的作用。所治风湿热痹证以肢体关节红肿热痛为主要表现。若配伍寒凉药,也可以治风寒湿痹。

案例 14-2

患者,女,23 岁。左关节红肿热痛,活动受限,舌红,脉数。建议首选哪味药物配伍运用?
(　　)

A. 独活　　　　B. 木瓜　　　　C. 防己　　　　D. 桑枝　　　　E. 五加皮

案例解析 14-2

秦艽 Qinjiao

《神农本草经》

药材图 14-4

本品为龙胆科植物秦艽 *Gentiana macrophylla* Pall.、麻花秦艽 *Gentiana straminea* Maxim.、粗茎秦艽 *Gentiana crassicaulis* Duthie ex Burk. 或小秦艽 *Gentiana dahurica* Fisch. 的干燥根。前三种按性状不同分别习称"秦艽"和"麻花艽",后一种习称"小秦艽"。春、秋二季采挖,除去泥沙;秦艽和麻花艽晒软,堆置"发汗"至表面呈红黄色或灰黄色时,摊开晒干,或不经"发汗"直接晒干;小秦艽趁鲜时搓去黑皮,晒干。

【性味归经】 辛、苦,平。归胃、肝、胆经。

【功效主治】 祛风湿,清湿热,止痹痛,退虚热。

(1)用于风湿痹痛,筋脉拘挛,骨节酸痛。本品辛散香透,苦而不燥,为风药中之润剂。风湿痹证无论寒热新久均可配伍使用。但因其性微寒而兼清热,对热痹尤宜。治风湿热痹之关节红肿热痛,常与忍冬藤、黄柏等配用。治风寒湿痹之肢节疼痛拘挛,常与川乌、羌活等配伍。治疗证日久,腰膝酸痛,配伍桑寄生、杜仲等,如独活寄生汤。

(2)用于中风半身不遂。本品既能祛风通络,又善"活血荣筋",可用于中风口眼歪斜,半身不遂,四肢拘急,舌强不语等。单用或配伍白芍、当归、川芎、熟地黄等益气养血化瘀之品,如秦

NOTE

芄汤。

（3）用于湿热黄疸。本品味苦，能清利湿热而退黄疸，治湿热黄疸，可单用，或与茵陈蒿、栀子、虎杖等清热利湿退黄药配用。

（4）用于骨蒸潮热，小儿疳积发热。本品善退虚热而除骨蒸，为治疗阴虚骨蒸潮热的常用药。治疗劳虚伤阴，骨蒸潮热，盗汗乏力者，可配伍青蒿、鳖甲、知母等同用，如秦艽鳖甲散。也用于小儿疳积发热，常与退虚热药如地骨皮、胡黄连、银柴胡等同用。

【用法用量】　3～10 g，水煎服。

【现代研究】　含有环烯醚萜苷类、木脂素类、黄酮类及三萜类等化学成分，具有抗炎、镇痛、保肝、免疫抑制、降血压、抗病毒、抗肿瘤等作用。

防己 Fangji

《神农本草经》

药材图 14-5

本品为防己科植物粉防己 *Stephania tetrandra* S. Moore 的干燥根。秋季采挖，洗净，除去粗皮，晒至半干，切段，个大者再纵切，干燥。

【性味归经】　苦，寒。归膀胱、肺经。

【功效主治】　祛风止痛，利水消肿。

（1）用于风湿痹痛。本品辛散苦寒，既能祛风湿、止痛，又能清热，尤适于风湿痹证之湿热偏胜，症见骨节烦痛，屈伸不利者，常与薏苡仁、滑石、蚕沙等品配伍，如宣痹汤。若为风寒湿痹之关节疼痛者，又常与附子、桂心、白术等散寒燥湿药同用，如防己汤。

（2）用于水肿脚气，小便不利。本品苦寒降泄，善走下行，能清湿热、利小便，尤善泻下焦膀胱湿热，尤宜用于下肢水肿，小便不利者。风水浮肿，身重汗出恶风者，常与黄芪、白术配伍，如防己黄芪汤；若为一身肌肤悉肿，小便短少之皮水证，常与茯苓、黄芪、桂枝等药合用，如防己茯苓汤；若为脚气肿痛，常与木瓜、牛膝配用。

（3）用于湿疹疮毒。本品味苦燥湿，性寒清热，治湿疹疮毒，多与苦参、白鲜皮等同用。

【用法用量】　5～10 g，水煎服。

【现代研究】　含有生物碱类、甾体类和黄酮类等化学成分，主要具有解热、镇痛、抗炎、利尿、抗肿瘤、抗自由基损伤、抗神经毒性等作用。

第三节　祛风湿强筋骨药

以祛风湿、强筋骨为主要功效，主要用于风湿痹证日久以致肝肾虚损的药物，称为祛风湿强筋骨药。本节药物多辛、苦、甘，温，入肝、肾经。本类药物除祛风湿外，还有较好的补肝肾、强筋骨的作用，适用于风湿日久，腰膝酸软疼痛，下肢痿软无力等证。亦可用于肝肾亏虚，腰膝酸痛，骨痿等证。

案例 14-3

患者，男，43 岁。双脚痿痛不能行走，形瘦体弱，肝肾虚损，近日淋雨受湿后病情加重，脉弦滑，苔薄白。证属风寒夹湿闭阻，肝肾两亏，治当补益肝肾，化湿止痛。宜选用的中成药是（　　）。

案例解析 14-3

A. 小活络丸　　B. 木瓜丸　　　　C. 四妙丸　　　　D. 风湿骨痛丸　E. 独活寄生丸

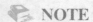

NOTE

桑寄生 Sangjisheng
《神农本草经》

药材图 14-6

本品为桑寄生科植物桑寄生 *Taxillus chinensis* (DC.)Danser 的干燥带叶茎枝。冬季至次春采割,除去粗茎,切段,干燥,或蒸后干燥。切厚片,生用。

【性味归经】 苦、甘,平。归肝、肾经。

【功效主治】 祛风湿,补肝肾,强筋骨,安胎元。

(1)用于风湿痹痛,腰膝酸软,筋骨无力。本品味甘性平,入肝、肾经,能祛风湿,止痹痛,又善补肝肾,强筋骨。对痹证日久,损及肝肾所致腰膝酸痛,筋骨无力者最为适宜,常配伍独活、牛膝、杜仲等药,如独活寄生汤。

(2)用于崩漏经多,妊娠漏血,胎动不安。本品既能补肝肾、养血,又能固冲任、安胎元。治疗肝肾虚损,冲任不固之胎漏,胎动不安,崩漏经多,妊娠漏血等证,常配伍艾叶、阿胶、杜仲、续断等药,如寿胎丸。

(3)用于头晕目眩。本品还能补肝肾以平抑肝阳,用于高血压病头晕目眩属于肝肾不足者,可与杜仲、牛膝等配伍。

【用法用量】 9～15 g,水煎服。

【现代研究】 含黄酮类、挥发油类等成分。具有抗炎镇痛、抗肿瘤、降血脂、降血压、降血糖、保护神经等作用。但研究者发现高剂量桑寄生水煎液有胚胎毒性作用,会影响胎儿的正常生长发育。故妇女在怀孕期间桑寄生用量不宜过高,且应注意服药时间。

五加皮 Wujiapi
《神农本草经》

药材图 14-7

本品为五加科植物细柱五加 *Acanthopanax gracilistylus* W. W. Smith 的干燥根皮。夏、秋二季采挖根部,洗净,剥取根皮,晒干。切厚片,生用。

【性味归经】 辛、苦,温。归肝、肾经。

【功效主治】 祛风除湿,补益肝肾,强筋壮骨,利水消肿。

(1)用于风湿痹病。本品辛、苦,性温,主入肝、肾经,故能祛风散寒燥湿,又能补肝肾,强筋骨。风寒湿痹痛,筋脉拘挛,腰膝酸软,无论虚实皆可应用,尤宜用于老年人及久病体虚者。可单用浸酒服,如五加皮酒,亦可与当归、杜仲、牛膝等配伍,效果更佳。

(2)用于筋骨痿软,小儿行迟,体虚乏力。本品能温补肝肾,强筋壮骨,常用于肝肾不足所致腰膝软弱,行走无力及小儿行迟等证。治疗腰膝软弱,与牛膝、杜仲等同用。若小儿骨软行迟,可配伍龟板、牛膝、木瓜等药。

(3)用于水肿,脚气。本品有利水消肿作用。治疗水肿,常配伍茯苓皮、陈皮、大腹皮、生姜皮等,如五皮散。治脚气浮肿,常配伍槟榔、牛膝、木瓜等。

【用法用量】 5～10 g,水煎服。

【现代研究】 主要含有二萜、苯丙素类、植物甾醇、挥发油等成分,具有抑制肿瘤细胞增殖、抗衰老、减肥、保肝、抗炎镇痛等作用。

其他祛风湿药的性味归经、功效、主治如表 14-1 所示。

NOTE

表 14-1　其他祛风湿药

分类	药名	性味归经	功效	主治
祛风湿散寒药	蚕沙	辛、甘，温，有毒。归肝、脾、胃经	祛风湿，化湿和胃	风湿痹痛，吐泻转筋，风疹，湿疹，瘙痒
	伸筋草	辛、微苦，温。归肝、脾、肾经	祛风除湿，舒筋活络	关节酸痛，屈伸不利，跌打损伤
	徐长卿	辛，温，有毒。归肝、胃经	祛风化湿，止痛，止痒	风湿痹痛，胃痛胀满，牙痛，腰痛，跌扑伤痛，风疹
祛风湿清热药	豨莶草	辛、苦，寒。归肝、肾经	祛风湿，利关节，解毒	风湿痹痛，筋骨无力，腰膝酸软，四肢麻痹，半身不遂，风疹湿疮
	臭梧桐	辛、苦、甘，凉。归肝经	祛风湿，通经络，平肝	风湿痹证，中风半身不遂，风疹湿疮，肝阳上亢，头痛眩晕
	络石藤	苦，微寒。归心、肝、肾经	祛风通络，凉血消肿	风湿热痹，筋脉拘挛，腰膝酸痛，喉痹，痈肿，跌扑损伤
	雷公藤	甘、苦，寒，有大毒。归心、肝经	祛风除湿，活血通络，消肿痛，杀虫解毒	风湿顽痹，疔疮肿毒，麻风病，湿疹，顽癣
	丝瓜络	甘，平。归肺、胃、肝经	祛风，通络，活血，下乳	痹痛拘挛，胸胁胀痛，乳汁不通，乳痈肿痛
祛风湿强筋骨药	狗脊	苦、甘，温。归肝、肾经	祛风湿，补肝肾，强腰膝	风湿痹痛，腰膝酸软，下肢无力
	千年健	苦、辛，温。归肝、肾经	祛风湿，壮筋骨	风寒湿痹，腰膝冷痛，拘挛麻木，筋骨痿软
	雪莲花	甘、微苦，温。归肝、肾经	祛风湿，强筋骨，壮肾阳，调冲任	风湿痹痛，肾虚阳痿，月经不调，闭经，痛经，崩漏带下

小结

祛风湿药是指以祛风湿、止痹痛，治疗风湿痹证为主要作用的药物。根据其性能特点，可分为祛风湿散寒药、祛风湿清热药和祛风湿强筋骨药三类。

祛风湿散寒药性味多属辛、苦，温，具有祛风湿、散寒止痛之功，主治风寒湿痹。每味药又有各自不同的功效和特点，如独活善治下半身风寒湿痹，又兼止痛，用于风寒夹湿头痛及少阴伏风头痛；威灵仙性猛善走，尤宜于风邪偏盛，游走不定者；木瓜长于舒筋活络，并能祛湿，尤宜于湿痹筋脉拘挛者，还能和胃化湿，用于脚气浮肿和暑湿吐泻之转筋。

祛风湿清热药性味多属辛、苦，寒，具有祛风湿、清热消肿之功，主治风湿热痹。每味药又有各自不同的功效和特点，如秦艽平润不燥，风湿痹痛无论寒热新久皆可应用，兼能清湿热，退虚热，用治湿热黄疸或骨蒸潮热；防己善治风湿痹证湿热偏盛者，又能利水消肿，常用于水肿、小便不利者；桑枝性平，作用偏弱，为风湿痹证常用辅助药物。

祛风湿强筋骨药性味多属辛、苦、甘，温，具有祛风湿、补肝肾、强筋骨之功，主治风湿痹兼肝肾虚损者。每味药又有各自不同的功效和特点，如桑寄生、五加皮均能祛风湿、补肝肾、强筋骨，其中，桑寄生善补肝肾，固冲任而安胎，长于治疗胎漏下血，胎动不安，兼平肝降压；五加皮补肝肾力强,还能利水消肿,用于水肿、小便不利者。

思考题

1.试述祛风湿药的概念、功效、分类及适应证,每类列举 3 味中药。

2.试比较下列各组药物的性味、功效及主治之异同。

(1)独活与羌活

(2)秦艽与防己

(3)五加皮与桑寄生

（税丕先　周洁）

思考题答案

第十五章 化 湿 药

 学习目标

1. 掌握广藿香、苍术、厚朴的性味归经、功效应用、特殊用法及使用注意。
2. 熟悉化湿药的概念、功效、适应证、配伍应用和使用注意;砂仁、豆蔻的功效应用。
3. 了解佩兰的功效特点。

概　　述

1. 含义　凡以化湿运脾,治疗湿阻中焦证为主要作用的药物,称为化湿药。此类药多气味芳香,亦称芳香化湿药。

2. 主要功效及治疗病证　化湿药主归脾、胃经,具有辛香温燥之性,善行气化湿、健脾和中,适用于湿阻中焦证。脾喜燥恶湿,若脾为湿困,表现为脘腹胀闷、纳呆体倦、肢体困重、口甘多涎、大便溏泄、舌苔厚腻等症状。此外,对暑湿或湿温者,亦可选用。

3. 配伍原则

(1)根据湿邪特点进行配伍。湿邪黏滞,易阻气机,又因湿性趋下,故祛湿药多与行气药、利水渗湿药配伍,以行气渗湿。

(2)以病证类型不同相应配伍。如:寒湿中阻证,当配温中散寒之品;湿热中阻证,当配清热燥湿之品;脾胃虚弱证,当配补脾之品。

4. 使用注意　本节药物多属辛温香燥之品,易耗气伤阴,故阴虚血燥及气虚者宜慎用。又因其气味芳香,有效成分多为挥发油,故入汤剂不宜久煎,以免降低药效。

案例 15-1

患者,女,25 岁。妊娠 2 个月,因饮食不慎,脘腹胀满,恶心呕吐而腹泻,苔腻脉滑。选择哪味化湿药配伍应用最佳? 它的功效是什么? 正确用法是什么?

广藿香 Guanghuoxiang
《名医别录》

本品为唇形科植物广藿香 *Pogostemon cablin*(Blanco)Benth. 的干燥地上部分。枝叶茂盛时采割,日晒夜闷,反复至干。生用。

【性味归经】　辛,微温。归脾、胃、肺经。

【功效主治】　芳香化浊,和中止呕,发表解暑。

(1)用于湿浊中阻,脘痞呕吐。本品气味芳香,善入脾、胃,芳化湿浊之效显著,为芳香化湿浊之要药。治湿浊内阻所致脘腹痞闷、少食作呕、神疲体倦等症,常与苍术、厚朴等同用,如不换金正气散。

(2)用于呕吐。本品既能芳香化湿，又能和中止呕，故呕吐以湿浊中阻者最为适宜，单用即可，若与半夏配伍效更佳。对于呕吐，偏寒湿者，配丁香、豆蔻等；属湿热者，配黄连、竹茹等；脾胃虚弱者，配党参、白术等。

(3)用于暑湿表证，湿温初起，发热倦怠，胸闷不舒，寒湿闭暑，腹痛吐泻。本品芳香辛散，化湿的同时又能发表解暑。治疗湿温初起，湿热并重所致身热口渴，配伍滑石、黄芩等药，如甘露消毒丹。治暑月外感风寒、内伤生冷之恶寒发热、呕恶吐泻，配紫苏、厚朴等，如藿香正气散。

【用法用量】 3～10 g，水煎服。

【现代研究】 具有抗细菌活性、抗真菌活性、抗疟原虫活性作用；可以增强肠胃运动功能，促进各种消化液的分泌，保护肠胃功能，提高免疫调节能力。

佩兰 Peilan
《神农本草经》

药材图 15-2

本品为菊科植物佩兰 *Eupatorium fortunei* Turcz. 的干燥地上部分。夏、秋二季分两次采割，除去杂质，晒干。切断，生用。

【性味归经】 辛，平。归脾、胃、肺经。

【功效主治】 芳香化湿，醒脾开胃，发表解暑。

(1)用于湿浊中阻，脘痞呕恶。本品气味芳香，化湿和中之功与藿香相似。治湿阻中焦之证，二药常相须为用，并常配苍术、厚朴等，增强疗效。

(2)用于脾经湿热，口中甜腻，口臭，多涎。本品性平，善化湿浊，祛陈腐。治脾经湿热之口中甜腻、多涎、口臭之脾瘅证，轻者单用，如兰草汤，重者则配黄芩、栀子等药同用。

(3)用于暑湿表证，湿温初起，发热倦怠，胸闷不舒。本品内能化湿，外能发表解暑。治暑湿表证，与藿香、荷叶、青蒿等同用；治湿温初起，则与广藿香、滑石、薏苡仁等同用。

【用法用量】 3～10 g，水煎服。

【现代研究】 具有祛痰，抑制流感病毒、轮状病毒，抗炎，以及增强免疫力等作用。

苍术 Cangzhu
《神农本草经》

药材图 15-3

本品为菊科植物茅苍术 *Atractylodes lancea*（Thunb.）DC. 或北苍术 *Atractylodes chinensis*（DC.）Koidz. 的干燥根茎。春、秋二季采挖，除去泥沙，晒干，撞去须根。生用或麸炒用。

【性味归经】 辛、苦，温。归脾、胃、肝经。

【功效主治】 燥湿健脾，祛风散寒，明目。

(1)用于湿阻中焦，脘腹胀满，泄泻，水肿者。本品辛香苦燥，入脾、胃，善温中燥湿，为燥湿健脾之要药。对于湿阻中焦，脾失健运所致脘腹胀满、呕恶食少、吐泻乏力、舌苔白腻等症，最为适宜，常与厚朴、陈皮等配伍，如平胃散。又可用于脾经受湿，水泄暴注者，与肉桂、芍药同用，如苍术芍药汤。若为脾虚湿滞，水湿内停所致痰饮或水肿者，配泽泻、茯苓等，如胃苓汤。

(2)用于脚气痿躄，风湿痹痛。本品辛散苦燥，长于祛湿，故多用于痹证湿盛者。若寒湿阻脉，肢体重着，屈伸不利，与薏苡仁、羌活、独活等配伍，如薏苡仁汤；若湿热下注，脚气肿痛，痿软无力，则与薏苡仁、黄柏、牛膝同用，即四妙散。

(3)用于风寒感冒。本品辛香燥烈，既能祛除风寒，发汗解表，又长于胜湿。故用之治风寒湿邪偏盛，肢体酸痛较甚者最为适宜，可配伍羌活、防风、细辛等药，如神术散。

(4)用于夜盲，眼目昏涩。本品苦燥温通，健运脾胃，上升清阳，充养清窍而明目，可单用，

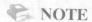

或与猪肝、羊肝蒸煮同食。

【用法用量】 3～9 g,水煎服。

【现代研究】 具有抑制胃酸分泌、促进肠胃运动及胃排空、降血糖、抗菌抗炎作用。

厚朴 Houpo
《神农本草经》

药材图 15-4

本品为木兰科植物厚朴 *Magnolia officinalis* Rehd. et Wils. 或凹叶厚朴 *Magnolia officinalis* Rehd. et Wils. var. *biloba* Rehd. et Wils. 的干燥干皮、根皮及枝皮。4—6 月剥取,根皮和枝皮直接阴干;干皮置沸水中微煮后,堆置阴湿处,"发汗"至内表面变紫褐色或棕褐色时,蒸软,取出,卷成筒状,干燥。切丝,生用或姜汁炙用。

【性味归经】 苦、辛,温。归脾、胃、肺、大肠经。

【功效主治】 燥湿消痰,下气除满。

(1)用于湿滞伤中,脘痞吐泻者。本品苦燥辛散,既能燥湿,又长于下气除满,为消除胀满之要药。治疗湿滞脾胃之脘腹痞满、呕恶便溏者时,常与苍术、陈皮等同用,如平胃散。

(2)用于食积气滞,腹胀便秘。本品下气宽中、消积导滞,常用于食滞胀满者。治积滞便秘,与枳实、大黄配用,即厚朴三物汤。若热结便秘,则配大黄、芒硝、枳实等,如大承气汤。

(3)用于痰饮喘咳。本品温燥苦降,故能燥湿化痰,下气平喘。治痰湿内阻,喘咳胸闷、痰多清稀者,可与紫苏子、陈皮、半夏等药同用,如苏子降气汤。对于宿有喘疾,因外感风寒而发者,则与桂枝、苦杏仁等药配伍,如桂枝加厚朴杏子汤。

【用法用量】 3～10 g,水煎服。

【现代研究】 具有改善胃肠运动障碍、抗腹泻、抗菌、抗炎等作用。

砂仁 Sharen
《药性论》

药材图 15-5

本品为姜科植物阳春砂 *Amomum villosum* Lour. 、绿壳砂 *Amomum villosum* Lour. var. *xanthioides* T. L. Wu et Senjen 或海南砂 *Amomum longiligulare* T. L. Wu 的干燥成熟果实。夏、秋二季果实成熟时采收,晒干或低温干燥。生用,用时打碎。

【性味归经】 辛,温。归脾、胃、肾经。

【功效主治】 化湿开胃,温脾止泻,理气安胎。

(1)用于湿浊中阻,脘痞不饥。本品气味芳香,辛散温通,善行气化湿,醒脾和胃,被称为"醒脾调胃要药",常用于湿阻或气滞所致脾胃不和诸证,尤宜用于寒湿气滞者,与苍术、厚朴等同用。若脾虚气滞,配伍党参、白术等,如香砂六君子丸。

(2)用于脾胃虚寒,呕吐泄泻。本品辛香温散,能温中而止呕止泻,但重在温脾止泻。治疗脾胃虚寒之呕吐泄泻者,可单用研末吞服,或与干姜、附子等药配伍。

(3)用于妊娠恶阻,胎动不安。本品能行气和中而止呕安胎。治妊娠气滞之呕逆不能食者,可单用,或与白术、紫苏梗等配伍。治气虚血亏之胎动不安者,与人参、白术、熟地黄等药配伍,如泰山磐石散。

【用法用量】 3～6 g,后下。

【现代研究】 具有抗溃疡、促进胃排空和胃肠蠕动、镇痛、消炎、止泻、抑菌、调节菌群等作用。

豆蔻 Doukou
《名医别录》

药材图 15-6

本品为姜科植物白豆蔻 *Amomum kravanh* Pierre ex Gagnep. 或爪哇白豆蔻 *Amomum compactum* Soland ex Maton 的干燥成熟果实。按产地不同分为"原豆蔻"和"印尼白蔻"。生用,用时捣碎。

【性味归经】 辛,温。归肺、脾、胃经。

【功效主治】 化湿行气,温中止呕,开胃消食。

(1)用于湿浊中阻,不思饮食,胸腹胀痛,食积不消。本品辛温芳香,功善化湿行气温中。治湿滞中焦气滞所致的脘腹痞满、不思饮食等,常与厚朴、陈皮等同用;治脾虚湿阻气滞之胸腹虚胀、食少无力者,则与黄芪、白术、人参等同用,如白豆蔻丸。

(2)用于湿温初起,胸闷不饥。本品气味芳香,善入上、中焦而宣化湿邪。常用于湿温初起之身热不扬、胸闷不饥。湿邪偏重者配滑石、薏苡仁、苦杏仁等,如三仁汤;湿热并重者,配黄芩、滑石、茯苓皮等,如黄芩滑石汤。

(3)用于寒湿呕逆。本品既能温中化湿,又善行气止呕,最适宜于寒湿气滞所致之呕吐,可单用为末服,或配广藿香、半夏、生姜等。

【用法用量】 3～6 g,后下。

【现代研究】 能促进胃液分泌,增进胃肠蠕动,制止肠内异常发酵,祛除胃肠积气,并能止呕。

其他化湿药的性味归经、功效、主治如表 15-1 所示。

表 15-1 其他化湿药

药名	性味归经	功效	主治
草豆蔻	辛、温。归胃、脾经	燥湿行气,温中止呕	寒湿内阻,脘腹胀满冷痛,嗳气呕逆,不思饮食
草果	辛,温。归脾、胃经	燥湿温中,截疟除痰	寒湿内阻,脘腹胀痛,痞满呕吐,疟疾寒热,瘟疫发热

药材图 15-7

药材图 15-8

小结

化湿药是指以化湿运脾,治疗湿阻中焦证为主要作用的药物。

化湿药药性多辛香温燥,善除湿浊、畅气机而健运脾胃,主治湿阻中焦证。每味药又有各自不同的功效和特点。如广藿香、佩兰均善化湿解暑,治湿阻中焦、湿温初起及暑湿证等,常相须为用。然广藿香微温,化湿力较强,还能止呕;佩兰性平,善治脾经湿热之口中甜腻、多涎等脾瘅证。苍术、厚朴均辛苦温燥,善治湿阻中焦证。然苍术以燥湿为主,为治湿阻中焦要药;厚朴兼行气,为消除胀满要药,湿阻兼气滞者宜之。其次,苍术兼能祛风湿而除痹;厚朴兼能消积消痰。砂仁、豆蔻均善化湿行气、温中止呕,可治湿阻中焦、脾胃气滞及胃寒呕吐等证。然砂仁偏中焦脾胃而力稍强,温中重在脾而善止泻、兼安胎;豆蔻偏于上中焦肺、脾、胃,善治湿温初起,温中重在胃而善止呕。

思考题

1.试述化湿药的概念、功效及适应证,并列举 3 味中药。

思考题答案

NOTE

2. 试比较下列各组药物的性味、功效及主治之异同。

(1)广藿香与佩兰

(2)苍术与厚朴

(3)砂仁与豆蔻

（税丕先　周洁）

第十六章　利水渗湿药

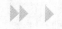

学习目标

1. 掌握茯苓、薏苡仁、车前子、茵陈的分类归属、性味归经、功效应用、特殊用法及使用注意。

2. 熟悉利水渗湿药的概念、功效、适应证、分类、配伍应用和使用注意。猪苓、泽泻、滑石、金钱草的分类归属、功效应用。

PPT-16

概　述

1. 含义　凡能通利水道,渗泄水湿,以治疗水湿内停为主要作用的药物,称为利水渗湿药。

2. 主要功效及治疗病证　利水渗湿药味多甘淡或苦,甘淡能渗利,苦能燥湿降泄,具有利水消肿、利尿通淋、利湿退黄等功效。主要用于水肿、小便不利、淋证、黄疸等水湿内停所致的各种病证。根据药性特点和功效主治不同,可将其分为三类:味甘淡性平或微寒的为利水消肿药,味甘或苦性寒的为利尿通淋药,味苦性寒的为利湿退黄药。

3. 配伍原则

(1)以兼有病邪予以相应配伍。湿热者,可与清热药同用;寒湿者,可与温里药配伍;脾虚或肾虚者,应与健脾、益肾药配伍使用。

(2)以湿邪特点予以配伍。气行则水行,气滞则水停,故利水渗湿药还常与行气药配伍,以增强疗效。

4. 使用注意　利水渗湿药易耗伤津液,对阴虚津伤、肾虚遗精遗尿者应慎用或忌用。有些药物滑利之性较强,因此孕妇宜慎用。

第一节　利水消肿药

以利水消肿为主要功效,主要用于水湿内停而引起的水肿、小便不利,以及泄泻、痰饮等证的药物,称为利水消肿药。本节药物多甘、淡,性平或微寒,其所治水湿内停以水肿尿少、痰饮眩悸、便溏泄泻等为主要表现。

案例 16-1

某男,50 岁。一周来水肿、小便不利、水肿腹胀、呕吐泄泻、渴不思饮,证属阳不化气,水湿内停,宜选用的中成药是(　　)。

A. 草薢分清饮　　B. 五苓散　　　　C. 香连丸　　　　D. 香连化滞丸　　E. 八正合剂

案例解析 16-1

NOTE

药材图 16-1

茯苓 Fuling

《神农本草经》

本品为多孔菌科真菌茯苓 *Poria cocos*（Schw.）Wolf 的干燥菌核。多于 7—9 月采挖，挖出后除去泥沙，堆置"发汗"后，摊开晾至表面干燥，再"发汗"，反复数次至现皱纹、内部水分大部散失后，阴干，称为"茯苓个"；或将鲜茯苓按不同部位切制，阴干，分别称为"茯苓块"和"茯苓片"。生用。

【性味归经】 甘、淡，平。归心、肺、脾、肾经。

【功效主治】 利水渗湿，健脾，宁心。

（1）用于水肿尿少，痰饮眩悸，脾虚食少，便溏泄泻者。本品味为甘淡，淡能渗利，甘能健脾，药性平和，有祛邪而不伤正，扶正而碍邪之功，对于水湿内停病证，不论寒热虚实均为适用，为利水渗湿之要药，尤宜用于脾虚湿盛者。治水肿时，若水湿内停，与猪苓、泽泻等药配伍，如五苓散；若水热互结，热伤阴津，可与滑石、猪苓、泽泻等配伍，如猪苓汤；若脾肾阳虚，配附子、白术、生姜等，如真武汤。治痰饮之目眩心悸，与桂枝、白术、甘草等同用，如苓桂术甘汤。治脾虚倦怠、食少便溏，与党参、白术、甘草等药配伍，如四君子汤。

（2）用于心神不安，惊悸失眠。本品味甘能补，主入心、脾，补益心脾而宁心安神。治心脾两虚，气血不足所致的心悸失眠、健忘等者，配伍人参、当归、酸枣仁等，如归脾汤。

【用法用量】 10～15 g，水煎服。

【现代研究】 具有利尿、调节免疫及肠道菌群、抗炎、抗肿瘤、抗衰老、抗肝纤维化等作用。

药材图 16-2

猪苓 Zhuling

《神农本草经》

本品为多孔菌科真菌猪苓 *Polyporus umbellatus*（Pers.）Fries 的干燥菌核。春、秋二季采挖，除去泥沙，干燥。生用。

【性味归经】 甘、淡，平。归肾、膀胱经。

【功效主治】 利水渗湿。

用于小便不利，水肿，泄泻，淋浊，带下者。本品甘淡渗利，入肾、膀胱经，有较强的利水渗湿作用，凡是水湿停滞者均可选用。治水肿可单用或与茯苓、泽泻、桂枝同用，如五苓散。治水湿泄泻，配茯苓、泽泻、厚朴等，如胃苓汤；治热淋，配木通、滑石、生地黄等，如十味导赤汤；治湿热带下，配伍茯苓、车前子等，如止带方。

【用法用量】 6～12 g，水煎服。

【现代研究】 具有利尿、抗肿瘤、抗炎、抗氧化、免疫调节、保肝、抑菌等作用。

泽泻 Zexie

《神农本草经》

药材图 16-3

本品为泽泻科植物东方泽泻 *Alisma orientale*（Sam.）Juzep. 或泽泻 *Alisma plantago-aquatica* Linn. 的干燥块茎。冬季茎叶开始枯萎时采挖，洗净，干燥，除去须根和粗皮。麸炒或盐水炒用。

【性味归经】 甘、淡，寒。归肾、膀胱经。

【功效主治】 利水渗湿，泻热，化浊降脂。

（1）用于小便不利，水肿胀满，痰饮眩晕。本品甘淡性寒，归肾、膀胱经，利水渗湿作用较强，适用于湿热水湿内停病证。治水湿内停所致小便不利、水肿者，与茯苓、猪苓、薏苡仁等配伍，如五苓散。治水湿泄泻，配茯苓、苍术、厚朴等，如胃苓汤。治痰饮眩晕，可与白术同用，如泽泻汤。

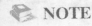
NOTE

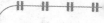

（2）用于热淋涩痛。本品性寒，能泻肾与膀胱之热，下焦湿热者尤为适宜。治下焦湿热之淋证，配黄柏、车前子、木通等。治肾阴不足，相火偏盛之遗精盗汗、耳鸣腰酸，与熟地黄、山茱萸、山药等同用，如六味地黄丸。

（3）用于高脂血症。本品利水渗湿，能化浊降脂。治疗高脂血症者，可单用或与山楂、决明子等药同用。

【用法用量】 6～10 g，水煎服。

【现代研究】 具有降血脂、降血压、降血糖、利尿、抗草酸钙结石、免疫调节与抗炎、抗氧化、保护血管内皮等作用。

薏苡仁 Yiyiren

《神农本草经》

药材图 16-4

本品为禾本科植物薏米 *Coix lacryma-jobi* L. var. *ma-yuen*（Roman.）Stapf 的干燥成熟种仁。秋季果实成熟时采割植株，晒干，打下果实，再晒干，除去外壳、黄褐色种皮和杂质，收集种仁。生用或炒用。

【性味归经】 甘、淡，凉。归脾、胃、肺经。

【功效主治】 利水渗湿，健脾止泻，除痹，排脓，解毒散结。

（1）用于水肿，脚气，小便不利，脾虚泄泻。本品淡渗甘补，既能利水渗湿，又能补益脾气，对于脾虚湿滞者尤为适用。治脾虚湿盛所致水肿，多与黄芪、茯苓、白术等配伍。治脾虚夹湿所致泄泻，与人参、茯苓、白术等配伍，如参苓白术散。

（2）用于湿痹拘挛。本品甘淡凉，能舒缓筋脉，解除痹痛，以治湿热痹痛，筋脉挛急为宜。治风湿热痹，配伍防己、滑石、栀子等，如宣痹汤；治湿痹筋脉拘挛，配伍桂枝、苍术、独活等，如薏苡仁汤。

（3）用于肺痈，肠痈。本品性凉，能清肺与大肠之热而排脓。治肺痈咳吐脓痰者，与苇茎、冬瓜仁、桃仁配伍，如苇茎汤。治肠痈腹痛者，与败酱草、牡丹皮、桃仁等配伍，如附子薏苡败酱散。

此外，本品配伍板蓝根、马齿苋等，还可用于赘疣。注射用薏苡仁油可用于不宜手术的中晚期癌症患者，具有一定的抗恶病质和止痛作用。

【用法用量】 9～30 g，水煎服。

【现代研究】 具有抗菌、抗溃疡、止泻、抗炎、镇痛、抗肿瘤、降血糖、降血脂、增强免疫力等作用。

第二节 利尿通淋药

以利尿通淋为主要功效，主要用于湿热淋证的药物，称为利尿通淋药。本节药物性味多属苦寒或甘淡寒，苦能降泄，寒能清热，善清利下焦湿热而利尿通淋。所治湿热淋证以小便短赤、灼热涩痛，或有尿血，或有砂石，或小便混浊等为主要表现。

案例 16-2

案例解析 16-2

患者，男，45 岁。发热而小便不利，有时带有血块，口干舌燥，舌苔厚腻，脉滑数，证属热结膀胱之湿热淋证。宜选用的中成药是（　　）。

A. 萆薢分清饮　 B. 五苓散　　　 C. 香连丸　　　 D. 香连化滞丸　 E. 八正合剂

NOTE

药材图 16-5

车前子 Cheqianzi
《神农本草经》

本品为车前科植物车前 *Plantago asiatica* L. 或平车前 *Plantago depressa* Willd. 的干燥成熟种子。夏、秋二季种子成熟时采收果穗,晒干,搓出种子,除去杂质。生用或盐水炙用。

【性味归经】 甘,寒。归肝、肾、肺、小肠经。

【功效主治】 清热利尿通淋,渗湿止泻,明目,祛痰。

(1)用于热淋涩痛,水肿胀满。本品甘寒滑利,善清热利尿通淋。治湿热蕴结膀胱之小便淋沥涩痛者,配伍木通、滑石、萹蓄等药,如八正散;治水湿停蓄之水肿、小便不利,则配茯苓、泽泻、猪苓等药。

(2)用于暑湿泄泻。本品能利水湿,分清浊而止泻,可利小便以实大便,以治湿盛所致水泻尤宜,单用本品研末,米饮送服。治暑湿泄泻,可与白术、茯苓、猪苓等药同用,如车前子散。

(3)用于目赤肿痛。本品性寒入肝,善清肝明目。治肝经风热所致的目赤肿痛,与菊花、决明子、夏枯草等同用;治肝肾阴虚所致目暗昏花,配熟地黄、菟丝子等,如驻景丸。

(4)用于痰热咳嗽。本品性寒入肺,有清肺化痰止咳之功。治肺热咳嗽痰多,多与瓜蒌、浙贝母、黄芩等药同用。

【用法用量】 9~15 g,包煎。水煎服。

【现代研究】 具有利尿、消炎、保肝、降血糖、降血压、调血脂、抗氧化和调节免疫等作用。

药材图 16-6

滑石 Huashi
《神农本草经》

本品为硅酸盐类矿物滑石族滑石,主含含水硅酸镁$[Mg_3(Si_4O_{10})(OH)_2]$。采挖后,除去泥沙和杂石。研粉或水飞用。

【性味归经】 甘、淡,寒。归膀胱、肺、胃经。

【功效主治】 利尿通淋,清热解暑;外用祛湿敛疮。

(1)用于热淋,石淋,尿热涩痛。本品性寒而滑,入膀胱经,功善清膀胱热结而利尿通淋,为治湿热淋证常用药。治湿热下注,热结膀胱之小便淋沥涩痛,配伍车前子、木通、瞿麦等,如八正散;治石淋,配伍海金沙、金钱草、木通等,如二金排石汤。

(2)用于暑湿烦渴。本品甘淡性寒,既善清热解暑,又能渗利水湿,为治暑湿、湿温常用药。治暑热烦渴,小便短赤,常与甘草同用,即六一散;治湿温初起,身重胸痞,配薏苡仁、苦杏仁、蔻仁等,如三仁汤。

(3)用于湿热水泻。本品利水道而分清浊,小便利则泻自止,宜用于湿热或暑湿之泄泻,可与车前子、茯苓、薏苡仁等同用。

(4)用于湿疹,湿疮,痱子。本品体质滑腻,外用清热收湿敛疮。治皮肤湿疮、湿疹,可单用或与枯矾、石膏等为末,撒布患处;治痱子,则与薄荷、甘草等配制成痱子粉外用。

【用法用量】 10~20 g,先煎,水煎服。

【现代研究】 具有利水作用、吸附和收敛作用。内服能保护胃肠黏膜,阻止毒物吸收。外用有保护创面、吸收分泌物、促进结痂的作用。

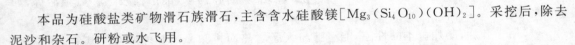

第三节 利湿退黄药

NOTE

以清利湿热、利胆退黄为主要功效,主要用于湿热黄疸的药物,称为利湿退黄药。本节药物性味多属苦寒,所治湿热黄疸以身黄鲜明,目黄,小便黄,苔黄厚腻等为主要表现。亦可用于治湿疮、湿疹等湿热证。

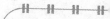

案例 16-3

患者,男,29岁。全身皮肤发黄,伴有发热,头痛,恶心呕吐,舌质红,苔滑腻,脉弦滑。选择哪些利水渗湿药配伍应用最佳?它们的功效是什么?

案例解析 16-3

茵陈 Yinchen
《神农本草经》

本品为菊科植物滨蒿 *Artemisia scoparia* Waldst. et Kit. 或茵陈蒿 *Artemisia capillaris* Thunb. 的干燥地上部分。春季幼苗高 6～10 cm 时采收或秋季花蕾长成至花初开时采割,除去杂质和老茎,晒干。春季采收的习称"绵茵陈",秋季采割的称"花茵陈"。生用。

【性味归经】 苦、辛,微寒。归脾、胃、肝、胆经。

【功效主治】 清利湿热,利胆退黄。

(1)用于黄疸尿少。本品微寒清热,味苦降泄,善清肝胆湿热而退黄,为治黄疸之要药。治疗湿热阳黄,黄色鲜明,小便短赤者,配伍大黄、栀子,如茵陈蒿汤。治黄疸湿重于热,小便不利,配伍猪苓、茯苓、泽泻等,如茵陈五苓散。治寒湿阴黄,黄色晦暗,与附子、干姜等药配伍,如茵陈四逆汤。

(2)用于湿温暑湿,湿疮瘙痒。本品苦而微寒,有清热利湿之功。治湿温邪在气分,小便短赤,与黄芩、滑石、广藿香等同用,如甘露消毒丹;治湿疮、湿疹,与黄柏、苦参、蛇床子同用,煎汤外洗。

【用法用量】 6～15 g,水煎服。外用适量,煎汤熏洗。

【现代研究】 具有保肝利胆、降血脂、抗凝血和抗病毒等作用。

药材图 16-7

金钱草 Jinqiancao
《本草纲目拾遗》

本品为报春花科植物过路黄 *Lysimachia christinae* Hance 的干燥全草。夏、秋二季采收,除去杂质,晒干。生用。

【性味归经】 甘、咸,微寒。归肝、胆、肾、膀胱经。

【功效主治】 利湿退黄,利尿通淋,解毒消肿。

(1)用于湿热黄疸,腹胀胁痛者。本品味甘性微寒,主入肝胆经热,有清热利湿退黄之功。治湿热黄疸,常与茵陈、栀子、虎杖等药配伍;治肝胆结石,腹胀胁痛,配茵陈、大黄、郁金等同用。

(2)用于石淋,热淋,小便涩痛。本品兼入膀胱、肾经,既能利尿通淋,又善排结石,为治石淋要药。治石淋,可单用大剂量煎汤代茶饮,或配海金沙、鸡内金、滑石等,如二金排石汤;治热淋,与车前子、萹蓄、瞿麦等药同用。

(3)用于痈肿疔疮,蛇虫咬伤。本品清热解毒、消肿止痛。治疗痈肿疔疮,蛇虫咬伤,单用鲜品捣烂取汁服或外敷,或配伍金银花、野菊花等药。

【用法用量】 15～60 g,水煎服。

【现代研究】 具有抗菌、抗溃疡、止泻、抗炎、镇痛、抗癌、抗肿瘤、降血糖、降血脂、增强免疫力等作用。

其他利水渗湿药的性味归经、功效、主治如表16-1所示。

药材图 16-8

NOTE

药材图 16-9

药材图 16-10

药材图 16-11

药材图 16-12

药材图 16-13

药材图 16-14

药材图 16-15

表 16-1　其他利水渗湿药

分类	药名	性味归经	功效	主治
利水消肿药	香加皮	辛、苦，微温；有毒。归肝、肾、心经	利水消肿，祛风湿，强筋骨	下肢浮肿，心悸气短，风寒湿痹，腰膝酸软
利尿通淋药	木通	苦，寒。归心、小肠、膀胱经	利尿通淋，清心除烦，通经下乳	淋证，水肿，心烦尿赤，口舌生疮，经闭乳少，湿热痹痛
	通草	甘、淡，微寒。归肺、胃经	清热利尿，通气下乳	湿热淋证，水肿尿少，乳汁不下
	瞿麦	苦，寒。归心、小肠经	利尿通淋，活血通经	热淋，血淋，石淋，小便不通，淋沥涩痛，经闭瘀阻
	萹蓄	苦，微寒。归膀胱经	利尿通淋，杀虫，止痒	热淋涩痛，小便短赤，虫积腹痛，皮肤湿疹，阴痒带下
	地肤子	辛、苦，寒。归肾、膀胱经	清热利湿，祛风止痒	小便涩痛，阴痒带下，风疹，湿疹，皮肤瘙痒
	海金沙	甘、咸，寒。归膀胱、小肠经	清利湿热，通淋止痛	热淋，石淋，血淋，膏淋，尿道涩痛
利湿退黄药	虎杖	微苦，微寒。归肝、胆、肺经	利湿退黄，清热解毒，散瘀止痛，止咳化痰	湿热黄疸，淋浊，带下，风湿痹痛，痈肿疮毒，水火烫伤，经闭，癥瘕，跌打损伤，肺热咳嗽

小结

　　利水渗湿药是指以通利水道、渗泄水湿、治疗水湿内停病证为主要作用的药物。根据其性能特点的不同，可分为利水消肿药、利尿通淋药和利湿退黄药三类。

　　利水消肿药多味甘、淡，性平或微寒，均具有利水消肿之功，主治水肿，小便不利，以及泄泻、痰饮等水湿内停病证。每味药又有各自不同的功效和特点，如茯苓、猪苓、泽泻、薏苡仁均长于利水渗湿，主治水湿内停所致水肿、小便不利等证。其中茯苓、薏苡仁还能健脾，善治脾虚所致水湿内停病证。然茯苓药性平和，利水渗湿和健脾作用均强于薏苡仁，为利水渗湿之要药，兼能安神，可治心悸失眠；薏苡仁尚能除痹、清热排脓，用治湿痹拘挛及肺痈、肠痈、赘疣、癌肿。猪苓、泽泻利水之功强于茯苓，然猪苓功专利水，宜于实证；泽泻还善清肾与膀胱之热，适用于热淋涩痛，兼能降脂化浊，治高脂血症。

　　利尿通淋药性味多属苦寒或甘淡寒，均具有利尿通淋之功，主治湿热淋证。每味药又有各自不同的功效和特点，如车前子、滑石均清热利尿通淋，善治湿热淋证。其中车前子还能渗湿止泻，尤宜用于湿盛水泻，尚能清肝明目、清肺化痰，用治肝热目赤及肺热痰黄；滑石则善清热解暑，可治暑湿烦渴，湿温初起，外用尚能收湿敛疮，为治湿疹、湿疮、痱子所常用之药。

　　利湿退黄药性味多属苦寒，均具有清热利湿、利胆退黄之功，主治湿热黄疸证。每味药又有各自不同的功效和特点，如茵陈利胆退黄之力强，为治黄疸要药，配伍后无论阳黄、阴黄皆可应用，利用茵陈清热利湿之功，还可治湿温暑湿，湿疮瘙痒；金钱草主治湿热黄疸，又能利尿通淋，善排结石，为治石淋要药，兼能解毒消肿，治痈肿疔疮，蛇虫咬伤。

思考题答案

思考题

1. 试述利水渗湿药的概念、功效、分类及适应证,每类列举 3 味中药。
2. 试比较下列各组药物的性味、功效及主治之异同。
  (1)茯苓与薏苡仁
  (2)茯苓与猪苓
  (3)车前子与滑石
  (4)茵陈与金钱草

（税丕先 周洁）

第十七章 温 里 药

学习目标

1. 掌握附子、肉桂、吴茱萸的性味归经、功效应用、特殊用法及使用注意。
2. 熟悉温里药的概念、功效、适应证、配伍应用和使用注意;干姜的功效应用。

概 述

1. 含义 凡以温里祛寒,治疗里寒证为主要作用的药物,称为温里药,又称祛寒药。

2. 主要功效及治疗病证 温里药多性温热而味辛,能温里祛寒、温经止痛,主归于脾、胃经,有的兼入肺、肝、肾、心经,因其归经不同而疗效不同。主入脾、胃经者,能温中散寒止痛,治疗脾胃受寒或虚寒所致脘腹冷痛、呕吐泄泻等证;主入肺经者,能温肺化饮,治疗肺寒痰饮所致咳喘痰鸣、痰白清稀等证;主入肝经者,能暖肝散寒止痛,治疗肝经受寒所致少腹冷痛、寒疝作痛等证;主入肾经者,能温肾助阳,治疗肾阳不足所致腰膝冷痛、阳痿宫冷、夜尿频多等证;主入心、肾两经者,能温阳通脉利水,治疗心肾阳虚所致心悸怔忡、小便不利等证。个别药物还能助阳、回阳,可以用治虚寒证、亡阳证。

3. 配伍原则 以兼有病邪予以相应配伍:表邪未解者,与发散风寒药同用;气滞血瘀者,配伍行气活血药;寒湿内阻者,宜配芳香化湿或温燥祛湿药;脾肾阳虚者,宜配伍温补脾肾药;气虚欲脱者,则与大补元气药同用。

4. 使用注意 本类药物辛热燥烈,易耗阴助火,凡属实热证、阴虚火旺、津血亏虚者忌用;孕妇慎用。

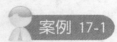 案例 17-1

案例解析 17-1

患者,女,60岁。感冒3日,平素怕冷,心悸、胸闷十余年,近日病情加重,全身冷汗淋漓,神志时清时昏,面色苍白,手足冰凉,舌质淡胖,脉细微弱无力,选用哪味药物应用最佳? 针对患者症状,该药物发挥的主要功效是什么? 正确用法是什么?

附子 Fuzi

《神农本草经》

本品为毛茛科植物乌头 *Aconitum carmichaelii* Debx. 的子根的加工品。6月下旬至8月上旬采挖,除去母根、须根及泥沙,习称"泥附子",加工制成盐附子、黑顺片、白附片。

【性味归经】 辛、甘,大热,有毒。归心、肾、脾经。

【功效主治】 回阳救逆,补火助阳,散寒止痛。

(1)用于亡阳证,肢冷脉微。本品辛甘大热,上助心阳,下补肾阳,为"回阳救逆第一品药"。

药材图 17-1

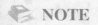

治久病体虚,阳气衰微,阴寒内盛,或大汗、大吐、大泻而致四肢厥冷、脉微欲绝之亡阳证,配伍干姜、甘草等同用,即四逆汤;兼气虚欲脱,大汗淋漓,气促喘急者,可与大补元气之人参同用,如参附汤。

(2)用于心阳不足,胸痹心痛,虚寒吐泻,脘腹冷痛,肾阳虚衰,阳痿宫冷,阴寒水肿,阳虚外感。本品能上助心阳,中温脾阳,下补肾阳,暖一身之阳,凡脾、心、肾诸脏阳气衰弱者均可选用。治肾阳不足而致畏寒肢冷、阳痿宫冷、夜尿频多,配肉桂、山茱萸、熟地黄等,如右归丸;治脾阳不振而致脘腹冷痛、大便溏泻者,配伍人参、白术、干姜等,如附子理中丸;治脾肾阳虚而致小便不利、水肿者,配伍茯苓、白术、生姜等,如真武汤;治心阳虚衰,胸痹心痛者,与人参、桂枝、甘草等同用;治阳虚外感风寒者,与麻黄、细辛同用,如麻黄附子细辛汤。

(3)用于寒湿痹痛。本品温通辛散,有较强的散寒止痛作用。凡寒湿痹证,周身关节疼痛较甚者,可与桂枝、白术、甘草等配伍,如甘草附子汤。

【用法用量】 3～15 g,先煎,久煎。

【使用注意】 孕妇慎用;不宜与半夏、瓜蒌、瓜蒌子、瓜蒌皮、天花粉、川贝母、浙贝母、平贝母、伊贝母、湖北贝母、白蔹、白及同用。

【现代研究】 具有强心、抗心律失常、保护心肌、舒张主动脉、镇痛抗炎、免疫调节、抗肿瘤、抗衰老、降低胆固醇等作用。含双酯型生物碱,有毒性,需谨慎使用。

干姜 Ganjiang
《神农本草经》

药材图 17-2

本品为姜科植物姜 *Zingiber officinale* Rosc. 的干燥根茎。冬季采挖,除去须根和泥沙,晒干或低温干燥。趁鲜切片晒干或低温干燥者称为“干姜片”。生用或炒炭用。

【性味归经】 辛,热。归脾、胃、肾、心、肺经。

【功效主治】 温中散寒,回阳通脉,温肺化饮。

(1)用于脘腹冷痛,呕吐泄泻。本品辛热燥烈,主入脾、胃经,善温中散寒,健运脾阳,为温暖中焦之主药。治脾胃寒证,无论是实寒证还是虚寒证,均可应用。治脾胃实寒之腹痛吐泻,可单用本品研末服或配伍附子、高良姜等药;治脾胃虚寒所致脘腹冷痛,与人参、白术等药配伍,如附子理中丸。

(2)用于亡阳证。本品性热味辛,具有回阳通脉作用。治心亡阳证之四肢厥冷,脉微欲绝,与附子相须为用,既增强附子之回阳救逆之功效,又制附子之毒,如四逆汤。

(3)用于寒饮喘咳。本品辛热发散,入肺经温肺寒而化痰饮。治寒饮伏肺所致咳嗽气喘,痰多清稀,与麻黄、细辛、五味子等药配伍,如小青龙汤。

【用法用量】 3～10 g,水煎服。

【现代研究】 具有抗炎杀菌、抗氧化、抗血小板聚集、抗肿瘤、镇痛及止呕等作用。

肉桂 Rougui
《神农本草经》

药材图 17-3

本品为樟科植物肉桂 *Cinnamomum cassia* Presl 的干燥树皮。多于秋季剥取,阴干。生用。

【性味归经】 辛、甘,大热。归肾、脾、心、肝经。

【功效主治】 补火助阳,引火归原,散寒止痛,温通经脉。

(1)用于阳痿宫冷,腰膝冷痛。本品甘热助阳,善补命门之火,为治命门火衰之要药。治肾阳不足,命门火衰之畏寒肢冷、阳痿宫冷、尿频,配附子、熟地黄、山茱萸等,如八味丸。

(2)用于心腹冷痛,虚寒吐泻,寒疝腹痛,痛经经闭。本品辛甘大热,善温经通脉,散寒止

NOTE

痛,为寒凝经脉所致痛证之良药。治胸阳不振所致胸痹心痛,与附子、干姜等药同用,如桂附丸;治寒邪内侵或脾胃虚寒所致呕吐泄泻,可单用本品研末,或与附子、干姜、高良姜等药同用;治寒疝腹痛,与小茴香、吴茱萸等药同用;治冲任虚寒,寒凝血滞之痛经、闭经,可配当归、川芎等,如少腹逐瘀汤。

(3)用于肾虚作喘,虚阳上浮,眩晕目赤。本品大热入肾,能使因下元虚衰所致上浮之虚阳回归故里。治下元虚冷,虚阳上浮之面赤虚喘、汗出心悸者,常与山茱萸、五味子、牡蛎等药同用。

【用法用量】 1～5 g,水煎服。

【使用注意】 有出血倾向者及孕妇慎用;不宜与赤石脂同用。

【现代研究】 具有抗菌、抗炎,明显杀伤、抑制多种肿瘤细胞,增加冠状动脉血流量,改善冠状动脉循环和心肌营养状况,降血糖,以及抗氧化等作用。

药材图 17-4

吴茱萸 Wuzhuyu

《神农本草经》

本品为芸香科植物吴茱萸 *Euodia rutaecarpa*（Juss.）Benth.、石虎 *Euodia rutaecarpa*（Juss.）Benth. var. *officinalis*（Dode）Huang 或疏毛吴茱萸 *Euodia rutaecarpa*（Juss.）Benth. var. *bodinieri*（Dode）Huang 的干燥近成熟果实。8—11 月果实尚未开裂时,剪下果枝,晒干或低温干燥,除去枝、叶、果梗等杂质。生用或炒制用。

【性味归经】 辛、苦,热;有小毒。归肝、脾、胃、肾经。

【功效主治】 散寒止痛,降逆止呕,助阳止泻。

(1)用于厥阴头痛,寒疝腹痛,寒湿脚气,经行腹痛。本品性热祛寒,辛散苦泄,主入肝经,能散肝经寒邪,解肝经郁滞,为治肝寒气滞诸痛之要药。治厥阴头痛,干呕吐涎沫,与人参、生姜、大枣等同用,如吴茱萸汤;治寒疝腹痛,常与小茴香、川楝子等药配伍,如导气汤;治寒湿脚气肿痛,与槟榔、木瓜、紫苏叶等药配伍,如鸡鸣散。治冲任虚寒,瘀血阻滞之经行腹痛,配当归、川芎、桂枝等,如温经汤。

(2)用于脘腹胀痛,呕吐吞酸。本品味苦降泄,性热祛寒,有温中散寒、降逆止呕之功。治疗虚寒腹痛,呕吐泛酸,与人参、生姜、大枣等药配伍,如吴茱萸汤。治肝火犯胃,呕吐吞酸,配伍黄连,即左金丸。

(3)用于五更泄泻。本品性味辛热,能温脾益肾、助阳止泻,为治疗脾肾阳虚,五更泄泻之常用药,多与补骨脂、肉豆蔻、五味子等药同用,如四神丸。

【用法用量】 2～5 g,水煎服。外用适量。

【现代研究】 具有抗菌、抗炎、镇痛、抗缺氧、抗病毒、抗寄生虫、强心、保护心脏、抗心律失常、影响血压、舒张血管、抑制血小板凝聚等作用。

其他温里药的性味归经、功效、主治如表 17-1 所示。

药材图 17-5

药材图 17-6

药材图 17-7

药材图 17-8

表 17-1 其他温里药

药名	性味归经	功效	主治
小茴香	辛,温。归肝、肾、脾、胃经	散寒止痛,理气和胃	寒疝腹痛,睾丸偏坠,痛经,少腹冷痛,脘腹胀痛,食少吐泻
丁香	辛,温。归脾、胃、肺、肾经	温中降逆,补肾助阳	脾胃虚寒,呃逆呕吐,食少吐泻,心腹冷痛,肾虚阳痿
高良姜	辛,热。归脾、胃经	温胃止呕,散寒止痛	脘腹冷痛,胃寒呕吐,嗳气吞酸

续表

药名	性味归经	功效	主治
花椒	辛,温。归脾、胃、肾经	温中止痛,杀虫止痒	脘腹冷痛,呕吐泄泻,虫积腹痛,外治湿疹,阴痒
胡椒	辛、热。归胃、大肠经	温中散寒,下气,消痰	胃寒呕吐,腹痛泄泻,食欲不振,癫痫痰多

小结

温里药是指以温里祛寒、治疗里寒证为主要作用的药物。

温里药多性温热而味辛,具有温里祛寒、温经止痛之功,主治里寒证。每味药又有各自不同的功效和特点。如附子、肉桂二者皆为辛甘大热之品,均能补火助阳,散寒止痛,可用治一切阳气不足之阴寒内盛证。其中附子有毒,补火助阳、散寒止痛之力较强,又善回阳救逆,为治亡阳证之要药;肉桂无毒,以温补肾阳为主,又能引火归原,温通经脉,用治虚阳上浮及寒凝经脉痛证。干姜长于温脾胃之阳,为温暖中焦的主药,其回阳重在通脉,虽不如附子,但为亡阳证的重要辅助药物,还可温肺化饮,治寒饮咳喘。吴茱萸善散肝经寒邪,为肝寒气滞诸痛之主药,又能温中散寒,治脾胃寒证,还可降逆止呕、助阳止泻,用治呕吐吞酸、虚寒泄泻。

思考题

1.试述温里药的概念、功效及适应证,列举3味中药。

2.试比较下列各组药物的性味、功效及主治之异同。

(1)附子与干姜

(2)附子与肉桂

思考题答案

(税丕先 周洁)

第十八章 理 气 药

PPT-18

学习目标

1. 掌握陈皮、木香、香附的性味归经、功效应用、特殊用法及使用注意。
2. 熟悉理气药的概念、功效、适应证、配伍应用和使用注意；枳实的功效应用。
3. 了解川楝子、薤白的功效特点。

概　述

1. 含义　凡以疏理气机，治疗气滞或气逆证为主要作用的药物，称为理气药。其中理气力强者，又称破气药。

2. 主要功效及治疗病证　理气药主归肺、脾、肝经，大多辛香苦温，辛能行散，苦能降泄，温能通行，故有疏理气机的功效，主要治疗气机失调所致的气滞、气逆等证。一般而言，气滞证多见胀、痛、痞，攻窜阵发，气逆证多见呕恶喘逆等症状。但因发病部位不同，其具体症状亦有差别。如肺失宣降，则见胸闷不畅、咳嗽气喘等；肝气郁滞，则见抑郁或烦躁、胸胁闷痛、乳房胀痛或结块、疝气疼痛及月经不调等；脾胃气滞则见脘腹胀痛、呕恶吞酸、便秘或腹泻等。

3. 配伍原则　以兼有病邪予以相应配伍：脾胃气滞者，若兼饮食积滞，则配消食药；若兼湿浊中阻，则配化湿药；若兼脾胃气虚，则与补气健脾药同用。肝气郁滞者，若兼肝血不足，配伍养血柔肝药；若兼瘀血阻滞，配伍活血化瘀药。肺气壅滞者，兼外邪客肺，宜选用解表药；兼痰饮，与化痰药配伍。以上气滞证，若兼寒或兼热，又与温里药或清热药同用。

4. 使用注意　本节药大多辛香温燥，易耗气伤阴，故气虚阴虚者慎用。对于作用峻猛的破气药，孕妇忌用。理气药物成分多具有挥发性，入汤剂不宜久煎，以免影响药效。

案例解析 18-1

案例 18-1

患者，女，23 岁。月经先后不定期，经前乳房胀痛，经期小腹坠胀，性情急躁，苔薄黄，脉弦，建议选择香附治疗。基于患者病证，香附发挥的功效是什么？为增强香附止痛功效，宜选择的炮制方法是什么？

药材图 18-1

陈皮 Chenpi

《神农本草经》

本品为芸香科植物橘 *Citrus reticulata* Blanco 及其栽培变种的干燥成熟果皮。药材分为"陈皮"和"广陈皮"。采摘成熟果实，剥取果皮，晒干或低温干燥。生用。

【性味归经】　苦、辛，温。归肺、脾经。

【功效主治】　理气健脾，燥湿化痰。

NOTE

(1)用于脘腹胀满,食少吐泻。本品性温气香,辛散苦降,长于行脾胃气而除胀,又兼有健脾燥湿之功,凡脾胃气滞、湿阻证皆可应用,尤宜用于寒湿阻滞中焦者。治寒湿中阻,脘痞呕恶,舌苔厚腻者,与苍术、甘草、厚朴配伍,如平胃散;治食积不化,脘腹痞满,嗳腐吞酸者,与山楂、神曲、半夏等药配伍,如保和丸;治脾胃虚弱,不思饮食,胸脘痞闷者,与人参、白术、茯苓配伍,如异功散。

　　(2)用于咳嗽痰多。本品辛散温通,既能燥湿化痰,又理壅滞之肺气,为治湿痰、寒痰之要药。治湿痰咳嗽,色白量多者,与半夏、甘草、茯苓配伍,如二陈汤。治寒痰咳嗽,痰多清稀者,可配伍干姜、细辛、麻黄等,如四顺散。

　　【用法用量】　3～10 g,水煎服。

　　【现代研究】　具有发汗、解热、抗病原微生物、抗炎、抗变态反应、平喘、镇咳、祛痰、利尿等作用。其中,麻黄碱具有拟肾上腺素样作用,大剂量可引起中毒。

枳实 Zhishi

《神农本草经》

药材图 18-2

　　本品为芸香科植物酸橙 *Citrus aurantium* L. 及其栽培变种或甜橙 *Citrus sinensis* Osbeck 的干燥幼果。5—6月收集自落的果实,除去杂质,自中部横切为两半,晒干或低温干燥,较小者直接晒干或低温干燥。生用或麸炒用。

　　【性味归经】　苦、辛、酸,微寒。归脾、胃经。

　　【功效主治】　破气消积,化痰散痞。

　　(1)用于积滞内停,痞满胀痛,泻痢后重,大便不通。本品辛散苦泄,行气力强,能破气消痞、消积导滞,适用于胃肠气滞之脘腹痞满者。治食积不化所致脘腹痞满,嗳腐吞酸者,配山楂、神曲、莱菔子等,如枳实散。治湿热积滞所致泻痢后重,大便不通者,配伍大黄、黄连、黄芩,如枳实导滞丸。

　　(2)用于痰滞气阻,胸痹,结胸。本品辛散苦泄,能行气消痰,破气除痞,常用于痰阻气滞所致胸痹、结胸等证。治疗胸阳不振,痰气互结所致胸痹,可与薤白、桂枝、瓜蒌等配伍,如枳实薤白桂枝汤。治疗痰热结胸,胸满痞闷,可与黄连、半夏、瓜蒌配伍,如小陷胸加枳实汤。

　　(3)用于脏器下垂。本品与人参、黄芪、柴胡等药配伍,可用来治胃下垂、子宫脱垂、脱肛等脏器下垂。

　　【用法用量】　3～10 g,水煎服。

　　【现代研究】　具有能增强胃肠蠕动、抑制胃肠道非生理性痉挛收缩、抗菌、抗炎、抗氧化等作用。

木香 Muxiang

《神农本草经》

药材图 18-3

　　本品为菊科植物木香 *Aucklandia lappa* Decne. 的干燥根。秋、冬二季采挖,除去泥沙和须根,切段,大的再纵剖成瓣,干燥后撞去粗皮。生用或煨用。

　　【性味归经】　辛、苦,温。归脾、胃、大肠、三焦、胆经。

　　【功效主治】　行气止痛,健脾消食。

　　(1)用于胸胁、脘腹胀痛,食积不消,不思饮食。本品性温味辛,善通脾胃之滞气,有良好的行气止痛作用,为行气调中止痛之佳品,又兼健脾消食,故食积气滞者尤宜。治脾胃气滞,脘腹胀痛,可与陈皮、砂仁、枳壳等药同用,如木香调气饮。治饮食积滞所致脘腹胀痛、大便秘结者,可与槟榔、陈皮、青皮等配伍,如木香槟榔丸。治疗脾虚气滞,脘腹胀满,食少便溏者,与党参、

NOTE

白术、陈皮配伍,如香砂六君子汤。

(2)用于泻痢后重。本品芳香行气,善行大肠之滞气,为治泻痢后重之要药。治湿热泻痢,里急后重,常与黄连同用,如香连丸。

【用法用量】 3～6 g,水煎服。

【现代研究】 具有促进胃液分泌、促进胃肠蠕动、促进胆囊收缩、抗消化性溃疡、抗心血管疾病、抗炎、抗癌、抗病原微生物等作用。

药材图 18-4

香附 Xiangfu

《名医别录》

本品为莎草科植物莎草 *Cyperus rotundus* L. 的干燥根茎。秋季采挖,燎去毛须,置沸水中略煮或蒸透后晒干,或燎后直接晒干。生用或醋炙用。

【性味归经】 辛、微苦、微甘,平。归肝、脾、三焦经。

【功效主治】 疏肝解郁,理气宽中,调经止痛。

(1)用于肝郁气滞,胸胁胀痛,疝气疼痛。本品辛散苦降,主入肝经,善疏肝解郁,并有良好的止痛作用,为疏肝行气止痛之要药,有"气病总司"之称。治肝气郁滞所致胸胁胀痛,抑郁易怒,多与柴胡、陈皮、川芎等药同用,如柴胡疏肝散;治寒凝气滞、肝气犯胃所致胃脘胀痛,与高良姜同用,如良附丸。治疝气疼痛,时作时止,多与小茴香、乌药等同用。

(2)用于乳房胀痛,月经不调,经闭痛经。本品善疏肝理气,调经止痛,为妇科调经止痛之要药,被李时珍称为"女科之主帅"。治肝郁气滞,乳房胀痛或结块,可配柴胡、青皮、瓜蒌等。治肝气郁结,月经不调,常配当归、川芎、柴胡等,如香附归芎汤。

(3)用于脾胃气滞,脘腹痞闷,胀满疼痛。本品味辛入脾,有行气宽中之功,故可治脾胃气滞证。治寒凝气滞,脘腹疼痛,常与高良姜配伍,如良附丸。

【用法用量】 6～10 g,水煎服。

【现代研究】 具有促进胆汁分泌、保护肝细胞、抑制离体子宫平滑肌收缩、促胃肠动力、抑菌消炎、镇痛等作用。

药材图 18-5

川楝子 Chuanlianzi

《神农本草经》

本品为楝科植物川楝 *Melia toosendan* Sieb. et Zucc. 的干燥成熟果实。冬季果实成熟时采收,除去杂质,干燥。生用或炒用。

【性味归经】 苦,寒;有小毒。归肝、小肠、膀胱经。

【功效主治】 疏肝泻热,行气止痛,杀虫。

(1)用于肝郁化火,胸胁、脘腹胀痛,疝气疼痛。本品苦寒清泄,有行气止痛,疏泄肝热之功,对于肝郁化火所致胸胁脘腹疼痛最为适宜,每与延胡索同用,即金铃子散。若为寒疝疼痛,可配小茴香、吴茱萸、木香等,如导气汤。

(2)用于虫积腹痛。本品苦寒降泄,既能杀虫,又能行气止痛。治虫积腹痛,常与槟榔、使君子等同用。

【用法用量】 5～10 g,水煎服。外用适量,研末调涂。

【现代研究】 具有驱蛔杀虫、抗肿瘤、抗病毒、呼吸抑制、抗氧化、抑制破骨细胞、镇痛等作用。其中,川楝素具有肝毒性、妊娠毒性,抑制神经、呼吸系统作用,剂量不宜大或持续服用。

药材图 18-6

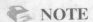

NOTE

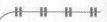

薤白 Xiebai

《神农本草经》

本品为百合科植物小根蒜 *Allium macrostemon* Bge. 或薤 *Allium chinense* G. Don 的干燥鳞茎。夏、秋二季采挖,洗净,除去须根,蒸透或置沸水中烫透,晒干。

【性味归经】 辛、苦,温。归心、肺、胃、大肠经。

【功效主治】 通阳散结,行气导滞。

(1)用于胸痹心痛。本品辛散温通,善宣通胸中之阳气、温散阴寒之凝滞,为治胸痹之要药。治寒痰阻滞、胸阳不振所致胸痹心痛,常与瓜蒌、半夏、枳实等配伍,如瓜蒌薤白半夏汤。

(2)用于脘腹痞满胀痛,泻痢后重。本品辛散苦降,有行气导滞作用。若胃肠气滞,脘腹痞满胀痛,常与木香、砂仁、枳实等药同用;若胃肠湿热,泻痢后重,可与黄连、秦皮等同用。

【用法用量】 5～10 g,水煎服。

【现代研究】 具有抗菌、抗氧化、调血脂、抗动脉粥样硬化、抑制内皮细胞凋亡作用。

其他理气药的性味归经、功效、主治如表 18-1 所示。

表 18-1 其他理气药

药名	性味归经	功效	主治
青皮	苦、辛,温。归肝、胆、胃经	疏肝破气,消积化滞	胸胁胀痛,疝气疼痛,乳癖,乳痈,食积气滞,脘腹胀痛
沉香	辛、苦;微温。归脾、胃、肾经	行气止痛,温中止呕,纳气平喘	胸腹胀闷、疼痛,胃寒呕吐、呃逆,肾虚气逆、喘急
檀香	辛,温。归脾、胃、心、肺经	行气温中,开胃止痛	寒凝气滞,胸膈不舒,胸痹心痛,脘腹疼痛,呕吐食少
乌药	辛,温。归肺、脾、肾、膀胱经	行气止痛,温肾散寒	寒凝气滞,胸腹胀痛,气逆喘急,膀胱虚冷,疝气疼痛
佛手	辛、苦、酸,温。归肝、脾、胃、肺经	疏肝理气,和胃止痛,燥湿化痰	肝胃气滞,胸胁胀痛,胃脘痞满,食少呕吐,咳嗽痰多
柿蒂	苦、涩,平。归胃经	降逆止呃	胸满呃逆

药材图 18-7

药材图 18-8

药材图 18-9

药材图 18-10

药材图 18-11

 小结

理气药是指以疏理气机,治疗气滞或气逆证为主要作用的药物。其中理气力强者,又称破气药。

理气药性味多辛香苦温,具有疏理气机之功,主治气机失调所致的气滞、气逆等证。每味药又有各自不同的功效和特点,如陈皮适用于脾胃气滞之脘腹胀满,又长于燥湿化痰,为治湿痰、寒痰要药;枳实适用于胃肠气滞之脘腹痞满,还能化痰除痞,用治痰滞气阻所致胸痹、结胸;木香善通行脾胃之气滞,为行气调中止痛之佳品,又能健脾消食,以食积气滞胀痛尤宜,此外,又能行大肠气滞,为治泻痢后重之要药;香附长于疏肝解郁,为疏肝行气止痛之要药,并能调经止痛,理气宽中,用于乳房胀痛、月经不调、经闭痛经及脾胃气滞证;川楝子行气止痛,疏泄肝热,对于肝郁化火所致胸胁脘腹疼痛最为适宜,兼杀虫,可治虫积腹痛;薤白善宣通胸中阳气,为治胸痹之要药,还可行气导滞,治胃肠气滞。

 NOTE

思考题答案

思考题

1.试述理气药的概念、功效及适应证,并试列举 3 味中药。

2.试比较下列各组药物的性味、功效及主治之异同。

(1)陈皮与枳实

(2)木香与香附

(税丕先　周洁)

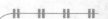

第十九章 消　食　药

PPT-19

 学习目标

1. 掌握山楂、麦芽、神曲的性味归经、功效应用、特殊用法及使用注意。

2. 熟悉消食药的概念、功效、适应证、配伍应用和使用注意；鸡内金、莱菔子的功效应用。

概　　述

1. 含义　凡以消化食积，治疗饮食积滞证为主要作用的药物，称为消食药。

2. 主要功效及治疗病证　消食药主归脾、胃二经，大多具有甘味，甘能和中，有消食导滞、调和脾胃之功，主要治疗饮食积滞证。饮食积滞证多由暴饮暴食或脾胃虚弱所致，以脘腹胀闷、不思饮食、嗳腐吞酸、恶心呕吐、大便失常为主要表现。

3. 配伍原则

(1) 以兼有病邪予以相应配伍。气滞者，常配伍理气药；积滞化热者，配伍清热药；脾胃虚寒者，配伍温中药；湿浊中阻者，配伍化湿药；脾胃虚弱者，配伍健脾药。

(2) 以兼有症状进行配伍。如大便秘结、恶心呕吐等，可分别配伍具有泻下攻积、降逆止呕作用的药进行治疗。

4. 使用注意　本类药药性虽缓和，但也不乏耗气之弊，故不宜久服，以免耗伤正气。

案例 19-1

患者，女，26 岁。产后 20 天，乳房胀痛，乳漏不止。应首选哪味药物治疗？依据是什么？剂量是多少？

案例解析 19-1

药材图 19-1

山楂 Shanzha
《本草经集注》

本品为蔷薇科植物山里红 *Crataegus pinnatifida* Bge. var. *major* N. E. Br. 或山楂 *Crataegus pinnatifida* Bge. 的干燥成熟果实。秋季果实成熟时采收，切片，干燥。生用或炒用。

【性味归经】　酸、甘，微温。归脾、胃、肝经。

【功效主治】　消食健胃，行气散瘀，化浊降脂。

(1) 用于肉食积滞，胃脘胀满。本品酸甘微温，主入脾、胃经，能消一切饮食积滞，尤为消化油腻肉食积滞之要药。治肉食积滞，轻者单用即有效，重者与麦芽、神曲等配伍。

(2) 用于泻痢腹痛，疝气疼痛。本品微温味酸，能行气止痛，炒后兼止泻之功。治一般伤食

NOTE

171

腹痛泄泻,单用本品研细粉,加糖冲服即有效。治痢疾初起,身热腹痛,配黄连、黄芩、白芍等。治疝气疼痛,常与小茴香、荔枝核、吴茱萸等同用。

(3)用于瘀血经闭,产后瘀阻,心腹刺痛,胸痹心痛。本品性温入肝,有活血祛瘀之功。治妇人产后瘀阻腹痛、恶露不尽或痛经、经闭,可配当归、香附、红花等,如通瘀煎。治瘀滞心腹刺痛、胸痹心痛,可与川芎、桃仁、红花等同用。

(4)用于高脂血症。本品化浊降脂,现代常用治高脂血症,单用或配伍丹参、三七等。

【用法用量】 9~12 g,水煎服。焦山楂消食导滞作用增强。用于肉食积滞,泻痢不爽。

【现代研究】 具有增加胃中消化酶的分泌、增强酶的活性、促进消化、抗氧化、抗菌、调节血脂、扩张血管、增加冠状动脉血流量等作用。

药材图 19-2

麦芽 Maiya
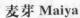
《药性论》

本品为禾本科植物大麦 *Hordeum vulgare* L. 的成熟果实经发芽干燥的炮制加工品。将麦粒用水浸泡后,保持适宜温、湿度,待幼芽长至约 5 mm 时,晒干或低温干燥。生用或炒黄或焦用。

【性味归经】 甘,平。归脾、胃经。

【功效主治】 行气消食,健脾开胃,回乳消胀。

(1)用于食积不消,脘腹胀痛,脾虚食少。本品性甘味平,消食健胃,尤长于消米面薯芋类的饮食积滞,常与山楂、神曲等同用。若脾胃虚弱,少食,食后饱胀,可与白术、陈皮、党参等同用。

(2)用于乳汁郁积,乳房胀痛。有回乳消胀作用。断奶回乳者,可单用大剂量炒麦芽。

(3)用于肝郁胁痛,肝胃气痛。本品有较弱的疏肝行气作用,可用治肝郁气滞、肝胃不和证,常配伍柴胡、香附等应用。

【用法用量】 10~15 g,回乳炒用 60 g,水煎服。

【现代研究】 具有助消化、降血糖、抗氧化等作用,对乳汁分泌有双向调节作用,小剂量催乳,大剂量回乳。

药材图 19-3

神曲 Shenqu
《药性论》

本品为面粉和鲜辣蓼、鲜青蒿、杏仁泥、赤小豆粉、鲜苍耳等药物混合后经发酵而成的加工品,全国各地均产。其制法是以面粉或麸皮与杏仁泥、赤小豆粉,以及鲜青蒿、鲜苍耳、鲜辣蓼自然汁混合搅匀,使干湿适宜,做成小块,放入筐内,复以麻叶或楮叶,保温发酵一周,长出黄菌丝时取出,切成小块,晒干即成。生用或炒用。

【性味归经】 甘、辛,温。归脾、胃经。

【功效主治】 消食和胃。

用于饮食积滞者。本品辛能行气、甘能和中,故可以消食和中。治食积停滞,脘腹胀满,食少纳呆,常与炒麦芽、炒山楂同用,习称“焦三仙”。又因本品略有解表退热的功效,尤适用于食滞兼有外感者。

【用法用量】 6~15 g,水煎服。

【现代研究】 具有调节与保护肠道微生物、提高肠胃动力等作用。

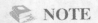

鸡内金 Jineijin

《神农本草经》

本品为雉科动物家鸡 *Gallus gallus domesticus* Brisson 的干燥沙囊内壁。杀鸡后，取出鸡肫，立即剥下内壁，洗净，干燥。生用或炒用。

【性味归经】 甘，平。归脾、胃、小肠、膀胱经。

【功效主治】 健胃消食，涩精止遗，通淋化石。

（1）用于食积不消，呕吐泻痢，小儿疳积。本品味甘而健运脾胃，且消食作用较强，故可用于各种饮食积滞。食积较轻者，单用研末服；食积较重者，可与山楂、麦芽等同用；治小儿脾虚疳积，可与白术、山药等同用。

（2）用于遗尿、遗精。本品有缩尿涩精止遗之功。治肾虚遗尿，与菟丝子、桑螵蛸、益智仁等同用。治肾虚遗精，单用本品焙干研末内服。

（3）用于石淋涩痛，腹胀胁痛。本品有通淋化石之功。治砂淋、石淋，与金钱草、车前子等配伍；治胆结石，腹胀胁痛，与金钱草、茵陈等同用。

【用法用量】 3～10 g，水煎服。

【现代研究】 具有增加胃液分泌量及胃蛋白酶、保护胃黏膜、增强胃肠蠕动等作用。

药材图 19-4

莱菔子 Laifuzi

《日华子本草》

本品为十字花科植物萝卜 *Raphanus sativus* L. 的干燥成熟种子。夏季果实成熟时采割植株，晒干，搓出种子，除去杂质，再晒干。生用或炒用。

【性味归经】 辛、甘，平。归肺、脾、胃经。

【功效主治】 消食除胀，降气化痰。

（1）用于饮食停滞，脘腹胀痛，积滞泻痢。本品味辛能行，功善消化积食，兼能行气除胀。治食积气滞之脘腹胀满疼痛、大便秘结或积滞泻痢等，常与山楂、神曲、陈皮等配伍，如保和丸。

（2）用于痰壅喘咳。本品有降气化痰之效，治痰涎壅盛、气逆喘咳、胸闷食少之实证，可单用为末服，或与白芥子、紫苏子同用，如三子养亲汤。

【用法用量】 5～12 g，水煎服。

【现代研究】 具有平喘、镇咳、祛痰、抗氧化、降血压、降血脂、抗菌、增强胃肠道动力等作用。

药材图 19-5

其他消食药的性味归经、功效、主治如表 19-1 所示。

表 19-1 其他消食药

药名	性味归经	功效	主治
稻芽	甘，温。归脾、胃经	消食和中，健脾开胃	食积不消，腹胀口臭，脾胃虚弱，不饥食少

药材图 19-6

小结

消食药是指以消化食积，治疗饮食积滞证为主要作用的药物。

消食药多味甘，均具有消食导滞、调和脾胃之功，主治饮食积滞证。每味药又有各自不同的功效和特点，如山楂适用于油腻肉食积滞，又兼行气散瘀、化浊降脂，可治泻痢腹痛、疝气疼痛、瘀血痛证及高脂血症等；麦芽适用于米面薯芋类积滞，还能回乳消胀，用治乳汁郁积，乳房胀痛，妇女断乳；神曲略有解表退热的功效，适用于食滞兼有外感者；鸡内金消食作用较强，且

NOTE

健运脾胃,适用于脾虚食积者;莱菔子消食化积之中尤善行气除胀,适用于食积气滞者,此外,兼有降气化痰之功,可治痰壅喘咳。

思考题

1. 试述消食药的概念、功效及适应证,并列举 3 味中药。
2. 试比较山楂、麦芽与神曲的功效及主治之异同。

(税丕先　周洁)

思考题答案

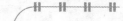

第二十章 驱 虫 药

 学习目标

1. 掌握使君子、槟榔的性味归经、功效应用、特殊用法及使用注意。
2. 熟悉驱虫药的概念、功效、适应证、配伍应用和使用注意；苦楝皮的功效应用。

概　述

1. 含义　凡以驱除或杀灭人体寄生虫、治疗虫证为主要作用的药物，称为驱虫药。

2. 主要功效及治疗病证　驱虫药大多具有一定毒性，其功效为驱虫，主要通过麻痹人体寄生虫特别是肠道寄生虫，促使其排出体外达到目的。故驱虫药主要用于肠道寄生虫病，如蛔虫病、绦虫病、钩虫病、蛲虫病、姜片虫病等。肠道寄生虫病多由饮食不洁，食入或感染虫卵所致，以绕脐腹痛、不思饮食或多食善饥、嗜食异物，迁延日久可见面色萎黄、形体消瘦、浮肿乏力，或腹大胀满、青筋暴露等为主要表现。也有部分患者无明显症状，只在查验大便时才被发现。

3. 配伍原则　以兼有病邪予以相应配伍：肠道寄生虫虫体较大或兼便秘者，宜配伍泻下药；兼有积滞者，配伍消食药；脾胃虚弱者，应与健脾药配伍使用。

4. 使用注意　驱虫药一般应在空腹时服用，以便药物充分作用于虫体而保证疗效；应用有毒的驱虫药时，要注意用量、用法，以免中毒或损伤正气，年老体弱、孕妇当慎用；当发热或腹痛剧烈时，应暂时不驱虫，待症状缓解后再驱虫。

案例 20-1

患者，男，6 岁。腹痛绕脐，多食善饥，面黄肌瘦，大便时曾排出蛔虫，宜选用的中药是（　　）。

A. 使君子　　　　B. 苦楝皮　　　　C. 槟榔　　　　D. 南瓜子　　　　E. 雷丸

使君子 Shijunzi
《开宝本草》

本品为使君子科植物使君子 *Quisqualis indica* L. 的干燥成熟果实。秋季果皮变紫黑色时采收，除去杂质，干燥。去壳取仁炒用。

【性味归经】　甘，温。归脾、胃经。

【功效主治】　杀虫消积。

（1）用于蛔虫病，蛲虫病，虫积腹痛。本品味甘气香，善驱蛔虫，为驱蛔要药，尤宜用于小儿蛔虫病。轻证者单用本品炒香嚼服；重证者与苦楝皮、槟榔等配伍。治蛲虫病，可与百部、槟榔、大黄等同用。

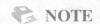

（2）用于小儿疳积。本品既能驱虫，又能化疳消积。治小儿疳积，面色萎黄，形瘦腹大者，可配伍槟榔、白术、麦芽等品，如肥儿丸。

【用法用量】 使君子9～12 g，捣碎入煎剂；使君子仁6～9 g，多入丸散或单用，作1～2次分服。小儿每岁1～1.5粒，炒香嚼服，1日总量不超过20粒。

【使用注意】 服药时忌饮浓茶。

【现代研究】 具有驱蛔作用。其中，使君子酸钾具有脑损伤作用，内服生品、鲜果或大剂量可引起中毒。

药材图 20-2

槟榔 Binglang
《名医别录》

本品为棕榈科植物槟榔 *Areca catechu* L. 的干燥成熟种子。春末至秋初采收成熟果实，用水煮后，干燥，除去果皮，取出种子，干燥。生用或炒用。

【性味归经】 苦、辛，温。归胃、大肠经。

【功效主治】 杀虫，消积，行气，利水，截疟。

（1）用于绦虫病，蛔虫病，姜片虫病，虫积腹痛。本品可驱杀多种肠道寄生虫，并兼泻下作用以利虫体排出。其中对绦虫证疗效最佳，可单用，或与南瓜子配伍；治蛔虫证，常配伍雷丸、苦楝皮、大黄等；治姜片虫证，与乌梅、甘草等配伍。

（2）用于积滞泻痢，里急后重。本品辛散苦泄，既可下气消积，又可缓泻通便。治食积气滞或泻痢里急后重等症，常与木香、青皮、香附等配伍，如木香槟榔丸。

（3）用于水肿脚气，疟疾。本品有行气利水之功。治水肿实证、身肿喘息、二便不利者，配伍商陆、泽泻、木通等，如疏凿饮子；治寒湿脚气肿痛，与木瓜、吴茱萸、陈皮等配伍，如鸡鸣散；治疟疾，与常山、草果、厚朴等同用，如截疟七宝饮。

【用法用量】 3～10 g；驱绦虫、姜片虫，30～60 g，水煎服。

【现代研究】 本品具有驱虫、增加唾液的分泌、促胃肠道蠕动等作用。其中，槟榔碱具有致癌、致突变及生殖、神经系统毒性作用，孕妇慎用。

药材图 20-3

苦楝皮 Kulianpi
《开宝本草》

本品为楝科植物川楝 *Melia toosendan* Sieb. et Zucc. 或楝 *Melia azedarach* L. 的干燥树皮和根皮。春、秋二季剥取，晒干，或除去粗皮，晒干。生用。

【性味归经】 苦，寒；有毒。归肝、脾、胃经。

【功效主治】 杀虫，疗癣。

（1）用于蛔虫病，蛲虫病，虫积腹痛。本品苦寒有毒，可治多种肠道寄生虫病。治蛔虫病，可以本品单煎或熬膏服用，或配芜荑、使君子、槟榔等，如化虫丸；治蛲虫病，配伍百部、乌梅，煎取浓汁，每晚灌肠，连用2～4天。

（2）用于疥癣瘙痒。本品清热燥湿，杀虫止痒。治疥疮、头癣、体癣、湿疮、湿疹，单用研末以麻油调涂患处，或配皂角以猪脂调涂。

【用法用量】 3～6 g，水煎服。外用适量，研末，用猪脂调敷患处。

【使用注意】 孕妇及肝肾功能不全者慎用。

【现代研究】 具有驱虫、抗菌、抗病毒等作用。其中，川楝素、异川楝素具有毒性，用量不宜过大。

其他驱虫药的性味归经、功效、主治如表20-1所示。

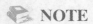

表 20-1 其他驱虫药

药名	性味归经	功效	主治
南瓜子	甘,平。归胃、大肠经	杀虫	绦虫病
鹤草芽	苦、涩,凉。归肝、小肠、大肠经	杀虫	绦虫病
雷丸	微苦,寒。归胃、大肠经	杀虫消积	绦虫病,钩虫病,蛔虫病,虫积腹痛,小儿疳积
鹤虱	苦、辛,平;有小毒。归脾、胃经	杀虫消积	蛔虫病,蛲虫病,绦虫病,虫积腹痛,小儿疳积

小结

驱虫药是指以驱除或杀灭人体寄生虫、治疗虫证为主要作用的药物。

驱虫药大多具有毒性,均具有驱虫之功,主治肠道寄生虫病。每味药又有各自不同的功效和特点。如使君子为驱蛔要药,尤宜于小儿蛔虫病,又兼消积,用于小儿疳积。槟榔和苦楝皮均为广谱驱虫中药,可治多种肠道寄生虫病。但槟榔还兼泻下作用以利于虫体排出,对绦虫证疗效最佳,还能消积,行气,利水,截疟;苦楝皮苦寒有毒,易过量中毒,有疗癣之功。

思考题

1.试述驱虫药的概念、功效及适应证,并列举 3 味中药。
2.试比较槟榔与苦楝皮的性味、功效及主治之异同。

(税丕先 周洁)

思考题答案

NOTE

第二十一章 止血药

PPT-21

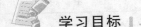

学习目标

　　1.掌握地榆、三七、白及、艾叶的分类归属、性味归经、功效应用、特殊用法及使用注意。

　　2.熟悉止血药的概念、功效、适应证、分类、配伍应用和使用注意。茜草、蒲黄的分类归属、功效应用。

　　3.了解槐花、白茅根、仙鹤草的分类归属和功效特点。

概　　述

　　1.含义　凡以制止体内外出血、治疗各种出血为主要作用的药物,称为止血药。

　　2.主要功效及治疗病证　止血药均入血分,以归心、肝、脾经为主,其药性根据分类有寒、温、散、敛不同,均有止血的功效,主要治疗各种出血。多种原因如血热、瘀血、气虚等均能引起出血。所治出血证是指血液不循常道运行而离经外溢的病证。症可见咳血、咯血、吐血、呕血、衄血、便血、尿血、崩漏、紫癜和外伤出血等。根据药性特点和功效主治不同,可将其分为四类:味苦性寒的为凉血止血药,味辛或苦的为化瘀止血药,味涩性平的为收敛止血药,味辛性温的为温经止血药。

　　3.配伍原则

　　(1)以不同病因予以相应配伍。血热妄行出血者,应选择凉血止血药,配伍清热泻火药和清热凉血药;瘀血内阻,血不循经出血者,应选用化瘀止血药,配伍活血化瘀药;虚寒性出血者,应选用温经止血药,配伍益气健脾温阳之品;若出血过多,气随血脱,则需急投大补元气之药以益气摄血。

　　(2)以出血部位进行配伍。根据前人有"下血必升举,吐衄必降气"之说,若为下部之便血、崩漏等,可配伍升举之品;若为上部之出血如吐血、衄血等,可配降气之品。

　　4.使用注意　使用止血药时应注意"止血不留瘀",凉血止血药或收敛止血药有止血留瘀之弊,故出血兼瘀血者,不宜单独使用。前人经验为止血药炒炭多可增效,但有些药物以生品或鲜品入药为佳,所以止血药是否炒炭应视具体药物而定。

第一节　凉血止血药

　　以凉血止血为主要功效,主要用于血热妄行出血证的药物,称为凉血止血药。本节药物性多寒凉,味多甘苦,具有清泻血分之火热而止血之效,适用于血热妄行出血证。血热妄行出血

NOTE

证以血色鲜红、舌红苔黄、脉数等实热或血色淡红、舌红少苔、脉细数等虚热为主要表现。部分药物兼有清热解毒、清热泻火作用，还可治疗痈肿疮毒、脏腑火热证。

案例 21-1

某女，40岁。一周以来，由于血热导致肠风便血，血色鲜红，大便不畅，腹部胀痛，痔疮肿痛，宜选用的中成药是（　　）。

A. 三七片　　　B. 止血定痛片　　C. 槐角丸　　　D. 固本益肠片　　E. 四神丸

案例解析 21-1

地榆 Diyu

《神农本草经》

本品为蔷薇科植物地榆 *Sanguisorba officinalis* L. 或长叶地榆 *Sanguisorba officinalis* L. var. *longifolia*（Bert.）Yü et Li 的干燥根。后者习称"绵地榆"。春季将发芽时或秋季植株枯萎后采挖，除去须根，洗净，干燥，或趁鲜切片，干燥。生用或炒炭用。

药材图 21-1

【性味归经】　苦、酸、涩，微寒。归肝、大肠经。

【功效主治】　凉血止血，解毒敛疮。

（1）用于便血，痔血，血痢，崩漏。本品苦寒，善泻热凉血，又味兼酸涩，能收敛止血，可治多种血热出血证。因其性沉降，尤多用于下焦血热所致的便血、痔血、血痢及崩漏等证。治便血、痔血，配槐花、黄芩等，如槐角丸；治下痢脓血，配黄连、木香等；治崩漏，则配黄芩、蒲黄等。

（2）用于水火烫伤、痈肿疮毒。本品苦寒酸涩，能泻火解毒敛疮，为治烫伤要药。对烧烫伤，可单用研末，麻油调敷；对痈肿疮毒，可单用煎汤外洗。

【用法用量】　9～15 g，水煎服。外用适量，研末涂敷患处。

【现代研究】　具有止血、抗肿瘤、抗过敏、抗炎消肿升高白细胞计数及抗菌等作用。

槐花 Huaihua

《日华子本草》

本品为豆科植物槐 *Sophora japonica* L. 的干燥花及花蕾。夏季花开放或花蕾形成时采收，及时干燥，除去枝、梗及杂质。前者习称"槐花"，后者习称"槐米"。生用或炒炭用。

药材图 21-2

【性味归经】　苦，微寒。归肝、大肠经。

【功效主治】　凉血止血，清肝泻火。

（1）用于便血，痔血，血痢，崩漏，吐血，衄血。本品性寒苦降，主归大肠经，善清大肠之火热而凉血止血，故尤宜用于大肠热盛所致痔血、便血、血痢。治痔血、便血等，常与地榆、黄连等同用，如榆槐脏连丸；治血热崩漏，多与黄芩、白芍等同用。

（2）用于肝热目赤，头痛眩晕。本品苦寒入肝，能清肝泻火，用于肝火上炎之头痛眩晕、目赤肿痛等证。可单用煎汤代茶饮，或配夏枯草、菊花、黄芩等品同用。

【用法用量】　5～10 g，水煎服。

【现代研究】　具有止血、抗炎、抗病毒、降压、保持毛细血管正常抵抗力、降低血管通透性、降血脂等作用。

白茅根 Baimaogen

《神农本草经》

本品为禾本科植物白茅 *Imperata cylindrica* Beauv. var. *major*（Nees）C. E. Hubb. 的干燥根茎。春、秋二季采挖，洗净，晒干，除去须根和膜质叶鞘，捆成小把。生用或炒炭用。

药材图 21-3

NOTE

【性味归经】　甘，寒。归肺、胃、膀胱经。

【功效主治】　凉血止血，清热利尿。

（1）用于血热吐血，衄血，尿血。本品甘寒入血，有凉血止血作用，对血热妄行所致吐血、衄血、尿血皆可选用。治鼻衄或吐血，可单用，或与大蓟、黄芩等同用。又因其能利尿通淋，故尤宜用于血热之尿血、血淋，可单用大量煎服，或配木通、小蓟等。

（2）用于湿热黄疸，水肿尿少，热淋涩痛。本品性寒味甘，又入膀胱经，能清热利尿而通淋、退肿、除黄。治热淋涩痛，配伍木通、滑石、车前子等药，如白茅根汤。治水肿，小便不利，与车前子、泽泻、生地黄等同用。治湿热黄疸，小便短赤，可与茵陈蒿、栀子等同用。

（3）用于热病烦渴。本品性味甘寒，主入肺、胃经，善清肺胃之热而治烦渴。治疗热病烦渴，可与芦根、知母等同用。

【用法用量】　9～30 g，水煎服。

【现代研究】　具有利尿、止血、抗菌、免疫调控等作用。

第二节　化瘀止血药

以化瘀止血为主要功效，主要用于瘀血内阻而血不循经之出血证的药物，称为化瘀止血药。本节药物多以味辛、苦为主，主归心、肝经，既能止血，又能活血，适用于瘀血内阻，血不循经所致出血证。瘀血内阻出血证以出血多、色紫或夹有瘀块、舌质紫暗、脉涩或结代等为主要表现。本类药也可用于其他出血证，有止血而不留瘀的特点。此外，本类药物兼有活血化瘀、消肿止痛作用，还可治跌打损伤、瘀滞疼痛等证。

案例 21-2

患者，男，35岁。不慎左小腿受伤，局部瘀肿疼痛，表皮渗血，建议选用的中药是（　　　）。

A. 三七　　　　B. 侧柏叶　　　　C. 茜草　　　　D. 地榆　　　　E. 蒲黄

三七 Sanqi
《本草纲目》

本品为五加科植物三七 *Panax notoginseng* (Burk.) F. H. Chen 的干燥根和根茎。秋季花开前采挖，洗净，分开主根、支根及根茎，干燥。支根习称"筋条"，根茎习称"剪口"。生用。

【性味归经】　甘、微苦，温。归肝、胃经。

【功效主治】　散瘀止血，消肿定痛。

（1）用于体内外各种出血，如咯血、吐血、衄血、便血、崩漏、外伤出血。本品性温，味甘、苦，入肝经血分，善止血化瘀，有止血而不留瘀、化瘀而不伤正的特点，为血证之良药，适用于各种内外出血证，尤宜于有瘀者，单味内服外用即可奏效。治咳血、吐血、衄血、尿血、便血，配花蕊石、血余炭等，如化血丹。治外伤出血，则单用本品研末外敷。

（2）用于胸腹刺痛，跌扑肿痛。本品能活血化瘀，消肿定痛，为伤科要药。凡跌打损伤者，可单味内服或外敷，或与乳香、没药、血竭等同用。治血滞胸腹刺痛，配延胡索、川芎等。

【用法用量】　3～9 g，水煎服。研粉吞服，一次1～3 g。外用适量。

【使用注意】　孕妇慎用。

【现代研究】　具有止血与活血、改善心脑血管系统、抗炎、抗肿瘤和提高机体免疫力等作用。

茜草 Qiancao

《神农本草经》

药材图 21-5

本品为茜草科植物茜草 *Rubia cordifolia* L. 的干燥根和根茎。春、秋二季采挖，除去泥沙，干燥。生用或炒炭用。

【性味归经】 苦，寒。归肝经。

【功效主治】 凉血，祛瘀，止血，通经。

(1)用于吐血，衄血，崩漏，外伤出血。本品性寒味苦，既能凉血止血，又能活血化瘀，无论是血热妄行之出血证，还是血瘀阻滞之出血证，皆可运用，尤宜用于血热夹瘀之出血证。治血热吐血、衄血，可与大蓟、侧柏叶等同用，如十灰散；治血热崩漏，可与生地黄、生蒲黄、侧柏叶等同用。

(2)用于瘀阻经闭，关节痹痛，跌扑肿痛。本品主入肝经，有活血通经作用，尤宜用于妇科血瘀证。治血枯经闭，配乌贼骨、雀卵、鲍鱼汁服或配当归、红花等；治跌打损伤及风湿痹痛，可单用泡酒服，或入复方配用。

【用法用量】 6～10 g，水煎服。

【现代研究】 具有止血、抗肿瘤、抗氧化、抗炎、抗菌及免疫调节等作用。

蒲黄 Puhuang

《神农本草经》

药材图 21-6

本品为香蒲科植物水烛香蒲 *Typha angustifolia* L.、东方香蒲 *Typha orientalis* Presl 或同属植物的干燥花粉。夏季采收蒲棒上部的黄色雄花序，晒干后碾轧，筛取花粉。剪取雄花后，晒干，成为带有雄花的花粉，即为草蒲黄。生用或炒炭用。

【性味归经】 甘，平。归肝、心包经。

【功效主治】 止血，化瘀，通淋。

(1)用于吐血，衄血，咯血，崩漏，外伤出血。本品性平味甘，既能止血，又能化瘀，有止血不留瘀的特点，出血证不论寒热虚实均可使用，以出血属实夹瘀者尤宜。治疗血热出血，可与白茅根、小蓟等配伍。治虚寒出血，可与炮姜、艾叶等配伍。治外伤出血，单用本品外敷。

(2)用于经闭痛经，胸腹刺痛，跌扑肿痛。本品有化瘀止痛之功。治瘀滞心腹刺痛、产后瘀痛、痛经等证，常与五灵脂相须为用，即失笑散。

(3)用于血淋涩痛。本品能利尿通淋，化瘀止血，尤适用于血淋。治热结膀胱，血淋涩痛，可与生地黄、冬葵子等同用，如蒲黄散。

【用法用量】 5～10 g，包煎，水煎服。外用适量，敷患处。

【使用注意】 孕妇慎用。

【现代研究】 具有镇痛、促进血液循环、降低血脂、防止动脉硬化、减轻高脂血症所致的血管内皮损伤、促进子宫收缩等作用。

第三节 收敛止血药

以收敛止血为主要功效，主要用于无瘀滞的出血证药物，称为收敛止血药。本节药物大多味涩，故能收敛止血，适用于各种出血证而无瘀滞者。

NOTE

案例 21-3

张某,男,35 岁。吐血 1 日,症见脘腹疼痛、吐血色红。胃镜检查提示胃溃疡,宜选用的中药是(   )。

A. 仙鹤草　　　　B. 侧柏叶　　　　C. 地榆　　　　D. 白及　　　　E. 蒲黄

白及 Baiji
《神农本草经》

本品为兰科植物白及 *Bletilla striata*（Thunb.）Reichb. f. 的干燥块茎。夏、秋二季采挖,除去须根,洗净,置沸水中煮或蒸至无白心,晒至半干,除去外皮,晒干。生用。

【性味归经】　苦、甘、涩,微寒。归肺、肝、胃经。

【功效主治】　收敛止血,消肿生肌。

（1）用于咯血,吐血,外伤出血。本品质黏味涩,为收敛止血要药,因主入肺、胃经,尤适于肺、胃出血证。治咯血,可单味研末,用糯米汤调服,如独圣散,或配枇杷叶、藕节、生地黄等,如白及枇杷丸。治吐血、便血,常配乌贼骨,如乌及散。治外伤出血,可研末配伍煅石膏外敷患处。

（2）用于疮疡肿毒,皮肤皲裂。本品微寒苦涩,能敛疮消肿生肌。治疮疡肿毒,配金银花、天花粉等。治手足皲裂,用本品研末,麻油调涂,能促使裂口愈合。

【用法用量】　6～15 g,水煎服。研末吞服 3～6 g。外用适量。

【使用注意】　不宜与川乌、制川乌、草乌、制草乌、附子同用。

【现代研究】　具有抗菌、止血、抗肿瘤、抗溃疡、保护胃黏膜、抗纤维化、抗氧化、促进伤口愈合等作用。

仙鹤草 Xianhecao
《本草图经》

本品为蔷薇科植物龙芽草 *Agrimonia pilosa* Ledeb. 的干燥地上部分。夏、秋二季茎叶茂盛时采割,除去杂质,干燥。生用或炒炭用。

【性味归经】　苦、涩,平。归心、肝经。

【功效主治】　收敛止血,截疟,止痢,解毒,补虚。

（1）用于咯血,吐血,崩漏下血。本品性平味涩,功能收敛止血。治出血证,大凡出血无瘀滞者,无论寒热虚实均可用之。治出血证,属血热妄行者,配鲜生地黄、牡丹皮、赤芍等;属虚寒出血者,则配艾叶、炮姜、黄芪等。

（2）用于疟疾。本品有截疟作用。治疟疾寒热往来,可单用研末,以烧酒吞服。

（3）用于血痢。本品味涩,有涩肠止泻、止血之功。治久泻久痢时单用本品,水煎服。

（4）用于痈肿疮毒。本品解毒消肿,治痈肿疮毒,可外用,亦可内服。

（5）用于阴痒带下。本品有杀虫作用。治阴痒带下,可煎取浓汁,冲洗阴道。

（6）用于脱力劳伤。本品有补虚强壮作用。对劳力过度所致脱力劳伤,面色萎黄,神疲乏力者,可配大枣同用。

【用法用量】　6～12 g,水煎服。外用适量。

【现代研究】　具有止血、止痢抗疟、镇痛抗炎、杀虫、抗氧化、抗疲劳等作用。

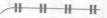

第四节 温经止血药

以温经止血为主要功效,主要用于虚寒性出血证的药物,称为温经止血药。本节药物性多温热,主归脾经,具有温经止血之效,适用于脾不统血,冲脉不固之虚寒性出血证。虚寒性出血证以出血日久、色暗淡,舌质淡,以及脉沉细等为主要表现。本类药物兼有温里散寒之功,还用于脾胃及下焦虚寒之呕吐、泄泻、月经不调等证。

案例 21-4

张某,女,30 岁。近三个月来,月经淋漓不止,色淡,小腹冷痛,畏寒,面色不华,舌质淡,脉细,宜选用的中药是( )。

A. 艾叶　　　　B. 炮姜　　　　C. 蒲黄　　　　D. 大蓟　　　　E. 侧柏叶

案例解析 21-4

艾叶 Aiye
《名医别录》

本品为菊科植物艾 *Artemisia argyi* Lévl. et Vant. 的干燥叶。夏季花未开时采摘,除去杂质,晒干。生用或炒炭用。

【性味归经】 辛、苦,温;有小毒。归肝、脾、肾经。

【功效主治】 温经止血,散寒止痛;外用祛湿止痒。

(1)用于吐血,衄血,崩漏,月经过多,胎漏下血。本品性温辛香,为温经止血要药,适用于虚寒性出血,尤宜于崩漏。治下元虚冷所致产后下血、崩漏,配伍阿胶、干地黄等,如胶艾汤。治脾阳亏虚之吐血、衄血,与党参、黄芪等配伍。也可用治血热出血证,以防其寒凉太过而留瘀,如配伍生地黄、生荷叶等,如四生丸。

(2)用于少腹冷痛,经寒不调,宫冷不孕。本品入肝、脾、肾三阴经,主走下焦,能温经散寒止痛,为治妇科下焦虚寒或寒客胞宫之要药。治下焦虚寒之痛经、月经不调、宫冷不孕,常配香附、当归、肉桂等,如艾附暖宫丸。

(3)用于治皮肤瘙痒。本品苦温燥湿,外用有祛湿止痒之功。治皮肤湿疹、疥癣,可单用,或与黄柏、花椒、防风等煎水外洗。

药材图 21-9

【用法用量】 3～9 g,水煎服。外用适量,供灸治或熏洗用。

【现代研究】 具有止血及抗凝血、抗菌、抗病毒、抗氧化、保肝利胆、抗过敏、免疫调节等作用。

其他止血药的性味归经、功效、主治如表 21-1 所示。

表 21-1 其他止血药

药名	性味归经	功效	主治
棕榈	苦、涩,平。归肺、肝、大肠经	收敛止血	吐血,衄血,尿血,便血,崩漏
血余炭	苦,平,归肝、胃经	收敛止血,化瘀利尿	吐血,咯血,衄血,血淋,尿血,便血,崩漏,外伤出血,小便不利

药材图 21-10

小结

止血药是指以制止体内外出血,治疗各种出血为主要作用的药物。根据其性能特点的不

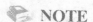
NOTE

同，可分为凉血止血药、化瘀止血药、收敛止血药和温经止血药四类。

凉血止血药性多寒凉，味多甘苦，均具有凉血止血之功，主治血热妄行所致的出血证。每味药又有各自不同的功效和特点。地榆、槐花均长于凉血止血，且善清大肠之热，故尤宜用于大肠火盛之便血、痔血、血痢。然地榆下焦之热皆可清，还善治妇女血热崩漏，炒炭能收敛止血，尚能解毒敛疮，用于水火烫伤、痈肿疮毒；槐花则善清泻肝火，用于肝热目赤、头痛眩晕等。白茅根凉血止血，又兼清热利尿，尤宜用于血热之尿血、血淋，还能清肺胃之热，用治热病烦渴。

化瘀止血药性味多属辛、苦，均具有化瘀止血之功，主治瘀血内阻而血不循经之出血证。每味药又有各自不同的功效和特点，如三七、茜草、蒲黄均能化瘀止血，凡瘀滞出血均可应用，但三七止血力强，有止血不留瘀、化瘀不伤正的特点，为治血证之良药，对各种内外出血均可使用，兼善消肿定痛，为伤科要药；茜草兼能凉血，尤宜用于血热夹瘀之出血证，兼善通经，可治瘀阻经闭，关节痹痛，跌扑肿痛；蒲黄炒炭兼收敛止血，又能通淋，尤宜用于血淋。

收敛止血药性味多属平涩，均具有收敛止血之功，主治各种出血证而无瘀滞者。每味药又有各自不同的功效和特点，如白及、仙鹤草均能收敛止血，凡出血证无瘀滞者均可应用，但白及主入肺、胃经，善治肺胃出血证，兼能消肿生肌，用于疮疡肿毒，皮肤皲裂；仙鹤草兼截疟，止痢，解毒，补虚，可用于疟疾、血痢、痈肿疮毒、阴痒带下、脱力劳伤。

温经止血药性味多属辛温，均具有温经止血之功，主治虚寒性出血证者。每味药又有各自不同的功效和特点，如艾叶能温经止血，可治虚寒性出血证，且艾叶主入下焦，能散寒调经，善治下焦虚寒之崩漏下血、痛经、月经不调、宫冷不孕，外用还能祛湿止痒。

1. 试述止血药的概念、功效、分类及适应证，每类列举 3 味中药。

2. 试比较下列各组药物的性味、功效及主治之异同。

（1）地榆与槐花

（2）白及与仙鹤草

（税丕先　周洁）

思考题答案

第二十二章 活血化瘀药

PPT-22

概　　述

1.含义　凡以活血化瘀,治疗瘀血证为主要作用的药物,称为活血化瘀药。

2.主要功效及治疗病证　活血化瘀药主归心、肝经,大多具有辛、苦味,辛能行散,苦能疏泄,多有活血化瘀的功效,并通过活血产生止痛、调经、疗伤、消癥等作用。主要治疗瘀血阻滞证。瘀血既是病理产物,又是致病因素,故所治病证范围遍及内、妇、外等各科。如头、胸、腹诸痛,痛如针刺,固定不移;中风不遂,肢体麻木;关节痹痛日久;月经不调,产后恶露不尽或不行,出血色深,夹有瘀块;体内癥瘕积聚;跌打损伤、骨折;痈疽疮疡等。根据作用特点和功效主治不同,可将其分为四类:活血止痛药,活血调经药,活血疗伤药,破血消癥药。

3.配伍原则

(1)以气血关系进行配伍。气行则血行,气滞则血瘀,在运用活血化瘀药时,常配理气药增效。

(2)以兼有病邪予以相应配伍。如寒凝血瘀者,配伍温经通脉、散寒止痛之品;瘀热互结者,配伍清热凉血、泻火解毒之品;血瘀体虚者,配伍补虚扶正之品。

4.使用注意　本类药易耗血动血,妇女月经过多及其他出血证无瘀滞者忌用;孕妇慎用或忌用。

第一节　活血止痛药

以活血行气止痛为主要功效,主要用于气血瘀滞所致痛证的药物,称为活血止痛药。本节药物性味多属辛温。所治气血瘀滞痛证以头、胸、腹、肢体等疼痛为主要表现。亦可用于风湿痹痛、跌打损伤疼痛以及妇女的痛经、产后腹痛等。部分药物还可用于其他瘀血证。

NOTE

案例解析 22-1

药材图 22-1

案例 22-1

患者,女,45 岁。感冒后出现头痛,头痛时作,痛连项背,畏寒,遇风尤剧,苔薄白,脉浮,宜选用的中药是(　　)。

A. 郁金　　　　B. 川芎　　　　C. 姜黄　　　　D. 乳香　　　　E. 没药

川芎 Chuanxiong

《神农本草经》

本品为伞形科植物川芎 *Ligusticum chuanxiong* Hort. 的干燥根茎。夏季当茎上的节盘显著突出,并略带紫色时采挖,除去泥沙,晒后烘干,再去须根。生用或酒炙用。

【性味归经】　辛,温。归肝、胆、心包经。

【功效主治】　活血行气,祛风止痛。

(1)用于胸痹心痛,胸胁刺痛,跌扑肿痛,月经不调,经闭痛经,癥瘕腹痛。本品辛散温通,既能活血祛瘀,又能行气解郁,为"血中气药",是治疗血瘀气滞诸痛证之要药。治肝郁气滞,胁肋胀痛,配柴胡、白芍、香附等,如柴胡疏肝散。治心脉瘀阻、胸痹心痛,可单用或配丹参、红花等。治跌扑损伤、瘀血肿痛,与乳香、没药等配伍。此外,本品能"下调经水,中开郁结",为妇科活血调经之要药。治经闭痛经,血瘀者,与赤芍、桃仁等配伍,如血府逐瘀汤;寒凝者,与桂心、吴茱萸等配伍,如温经汤。治产后恶露不尽、瘀滞腹痛,与当归、桃仁等配伍,如生化汤。

(2)用于头痛。本品性升散,能"上行头目",祛风止痛,为治头痛要药,故前人有"头痛不离川芎"之说。若风寒头痛,配羌活、白芷、细辛等,如川芎茶调散。若风热头痛,配伍菊花、石膏等,如芎芷石膏汤。若风湿头痛,可配伍羌活、独活等,如羌活胜湿汤。若血瘀头痛,与赤芍、桃仁、麝香等配伍,如通窍活血汤。

(3)用于风湿痹痛。本品能"旁通络脉",有祛风活血止痛之效。治风湿痹痛,与独活、防风、秦艽等配伍,如独活寄生汤。

【用法用量】　3～10 g,水煎服。

【现代研究】　具有调节心脑血管系统和神经系统、抗血小板聚集、扩张血管、抗门静脉高压、抗动脉粥样硬化、抗心肌炎和心肌肥厚、降低血脂、预防血栓形成等作用。

延胡索 Yanhusuo

《雷公炮炙论》

药材图 22-2

本品为罂粟科植物延胡索 *Corydalis yanhusuo* W. T. Wang 的干燥块茎。夏初茎叶枯萎时采挖,除去须根,洗净,置沸水中煮或蒸至恰无白心时,取出,晒干。生用,或醋炙用。

【性味归经】　辛、苦,温。归肝、脾经。

【功效主治】　活血,行气,止痛。

用于胸胁、脘腹疼痛,胸痹心痛,经闭痛经,产后瘀阻,跌扑肿痛者。本品辛散温通,"能行血中气滞,气中血滞,故专治一身上下诸痛",尤善止痛,为活血行气止痛要药,可用于各种血瘀气滞诸痛证。治肝郁化火,胁肋疼痛,与川楝子配伍,如金铃子散。治寒凝气滞,胃脘疼痛,配桂枝、高良姜等,如安中散。治心血瘀阻,胸痹心痛,与丹参、川芎、薤白等配伍。治瘀滞痛经,产后腹痛,与当归、香附等配伍。治跌打损伤,瘀滞肿痛,与乳香、没药等同用。

【用法用量】　3～10 g,水煎服。研末吞服,一次 1.5～3 g。

【现代研究】　具有镇痛、镇静、抗血栓、保护心肌、抗菌、抗炎、抗依赖等作用。

药材图 22-3

郁金 Yujin
《药性论》

本品为姜科植物温郁金 *Curcuma wenyujin* Y. H. Chen et C. Ling、姜黄 *Curcuma Longa* L.、广西莪术 *Curcuma kwangsiensis* S. G. Lee et C. F. Liang 或蓬莪术 *Curcuma phaeocaulis* Val. 的干燥块根。前两者分别习称"温郁金"和"黄丝郁金",其余按性状不同习称"桂郁金"或"绿丝郁金"。冬季茎叶枯萎后采挖,除去泥沙和细根,蒸或煮至透心,干燥。生用。

【性味归经】 辛、苦,寒。归肝、心、肺经。

【功效主治】 活血止痛,行气解郁,清心凉血,利胆退黄。

(1)用于胸胁刺痛,胸痹心痛,经闭痛经,乳房胀痛。本品辛散入肝,能活血祛瘀,疏肝解郁,可治气滞血瘀之疼痛。治胸胁刺痛,与香附、延胡索等配伍;治痛经乳胀,配伍柴胡、香附等,如宣郁通经汤。

(2)用于热病神昏,癫痫发狂。本品性寒入心,有清心解郁开窍之功。治湿温病邪入心包之神昏谵语者,与石菖蒲、连翘、竹沥等配伍,如菖蒲郁金汤;治痰火蒙蔽心窍之癫痫发狂者,配伍白矾,如白金丸。

(3)用于血热吐衄。本品苦泄入血,可凉血降气止血。治血热妄行之吐血、衄血、妇女倒经等证,配伍生地黄、栀子、牛膝等。

(4)用于黄疸尿赤。本品苦燥入肝经,能清热利湿,利胆退黄。治湿热黄疸,尿赤口苦,配伍茵陈、栀子等。

【用法用量】 3~10 g,水煎服。

【现代研究】 具有抗癌、保肝、降血脂、促凝血、抗菌、抗炎、抗氧化应激活性等作用。

第二节 活血调经药

以活血调经为主要功效,主要用于妇科瘀血证的药物,称为活血调经药。本节药物味多属辛、苦,主归肝经。妇科瘀血证以痛经、月经不调、色紫暗或夹有瘀块、经闭、产后瘀滞腹痛、恶露不尽等为主要表现。活血调经药亦可用于瘀滞疼痛、跌打损伤、癥瘕积聚等其他瘀血证。

案例 22-2

患者,女,27 岁。产后 20 日,一直感觉下腹疼痛,伴恶露不尽,小便不利,舌边尖有瘀点。宜选用的中药是( )。

A. 丹参　　　B. 桃仁　　　C. 红花　　　D. 鸡血藤　　　E. 益母草

案例解析 22-2

丹参 Danshen
《神农本草经》

本品为唇形科植物丹参 *Salvia miltiorrhiza* Bge. 的干燥根和根茎。春、秋二季采挖,除去泥沙,干燥。生用或酒炙用。

药材图 22-4

【性味归经】 苦,微寒。归心、肝经。

【功效主治】 活血祛瘀,通经止痛,清心除烦,凉血消痈。

(1)用于月经不调,痛经经闭。本品味苦能泄,能活血祛瘀,调经止痛,为妇科调经要药。古人有"一味丹参散,功同四物汤"之说。治疗瘀血所致月经不调,痛经经闭,可单味为末,陈酒

NOTE

调服,如丹参散,也可配当归、香附、红花等,如宁坤至宝丹。

(2)用于胸痹心痛,脘腹胁痛,癥瘕积聚,热痹疼痛。本品善活血止痛,祛瘀生新而不伤正,为活血化瘀要药。因其性微寒,尤宜用于血热瘀滞者。治心腹疼痛,配伍檀香、砂仁等,如丹参饮;治癥瘕积聚,配三棱、莪术等;治风湿痹痛,配独活、秦艽、牛膝等。

(3)用于心烦不眠。本品性寒入心,能清心凉血,除烦安神。治热入营分,烦躁谵语,配伍生地黄、连翘、玄参等,如清营汤。用于阴虚血少,虚烦失眠,配伍酸枣仁、柏子仁、生地黄等,如天王补心丹。

(4)用于疮疡肿痛。本品味苦性寒,可凉血消痈,活血祛瘀。治疗乳痈初起或疔疮痈肿,配伍金银花、连翘等。

【用法用量】 10～15 g,水煎服。

【使用注意】 不宜与藜芦同用。

【现代研究】 具有保护心脑组织及血管内皮细胞、抗心律失常、抗动脉粥样硬化、抗血小板聚集、改善微循环、扩张脑血管、抗菌、抗炎、抗肿瘤、抗氧化等作用。

红花 Honghua
《新修本草》

药材图 22-5

本品为菊科植物红花 *Carthamus tinctorius* L. 的干燥花。夏季花由黄变红时采摘,阴干或晒干。生用。

【性味归经】 辛,温。归心、肝经。

【功效主治】 活血通经,散瘀止痛。

(1)用于经闭,痛经,恶露不尽。本品味辛而温,功善活血通经。治血瘀之经闭、痛经,与桃仁、当归等同用,如桃红四物汤。

(2)用于癥瘕痞块,胸痹心痛,瘀滞腹痛,胸胁刺痛,跌扑损伤,疮疡肿痛。本品辛散温通,能活血止痛。治癥瘕积聚,与三棱、莪术等配伍,如七制香附丸;治胸痹心痛,与当归、桃仁、枳壳等配伍,如血府逐瘀汤;治跌打损伤,与当归等配伍,如复元活血汤。

【用法用量】 3～10 g,水煎服。

【使用注意】 孕妇慎用。

【现代研究】 具有扩张血管、降血脂、抑制血小板聚集、改善心肌供血、镇痛、抗炎、抗氧化等作用。

桃仁 Taoren
《神农本草经》

药材图 22-6

本品为蔷薇科植物桃 *Prunus persica*(L.)Batsch 或山桃 *Prunus davidiana*(Carr.)Franch. 的干燥成熟种子。果实成熟后采收,除去果肉和核壳,取出种子,晒干。生用或炒用。

【性味归经】 苦、甘,平。归心、肝、大肠经。

【功效主治】 活血祛瘀,润肠通便,止咳平喘。

(1)用于经闭痛经,癥瘕痞块,跌扑损伤。本品性平味苦,善泄血滞,祛瘀力较强,有破血之功,为治各种瘀血阻滞的要药。治经闭痛经,与红花、当归、川芎等配伍,如桃红四物汤;治癥瘕痞块,与桂枝、牡丹皮等配伍,如桂枝茯苓丸;治跌打损伤,与大黄、当归等配伍,如复元活血汤。

(2)用于肺痈、肠痈。本品既能活血祛瘀,又兼能润肠通便,止咳平喘。治肺痈,配苇茎、薏苡仁、冬瓜仁等,如苇茎汤;治肠痈,配大黄、牡丹皮、芒硝等,如大黄牡丹皮汤。

(3)用于肠燥便秘。本品质润,能润肠通便。治肠燥津枯便秘,与火麻仁、郁李仁等同用,如润肠丸。

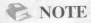

NOTE

（4）用于咳嗽气喘。本品味苦降泄，有止咳平喘之效。治咳嗽气喘，可与苦杏仁、紫苏子等同用。

【用法用量】 5～10 g，水煎服。

【使用注意】 孕妇慎用。

【现代研究】 具有增加局部血流量、降低血液黏度、改善血液流变学、保护心脑血管和神经、抗肿瘤、镇静呼吸中枢、调节免疫等作用。其中，桃仁中苦杏仁苷的代谢产物氢氰酸具有阻滞细胞呼吸、抑制呼吸中枢、刺激黏膜等毒性作用，大剂量可引起中毒。

益母草 Yimucao
《神农本草经》

药材图 22-7

本品为唇形科植物益母草 *Leonurus japonicus* Houtt. 的新鲜或干燥地上部分。鲜品于春季幼苗期至初夏花前期采割；干品于夏季茎叶茂盛、花未开或初开时采割，晒干，或切段晒干。鲜用或生用。

【性味归经】 苦、辛，微寒。归肝、心包、膀胱经。

【功效主治】 活血调经，利尿消肿，清热解毒。

（1）用于月经不调，痛经经闭，恶露不尽。本品辛行苦泄，善活血调经，为妇科经产要药，故有"益母"之称。治瘀血阻滞之月经不调，痛经经闭，产后恶露不尽者，可单用本品熬膏，即益母草膏，或配当归、川芎、丹参等。

（2）用于水肿尿少。本品入膀胱经，既能利水消肿，又能活血化瘀，故尤宜用于水瘀互结之水肿。可单用，或与白茅根等配伍。

（3）用于疮疡肿毒。本品性寒味苦，有清热解毒之功。治疮疡肿毒，可单用外敷或外洗，或配金银花、蒲公英等内服。

【用法用量】 9～30 g，水煎服。鲜品 12～40 g。

【使用注意】 孕妇慎用。

【现代研究】 具有调节子宫、止血、抗炎抑菌、镇痛、利尿、抗氧化、抗心肌缺血、促进心肌收缩等作用。

牛膝 Niuxi
《神农本草经》

药材图 22-8

本品为苋科植物牛膝 *Achyranthes bidentata* Bl. 的干燥根。冬季茎叶枯萎时采挖，除去须根和泥沙，捆成小把，晒至干皱后，将顶端切齐，晒干。生用或酒炙用。

【性味归经】 苦、甘、酸，平。归肝、肾经。

【功效主治】 逐瘀通经，补肝肾，强筋骨，利尿通淋，引血下行。

（1）用于经闭，痛经。本品味苦能泄，长于活血通经，祛瘀止痛。治经闭，痛经者，配伍当归、红花、桃仁等，如血府逐瘀汤。

（2）用于腰膝酸痛，筋骨无力。本品主入肝、肾经，有补肝肾、强筋骨之功。治肝肾亏虚，腰膝痛软，配伍杜仲、续断等，如续断丸；治痹痛日久，损及肝肾，腰膝酸痛，与独活、桑寄生、杜仲等配伍，如独活寄生汤。

（3）用于淋证，水肿。本品性善下行，能利尿通淋。治疗热淋血淋，常与萹蓄、瞿麦、滑石等配伍，如牛膝汤；治水肿小便不利，则与泽泻、车前子等同用，如济生肾气丸。

（4）用于头痛，眩晕，牙痛，口疮，吐血，衄血。本品味苦降泄，能引火（血）下行，以降上炎之火。治肝阳上亢之头痛、眩晕，常与代赭石、牡蛎、龟甲等配伍，如镇肝熄风汤。治胃火上炎之牙痛、口疮，常与石膏、知母、麦冬等配伍，如玉女煎。治血热妄行之吐血、衄血，常与小蓟、郁金

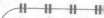

NOTE

等配伍。

【用法用量】 5～12 g,水煎服。

【使用注意】 孕妇慎用。

【现代研究】 具有降血压、抗肿瘤、抗病毒、抗氧化、增强免疫、降血糖、抵抗衰老、激活免疫细胞等作用。

第三节 活血疗伤药

以活血疗伤为主要功效,主要用于骨伤科瘀血证的药物,称为活血疗伤药。本节药物味多辛、苦,主归肝、肾经。骨伤科瘀血证以跌打损伤、瘀肿疼痛、筋伤骨折为主要表现。部分药物亦可用于其他瘀血证。

案例 22-3

患者,女,35 岁。雪天骑车外出,右下肢骨折,已用石膏固定,建议选用土鳖虫辅助治疗。选择该药的依据是什么? 运用该药时需注意什么?

案例解析 22-3

土鳖虫 Tubiechong
《神农本草经》

本品为鳖蠊科昆虫地鳖 *Eupolyphaga sinensis* Walker 或冀地鳖 *Steleophaga plancyi* (Boleny)的雌虫干燥体。捕捉后,置沸水中烫死,晒干或烘干。生用。

【性味归经】 咸,寒;有小毒。归肝经。

【功效主治】 破血逐瘀,续筋接骨。

(1)用于跌打损伤,筋伤骨折。本品咸寒,性善走窜,活血较强,有破血止痛、续筋接骨之效,为伤科常用药。治筋伤骨折,可单用本品研末吞服,或与自然铜、骨碎补等配伍,如接骨紫金丹。

(2)用于血瘀经闭,产后瘀阻腹痛,癥瘕痞块。本品入肝经,善逐瘀而消癥,通经。常用于血瘀经闭、产后瘀阻及癥瘕痞块。治血滞经闭,产后瘀阻腹痛,与大黄、桃仁配伍,如下瘀血汤;治癥瘕积聚,与鳖甲、桃仁等配伍,如鳖甲煎丸。

【用法用量】 3～10 g,水煎服。

【使用注意】 孕妇禁用。

【现代研究】 具有溶解血栓、抗凝血、抗肿瘤、促进骨折愈合、调节血脂、耐缺氧、调节免疫等作用。

药材图 22-9

骨碎补 Gusuibu
《药性论》

本品为水龙骨科植物槲蕨 *Drynaria fortunei*(Kunze)J. Sm. 的干燥根茎。全年均可采挖,除去泥沙,干燥,或再燎去茸毛(鳞片)。生用。

【性味归经】 苦,温。归肝、肾经。

【功效主治】 疗伤止痛,补肾强骨;外用消风祛斑。

(1)用于跌扑闪挫,筋骨折伤。本品性温味苦,能活血疗伤止痛,续筋接骨,以善补碎骨而

药材图 22-10

NOTE

得名,为伤科要药。治跌扑闪挫,筋骨折伤,内服外用均有效,或配自然铜、没药等,如骨碎补散。

(2)用于肾虚腰痛,筋骨痿软,耳鸣耳聋,牙齿松动。本品主入肝、肾经,有温补肾阳、强健筋骨之功。治肾虚腰痛脚弱,与补骨脂、牛膝等配伍;治疗肾虚耳鸣耳聋、齿痛,与熟地黄、山茱萸等配伍。

(3)用于斑秃,白癜风。本品外用能消风祛斑。治斑秃,白癜风,可与侧柏叶等配伍。

【用法用量】 3～9 g,水煎服。

【现代研究】 具有促进成骨细胞的增殖分化、抑制破骨细胞、抗骨质疏松、抗炎、保护肾、抑制药物耳毒性等作用。

第四节 破血消癥药

以破血消癥为主要功效,主要用于治疗癥瘕积聚的药物,称为破血消癥药。癥瘕积聚以包块、疼痛为主要表现。本节药物味多辛、苦,作用峻猛。亦可用于其他瘀血证。

案例 22-4

患者,男,50 岁。腹部包块明显,刺痛不移,面黯,兼食积不思饮食,脘腹胀痛,宜选用的中药是(   )。

A. 莪术　　　B. 水蛭　　　C. 川芎　　　D. 丹参　　　E. 土鳖虫

案例解析 22-4

莪术 Ezhu
《药性论》

本品为姜科植物蓬莪术 *Curcuma phaeocaulis* Val. 、广西莪术 *Curcuma kwangsiensis* S. G. Lee et C. F. Liang 或温郁金 *Curcuma wenyujin* Y. H. Chen et C. Ling 的干燥根茎。后者习称"温莪术"。冬季茎叶枯萎后采挖,洗净,蒸或煮至透心,晒干或低温干燥后除去须根和杂质。生用或醋炙用。

药材图 22-11

【性味归经】 辛、苦,温。归肝、脾经。

【功效主治】 行气破血,消积止痛。

(1)用于癥瘕痞块,瘀血经闭,胸痹心痛。本品辛散苦泄,善破血逐瘀,行气止痛。治气滞血瘀之重证,常与三棱相须而用;治经闭腹痛,与三棱、延胡索等同用,如莪术散;治癥瘕积聚,配伍三棱、鳖甲等,如蓬莪术散;治胸痹心痛,则配丹参、川芎等。

(2)用于食积胀痛。本品温通辛散,能破气止痛,消食化积。治食积气滞之脘腹胀痛,常配青皮、槟榔、莱菔子等消食药。

【用法用量】 6～9 g,水煎服。

【使用注意】 孕妇禁用。

【现代研究】 具有抗肿瘤、保肝、抗凝血、镇痛、抗炎、抗病毒、抗菌、抗氧化等作用。

三棱 Sanleng
《本草拾遗》

本品为黑三棱科植物黑三棱 *Sparganium stoloniferum* Buch. -Ham. 的干燥块茎。冬季至次年春采挖,洗净,削去外皮,晒干。生用或醋炙用。

药材图 22-12

NOTE

【性味归经】 辛、苦,平。归肝、脾经。

【功效主治】 破血行气,消积止痛。

三棱破血行气,消积止痛,故与莪术主治病证相同,二者常相须为用。然而莪术偏于破气,三棱偏于破血。

【用法用量】 5～10 g,水煎服。

【使用注意】 孕妇禁用;不宜与芒硝、玄明粉同用。

【现代研究】 本品具有抗凝、抗血栓、镇痛抗炎、抗肿瘤、抗器官纤维化、调节雌激素等作用。

其他活血化瘀药的性味归经、功效、主治如表 22-1 所示。

药材图 22-13

药材图 22-14

药材图 22-15

表 22-1 其他活血化瘀药

分类	药名	性味归经	功效	主治
活血调经药	王不留行	苦,平。归肝、胃经	活血通经,下乳消肿,利尿通淋	经闭,痛经,乳汁不下,乳痈肿痛,淋证涩痛
活血疗伤药	马钱子	苦,温;有大毒。归肝、脾经	通络止痛,散结消肿	跌打损伤,骨折肿痛,风湿顽痹,麻木瘫痪,痈疽疮毒,咽喉肿痛
	自然铜	辛,平。归肝经	散瘀止痛,续筋接骨	跌打损伤,筋骨折伤,瘀肿疼痛
	苏木	甘、咸,平。归心、肝、脾经	活血祛瘀,消肿止痛	跌打损伤,骨折筋伤,瘀滞肿痛,经闭痛经,产后瘀阻,胸腹刺痛,痈疽肿痛
	血竭	甘、咸,平。归心、肝经	活血定痛,化瘀止血,生肌敛疮	跌打损伤,心腹瘀痛,外伤出血,疮疡不敛
破血消癥药	斑蝥	辛,热;有大毒。归肝、胃、肾经	破血逐瘀,散结消癥,攻毒蚀疮	癥瘕,经闭,顽癣,瘰疬,赘疣,痈疽不溃,恶疮死肌

小结

活血化瘀药是指以活血化瘀,治疗瘀血证为主要作用的药物。根据其性能特点的不同,可分为活血止痛药、活血调经药、活血疗伤药和破血消癥药四类。

活血止痛药性味多属辛温,均具有活血止痛之功,主治气血瘀滞所致痛证。川芎、延胡索、郁金均能活血行气止痛,用治气血瘀滞所致痛证。然川芎作用部位广泛,还能下调经水,为妇科调经要药,又兼祛风止痛,上行头目,为治头痛要药;延胡索活血力弱,重在止痛,专治一身上下血瘀气滞疼痛;郁金性寒苦降,善治气血瘀滞所致痛证偏热者,还能清心凉血,利胆退黄,用治热病神昏,癫痫发狂,血热吐衄,黄疸尿赤。

活血调经药味多属辛、苦,均具有活血调经之功,主治妇科瘀血证。丹参、桃仁、红花、牛膝均能活血通经,均可用治妇科瘀血证及其他瘀血证。然丹参能祛瘀生新,可用于多种瘀血证,为活血化瘀要药,因其性微寒,尤宜用于血热瘀滞者,且能清心除烦,凉血消痈,用治心烦不眠,疮痈肿毒;桃仁祛瘀力强,为治疗多种瘀血阻滞病证的要药;红花善活血调经、止痛,还可用于瘀滞斑疹色暗。牛膝性善下行,善活血通经,常治妇科经产诸疾及跌打伤痛;又能利尿通淋、引火血下行,可治淋证、水肿及气火上逆之病证;还长于补肝肾强筋骨,善治腰膝酸痛,筋骨无力。益母草功善活血调经,为妇科经产要药。

活血疗伤药味多辛、苦,主归肝、肾经,均具有活血疗伤之功,主治骨伤科瘀血证。土鳖虫性善走窜,善逐瘀消癥、通经、续筋骨,常用于内科消癥、妇科经闭、伤科接骨。骨碎补长于续筋接骨,以善补骨碎而得名,为伤科要药;又善益肾强骨,可治肾虚腰痛,筋骨痿软,耳鸣耳聋,牙齿松动。

破血消癥药味多属辛、苦,作用峻猛,具有破血消癥之功,主治癥瘕积聚。如三棱、莪术均能破血行气,消积止痛,可治气滞血瘀之重证及食积胀痛证,三棱偏破血,莪术偏破气。

思考题

1.试述活血化瘀药的概念、功效、分类及适应证,每类列举 3 味中药。

2.试比较下列各组药物的性味、功效及主治之异同。

(1)桃仁与红花

(2)三棱与莪术

思考题答案

（税丕先　周洁）

第二十三章　化痰止咳平喘药

　学习目标

　　1.掌握半夏、桔梗、川贝母、苦杏仁的分类归属、性味归经、功效应用、特殊用法及使用注意。

　　2.熟悉化痰止咳平喘药的概念、功效、适应证、分类、配伍应用和使用注意；旋覆花、浙贝母、瓜蒌、竹茹、紫苏子、枇杷叶、桑白皮、葶苈子、款冬花、百部、紫菀的分类归属、功效应用。

　　3.了解天南星的分类归属和功效特点。

概　　述

　　1.含义　凡能祛痰或消痰，以治疗痰证为主要作用的药物，称化痰药。以制止或减轻咳嗽喘息，治疗咳喘证为主要作用的药物，称止咳平喘药。

　　2.主要功效及治疗病证　化痰药大多具有辛苦味，辛能行散，苦能燥湿，有祛痰或消痰的功效，主要治疗痰证。痰证常由外感或内伤引起肺脾肾三脏的气化功能失调，津液停聚变生而致。由于痰随气升降，无处不到，其致病形式广泛，有痰蒙清窍所致的眩晕，有痰饮阻肺所致的痰多咳喘，有痰扰心神所致的心悸、失眠，有痰蒙心窍所致的癫狂、神昏，有肝风夹痰所致的中风、惊厥，有痰阻经络所致的瘰瘤、瘰疬、阴疽流注、肢体麻木等。止咳平喘药大多具有辛、苦味，辛能行气，苦能降泄，有止咳平喘的功效，主要治疗咳喘证。咳喘证常由外感或内伤引起肺失宣降所致，以咳嗽、气喘等为主要表现。

　　3.配伍原则

　　(1)以兼有病邪予以相应配伍。如有表证，配解表药；里寒者，配温里药；里热者，配清热药；虚劳者，配补虚药。

　　(2)以兼有症状予以相应配伍。如心悸失眠，配伍安神药；癫痫惊厥者，配伍平肝息风药；闭证神昏者，配伍开窍药；咳血者，配伍止血药。

　　(3)以痰的特点予以相应配伍。脾为生痰之源，脾虚则运化失常而聚湿生痰，故化痰药常配伍健脾燥湿药；因痰易致气机阻滞，气机阻滞又易致痰凝，故化痰药应配伍理气药。

　　4.使用注意　凡有出血倾向者如兼咯血或痰中带血等，不宜使用温燥强烈的化痰药，避免加重出血；麻疹初起有表邪之咳嗽，不宜单投止咳药，尤其是有收敛功效的止咳药，以免恋邪影响麻疹的透发。

第一节 化痰药

以祛痰或消痰为主要功效,主要用于治疗痰证的药物,称为化痰药。本节药物味多属辛、苦。痰证致病形式广泛,以或咳喘有痰;或眩晕;或心悸失眠;或癫狂神昏;或中风惊厥;或瘿瘤、瘰疬、阴疽流注、肢体麻木等为主要表现。部分药物兼有止咳平喘、软坚散结的作用,还可治咳喘、瘿瘤、瘰疬等者。

案例 23-1

患者,男,37岁。因痰湿停滞导致咳嗽痰多,胸脘胀闷,恶心呕吐,宜选用的中成药是( )。

A. 二陈丸   B. 橘贝半夏颗粒   C. 礞石滚痰丸
D. 清气化痰丸   E. 复方鲜竹沥液

案例解析 23-1

半夏 Banxia
《神农本草经》

本品为天南星科植物半夏 *Pinellia ternata* (Thunb.)Breit. 的干燥块茎。夏、秋二季采挖,洗净,除去外皮和须根,晒干。生用或制用。

药材图 23-1-1

【性味归经】 辛,温;有毒。归脾、胃、肺经。

【功效主治】 燥湿化痰,降逆止呕,消痞散结。

药材图 23-1-2

(1)用于湿痰寒痰,咳喘痰多,痰饮眩悸,风痰眩晕,痰厥头痛。本品辛温而燥,善燥湿化痰,为治湿痰、寒痰之要药,尤善治脏腑湿痰。治痰湿咳嗽,痰多色白者,配陈皮、茯苓、甘草等,如二陈汤;治寒痰咳嗽,痰多清稀者,配干姜、细辛等,如小青龙汤;治湿痰蒙蔽清窍,头痛眩晕者,配天麻、白术等,如半夏白术天麻汤。

(2)用于呕吐,胃气上逆。本品主入脾、胃经,能降逆胃气而止呕逆,为止呕要药。对于多种病因的呕吐,皆可配伍用之。因其性温,又能燥湿以化痰,尤适宜用于痰饮或胃寒呕吐,常与生姜同用,即小半夏汤;治胃热呕吐,配黄连、竹茹等,如黄连橘皮竹茹半夏汤;治胃气虚呕吐,配人参、白蜜等,如大半夏汤;治胃阴虚呕吐,配麦冬、大枣等,如麦门冬汤。

(3)用于胸脘痞闷,梅核气。本品味辛能散,具有化痰消痞散结之功。治痰热结胸,胸脘痞闷,与瓜蒌、黄连同用,如小陷胸汤;治痰浊阻滞,胸痹心痛,配瓜蒌、薤白,即瓜蒌薤白半夏汤;治寒热互结,心下痞满,配干姜、黄连、黄芩等,如半夏泻心汤;治气郁痰凝之梅核气,咽中有物,吐之不出,咽之不下,配紫苏、厚朴等,如半夏厚朴汤。

(4)用于痈肿痰核。本品外治能消肿止痛。治痈疽肿毒、瘰疬痰核,可用生品研末调敷。

【用法用量】 内服一般炮制后使用,3～9 g,水煎服。外用适量,磨汁涂或研末以酒调敷患处。

【使用注意】 不宜与川乌、制川乌、草乌、制草乌、附子同用;生品内服宜慎。

【现代研究】 具有镇咳、祛痰、止呕、抗心律失常、抗炎、抗肿瘤等作用。可引起黏膜炎症反应。还具有肝、肾、肠毒性,引起功能异常和组织病理损伤,有致突变和生殖毒性。

药材图 23-2

天南星 Tiannanxing
《神农本草经》

本品为天南星科植物天南星 *Arisaema erubescens* (Wall.)Schott、异叶天南星 *Arisaema*

NOTE

heterophyllum Bl. 或东北天南星 *Arisaema amurense* Maxim. 的干燥块茎。秋、冬二季茎叶枯萎时采挖,除去须根及外皮,干燥。生用或制用。

【性味归经】 苦、辛,温;有毒。归肺、肝、脾经。

【功效主治】 燥湿化痰,祛风止痉,散结消肿。

(1)用于顽痰咳嗽。本品辛温苦燥,有较强的燥湿祛痰之功,善治顽痰咳喘。治顽痰咳嗽,湿痰者,配半夏、枳实、橘红等,如导痰汤;寒痰者,与干姜、细辛等配伍;热痰者,与黄芩、瓜蒌等同用。

(2)用于风痰眩晕,中风痰壅,口眼㖞斜,半身不遂,癫痫,惊风,破伤风。本品性温辛散,善祛风痰而止痉。治风痰上扰,头痛眩晕,配半夏、天麻等;治风痰滞络,半身不遂,配半夏、川乌、白附子等,如青州白丸子;治破伤风,角弓反张,配羌活、天麻、防风等,如玉真散。

(3)用于痈肿,蛇虫咬伤。本品外用有散结消肿止痛之功。治痈疽肿毒,可与天花粉、大黄等同用,如如意金黄散;治毒蛇咬伤,配雄黄外敷。

【用法用量】 内服一般炮制后使用,3～9 g,水煎服。外用生品适量,研末以醋或酒调敷患处。

【使用注意】 孕妇慎用;生品内服宜慎。

【现代研究】 具有镇静镇痛、抗肿瘤、抗惊厥、抗心律失常、抗炎、祛痰等作用。对皮肤、黏膜、肌肉等局部组织有较强的刺激性和腐蚀性。

药材图 23-3

旋覆花 Xuanfuhua
《神农本草经》

本品为菊科植物旋覆花 *Inula japonica* Thunb. 或欧亚旋覆花 *Inula britannica* L. 的干燥头状花序。夏、秋二季花开放时采收,除去杂质,阴干或晒干。生用或炙用。

【性味归经】 苦、辛、咸,微温。归肺、脾、胃、大肠经。

【功效主治】 降气,消痰,行水,止呕。

(1)用于风寒咳嗽,痰饮蓄结,胸膈痞闷,喘咳痰多。本品温通苦降,既能降气消痰而平喘咳,又能化痰行水而除痞满。治痰浊阻肺,咳喘痰多,无论寒热皆可配伍应用。治寒痰者,配干姜、细辛等;治热痰者,配浙贝母、瓜蒌等;治痰饮蓄结,胸膈痞满者,配半夏、茯苓、青皮等。

(2)用于呕吐噫气,心下痞满。本品辛开苦降,善降胃气而止呕噫。治痰浊中阻、胃气上逆之噫气、呕吐,胃脘痞满者,配代赭石、半夏、生姜等,如旋覆代赭汤。

【用法用量】 3～9 g,水煎服,包煎。

【现代研究】 具有镇咳、祛痰、抗炎、抗肿瘤、抗氧化活性等作用。

药材图 23-4

桔梗 Jiegeng
《神农本草经》

本品为桔梗科植物桔梗 *Platycodon、grandiflorum*(Jacq.)A. DC. 的干燥根。春、秋二季采挖,洗净,除去须根,趁鲜剥去外皮或不去外皮,干燥。生用。

【性味归经】 苦、辛,平。归肺经。

【功效主治】 宣肺,利咽,祛痰,排脓。

(1)用于咳嗽痰多,胸闷不畅。本品性平而辛散苦泄,有开宣肺气、祛痰利气的作用,且专走肺经,为肺经气分之要药。治咳嗽痰多,无论外感内伤、寒热均可应用。治风寒者,配紫苏叶、苦杏仁等,如杏苏散;治风热或温病初起者,配桑叶、菊花等,如桑菊饮;治肺寒者,配伍干姜、半夏等;治肺热者,配伍桑白皮、浙贝母等。

(2)用于咽痛音哑。本品善宣肺利咽开音。凡外邪犯肺,咽痛失音者,配甘草,如桔梗汤;

治热毒盛壅者,配射干、牛蒡子、板蓝根等;治阴虚火旺者,配伍玄参、麦冬,如玄麦甘桔汤。

(3)用于肺痈吐脓。本品性善上行,善宣肺气而排脓痰。治肺痈胸痛发热,咳吐腥臭脓痰,配鱼腥草、薏苡仁、芦根等。

【用法用量】 3～10 g,水煎服。

【现代研究】 具有镇咳、祛痰、抗炎、抗肿瘤、免疫调节、抗氧化等作用。

川贝母 Chuanbeimu
《神农本草经》

本品为百合科植物川贝母 *Fritillaria cirrhosa* D. Don、暗紫贝母 *Fritillaria unibracteata* Hsiao et K. C. Hsia、甘肃贝母 *Fritillaria przewalskii* Maxim.、梭砂贝母 *Fritillaria delavayi* Franch.、太白贝母 *Fritillaria taipaiensis* P. Y. Li 或瓦布贝母 *Fritillaria unibracteata* Hsiao et K. C. Hsia var. *wabuensis* (S. Y. Tang et S. C. Yue)Z. D. Liu,S. Wang et S. C. Chen 的干燥鳞茎。按性状不同分别习称"松贝""青贝""炉贝"和"栽培品"。夏、秋二季或积雪融化后采挖,除去须根、粗皮及泥沙,晒干或低温干燥。生用。

【性味归经】 苦、甘,微寒。归肺、心经。

【功效主治】 清热润肺,化痰止咳,散结消痈。

(1)用于肺热燥咳,干咳少痰,阴虚劳嗽,痰中带血。本品甘寒质润,既能清肺化痰,又能润肺止咳,尤宜用于肺热燥咳、肺虚久咳。治肺热肺燥咳嗽,与知母相须为用,如二母丸;治肺虚劳嗽、痰中带血者,配百合、麦冬等。

(2)用于瘰疬,乳痈,肺痈。本品微寒味苦,有清热化痰、散结消痈之功。治痰火郁结之瘰疬,配玄参、牡蛎等,如消瘰丸;治热毒壅结之乳痈,配蒲公英、连翘等;治肺痈咯吐脓痰,配鱼腥草、芦根等。

【用法用量】 3～10 g,水煎服。研粉冲服,一次 1～2 g。

【使用注意】 不宜与川乌、制川乌、草乌、制草乌、附子同用。

【现代研究】 具有镇咳、祛痰、平喘、抗肿瘤、抗菌、抗炎、镇静镇痛等作用。

浙贝母 Zhebeimu
《本草正》

本品为百合科植物浙贝母 *Fritillaria thunbergii* Miq. 的干燥鳞茎。初夏植株枯萎时采挖,洗净。按大小分开,大者除去芯芽,习称"大贝";小者不去芯芽,习称"珠贝"。分别撞擦,除去外皮,拌以煅过的贝壳粉,吸去擦出的浆汁,干燥;或取鳞茎,按大小分开,洗净,除去芯芽,趁鲜切成厚片,洗净,干燥,习称"浙贝片"。生用。

【性味归经】 苦,寒。归肺、心经。

【功效主治】 清热化痰止咳,解毒散结消痈。

(1)用于风热咳嗽,痰火咳嗽。本品性寒味苦,长于清化热痰止咳。治风热咳嗽,配桑叶、菊花等;治痰热咳嗽,配瓜蒌、天花粉等。

(2)用于肺痈,乳痈,瘰疬,疮毒。本品苦寒开泄,解毒散结消痈强于川贝母。治肺痈,配鱼腥草、芦根等。治乳痈、疮毒,配蒲公英、连翘等。治瘰疬,配玄参、牡蛎等,如消瘰丸。

【用法用量】 5～10 g,水煎服。

【使用注意】 不宜与川乌、制川乌、草乌、制草乌、附子同用。

【现代研究】 具有镇咳、祛痰、松弛平滑肌、镇痛、抗炎等作用。

药材图 23-5

药材图 23-6

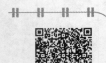

药材图 23-7

瓜蒌 Gualou
《神农本草经》

本品为葫芦科植物栝楼 *Trichosanthes kirilowii* Maxim. 或双边栝楼 *Trichosanthes rosthornii* Harms 的干燥成熟果实。秋季果实成熟时,连果梗剪下,置通风处阴干。生用。

【性味归经】 甘、微苦,寒。归肺、胃、大肠经。

【功效主治】 清热涤痰,宽胸散结,润燥滑肠。

(1)用于肺热咳嗽,痰浊黄稠。本品性寒味甘,善清热化痰、润肺止咳。治痰热内结,痰黄难咯,胸闷兼大便不畅者,配黄芩、胆南星、枳实等,如清气化痰丸;治燥热伤肺,咯痰不爽者,配川贝母、天花粉、桔梗等,如贝母瓜蒌散。

(2)用于胸痹心痛,结胸痞满。本品性寒苦泄,既能清肺化痰,又能利气宽胸。治痰浊痹阻,胸阳不通的胸痹者,配薤白、半夏,如栝楼薤白半夏汤、栝楼薤白白酒汤;治痰热互结,结胸痞满,按之则痛者,配黄连、半夏等药,如小陷胸汤。

(3)用于乳痈,肺痈,肠痈。本品性寒味苦,有清热散结消痈作用。治乳痈红肿热痛,配当归、蒲公英;治肺痈咳吐脓痰,配鱼腥草、芦根等;治肠痈腹痛,配败酱草、红藤等。

(4)用于大便秘结。瓜蒌仁味甘滑润,能润肠通便。治肠燥便秘,配火麻仁、郁李仁等。

【用法用量】 9～15 g,水煎服。

【使用注意】 不宜与川乌、制川乌、草乌、制草乌、附子同用。

【现代研究】 具有祛痰止咳、抗菌、抗溃疡、泻下、改善心血管系统功能作用。

药材图 23-8

竹茹 Zhuru
《本草经集注》

本品为禾本科植物青秆竹 *Bambusa tuldoides* Munro、大头典竹 *Sinocalamus beecheyanus* (Munro)McClure var. *pubescens* P. F. Li 或淡竹 *Phyllostachys nigra* (Lodd.)Munro var. *henonis* (Mitf.)Stapf ex Rendle 的茎秆的干燥中间层。全年均可采制,取新鲜茎,除去外皮,将稍带绿色的中间层刮成丝条,或削成薄片,捆扎成束,阴干。前者称"散竹茹",后者称"齐竹茹"。生用或炙用。

【性味归经】 甘,微寒。归肺、胃、心、胆经。

【功效主治】 清热化痰,除烦,止呕。

(1)用于痰热咳嗽。本品性寒,能清肺化痰。治肺热咳嗽,痰黄黏稠者,配瓜蒌、黄芩、桑白皮等。

(2)用于胆火挟痰,惊悸不宁,心烦失眠。本品归心、胆经,善清痰热而除烦。治痰火内扰之胸闷痰多,心烦不眠者,配枳实、陈皮、茯苓等,如温胆汤。

(3)用于中风痰迷,舌强不语。本品清热化痰。治中风痰迷,舌强不语,配牛黄、胆南星等。

(4)用于胃热呕吐,妊娠恶阻,胎动不安。本品归胃经,善清胃热而止呕,为治胃热呕吐之要药。治胃热或痰热呕吐,配黄连、半夏、陈皮等,如黄连竹茹橘皮半夏汤;治胃虚有热呕吐者,配陈皮、人参、生姜等,如橘皮竹茹汤;治妊娠恶阻,胎动不安,配紫苏梗、砂仁等。

【用法用量】 5～10 g,水煎服。

NOTE

第二节 止咳平喘药

以制止或减轻咳嗽喘息为主要作用,主要用于咳喘证的药物,称止咳平喘药。本节药物味多属辛、苦,主归肺经。所治咳喘证以咳嗽、气喘为主要表现。其中有的药物偏于止咳,有的药物偏于平喘,部分药物兼有祛痰作用,还可治疗痰证。

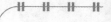

案例 23-2

患者,男,49 岁。长期咳嗽喘息,偶感胸膈满闷,中医诊为上盛下虚,气逆痰壅,宜选用的中成药是( )。

A. 小青龙胶囊   B. 养阴清肺膏   C. 通宣理肺丸

D. 杏苏止咳颗粒   E. 苏子降气丸

案例解析 23-2

苦杏仁 Kuxingren

《神农本草经》

本品为蔷薇科植物山杏 *Prunus armeniaca* L. var. *ansu* Maxim.、西伯利亚杏 *Prunus sibirica* L.、东北杏 *Prunus mandshurica* (Maxim.)Koehne 或杏 *Prunus armeniaca* L. 的干燥成熟种子。夏季采收成熟果实,除去果肉和核壳,取出种子,晒干。生用或炒用。

药材图 23-9

【性味归经】 苦,微温;有小毒。归肺、大肠经。

【功效主治】 降气止咳平喘,润肠通便。

(1)用于咳嗽气喘,胸满痰多者。本品味苦性降,长于降泄肺气,降中又兼宣发肺气而止咳平喘,为治咳喘要药。凡咳嗽气喘,无论新久、寒热,皆可配伍应用。治风寒咳喘,配麻黄、甘草、生姜,如三拗汤;治风热咳嗽,配桑叶、菊花、薄荷等,如桑菊饮;治凉燥咳嗽,配紫苏叶、桔梗等,如杏苏散;治燥热咳嗽,配川贝母、沙参、桑叶等,如桑杏汤;治肺热咳喘,常配石膏、麻黄等,如麻杏甘石汤;治寒痰咳喘,配干姜、半夏等。

(2)用于肠燥便秘。本品苦温润降,能润肠通便。治肠燥津亏便秘,配柏子仁、郁李仁、桃仁等同用,如五仁丸。

【用法用量】 5～10 g,生品入煎剂后下。

【使用注意】 内服不宜过量,以免中毒。

【现代研究】 具有镇咳平喘、抗炎镇痛、抗氧化、抗肿瘤等作用。其中,苦杏仁苷在体内分解为氢氰酸,可抑制细胞呼吸,大剂量可引起死亡。

紫苏子 Zisuzi

《本草经集注》

本品为唇形科植物紫苏 *Perilla frutescens*(L.)Britt. 的干燥成熟果实。秋季果实成熟时采收,除去杂质,晒干。生用或炒用。

药材图 23-10

【性味归经】 辛,温。归肺经。

【功效主治】 降气化痰,止咳平喘,润肠通便。

(1)用于痰壅气逆,咳嗽气喘。本品辛温润降,善降气化痰,止咳平喘。治气逆痰壅之咳喘痰多者,配白芥子、莱菔子,如三子养亲汤;治上盛下虚之久咳痰喘者,配肉桂、半夏、厚朴等,如苏子降气汤;治风寒外束,痰热内蕴之咳喘痰黄者,与麻黄、桑白皮等同用,如定喘汤。

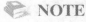
NOTE

（2）用于肠燥便秘。本品富含油脂，有滑肠通便之功。治肠燥便秘，配苦杏仁、火麻仁、瓜蒌仁等，如紫苏麻仁粥。

【用法用量】　3～10 g，水煎服。

【现代研究】　具有镇咳、祛痰、平喘、抗氧化、降血脂、抗衰老等作用。

枇杷叶 Pipaye

《名医别录》

本品为蔷薇科植物枇杷 *Eriobotrya japonica*（Thunb.）Lindl. 的干燥叶。全年均可采收，晒至七、八成干时，扎成小把，再晒干。生用或炙用。

【性味归经】　苦，微寒。归肺、胃经。

【功效主治】　清肺止咳，降逆止呕。

（1）用于肺热咳嗽，气逆喘急。本品性寒味苦，有清肺化痰，止咳平喘之功。治风热咳嗽，配桑叶、前胡、菊花等；治肺热咳喘，配伍黄芩、桑白皮、瓜蒌等；治燥热咳嗽，配桑叶、麦冬、沙参等。

（2）用于胃热呕逆，烦热口渴。本品性寒苦降，能清胃热、降胃气而止呕逆。治胃热呕吐呃逆者，配黄连、竹茹、栀子等。

【用法用量】　6～10 g，水煎服。

【现代研究】　具有止咳、抑菌、抗炎、抗病毒、抗感染、抗肿瘤、降糖、降血脂、保肝利胆、抗氧化、调节机体免疫功能等作用。

桑白皮 Sangbaipi

《神农本草经》

本品为桑科植物桑 *Morus alba* L. 的干燥根皮。秋末叶落时至次春发芽前采挖根部，刮去黄棕色粗皮，纵向剖开，剥取根皮，晒干。生用或炙用。

【性味归经】　甘，寒。归肺经。

【功效主治】　泻肺平喘，利水消肿。

（1）用于肺热喘咳。本品甘寒降泄，能清泻肺热，兼泻肺中水气而平咳喘。治热邪郁肺之咳喘，痰黄发热者，配地骨皮、甘草、粳米等，即泻白散；治肺虚有热之咳喘，潮热盗汗者，配人参、五味子等，如补肺汤；治水饮停肺，喘息不得平卧者，配麻黄、葶苈子、桂枝等。

（2）用于水肿胀满尿少，面目肌肤浮肿。本品能肃降肺气，通调水道而利水消肿。治肺气不宣之全身水肿，面目肌肤浮肿，小便不利，配茯苓皮、大腹皮、生姜皮等，如五皮饮。

【用法用量】　6～12 g，水煎服。

【现代研究】　具有平喘、镇咳、祛痰、利尿、镇痛、抗炎、降血压、降血脂、降血糖等作用。

葶苈子 Tinglizi

《神农本草经》

本品为十字花科植物播娘蒿 *Descurainia sophia*（L.）Webb. ex Prantl. 或独行菜 *Lepidium apetalum* Willd. 的干燥成熟种子。前者习称"南葶苈子"，后者习称"北葶苈子"。夏季果实成熟时采割植株，晒干，搓出种子，除去杂质。生用或炒用。

【性味归经】　辛、苦，大寒。归肺、膀胱经。

【功效主治】　泻肺平喘，行水消肿。

（1）用于痰涎壅肺，喘咳痰多，胸胁胀满，不得平卧。本品苦降辛散，功专泻肺之实，尤善清泻肺中水饮而平喘。治痰涎壅盛，喘咳不得平卧者，配大枣，如葶苈大枣泻肺汤。

(2)用于胸腹水肿,小便不利。本品能泄壅滞之肺气而通调水道,利水消肿。治肺气壅闭、水饮停聚之水肿胀满,小便不利,配牵牛子、大腹皮、茯苓皮等;治痰热结胸之胸胁积水,配大黄、芒硝、苦杏仁等,如大陷胸丸;治湿热蕴阻之腹水肿满者,配防己、椒目、大黄等,如己椒苈黄丸。

【用法用量】 3～10 g,包煎。

【现代研究】 具有平喘、镇咳、利尿、强心、抗菌、抗肿瘤、调血脂等作用。

款冬花 Kuandonghua
《神农本草经》

药材图 23-14

本品为菊科植物款冬 *Tussilago farfara* L. 的干燥花蕾。12 月或地冻前当花尚未出土时采挖,除去花梗和泥沙,阴干。生用或炙用。

【性味归经】 辛、微苦,温。归肺经。

【功效主治】 润肺下气,止咳化痰。

用于新久咳嗽,喘咳痰多,劳嗽咳血。本品温润不燥,长于润肺下气止咳。对于咳喘,无论外感内伤,寒热虚实,皆可应用。因其性温,尤宜用于寒嗽。治寒邪伤肺,久咳不止,与紫菀相须为用,如紫菀散;治外感风寒,咳喘痰多,配麻黄、细辛、射干等,如射干麻黄汤;治肺热咳喘,配知母、桑白皮、浙贝母等同用;治肺气虚之咳嗽气短,配人参、黄芪等;治阴虚燥咳,干咳无痰,配沙参、麦冬等。

【用法用量】 5～10 g,水煎服。

【现代研究】 具有镇咳、祛痰、兴奋呼吸、升压、抗肿瘤等作用。

紫菀 Ziwan
《神农本草经》

药材图 23-15

本品为菊科植物紫菀 *Aster tataricus* L. f. 的干燥根和根茎。春、秋二季采挖,除去有节的根茎(习称"母根")和泥沙,编成辫状晒干,或直接晒干。生用或炙用。

【性味归经】 辛、苦,温。归肺经。

【功效主治】 润肺下气,消痰止咳。

用于痰多喘咳,新久咳嗽,劳嗽咳血。本品性味功效似款冬花,长于润肺下气、化痰止咳,二者常相须为用。然紫菀偏于祛痰,款冬花偏于止咳。凡咳嗽痰多,无论新久,寒热虚实,皆可应用。治外感风寒,咳嗽咽痒者,配荆芥、桔梗等;治肺热咳嗽,痰黄黏稠者,配浙贝母、黄芩等;治阴虚劳嗽,痰中带血者,则配阿胶、天冬等。

【用法用量】 5～10 g,水煎服。

【现代研究】 具有镇咳、祛痰、平喘、抗菌、抗病毒、抗肿瘤、抗氧化活性等作用。

百部 Baibu
《名医别录》

药材图 23-16

本品为百部科植物直立百部 *Stemona sessilifolia* (Miq.) Miq.、蔓生百部 *Stemona japonica* (BL.) Miq. 或对叶百部 *Stemona tuberosa* Lour. 的干燥块根。春、秋二季采挖,除去须根,洗净,置沸水中略烫或蒸至无白心,取出,晒干。生用或炙用。

【性味归经】 甘、苦,微温。归肺经。

【功效主治】 润肺下气止咳,杀虫灭虱。

(1)用于新久咳嗽,肺痨咳嗽,顿咳。本品性微温,甘润苦降,善润肺下气止咳。治疗咳嗽,无论外感内伤、寒热虚实,皆可用之,尤宜用于小儿顿咳、肺痨咳嗽。治风寒咳嗽,配荆芥、桔

NOTE

梗、白前等,如止嗽散;治风热咳嗽,配桑叶、菊花、葛根等;治肺热咳嗽者,则配黄芩、瓜蒌、浙贝母等;治肺痨咳嗽者,配麦冬、山药、川贝母等,如月华丸;治小儿顿咳者,配瓜蒌、天冬、麦冬等同用。

(2)用于头虱,体虱,蛲虫病,阴痒。本品外用有杀虫灭虱之功。治头虱、体虱及疥癣,可制成20%乙醇液,或50%水煎剂,外搽患处。治蛲虫病,可浓煎本品,睡前保留灌肠;治阴道滴虫阴痒,配蛇床子、苦参等煎汤坐浴外洗。

【用法用量】 3～9 g,水煎服。用适量,水煎或酒浸。

【现代研究】 具有镇咳、祛痰、驱虫、杀虫、抗菌、抗肿瘤等作用。

其他祛痰止咳平喘药的性味归经、功效、主治如表 23-1 所示。

表 23-1 其他祛痰止咳平喘药

分类	药名	性味归经	功效	主治
化痰药	白附子	辛,温;有毒。归胃、肝经	祛风痰,定惊搐,解毒散结,止痛	中风痰壅,口眼㖞斜,语言謇涩惊风癫痫,破伤风,痰厥头痛,偏正头痛,瘰疬痰核,毒蛇咬伤
	芥子	辛,温。归肺经	温肺豁痰利气,散结通络止痛	寒痰咳嗽,胸胁胀痛,痰滞经络,关节麻木、疼痛,痰湿流注,阴疽肿毒
	白前	辛、苦,微温。归肺经	降气,消痰,止咳	肺气壅实,咳嗽痰多,胸满喘急
	前胡	苦、辛,微寒。归肺经	降气化痰,散风清热	痰热喘满,咯痰黄稠,风热咳嗽痰多
	海藻	苦、咸,寒。归肝、胃、肾经	消痰软坚散结,利水消肿	瘿瘤,瘰疬,睾丸肿痛,痰饮水肿
	昆布	咸,寒。归肝、胃、肾经	消痰软坚散结,利水消肿	瘿瘤,瘰疬,睾丸肿痛,痰饮水肿
止咳平喘药	洋金花	辛,温;有毒。归肺、肝经	平喘止咳,解痉定痛	哮喘咳嗽,脘腹冷痛,风湿痹痛,小儿慢惊

小结

化痰药是指以祛痰或消痰,治疗痰证为主要作用的药物;止咳平喘药是指以制止或减轻咳嗽喘息,治疗咳喘证为主要作用的药物。根据其性能特点的不同,可分为化痰药和止咳平喘药两类。

化痰药味多属辛、苦,均具有化痰之功,主治痰证。每味药又有各自不同的功效和特点,如半夏、天南星均能内服燥湿化痰,外用消肿止痛,可用于湿痰、寒痰证以及痈疽痰核等,然半夏还善降逆止呕,为止呕要药,并能消痞散结,治胸脘痞闷、梅核气;天南星燥湿化痰力更强,适用于顽痰咳嗽,还善祛风痰,主治肝风挟痰证。旋覆花性主沉降,善降上逆肺胃之气,兼能化痰,可治咳嗽痰多及呕吐、噫气。桔梗为肺经气分要药,能宣肺祛痰利咽排脓,主治咳嗽有痰、咽喉肿痛、肺痈脓痰。川贝母、浙贝母均能清热化痰止咳,散结消痈,用治热痰咳嗽,瘰疬疮痈。然川贝母偏于甘润,兼能润肺,适宜用于肺热燥咳,虚劳咳嗽;浙贝母偏于苦泄,重在清肺,适宜用于风热犯肺或肺热咳嗽,且散结消痈力更强。瓜蒌、竹茹均能清热化痰,可治热痰证。然瓜蒌还能宽胸散结,润燥滑肠,用治胸痹心痛,结胸痞满,乳痈,肺痈,肠痈,大便秘结;竹茹还能清

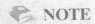

心、肝热痰和胃热,用治胆火挟痰,惊悸不宁,心烦失眠,中风痰迷,舌强不语,胃热呕逆。

止咳平喘药味多属辛、苦,主归肺经,均具有止咳平喘之功,主治咳嗽气喘证。每味药又有各自不同的功效和特点,如苦杏仁、紫苏子均能止咳平喘,润肠通便,用治咳嗽气喘、肠燥便秘者,然苦杏仁有小毒,止咳平喘力强,为治咳喘之要药;紫苏子无毒,止咳平喘力虽不及苦杏仁,但长于祛痰,善治咳喘痰多者。百部、款冬花、紫菀均能润肺止咳,对于咳嗽,无论外感内伤、寒热虚实均可应用,然百部尤宜于小儿顿咳、肺痨咳嗽,外用还兼杀虫灭虱,用治头虱,体虱,蛲虫病,阴痒;款冬花偏于止咳;紫菀偏于祛痰。桑白皮、葶苈子均能泻肺平喘、利水消肿,可治肺热及肺中水气之痰饮喘咳及水肿。其中桑白皮善泻肺中热邪,用治肺热喘咳,利水消肿作用较缓,偏于风水、皮水等证;葶苈子善泻肺中痰饮,善治痰涎壅盛,喘咳不得平卧者,其利水作用较猛,偏于胸腹积水。枇杷叶善清肺胃之热,可治肺热咳嗽及胃热呕逆。

思考题

1. 试述化痰止咳平喘药的概念、功效、分类及适应证,每类列举 3 味中药。
2. 试比较下列各组药物的性味、功效及主治之异同。
（1）半夏与天南星
（2）川贝母与浙贝母
（3）紫菀与款冬花
（4）桑白皮与葶苈子
（5）苦杏仁与紫苏子

（税丕先　周洁）

思考题答案

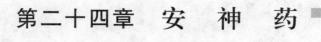

第二十四章 安 神 药

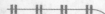

PPT-24

　学习目标

　　1.掌握安神药的概念、功效、适应证、配伍方法、使用注意等;掌握朱砂、酸枣仁、柏子仁的性能、功效和应用。
　　2.熟悉远志、首乌藤的性能、功效和应用。
　　3.了解龙骨、合欢皮的功效特点。

概　　述

　　1.含义　凡以宁心安神为主要功效,治疗心神不宁证为主要作用的药物,称为安神药。
　　2.主要功效及治疗病证　安神药主入心、肝经,多具甘味。具有镇静安神或养心安神的作用。主治心神不安、惊悸、失眠、多梦、健忘及癫狂、痫证等。安神药可根据来源、药性、功能和主治的不同,分为养心安神药和重镇安神药两类。
　　3.配伍原则　使用安神药需根据不同的病因及病情变化适当配伍用药。心火亢盛者,宜配清心降火药。痰热扰心者,宜配清热化痰药。肝阳上亢者,宜配平肝潜阳药。血瘀气滞者,宜配行气活血药。心脾两虚者,宜配补益心脾药。阴血亏虚者,宜配养血滋阴药。心肾不交者,宜配益肾补气药。情志不遂、肝气郁滞者,又当配疏肝解郁药。
　　4.使用注意　矿石、介壳类安神药,入丸、散剂,不宜多服久服,脾胃虚弱者更须慎用;入煎剂宜打碎久煎。个别药物有毒,应控制用量,以防中毒。

| 第一节　重镇安神药 |

　　本节药物多为矿石、化石类药物,具有质重沉降之性。重者能镇,重可祛怯,故有镇安心神、平惊定志、平肝潜阳等作用。主要用于阳气躁动、心火炽盛、痰火扰心、肝郁化火及惊吓等引起的心神不宁、烦躁易怒、心悸失眠及惊痫、狂妄、肝阳眩晕等实证。

　案例 24-1

案例解析 24-1

　　小刘与小许在预习"中药学"课程即将要学习的安神药,小刘看到磁石这味药时突然想到一个问题,便问小许:"你说磁石的疗效跟磁力有没有关系?"小许想了想,说:"我觉得磁力越强,疗效应该越好。"但小刘又觉得磁力和药性及疗效不一定是递增关系,于是两人争论了起来。你认为磁石的磁力与疗效是否有关系。

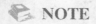
NOTE

朱砂 Zhusha

《神农本草经》

药材图 24-1

本品为硫化物类矿物辰砂族辰砂。主含硫化汞(HgS)。采挖后,选取纯净者,用磁铁吸净含铁的杂质,再用水淘去杂石和泥沙。

【性味归经】 甘,微寒。有毒。归心经。

【功效主治】 镇心安神,清热解毒。

(1)用于疮疡,咽喉肿痛,口舌生疮等。本品有清热解毒作用,内服外用均可。治咽喉肿痛,牙龈肿痛,口舌生疮,常与冰片配伍。

(2)用于心悸失眠,惊悸癫痫。本品既具重镇安神之功,又具清心安神之效。用于惊风高热,痉挛抽搐者,宜与牛黄、钩藤配伍。若心血虚致心悸、怔忡,虚烦不眠,则当与补血养心的药物同用;阴虚所致者,宜与补阴、养心之品同用,而心气虚所致惊恐不安者,宜与补气、养心之品配伍。治火热亢盛之烦躁失眠者,常与黄连、栀子等清心泻火之品同用。

【用法用量】 入丸散或研末冲服,每次 0.1～0.5 g。外用适量。

【使用注意】 本品有毒,内服不可过量或持续服用,孕妇及肝功能不全者禁用,以防中毒;切忌火煅,火煅则析出水银,有剧毒。

【现代研究】 主要成分为硫化汞(HgS)。外用能抑制或杀灭皮肤细菌和寄生虫。长期服用易致肝肾损害;可抑制酶活性,并透过血脑屏障,直接损害中枢系统。

龙骨 Longgu

《神农本草经》

药材图 24-2

本品为古代多种大型哺乳动物,如三趾马、鹿类、牛类、象类等的骨骼化石或象类门齿的化石。全年可采。生用或煅用。

【性味归经】 甘、涩,平。归心、肝、肾经。

【功效主治】 镇惊安神,平肝潜阳,收敛固涩。

(1)用于心神不宁,惊痫,癫狂等证。本品具有镇惊安神之功,又能平肝潜阳,宜用于阴虚阳亢所致之心神不宁。治疗心悸,失眠,烦躁,常与麦冬、白芍、酸枣仁等养阴、平肝、安神药配伍。若治肝经热盛、痰火内扰之惊痫抽搐、癫狂发作,常与化痰、止痉药同用。

(2)用于肝阳上亢证。本品具有平肝潜阳之效。治肝肾阴虚之头晕、目眩、耳鸣者,常与龟甲、牡蛎等配伍。

(3)用于滑脱诸证。本品具有收敛固涩之功,凡正气不固之遗精、遗尿、尿频、崩漏、带下、自汗、盗汗等多种滑脱证,皆可应用。

此外,煅龙骨外用,有收湿敛疮生肌之效,用于湿疹及疮疡久溃不愈等,局部掺敷使用。

【用法用量】 煎服,15～30 g,宜打碎先煎。外用适量。收敛固涩宜煅用,其余生用。

【使用注意】 有湿热、实邪者忌用。

【现代研究】 含碳酸钙、磷酸钙等,尚含铁、钾、钠、氯、锌、镁、铝等元素。其有镇静、催眠、抗惊厥、止血、降低血管壁的通透性、抑制骨骼肌收缩等作用。

第二节 养心安神药

本节多由种子类植物药组成,质润性补。具有甘润滋养的性味,因此有滋养心肝、交通心肾、宁心补肝、生津敛汗、解郁安神、养血安神、祛风通络的作用。主要用于阴血不足、心脾两

NOTE

虚、心肾不交等所致的心悸怔忡、虚烦不眠、健忘多梦、遗精盗汗、惊悸多梦、体虚多汗、忧郁失眠等。

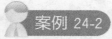

案例解析 24-2

案例 24-2

患者,女,52 岁。近来身体欠佳,平日常感头晕目眩,健忘,咽干,而且心悸、失眠、多梦症状较突出,入夏以来症状加重,经常出汗,胃部常感不适,食欲欠佳。家人建议其服用安神的中成药来治疗,于是去药店买了朱砂安神丸服用。

1. 患者服用朱砂安神丸恰当吗?

2. 你认为其服用哪类药较合适?为什么?

酸枣仁 Suanzaoren
《神农本草经》

药材图 24-3

本品为鼠李科植物酸枣 *Ziziphus jujuba* Mill. var. *spinosa* (Bunge) Hu ex H. F. Chou 的干燥成熟种子。秋末冬初采收成熟果实,除去果肉和核壳,收集种子,晒干。

【性味归经】 甘、酸,平。归肝、胆、心经。

【功效主治】 养心补肝,宁心安神,敛汗,生津。

(1)用于心悸失眠。本品味甘,既可宁心安神,又有滋养心肝阴血之功,为治疗阴血不足之心神不宁之要药。常与当归、白芍、龙眼肉等同用。

(2)用于体虚多汗。本品可收敛止汗。体虚自汗、盗汗者,宜与黄芪、白术、山茱萸、五味子等配伍。

【用法用量】 煎服,10~15 g;研末吞服,每次 1.5~3 g。

【使用注意】 内服剂量若过大易引起中毒,孕妇慎用。

【现代研究】 含脂肪油、甾醇、蛋白质和维生素等。酸枣仁有镇静、催眠作用;亦有镇痛、抗惊厥、降温、降压、降血脂、兴奋子宫平滑肌、抗肿瘤等作用。

柏子仁 Baiziren
《神农本草经》

药材图 24-4

本品为柏科植物侧柏 *Platycladus orientalis* (L.) Franco 的干燥成熟种仁。秋、冬二季采收成熟种子,晒干,除去种皮,收集种仁。

【性味归经】 甘,平。归心、肾、大肠经。

【功效主治】 养心安神,润肠通便,止汗。

(1)用于心神不宁失眠。本品有宁心安定神志及养阴血之效,多用于治心悸怔忡,虚烦不眠,常与当归、酸枣仁配伍。心肾两虚所致失眠、健忘者,可与熟地黄、枸杞等补肾滋阴药物配伍。心气不足之惊悸失眠者,可与人参、茯苓类补气、安神药物配伍。

(2)用于肠燥便秘。本品质润多油,有润肠通便之功。治老年人、体虚者之肠燥便秘,常与郁李仁、杏仁等同用,如五仁丸。

【用法用量】 煎服,3~10 g。

【使用注意】 便溏及多痰者慎用。

【现代研究】 含脂肪油,并含少量挥发油、皂苷、植物甾醇、维生素 A 样物质及蛋白质等。柏子仁有镇静、催眠、改善记忆等作用;所含大量脂肪油有润肠通便作用。

NOTE

远志 Yuanzhi

《神农本草经》

本品为远志科植物远志 *Polygala tenuifolia* Willd. 或卵叶远志 *Polygala sibirica* L. 的干燥根。春、秋二季采挖,除去须根和泥沙,晒干或抽取木心晒干。

药材图 24-5

【性味归经】 苦、辛,温。归心、肾、肺经。

【功效主治】 安神益智,交通心肾,祛痰,消肿。

(1)用于惊悸失眠健忘。本品主入心、肾经,具有宁心安神之效,兼能开心窍、益心智,较宜用于心神不宁、失眠、心悸而有健忘者,并常与石菖蒲同用。若心脾不足致梦寐不宁,健忘,或失眠,惊悸,宜配伍人参、茯苓等补益心脾之气。

(2)用于咳嗽痰多,癫痫发狂。本品既能祛痰以止咳,又可化痰以开窍。治寒热虚实之痰多黏稠,咳吐不爽者,皆可配伍苦杏仁、桔梗等使用。治痰阻心窍所致之癫狂发作,神志恍惚者,宜与石菖蒲、郁金等配伍。

(3)用于痈疽肿痛。内服或外用、单用或配伍清热解毒之品均可。

【用法用量】 煎服,3～10 g。外用适量。

【使用注意】 过量可致恶心、呕吐。胃炎及消化性溃疡者慎用。

【现代研究】 含皂苷、远志醇、细叶远志碱、脂肪油、树脂、生物碱、果糖等。具有明显祛痰、镇咳、镇静、催眠、抗惊厥作用。其中,皂苷有溶血作用。

合欢皮 Hehuanpi

《神农本草经》

本品为豆科植物合欢 *Albizia julibrissin* Durazz. 的干燥树皮。夏、秋二季剥取,晒干。

药材图 24-6

【性味归经】 甘,平。入心、肝、肺经。

【功效主治】 解郁安神,活血消肿。

(1)用于治愤怒忧郁所致的心神不安、健忘失眠。本品性质平和,具有解郁安神之功。可单用,或与郁金、柏子仁等同用。

(2)用于跌打骨折、血瘀肿痛、肺痈等。本品有活血消肿作用,常与川芎、红花等配伍应用。用于肺痈,常与白蔹、鱼腥草等同用。

【用法用量】 水煎服,6～12 g;外用研末调敷。

【使用注意】 孕妇及体虚者忌服。

【现代研究】 含皂苷、鞣质等。合欢皮具有兴奋子宫平滑肌、催眠、抗过敏、抗肿瘤等作用。

首乌藤 Shouwuteng

《本草纲目》

本品为蓼科植物何首乌 *Polygonum multiflorum* Thunb. 的干燥藤茎。秋、冬二季采割,除去残叶,捆成把或趁鲜切段,干燥。

药材图 24-7

【性味归经】 甘,平。归心、肝经。

【功效主治】 养血安神,祛风通络。

(1)用于虚烦不眠多梦。本品能宁心安神,补阴血,宜于阴血不足所致之失眠、健忘等症,常与酸枣仁、柏子仁配伍使用。

(2)用于血虚身痛,风湿痹痛等。本品养血祛风通络。血虚致肢体酸痛,肌肤麻痹不仁者,可与鸡血藤、桑寄生同用。风湿痹痛,关节屈伸不利之久病血虚者,须与祛风湿、养血、通络止

NOTE

痛药配伍。

【用法用量】　煎服,9～15 g。外用适量,煎水洗患处。

【使用注意】　躁狂属实火之人禁止服用;可致过敏反应,主要表现为全身皮肤发疹,或皮肤刺痛发痒,恶寒发热。

【现代研究】　含蒽醌类物质,主要为大黄素、大黄酚或大黄素甲醚等。此外,尚含 β-谷甾醇等成分。首乌藤有镇静、催眠、抗炎、抗菌、抗氧化等作用。

其他安神药的性味归经、功效、主治如表 24-1 所示。

药材图 24-8

药材图 24-9

表 24-1　其他安神药

药名	性味归经	功效	主治
琥珀	甘,平。归心、肝经	镇惊安神,散瘀止血,利水通淋	心神不宁,瘀血阻滞证,惊悸失眠,癫痫
磁石	咸,寒。归心、肝、肾经	镇惊安神,平肝潜阳,聪耳明目	心神不宁,肝阳上亢证,耳聋,目暗不明

小结

安神药是指以安定神志为主要作用,主治心神不宁的一类中药。根据临床应用不同,安神药可分为重镇安神药与养心安神药两大类。

重镇安神药多为矿石、化石、贝壳类药物,具有质重沉降之性,长于治疗心神不宁实证者。临床常用的重镇安神药有朱砂、龙骨、磁石、琥珀等。养心安神药多为植物类种子,具有甘润滋养之性,长于治疗心神不宁虚证者。常用的养心安神药有酸枣仁、柏子仁、合欢皮、首乌藤、远志、灵芝等。部分安神药还可用治肝阳眩晕、目暗不明及自汗盗汗、遗精、崩漏、带下等证。

思考题

1.试述安神药的定义、适应证、分类。每类都有哪些主要药物?

2.试述酸枣仁的主要适应证。

3.安神药中,哪些药物具有润肠、开窍、收涩、清热、平肝潜阳的功效?

思考题答案

(刁云鹏)

第二十五章 平肝息风药

学习目标

1.掌握平肝息风药的定义、功效、适用范围、配伍方法和使用注意;掌握牡蛎、牛黄、天麻的性能、功效和应用。

2.熟悉石决明、赭石、羚羊角、地龙的性能、功效和应用。

3.了解钩藤、僵蚕、全蝎的性能、功效和应用。

PPT-25

概　　述

1.含义　凡以平肝潜阳、息风止痉为主要功效,治疗肝阳上亢或肝风内动的药物,称为平肝息风药。

2.主要功效及治疗病证　平肝息风药性偏寒凉,味咸或甘、苦,主要入肝经。具有平肝潜阳、息风止痉之功效。主要治疗肝阳上亢之头晕目眩、肝风内动之痉挛抽搐等病证。根据药物的药性及功效主治不同,可分为平抑肝阳药和息风止痉药两类。但由于肝风内动以肝阳化风为多见,且息风止痉药兼具平肝潜阳的作用,两类药物常互相配合应用。

3.配伍原则　使用平肝息风药时,应根据引起肝阳上亢、肝风内动的病因、病机及兼证的不同,进行相应的配伍。热极生风证,当配清热泻火药。肝肾阴虚者,常须与滋养肝肾之阴的药物配伍。肝阳偏亢者,当配滋补肾阴之品。虚风内动者,当配养血柔筋之品。脾虚慢惊者,当配健脾药。风痰上扰而致惊痫者,当配化痰开窍药。面部中风而口眼歪斜者,当配化痰通络药。对破伤风角弓反张者,除重用息风止痉药外,还当配疏散外风、化痰镇静之品。

4.使用注意　此类药中的动物甲壳、金石矿物药质地坚硬,有效成分难以煎出,用量可稍大,宜打碎先煎。有些虫类药物有毒,用量不宜过大,以免中毒。孕妇也应忌用或慎用。药性寒凉的息风药,不宜用于脾虚慢惊者;药性温燥的息风药,阴亏血虚者当慎用。

第一节　平抑肝阳药

以平抑上亢之肝阳为主要功效,主要用于肝阳上亢证的药物,称平抑肝阳药。本节药物性多咸寒或苦寒,以介类和矿石类药物居多,质重沉降,部分药物兼具清肝热、安心神等作用。适用于肝阳上亢之头晕目眩、头痛、耳鸣和肝火上攻之面红目赤、头痛头昏、烦躁易怒等症。

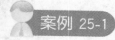

案例 25-1

患者,女,45 岁。自觉头晕而胀,伴有耳鸣,血压偏高,两目胀痛,口苦,易怒,饮食无味,睡

案例解析 25-1

NOTE

眠欠佳。在朋友的推荐下,她购买了杞菊地黄丸(成分为熟地黄、山茱萸、山药、泽泻、牡丹皮、茯苓、枸杞子、菊花)服用。

1.患者选择的药物是否恰当?

2.你认为有更适合该患者服用的药物吗?

药材图 25-1

石决明 Shijueming

《名医别录》

本品为鲍科动物杂色鲍 *Haliotis diversicolor* Reeve、皱纹盘鲍 *Haliotis discus hannai* Ino、羊鲍 *Haliotis ovina* Gmelin、澳洲鲍 *Haliotis ruber*(Leach)、耳鲍 *Haliotis asinina* Linnaeus 或白鲍 *Haliotis laevigata*(Donovan)的贝壳。夏、秋二季捕捞,去肉,洗净,干燥。生用或煅用。

【性味归经】 咸,寒。归肝经。

【功效主治】 平肝潜阳,清肝明目。

(1)用于肝阳上亢证。本品咸寒质重,专入肝经,具平肝潜阳、清肝热作用,故宜用于肝阳上亢兼有肝热之证。治阳亢热盛之证,常与夏枯草、钩藤等配伍。若为肝肾阴虚而肝阳上亢之头晕痛者,宜与白芍、牡蛎、生地黄等配伍。

(2)用于肝热目疾及肝血虚之目暗不明等证。本品既清肝热,又能明目,为治目疾的常用药。治风热目赤,翳膜遮睛,可与菊花、蝉蜕等同用。若肝火上炎,目赤肿痛,羞明流泪,可与夏枯草、菊花等品配伍。若肝血虚,视物昏花,目暗不明,又当与菟丝子、熟地黄等配伍。

【用法用量】 煎服,6～20 g,打碎先煎。

【使用注意】 脾胃虚寒者慎用。孕妇慎用。

【现代研究】 含碳酸钙90%以上,亦含少量有机质(约 3.67%);尚含镁、铁、硅酸盐、磷酸盐、氯化物和极微量碘。石决明具有镇静、降压、中和胃酸、抗炎、抗凝等作用。

药材图 25-2

牡蛎 Muli

《神农本草经》

本品为牡蛎科动物长牡蛎 *Ostrea gigas* Thunberg、大连湾牡蛎 *Ostrea talienwhanensis* Crosse 或近江牡蛎 *Ostrea rivularis* Gould 的贝壳。全年均可捕捞,去肉,洗净,晒干。生用或煅用。

【性味归经】 咸,微寒。归肝、胆、肾经。

【功效主治】 重镇安神,潜阳补阴,软坚散结。

(1)用于肝阳上亢证。本品具平肝潜阳益阴之功,故宜用于肝阳上亢或兼见心神不宁者。治肝肾阴虚,肝阳上亢之头晕、目眩、耳鸣、烦躁易怒,心悸失眠者,宜与龟板、龙骨配伍。本品还可用于热盛阴伤,虚风内动,手足抽搐者,当与生地黄、鳖甲等滋阴药物配伍。

(2)用于痰核、瘰疬、瘿瘤等。本品味咸,具软坚散结作用,并常与化痰散结、清热泻火药配伍,以治痰火郁结所致瘰疬、瘿瘤、痰核等,常与贝母、玄参等同用。

(3)用于滑脱诸证。本品煅后,长于收敛固涩,常配伍补虚药及收敛固涩药物。

(4)用于胃痛泛酸。煅牡蛎有收敛制酸作用,可用于治胃痛,呕吐酸水者,单用研末,或配伍其他制酸止痛药。

【用法用量】 9～30 g,打碎先煎。

【使用注意】 凡病虚而多热者宜用,虚而有寒者忌之。

【现代研究】 含碳酸钙、磷酸钙及硫酸钙,并含镁、铁、铝、有机质等元素。具有镇静、抗惊

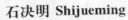

NOTE

厥、镇痛、抗酸、抗氧化、抗肿瘤、保肝等作用。

赭石 Zheshi
《神农本草经》

药材图 25-3

本品为氧化物类矿物刚玉族赤铁矿,主含三氧化二铁(Fe_2O_3)。采挖后,除去杂石。打碎生用或醋淬研粉用。

【性味归经】 苦,寒。归肝、心、肺、胃经。

【功效主治】 平肝潜阳,重镇降逆,凉血止血。

(1)用于肝阳上亢证。本品既可平肝潜阳,又略兼清肝热之效。治肝阳上亢、肝火亢盛及肝肾阴虚者,均可配伍应用。

(2)用于呕吐、呃逆、喘息等证。本品苦寒,可降胃气,止呕吐、呃逆,又可降肺气而治喘息气急,可配伍用于肺、胃气逆之证。

(3)用于多种出血证。本品止血凉血,适用于血热妄行所致的吐血、衄血、崩漏等出血证。

【用法用量】 9～30 g,宜打碎先煎。

【使用注意】 因含微量砷,故不宜长期服用。孕妇慎用。

【现代研究】 含三氧化二铁(Fe_2O_3),并含硅、铝、镁、锰、钙、钛等,尚含砷。对中枢神经有镇静作用,能促进红细胞、血红蛋白的新生,可致肠蠕动亢进等。

第二节 息风止痉药

以平息肝风止痉为主要功效,主要用于治肝风内动证的药物,称息风止痉药。本节药物性多偏寒凉,宜于热盛之动风证。部分息风止痉药兼有平肝潜阳、清泻肝火的作用。应根据不同病因予以适当选择和配伍。

案例 25-2

案例解析 25-2

患者,男,36 岁。一周前因午睡受风出现口眼歪斜,遂去医院就诊,并服用牵正散(白附子、全蝎、僵蚕)治疗。服药后症状逐渐好转,但又出现了皮肤红疹瘙痒,胸背部尤甚。

1.引起患者皮肤瘙痒的原因是什么?

2.如果遇到这种情况应如何处理?

羚羊角 Lingyangjiao
《神农本草经》

药材图 25-4

本品为牛科动物赛加羚羊 *Saiga tatarica* Linnaeus 的角。猎取后锯取其角,晒干。粉碎成细粉,或镑成薄片,生用。

【性味归经】 咸,寒。归肝、心经。

【功效主治】 平肝息风,清肝明目,散血解毒。

(1)用于肝风内动,惊痫抽搐。本品性寒,有清肝热和息肝风之效,为清热息风之要药,最宜用于热极生风所致痉挛抽搐。治温热病火热炽盛,引动肝风之高热神昏,痉挛抽搐者,常与菊花、钩藤等同用。

(2)用于肝阳上亢证。本品平肝潜阳,又长于清泻肝火,治肝阳上亢之头痛晕眩,可与石决明、牡蛎、天麻同用。

NOTE

（3）用于肝火上炎，目赤头痛。本品清泻肝火而明目、止痛，适用于肝火上炎所致的头痛、目赤肿痛，目生翳膜，可与龙胆、黄芩配伍。

（4）用于温热病热毒炽盛之证。本品善清泻心肝之火，并可凉血解毒。治温热病热扰心神之壮热神昏者，可与石膏、玄参等同用，如紫雪丹。若热毒炽盛致发斑、出疹，可与生地黄、赤芍同用。

【用法用量】 1～3 g，宜另煎 2 小时以上；磨汁或研粉服，每次 0.3～0.6 g。

【使用注意】 脾虚慢惊者忌用。

【现代研究】 含角质蛋白、磷酸钙、多种氨基酸及不溶性无机盐等。具有镇静、解热、镇痛、抗惊厥、抗炎、降压等作用。

药材图 25-5

钩藤 Gouteng
《名医别录》

本品为茜草科植物钩藤 *Uncaria rhynchophylla*（Miq.）Miq. ex Havil.、大叶钩藤 *Uncaria macrophylla* Wall.、毛钩藤 *Uncaria hirsuta* Havil.、华钩藤 *Uncaria sinensis*（Oliv.）Havil. 或无柄果钩藤 *Uncaria sessilifructus* Roxb. 的干燥带钩茎枝。秋、冬二季采收，去叶，切段，晒干，生用。

【性味归经】 甘，凉。归肝、心包经。

【功效主治】 息风定惊，清热平肝。

（1）用于肝风内动之痉挛抽搐。本品甘凉，入肝经，其息风止痉之功较为和缓，故治温热病热盛动风所致痉挛抽搐，常与羚羊角等配伍。若治小儿急惊风、高热惊厥，亦常与蝉蜕、牛黄、胆南星等同用。治小儿夜啼，与蝉蜕、薄荷同用。

（2）用于肝阳上亢证。本品清肝热，抑肝阳，适用于肝阳上亢而兼肝经有热者。若头晕、目眩、心烦易怒，常与其他清热、平肝之品同用，如与石决明、天麻、黄芩等配伍。

【用法用量】 3～12 g，后下。

【现代研究】 含钩藤碱、异钩藤碱、柯诺辛因碱等生物碱。具有降压、镇静、抗癫痫、抗心律失常、抑制心肌收缩、抗血栓、镇痛、解痉等作用。

药材图 25-6

天麻 Tianma
《神农本草经》

本品为兰科植物天麻 *Gastrodia elata* Bl. 的干燥块茎。立冬后至次年清明前采挖，立即洗净，蒸透，敞开低温干燥。用时润透，切片。

【性味归经】 甘，平。归肝经。

【功效主治】 息风止痉，平抑肝阳，祛风通络。

（1）用于多种肝风内动证。本品性味甘润不烈，有良好的息风止痉之效。凡风证之惊痫抽搐、小儿急慢惊风，不论寒热虚实，皆可配伍应用。

（2）用于眩晕，头痛。本品有较强的平抑肝阳之功，为治肝阳上亢之眩晕、头痛之要药；除宜用于肝阳上亢所致者外，湿痰、血虚之眩晕、头痛者，也可与他药配伍应用。

（3）用于中风瘫痪，风湿痹证。本品尚有通络、止痛之效。治中风瘫痪，手足不遂，肢体麻木，可与川芎配伍。若风湿痹痛，关节屈伸不利，常与秦艽、羌活等祛风湿、通络止痛药物配伍。

【用法用量】 煎服，3～10 g。研末冲服，每次 1～1.5 g。

【现代研究】 含天麻素、天麻苷元、对羟基苯甲醛、香草醇和 β-谷甾醇等。具有镇静、镇痛、抗惊厥、抗癫痫、降压、抗氧化、改善学习记忆、增强免疫等作用。

NOTE

牛黄 Niuhuang

《神农本草经》

药材图 25-7

本品为牛科动物牛 *Bos taurus domesticus* Gmelin 的干燥胆结石。宰牛时，如发现有牛黄，即滤去胆汁，将牛黄取出，除去外部薄膜，阴干。

【性味归经】 甘，凉。归心、肝经。

【功效主治】 清心，豁痰，开窍，凉肝，息风，解毒。

（1）用于温热病及小儿肝热惊风等肝风内动证。本品有较强的清心、凉肝及息风止痉作用，故宜用于热盛动风之痉挛抽搐者，亦治小儿内热痰盛之急惊风，可与清热、化痰、开窍药同用，可与天竺黄、胆南星等配伍。

（2）用于温热病热入心包、中风等窍闭神昏证。本品既清心热，又可化痰，并能开窍醒神，故宜用于热痰闭阻心窍所致神昏、痰鸣者。治温热病，热陷心包之高热、神昏、谵语者，常与麝香、栀子、黄连等同用。

（3）用于咽喉肿痛，痈疽疔毒。本品清热解毒。治咽喉肿痛，口舌生疮，甚则溃烂者，可与珍珠、冰片等同用。若治外科痈疽疔疮等，可与蟾酥、雄黄等配伍，内服、外用均可。

【用法用量】 0.15～0.35 g，多入丸散用，外用适量，研末敷患处。

【使用注意】 孕妇慎用。

【现代研究】 含胆汁酸、胆色素、胆甾醇、维生素 D 及多种氨基酸。具有解热、镇静、抗惊厥、利胆、强心、降压、抗炎、祛痰、抗氧化、增强免疫力等作用。

僵蚕 Jiangcan

《神农本草经》

药材图 25-8

本品为蚕蛾科昆虫家蚕 *Bombyx mori* Linnaeus 4～5 龄的幼虫感染（或人工接种）白僵菌 *Beauveria bassiana* (Bals.)Vuillant 而致死的干燥体。多于春、秋季生产，将感染白僵菌病死的蚕干燥。生用或炒用。

【性味归经】 咸、辛，平。归肝、肺、胃经。

【功效主治】 息风止痉，祛风止痛，化痰散结。

（1）用于肝风内动证。本品有息风止痉之效，且药性平和，故治肝风内动之痉挛抽搐、小儿急慢惊风等证尤宜。

（2）用于风热目疾，咽喉肿痛，风疹瘙痒。本品既有祛风之功，还有明目、利咽、止痒之效。单用，或与桑叶、木贼、蝉蜕、薄荷等疏散风热、祛风止痒药物同用。

（3）用于中风不遂，口眼歪斜。本品辛散，有祛风通络之效。治中风后半身不遂，或风中经络，口眼歪斜、面肌抽动或肢体麻木者，可与化痰通络、益气活血之品配伍。

（4）用于痰核，瘰疬。本品味咸，能化痰而散结。治瘰疬痰核，可与贝母、夏枯草、连翘等同用。

【用法用量】 5～10 g。疏散风热多生用，其余常制用。

【使用注意】 阴虚火旺者禁服。

【现代研究】 含蛋白质、脂肪、灰分等。具有催眠、抗惊厥、抗血栓、抗肿瘤、降血糖、降血脂、增强免疫、轻度抑菌等作用。

全蝎 Quanxie

《蜀本草》

药材图 25-9

本品为钳蝎科动物东亚钳蝎 *Buthus martensii* Karsch 的干燥体。春末至秋初捕捉，除去泥沙,置沸水或沸盐水中,煮至全身僵硬,捞出,置通风处,阴干。

【性味归经】 辛,平。有毒。归肝经。

【功效主治】 息风镇痉,通络止痛,攻毒散结。

(1)用于肝风内动证。本品辛散走窜,虽药性平,但具有较强的息风止痉之效,故常用于各种原因所致的痉挛抽搐之证。如小儿热极生风之高热、抽搐者,可与清热、息风之品配伍。若为小儿脾虚之慢惊风手足抽动者,则宜与补气健脾之品配伍。肝风夹痰而致痫证抽搐者,可与化痰、息风、开窍之品配伍。

(2)用于痈肿疮疡,瘰疬,瘿瘤等。本品有攻毒、散结之效,不论内服、外用均有效。

(3)用于风湿顽痹,顽固性偏正头痛,口眼歪斜等。本品有通经络及止痛之效。治风寒湿痹,久治不愈,筋脉拘挛,甚则关节变形之顽痹,可与祛风湿、活血通络止痛药配伍。

【用法用量】 3～6 g。外用适量。

【使用注意】 因本品有毒,用量不宜过大。孕妇禁用。

【现代研究】 含蝎毒蛋白质,尚含甜菜碱、牛磺酸、棕榈酸、胆固醇、卵磷脂及铵盐、氨基酸等。具有抗癫痫、抗惊厥、镇痛、抗血栓、降低心肌收缩力、降血压、抑菌等作用。

地龙 Dilong
《神农本草经》

药材图 25-10

本品为钜蚓科动物参环毛蚓 *Pheretima aspergillum* (E. Perrier)、通俗环毛蚓 *Pheretima vulgaris* Chen、威廉环毛蚓 *Pheretima guillelmi* (Michaelsen) 或栉盲环毛蚓 *Pheretima pectinifera* Michaelsen 的干燥体。前一种习称"广地龙",后三种习称"沪地龙"。广地龙春季至秋季捕捉,沪地龙夏季捕捉,及时剖开腹部,除去内脏和泥沙,洗净,晒干或低温干燥。生用或鲜用。

【性味归经】 咸,寒。归肝、脾、膀胱经。

【功效主治】 清热定惊,通络,平喘,利尿。

(1)用于热盛所致的高热神昏、惊痫抽搐等证。本品性寒,具有良好的清热、息风、止痉之效,尤宜用于热盛所致动风者。治温热病壮热惊厥,小儿急惊风、高热,抽搐,可与牛黄、羚羊角等清热解毒、息风止痉之品同用。若痫证发作而抽搐,单用或配伍朱砂等息风止痉、化痰开窍类药物。

(2)用于肢体麻木,半身不遂及痹证。本品有通经络之效。治中风后经脉不利,半身不遂、口眼歪斜、肢体麻木属气虚血滞者,常与益气、活血之品配伍,可与黄芪、当归、川芎等同用。若治热痹关节红肿热痛,屈伸不利者,宜与桑枝、金银花藤、络石藤等祛风湿、除湿热、通经络药物配伍。若治风寒湿痹,肢体麻木、疼痛,屈伸不利,宜与祛风湿、散寒止痛之品配伍。

(3)用于肺热哮喘。本品有良好的清肺热及平喘作用。可单用,或配伍应用。治热邪壅肺,喘息不止,喉中哮鸣有声者,单用或可与石膏、麻黄、杏仁等清肺、平喘之品同用。

(4)用于热结膀胱,小便不利。本品尚能清热、利尿,宜用于热结膀胱所致小便量少、黄赤或点滴不通及小腹急胀者,可单用或与车前子、泽泻等利水渗湿类药物同用。

【用法用量】 煎服,5～10 g。

【使用注意】 阳气虚损、脾胃虚弱、肾虚喘促、血虚生风者不宜使用。孕妇及低血压者禁用,过敏体质者不宜使用。

【现代研究】 含多种氨基酸、酶类(如纤溶酶、蚓激酶等)、嘌呤类、胆碱等。具有解热、镇静、抗惊厥、降压、抗心律失常、抗血栓、抗凝血及纤维蛋白溶解等作用。

小结

平肝息风药是指以平肝潜阳、息风止痉为主要作用,主治肝阳上亢或肝风内动的药物。根据其性能特点不同,可分为平抑肝阳药和息风止痉药。

平抑肝阳药多为质重之介类或者矿石之类的药物,如石决明、牡蛎和赭石,具有平抑上亢之肝阳的作用,部分兼有清肝热、安心神、凉血、降逆、软坚散结等作用。主要用治肝阳上亢之头晕目眩、头痛、耳鸣和肝火上攻之面红、口苦、目赤肿痛、烦躁易怒、头痛头昏等症。亦用治肝阳化风痉挛抽搐及肝阳上扰烦躁不眠者,当分别配伍息风止痉药与安神药。石决明具有清肝明目之功效,可用于治疗目赤肿痛、翳障等偏于肝热者。然石决明咸寒质重,凉肝镇肝,滋养肝阴,故无论实证、虚证之目疾均可应用。牡蛎具有重镇安神、平肝潜阳、软坚散结、收敛固涩等作用。牡蛎与龙骨二者均能重镇安神,平肝潜阳,收敛固涩,常相须为用,治疗心神不安,惊悸失眠,肝阳上亢,头晕目眩以及滑脱不禁诸证。赭石具有平肝潜阳、重镇降逆、凉血止血等作用,为重镇降逆之要药。

息风止痉药多性寒,主归肝经,主治肝风内动证,息风止痉药主要适宜于肝阳化风、热极动风的肝风内动证,亦可用于痫证、破伤风、脾虚慢惊风等痉挛抽搐者。天麻和钩藤均能平抑肝阳,息风止痉,治疗眩晕头痛、惊风抽搐之症,兼能平肝潜阳。然天麻甘、平,滋润,治疗一切风证,平肝力强,为治眩晕头痛要药。钩藤甘凉,能泻肝火,宜用于热盛动风证,可用于治疗肝火头痛目赤。羚羊角、牛黄、僵蚕、地龙均能息风止痉,清肝热,用于肝风内动痉挛抽搐。然羚羊角是治疗肝风内动、痉挛抽搐的要药,可平肝潜阳,清热解毒。牛黄具有化痰开窍、清热解毒的作用。僵蚕可以通经络、化痰。地龙可以通经络、平喘、利尿。

思考题

1.试述息风止痉药的定义、适应证。每类都有哪些主要药物?
2.比较功效异同:羚羊角与牛黄、天麻与钩藤、僵蚕与地龙。
3.试述羚羊角的主要适应证。
4.息风止痉药中,哪些药物还具有祛风、通络的功效?

思考题答案

(刁云鹏)

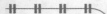

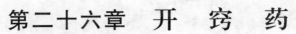

第二十六章 开窍药

 学习目标

1. 掌握开窍药的概念、功效、适用范围、配伍应用和使用注意；掌握麝香、石菖蒲的性能、功效应用和使用特点。
2. 熟悉冰片的功效应用。
3. 了解苏合香的功效特点。

概　述

1. 含义　凡具辛香走窜之性，以开窍醒神为主要作用，治疗闭证神昏的药物，称开窍药，又称芳香开窍药。

2. 主要功效及治疗病证　开窍药主入心、脾经，大多具有辛味，性温，辛则能行，温则能通，芳香走窜，多有通关开窍、启闭醒神作用。部分药物尚兼有行气、活血、止痛、解毒等作用。主要用于温热病热陷心包、痰浊蒙蔽心窍之神昏谵语以及惊风、癫痫、中风等猝然昏倒，不省人事之闭证神昏。

3. 配伍原则　热扰心神致热闭神昏者，常与清热泻火、解毒类药物配伍，组成"凉开剂"；属寒湿、秽浊等所致寒闭神昏者，多与温里散寒药物配伍，组成"温开剂"；属痰浊闭阻，神昏而喉中痰鸣者，宜配伍化痰药。中风、痫证、惊风等闭证神昏而兼抽搐者，与息风止痉药物配伍。

 案例 26-1

患者，男，55岁。半年前出现胸痛，诊断为冠心病，用西药治疗半年疗效不显。现主症表现：胸闷胸痛，心悸怔忡，气短乏力，手足不温，阴天疼痛加重，舌质暗淡，舌苔薄白，脉沉细弱。心电图示下壁心肌缺血。辨证属心阳不足，痰瘀阻络。治以益气温阳，活血化瘀，并配麝香保心丸以芳香开窍止痛。治疗2个月余，自觉症状消失，复查心电图正常。

你对开窍药在中医治疗心、脑血管疾病方面的应用还有哪些了解？

麝香 Shexiang
《神农本草经》

本品为鹿科动物林麝 *Moschus berezovskii* Flerov、马麝 *Moschus sifanicus* Przewalski 或原麝 *Moschus moschiferus* Linnaeus 成熟雄体香囊中的干燥分泌物。野麝多在冬季至次春猎取，猎获后，割取香囊，阴干，习称"毛壳麝香"；剖开香囊，除去囊壳，习称"麝香仁"。家麝直接从其香囊中取出麝香仁，阴干或用干燥器密闭干燥。

【性味归经】　辛，温。归心、脾经。

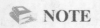

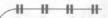

【功效主治】　开窍醒神,活血通经,消肿止痛。

(1)用于闭证神昏。本品辛香,走窜之性甚烈,具有极强的开窍醒神之效,为醒神回苏之要药,可广泛用于温热病、小儿急惊风、中风等神昏,且无论热闭或寒闭,皆可应用。治温热病,热毒内陷心包,或热痰蒙蔽心窍而高热,神昏之热闭者,常与牛黄、冰片等配伍。若属寒邪或痰浊闭阻心窍之寒闭神昏,四肢厥逆者,常与苏合香、丁香、檀香等同用。

(2)用于经闭、瘀血阻滞诸证。本品有较好的活血化瘀、通经止痛之效。治血滞经闭,常与桃仁、红花、川芎等活血通经药物配伍。若治癥积,常与水蛭、虻虫等破血消癥之品同用。胸痹疼痛者,可单用,亦可与活血、行气药物同用。治跌打损伤,瘀阻疼痛,常与乳香、没药、红花等同用。若治风湿顽痹,久治不愈,可与祛风湿、活血通络之品配伍。

(3)用于疮疡肿痛、咽喉肿痛等证。本品活血化瘀,散结消肿,内服、外用均可。治热毒疮疡,红肿热痛,常与解毒消肿之品配伍;若治咽喉疼痛,亦常与解热毒、利咽喉之品配伍。

【用法用量】　0.03～0.1 g,多入丸散用。外用适量。

【使用注意】　孕妇禁用。

【现代研究】　含麝香酮、麝香醇等大环化合物及胆甾醇、胆固醇等化合物。有明显的强心作用,对离体子宫有明显的兴奋作用,有雄激素样作用,亦有较强的抗炎作用。

石菖蒲 Shichangpu
《神农本草经》

本品为天南星科植物石菖蒲 *Acorus tatarinowii* Schott 的干燥根茎。秋、冬二季采挖,除去须根和泥沙,晒干。切片生用或鲜用。

【性味归经】　辛、苦,温。归心、胃经。

【功效主治】　开窍豁痰,醒神益智,化湿开胃。

(1)用于闭证神昏、癫痫。本品气芳香,长于开心窍,化湿浊,醒神志。治湿热蒙蔽心窍,高热,神昏谵语者,常与竹沥、郁金、连翘等同用。若治痰热所致痫证神昏、抽搐,可与化痰开窍、息风止痉药物配伍。

(2)用于健忘、失眠等心神不宁之证。本品可宁心安神,与远志等宁心安神类药物配伍。

(3)用于湿浊中阻,湿热泻痢。本品芳香,化湿浊,醒脾开胃。治湿浊中阻,脘腹胀闷不适或疼痛者,常与砂仁、厚朴等化湿、行气止痛之品同用。若湿热泻痢,不纳水谷,常与黄连、茯苓等配伍。

【用法用量】　煎服,3～10 g。鲜品加倍。外用适量。

【使用注意】　阴虚阳亢者不宜使用;此外,汗多、精滑者慎服。

【现代研究】　含挥发油,主要为 α-细辛醚、β-细辛醚等,尚含氨基酸、有机酸、糖类。具有镇静、降温、平喘、抗惊厥、抑制肠管平滑肌痉挛、改善记忆障碍等作用。

药材图 26-2

冰片 Bingpian
《新修本草》

天然冰片(右旋龙脑)为樟科植物樟 *Cinnamomum camphora*(L.)Presl 的新鲜枝、叶经提取加工制成。现用冰片,多用松节油、樟脑等,经化学方法合成,亦称"机制冰片",为右旋龙脑、左旋龙脑等异构体的混合物。研细粉用。

【性味归经】　辛、苦,微寒。归心、脾、肺经。

【功效主治】　开窍醒神,清热止痛。

(1)用于闭证神昏。本品有一定的开窍醒神之功,类似麝香,但其功力不及,故二者常配伍相须为用,以治温热病、小儿急惊风、中风、中暑等热闭及寒闭之神昏。

药材图 26-3

NOTE

（2）用于目赤肿痛，咽喉疼痛，疮痈，烧烫伤等。本品外用，既可清热解毒，又消肿止痛，宜用于热毒内蕴所致者，为五官科及皮肤科常用药。治疗目赤肿痛，单用研极细末，点眼有效；或与清热解毒、明目之品配伍。若咽喉肿痛，口舌生疮，亦常与硼砂、朱砂等同用。治烧烫伤，疮痈红肿热痛，可与清热泻火、解毒之品配伍制成药膏外涂。痈疽溃后不敛，宜与消肿生肌之品配伍。本品还常外用于多种皮肤瘙痒之证。

【用法用量】 入丸散，每次 0.15～0.3 g。外用适量。

【使用注意】 孕妇慎用。

【现代研究】 含右旋龙脑、葎草烯、β-榄香烯、石竹烯、齐墩果酸、麦珠子酸、积雪草酸等成分。对中枢神经系统具有双向调节作用，而且具有抑菌、抗炎、镇痛作用。

药材图 26-4

苏合香 Suhexiang
《名医别录》

本品为金缕梅科植物苏合香树 *Liquidambar orientalis* Mill. 的树干渗出的香树脂经加工精制而成。成品装入容器内密闭，置阴凉处保存。

【性味归经】 辛，温。归心、脾经。

【功效主治】 开窍，辟秽，止痛。

（1）用于寒闭神昏。本品气辛香而性温，有较好的开窍醒神之效，又可温里散寒、化解湿浊，故宜用于中风、痫证等属寒邪、痰浊闭阻心窍所致之神昏。常与麝香、沉香、檀香开窍醒神、温里散寒之品配伍。

（2）用于胸腹冷痛。本品具有温里散寒、止痛之效，宜用于寒凝气滞所致疼痛。治胸腹胀满冷痛，胸痹痛，常与温里散寒、行气止痛之品同用。

【用法用量】 入丸剂，每次 0.3～1 g。外用适量。不入煎剂。

【使用注意】 高热者、昏厥者不宜用，以免助火。孕妇忌用。

【现代研究】 含树脂及挥发油。具有抗血小板凝聚、抗血栓形成、促进纤溶酶活性、抗缺氧、改善冠状动脉血流量、降低心肌耗氧量、祛痰、抗菌作用。

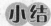

小结

凡具辛香走窜之性，以开窍醒神为主要作用，治疗闭证神昏的药物，称开窍药。其中，麝香辛香，走窜之性甚烈，具有极强的开窍醒神之效，为醒神回苏之要药，可广泛用于温热病、小儿急惊风、中风等神昏，且无论热闭或寒闭，皆可应用。冰片有一定的开窍醒神之功，类似麝香，但其功力不及，故二者常配伍相须为用，以治温热病、小儿急惊风、中风、中暑等热闭及寒闭之神昏。

思考题

思考题答案

1. 试述开窍药的定义、适应证、分类。每类都有哪些主要药物？

2. 比较功效异同：麝香与冰片、石菖蒲与苏合香。

3. 试述冰片的主要适应证。

4. 开窍药中，哪些药物还具有止痛、活血、清热的功效？

NOTE

（刁云鹏）

第二十七章 补 虚 药

学习目标

1. 掌握补虚药的概念、主要功效、适用范围、分类及其性能特点。
2. 掌握人参、西洋参、黄芪、当归、熟地黄、北沙参、南沙参、麦冬、鹿茸、淫羊藿、巴戟天、杜仲、冬虫夏草的性味归经、功效和应用,熟悉其配伍和使用特点,了解其来源和现代研究。
3. 熟悉补虚药的配伍方法和使用注意。
4. 熟悉白术、甘草、党参、阿胶、何首乌、白芍、枸杞子、女贞子、黄精、龟甲、鳖甲、菟丝子、补骨脂的性味归经、功效和应用。
5. 了解其他补虚药的功效特点。

PPT-27

概 述

1. 含义 凡以补虚扶弱、调节人体阴阳气血虚衰的病理偏向为主要作用,治疗虚证的药物,为补虚药。

2. 主要功效及治疗病证 补虚药均有补虚扶弱作用,主治虚证。虚证是由临床上出现的一系列虚弱、衰退和不足(多见素体虚弱或疾病后期),脏腑经络等生理功能的减退和失调,以及多种慢性病所致。虚证分为气虚证、血虚证、阴虚证、阳虚证,故补虚药根据其作用和应用范围的不同而分为补气药、补血药、补阴药、补阳药四类。用补虚药时,切忌误补或滥补。对于邪实而正不虚者,误补会致“闭门留寇”。对于体质强健、无病者滥用补虚药,可致阴阳气血失调,产生不良后果,或变生他病。补虚药不能用于纯实无虚的病证,但在实邪未除,正气已虚的情况下,于祛邪之中,可适当选用补虚药,以“扶正祛邪”。部分补虚药滋腻,影响消化,不可过用,或适当配伍健脾运胃药使用。补虚药入汤剂,宜适当久煎,宜用丸、散、膏剂,以便于保存、服用。

3. 配伍原则 在使用补虚药时,应首先辨清虚证的类型,并考虑到人体气血阴阳相互依存、相互影响的关系,再根据具体病因病机,予以适当配伍。“气为血之帅,血为气之母”,气血两虚者临床上较多见,故补气药常与补血药配伍同用;“阴血同源”,阴血不足者,补阴药常与补血药同用;气虚阳衰者,须补气药与补阳药同用;阴阳俱虚者,应补阴药配伍补阳药;此外,正气虚又感受外邪,或正虚而邪存者,常与祛邪药同用,以扶正祛邪;若气虚便秘,补气药常与泻下通便药同用;气虚感冒者,解表药常与补气药同用。

NOTE

第一节 补 气 药

以补气、纠正人体脏气虚衰的病理偏向为主要作用,用以改善或消除气虚证的药物,为补气药。

补气药均有补气功效,主治气虚证。临床上气虚常表现为脾、肺、心、肾等不同脏器的气虚不足证,故分别用具有补脾气、补肺气、补心气、补肾气作用的药物进行治疗。

补气药性味多甘温或甘平,能补益脏腑之气,特别是肺、脾之气,故多归脾、肺二经。脾主运化,为气血生化之源,脾气虚则食少纳呆,脘腹虚胀,大便溏薄,肢体倦怠。

使用本类药时,应根据不同脏器的气虚证,合理选取有针对性的药物,并根据兼证进行配伍。如脾气虚,腹胀泄泻者,可配伍收敛止泻药;肺气虚,久咳不止者,可配伍敛肺止咳药;心气虚,失眠健忘者,可配伍安神药;肾气虚,遗精遗尿、带下崩漏者,可配伍固精、缩尿、止带、固崩止血药等。

使用补气药时,可适当配伍理气药,因补气药性多壅滞,易致中满。而对脾胃虚弱,虚不受补者,常配伍健脾和胃药。

案例解析 27-1

案例 27-1

患者,女,39岁,一向体健,但知人参具有强身健体、延年益寿、美容养颜等作用,遂自行购买,每日 12 g,水煎,睡前汤渣尽服。2 周后胸闷脘胀,心烦躁扰,彻夜不眠,头晕,头胀,测血压升至 28.0/15.2 kPa。去医院中医科就诊,嘱其立即停服人参,以破气行滞、清热泻火中药调理,3 日后血压恢复正常,诸症消除。

问题:你知道人参使用不当会造成哪些不良反应吗?

药材图 27-1

人参 Renshen
《神农本草经》

本品为五加科植物人参 *Panax ginseng* C. A. Mey. 的干燥根及根茎。多于秋季采挖,洗净经晒干或烘干。栽培的俗称"园参";播种在山林野生状态下自然生长的称"林下山参",习称"籽海"。

【性味归经】 甘、微苦,微温。归脾、肺、心、肾经。

【功效主治】 大补元气,补益脾肺,生津止渴,安神益智。

(1)用于气虚欲脱证。本品是补气固脱第一要药。可用于大失血、大吐泻或久病、大病所致之气虚欲脱、脉微欲绝的重危证候,可单用人参浓煎频服,即独参汤;若兼见四肢逆冷,阳气衰微,可配附子以益气回阳,即参附汤;若兼见汗多口渴,气阴两伤,可配麦冬、五味子以益气养阴,即生脉散。

(2)用于肺、脾、心、肾气虚证。本品补肺脾之气作用强,为治肺脾气虚之要药。治肺气虚弱或肺肾气虚之短气喘促,声微懒言,易出虚汗等证,常与黄芪、五味子同用;若治肺肾两虚之咳喘,则需补肺纳肾,常配伍蛤蚧、核桃仁;治脾气虚弱、倦怠乏力、食少便溏以及脏器下垂等,常配白术、茯苓、甘草等,如四君子汤;本品能益心气,用于心气虚、心悸怔忡、胸闷气短等,可单用或常与黄芪、当归、白术等同用。

(3)用于热病气津两伤及消渴证。治热病气津两伤,身热汗多,口渴脉虚,常配石膏、知母等,如白虎加人参汤;治消渴证,可与生地黄、玄参、麦冬等养阴生津之品同用。

(4)用于气血不足之心神不安,失眠多梦,心悸健忘。本品既能补心脾之气,又可安神益智。可单用,亦可配伍生地黄、丹参、酸枣仁等同用,如天王补心丹。

此外,用于血虚证、气不摄血的出血证及阳痿证,能益气生血、益气摄血和益气壮阳;对体虚外感或邪实正虚之证,可随证配伍解表、攻里药,以扶正祛邪。

【用法用量】 煎服,3～9 g,另煎,兑入汤剂服;研粉吞服,一次 2 g,一日 2 次;挽救虚脱,用于急重证时,用 15～30 g。

【使用注意】 反藜芦,畏五灵脂,恶皂荚。不宜同时吃萝卜或喝茶,以免影响药力。实证、热证而正气不虚者忌服。

【现代研究】 含人参皂苷,尚含挥发油、有机酸、多糖、多肽等。可以调节中枢神经系统、益智、调节免疫功能、强心、抗心肌缺血、扩张冠状动脉、促进骨髓造血等。

西洋参 Xiyangshen
《增订本草备要》

药材图 27-2

本品为五加科植物西洋参 *Panax quinquefolium* L. 的干燥根。切片生用。主产于美国、加拿大,我国北京、吉林、辽宁等地亦有栽培。

【性味归经】 甘、微苦,凉。归心、肺、肾经。

【功效主治】 补气养阴,清火生津。

(1)用于气阴两伤证。本品亦能补益元气,但作用弱于人参;其药性偏凉,兼能清火养阴生津。适用于热病或大汗、大泻、大失血,耗伤元气及阴津所致神疲乏力,气短息促,自汗,心烦口渴,尿短赤涩,大便干结,舌燥,脉细数无力等症,常与麦冬、五味子等养阴生津、收敛止汗药同用。

(2)用于肺气虚及肺阴虚证。本品能补肺气,兼能养肺阴,清肺火,适用于热邪伤肺、气阴两虚所致的短气喘促,咳嗽痰少,或痰中带血等证,常与养阴润肺的玉竹、麦冬、川贝母等同用;此外,本品还能补心气,益脾气,兼能养心阴,滋脾阴,治疗气阴两虚之心悸心痛,失眠多梦,可与甘草、麦冬、生地黄等同用;治疗脾气阴虚之纳呆食滞,口渴思饮,可与健脾消食之山药、神曲、谷芽等同用。凡不受人参温补者,均可用本品治疗。

(3)用于热病津伤口渴及消渴证。本品不仅能补气、养阴生津,还能清热,适用于热伤气津所致身热汗多,口渴心烦,体倦少气者,常与竹叶、麦冬等同用;临床亦常配伍养阴、生津之品用于消渴病气阴两伤,肾阴不足证亦可选用。

【用法用量】 另煎兑服,3～6 g;入丸散每次 0.5～1 g。

【使用注意】 本品不宜与藜芦同用。

【现代研究】 含多种人参皂苷、多种挥发性成分、树脂、淀粉、糖类、氨基酸及无机盐等。有抗休克、镇静、抗缺氧、抗心肌缺血、抗心肌氧化、增加心肌收缩力等作用。

党参 Dangshen
《增订本草备要》

药材图 27-3

本品为桔梗科植物党参 *Codonopsis pilosula* (Franch.) Nannf.、素花党参 *Codonopsis pilosula* Nannf. var. *modesta* (Nannf.) L. T. Shen 或川党参 *Codonopsis tangshen* Oliv. 的干燥根。生用。主产于山西、陕西、甘肃等地。

【性味归经】 甘,平。归脾、肺经。

【功效主治】 补中益气,生津,补血。

(1)用于脾、肺气虚证。本品有类似人参的补脾肺之气的功效,但其力不及人参,多用于治疗轻证。本品用于补中益气,治中气不足之食少便溏,体虚倦怠等,常与黄芪、白术等同用;用

NOTE

于补肺气,治肺气虚弱之咳嗽气促、语声低微等,常与黄芪、五味子等同用。

(2)用于气津两虚证。本品有类似于人参的补气生津功效,但其力不及人参。治疗气短口渴、气津两伤的轻证,常与麦冬、五味子等生津药同用;而治疗气津(阴)衰微重证,仍宜用人参。

(3)用于气血两虚证。本品补气又补血,常用于气虚不能生血或血虚无以化气的气血两虚证。治面色萎黄、头晕心悸,常与当归、熟地黄等同用。

此外,治气虚外感或正虚邪实之证,可与解表药或泻下药同用,以扶正祛邪。

【用法用量】 煎服,9～30 g。

【使用注意】 本品反藜芦。

【现代研究】 含多糖、皂苷、植物甾醇、生物碱、挥发油、黄酮等。能增强免疫功能,提高抗应激能力,抑制溃疡形成,保护胃黏膜,强心,抗心肌缺血等。

药材图 27-4

太子参 Taizishen

《中国药用植物志》

本品为石竹科植物孩儿参 *Pseudostellaria heterophylla*（Miq.）Pax ex Pax et Hoffm. 的干燥块根。主产于江苏、安徽、山东等地。生用。别名:孩儿参、童参。

【性味归经】 甘、微苦,平。归脾、肺经。

【功效主治】 补气生津。

用于脾肺气阴两虚证。本品甘、微苦,性略偏寒凉,属补气药中的清补之品,能补脾肺之气,养阴生津。用治脾气虚弱、胃阴不足之食少倦怠、口干舌燥,常配益脾气、养胃阴之药。治气虚津伤之肺虚燥咳常配沙参、麦冬等养阴生津药;用治气阴两虚的心悸不眠,虚热汗多,宜与五味子、酸枣仁等敛阴安神之品同用。

【用法用量】 煎服,9～30 g。

【现代研究】 含氨基酸、多糖、皂苷、黄酮、鞣质、香豆素、甾醇及多种微量元素等。对淋巴细胞有明显的刺激作用,并有一定的抗缺氧、抗衰老作用。

药材图 27-5

黄芪 Huangqi

《神农本草经》

本品为豆科植物蒙古黄芪 *Astragalus membranaceus*（Fisch.）Bge. var. *mongholicus*（Bge.）Hsiao 或膜荚黄芪 *Astragalus membranaceus*（Fisch.）Bge. 的干燥根。生用或蜜炙用。主产于内蒙古、山西、黑龙江等地。

【性味归经】 甘,微温。归脾、肺经。

【功效主治】 补气升阳,益卫固表,托毒生肌,利水消肿。

(1)用于脾胃气虚及中气下陷之脏器下垂证。本品补脾气力强,兼能升阳举陷,为补脾气要药。治脾胃气虚,食少便溏,倦怠乏力等,单用或常与白术、人参同用;治气虚血亏,常与当归等同用,可补气生血,如当归补血汤;治气虚阳衰,畏寒多汗,常配附子可补气助阳;治中气下陷,久泻脱肛,脏器下垂,常与人参、白术、升麻等同用,如补中益气汤。

(2)用于肺气虚证。本品既补肺气,又益卫气,能固表止汗。治表虚不固之自汗,易感冒者,常与白术、防风同用,如玉屏风散;用于阴虚盗汗,常与生地黄、黄柏等滋阴降火药同用。

(3)用于气血不足之痈疽不溃或久溃不敛。本品能补气托毒,排脓生肌。治痈疽脓成不溃,常与当归等同用;治痈疽久溃不敛,与当归、人参、肉桂等同用,可生肌敛疮。

(4)用于脾虚水肿。本品为补气利水要药,常用治气虚脾弱,脾失健运而致的水肿、脚气、面目浮肿、小便不利等,常配伍防己、白术等使用。

现代常配伍茯苓、白术等治疗慢性肾炎、蛋白尿久不消除者,有一定疗效。

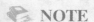
NOTE

【用法用量】 煎服,9～30 g。多为生用,补气升阳炙用。

【使用注意】 表实邪盛、内有积滞、阴虚阳亢、疮疡属阳证、实证者均不宜用。

【现代研究】 含多种黄芪多糖及皂苷。能提高免疫功能和应激能力,延缓衰老,有强心、扩张血管、改善微循环、降低血压、抑制血小板聚集、促进骨髓造血及保肝等作用。

白术 Baizhu
《神农本草经》

本品为菊科植物白术 *Atractylodes macrocephala* Koidz. 的干燥根茎。生用或炒用。主产于浙江、安徽等地。

【性味归经】 苦、甘,温。归脾、胃经。

【功效主治】 补气健脾,燥湿利水,固表止汗,健脾安胎。

(1)用于脾胃气虚证。本品专入脾胃,长于补脾气。治脾虚所致之食少便溏、脘腹胀痛、倦怠乏力等,常配伍人参、茯苓、甘草等,以益气补脾;治脾胃虚寒,脘腹冷痛,腹满泄泻,配伍人参、干姜、甘草,以温中健脾;治脾虚而有积滞,脘腹痞满,常与枳实同用,可消补兼施。

(2)用于痰饮、水肿。本品既可补气健脾,又能燥湿利水,是治脾虚不运,水湿停留所致痰饮、水肿之良药。治痰饮,可配伍桂枝、茯苓等,如苓桂术甘汤,以温脾化饮;治水肿,可配伍茯苓、泽泻等,以健脾利湿。

(3)用于脾虚气弱,肌表不固之自汗、盗汗。本品能补脾益气,固表止汗。可单用或与黄芪等同用,如玉屏风散;经适当配伍,亦可用于阴虚盗汗。

(4)用于脾虚气弱,胎动不安。本品有补气健脾和安胎之功。常配伍当归、白芍,如当归散,为安胎常用之剂;或与砂仁同用。

此外,生白术尚有通便之功,可用于体虚或老年人便秘,单用水煎服即效。

【用法用量】 煎服,6～12 g。燥湿利水生用,补气健脾炒用,健脾止泻炒焦用。

【使用注意】 阴液不足、火热内盛者忌用。

【现代研究】 含挥发油,白术内酯 A、B,以及糖类等。有抗突变、保肝、利尿、降血糖、抗血凝等作用。少量挥发油有镇静作用。

山药 Shanyao
《神农本草经》

本品为薯蓣科植物薯蓣 *Dioscorea opposita* Thunb. 的干燥根茎。主产于河南、湖南等地,一般认为河南(怀庆府)所产者品质最佳,故有"怀山药"之称。生用或麸炒用。

【性味归经】 甘,平。归脾、肺、肾经。

【功效主治】 益气养阴,补脾肺肾,固精止带。

(1)用于脾虚证。本品性味甘平,能补脾益气,滋养脾阴。用治脾气虚弱,食少,便溏,消瘦乏力,常配人参、茯苓等同用,如参苓白术散。用治脾虚不运,湿浊下注之妇女带下证,常配党参、白术、车前子等,如完带汤。

(2)用于肺虚证。本品既能补肺气,兼能滋肺阴。用治肺虚咳喘,宜配伍太子参、南沙参等。

(3)用于肾虚证。本品能补肾气,兼能滋养肾阴,用治肾气虚之腰膝酸软、夜尿频多或遗尿、遗精滑泄等证,如肾气丸;用于治肾阴虚之形体消瘦、腰膝酸软、遗精等证,如六味地黄丸。

(4)用于消渴、气阴两虚证。本品既补脾肺肾之气,又补脾肺肾之阴,常配伍黄芪、天花粉、知母同用,如玉液汤。

【用法用量】 煎服,15～30 g。麸炒可增强补脾止泻作用。

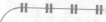

药材图 27-6

药材图 27-7

NOTE

药材图 27-8

【现代研究】 含薯蓣皂苷元、黏液质、胆碱淀粉、糖蛋白、游离氨基酸等。对实验大鼠脾虚模型有预防和治疗作用,促消化,对免疫功能有较强的促进作用,并有降血糖作用。

甘草 Gancao
《神农本草经》

本品为豆科植物甘草 *Glycyrrhiza uralensis* Fisch.、胀果甘草 *Glycyrrhiza inflate* Bat. 或光果甘草 *Glycyrrhiza glabra* L. 的干燥根及根茎。生用或蜜炙用。主产于内蒙古、甘肃、黑龙江等地。

【性味归经】 甘,平。归心、肺、脾、胃经。

【功效主治】 补中益气,祛痰止咳,缓急止痛,清热解毒,调和药性。

(1)用于心气不足之心悸、脉结代及脾气虚。本品蜜炙,有较好的补益心气、复脉的作用。单用即可治疗心气虚,脉结代;用于心气虚,气血不足,可配伍人参、阿胶、桂枝等,如炙甘草汤。用于脾气虚弱之食少便溏、倦怠乏力及治脾气虚,本品补脾气作用缓和,常作辅助药,与党参、白术等补气药同用,如四君子汤。

(2)用于咳喘证。本品有止咳平喘和祛痰作用,对咳嗽痰喘证,不分寒热,均有良效。治风寒咳嗽,配伍麻黄、杏仁等;治肺热咳喘,配石膏、麻黄、杏仁,即麻杏甘石汤;治寒痰咳喘,配干姜、细辛;治湿痰咳嗽,配半夏、茯苓。

(3)用于脘腹及四肢挛急疼痛。本品能缓解拘挛而止痛。治阴血不足,脘腹四肢拘挛作痛,常与白芍同用,即芍药甘草汤;治脾胃虚寒,营血不能温养所致疼痛者,常配桂枝、白芍、饴糖等,如小建中汤。

(4)用于热毒证及药物、食物中毒。本品性凉,能清热泻火、解毒,广泛用于各种热毒证,尤长于疮痈、咽喉肿痛等的治疗。治热毒疮痈,常配伍金银花、连翘等;治咽喉肿痛,常配桔梗同用,即桔梗汤;本品常用于解除食物及药物中毒,可单用煎汤服,或与绿豆同用。

(5)用于药性峻猛的方剂中,能缓和烈性或减轻毒副作用,又可调和脾胃。如白虎汤中与石膏、知母同用,能缓和石膏、知母之寒,以防伤胃;调胃承气汤中与大黄、芒硝同用,能缓和硝、黄的泻下作用,以防腹痛。

【用法用量】 煎服,2~10 g。清热解毒生用,补中缓急炙用。

【使用注意】 湿盛中满、浮肿者不宜用。不可长期大量使用。不可与大戟、芫花、甘遂、海藻同用(十八反)。

【现代研究】 含甘草甜素。尚含甘草苷、甘草素、异甘草苷等。有类似肾上腺皮质激素样作用,具有抗消化性溃疡、解痉、保肝作用,并能抗炎、抗病毒、解毒及镇咳祛痰。

第二节 补 阳 药

以补助阳气为主要作用,常用以改善或治疗阳虚证的药物,为补阳药。

本类药物均有补阳的功效,主治阳虚证。阳虚常表现为肾、脾、心三脏的阳虚不足,而肾阳为一身之元阳,是诸阳之本,因而阳虚证多与肾阳不足有关,若肾阳虚得以补益,就能温煦其他脏腑,消除或改善全身的阳虚证。本节所介绍的药物,以温补肾阳为主(其他以助心阳、温脾阳为主的药物在温里药中已有介绍)。

补阳药主要具有补肾阳功效,主治肾阳虚证。肾阳虚证常见畏寒肢冷、腰膝酸软或冷痛、步履不健、筋骨不健等症状;肾阳虚,生殖及性功能低下,症见性欲淡漠,男子阳痿不育、女子宫冷不孕;固涩无力,症见尿频、遗尿、夜尿增多,男子遗精、早泄,女子崩漏不止、带下清稀;肾阳虚不能腐熟水谷致大便溏泄或五更泻；精血生化不足而亏虚，症见小儿发育迟缓，成人生殖器官发育不良，或早衰，可见须发早白、头晕眼花、耳聋耳鸣、筋骨痿软等。肺肾两虚，症见呼吸无力，呼多吸少，短气喘促等。

本类药性温，味甘、咸或辛，主归肾经，兼归肝、肺、脾经。使用本类药时，除常与补气药、温里药及补肝肾药同用外，还应注意配伍滋阴、益精血的药物同用，以相互调剂，使"阳得阴助"，才能"生化无穷"。补阳药性多温燥，宜助火伤阴，故阴虚火旺者不宜使用。

案例 27-2

患者，男，48 岁。平日面色苍白，常感畏寒肢冷、腰膝酸痛、形气怯弱、动则气促、小便频数，近来出现阳痿之象，心中焦急又羞于就医，听说这种病情属于肾虚，可以服用六味地黄丸，便去药店自行购买服用。

问题：1. 患者服用六味地黄丸恰当吗？

2. 你认为患者应该服用哪类药较合适？为什么？

案例解析 27-2

鹿茸 Lurong

《神农本草经》

本品为鹿科动物梅花鹿 *Cervus nippon* Temminck 或马鹿 *Cervus elaphus* Linnaeus 的雄鹿未骨化密生茸毛的幼角。横切成薄片，或劈成碎块，研细粉用。主产于吉林、辽宁、黑龙江等地。

药材图 27-9

【性味归经】 甘、咸，温。归肾、肝经。

【功效主治】 补肾阳，益精血，强筋骨，调冲任，托毒生肌。

（1）用于肾阳虚诸证。本品能峻补肾中元阳，作用强且全面，并兼有益精血、固冲任等作用。为峻补元阳、益精血、固冲任的要药。治疗肾阳虚所致如下症状：①筋骨不健、腰膝酸软或冷痛；②生殖及性功能低下之阳痿早泄、宫冷不孕；③冲任不固之崩漏不止；④精血亏虚之小儿发育迟缓，成人早衰，须发早白等。可单用研末服。亦可配伍人参、巴戟天等同用，如参茸固本丸。

（2）用于血虚证。本品有一定的补血作用，适用于血虚兼见肾阳不足证者。治肝肾精血不足的筋骨痿软，小儿发育不良，齿迟、行迟等，常与熟地黄、山药、山茱萸等同用，如加味地黄丸。

（3）用于阳虚阴盛之疮疡久溃不敛等证。本品的益精、补血、补阳作用，有助于托毒外出。治阳虚不能托毒外出，疮顶塌陷不起，难溃难腐，或疮疡后期，气血不足，久溃不敛，常与黄芪、当归、肉桂等同用，以温补内托、生肌。

【用法用量】 研细末，1～2 g，一日分三次冲服。

【使用注意】 服用本品宜从小剂量开始，缓缓增加，至治疗需要剂量。不宜骤用大剂量，以免致鼻出血、吐血、尿血、头晕、目赤、中风昏厥等不良反应。另凡阴虚阳亢、血分有热、胃火盛或肺有痰热以及外感热病均忌服。

【现代研究】 含雄激素、少量卵泡激素、胶质蛋白质、磷酸钙、碳酸钙等。能促进蛋白质、核酸合成，促进骨髓造血，增强免疫功能，抗应激，有雄激素和雌激素样作用。

淫羊藿 Yinyanghuo

《神农本草经》

本品为小檗科植物淫羊藿 *Epimedium brevicornu* Maxim.、箭叶淫羊藿 *Epimedium sagittatum* (Sieb et Zucc.)Maxim.、柔毛淫羊藿 *Epimedium pubescens* Maxim. 或朝鲜淫羊藿

药材图 27-10

NOTE

Epimedium koreanum Nakai 的干燥叶。生用或羊脂油炙用。主产于山西、四川、湖北等地。

【性味归经】 辛、甘,温。归肝、肾经。

【功效主治】 温肾壮阳,祛风除湿,祛痰止咳平喘。

(1)用于肾阳虚诸证。本品有温肾壮阳、益精起痿之效。治肾阳虚所致的阳痿、不孕、尿频及妇女冲任虚损之宫冷不孕、性欲冷淡等。可单用浸酒服,或与熟地黄、枸杞子、巴戟天等补肾壮阳药同用。

(2)用于风湿久痹之证。本品能补肝肾,强筋骨,祛风湿。治肾阳虚所致的肢体麻木、拘挛等证,可单用浸酒服;兼见筋骨痿软、步履艰难者,可配杜仲、巴戟天、桑寄生、五加皮等药同用。

【用法用量】 煎服,6~10 g。或入丸、散、酒剂。

【使用注意】 阴虚火旺者忌服。

【现代研究】 本品主要成分为淫羊藿总黄酮、淫羊藿苷及多糖等;具雄激素样作用,有免疫增强作用,能抗心肌缺血、扩张血管、降压、改善微循环,促进阳虚动物的核酸、蛋白质合成,并有延缓衰老、抗炎、抗过敏、降血糖等作用。

巴戟天 Bajitian
《神农本草经》

药材图 27-11

本品为茜草科植物巴戟天 *Morinda officinalis* How 的干燥根。切片生用或盐水炙用。主产于广东、广西、福建等地。

【性味归经】 辛、甘,微温。归肾、肝经。

【功效主治】 补肾助阳,祛风除湿。

(1)用于肾阳虚证。本品作用与淫羊藿类似,既补肾阳,又强筋骨并略能益精血,且甘润不燥,作用缓和。治肾阳虚,腰膝酸软无力,阳痿不育等,常配淫羊藿、仙茅、枸杞子等同用,如赞育丸;治下元虚冷、少腹冷痛、宫冷不孕、月经不调等,常配肉桂、吴茱萸、高良姜等,如巴戟丸。

(2)用于风湿久痹之证。本品既可补阳益精而强筋骨,又兼辛温能除风湿。治肝肾不足的筋骨痿软,腰膝疼痛,或风湿久痹、步履艰难、行走不利等,常与杜仲、萆薢等同用。

【用法用量】 煎服,3~10 g。

【现代研究】 含糖类、黄酮、氨基酸及苷类,另外尚含有小量的蒽醌类。能显著增加小鼠体重,延长小鼠游泳时间;乙醇提取物及水煎剂有明显的促肾上腺皮质激素样作用。

补骨脂 Buguzhi
《雷公炮炙论》

药材图 27-12

本品为豆科植物补骨脂 *Psoralea corylifolia* L. 的干燥成熟果实。生用、炒或盐水炙用。主产于陕西、河南、四川等地。

【性味归经】 辛、苦,温。归肾、脾经。

【功效主治】 补肾助阳,固精缩尿,温脾止泻,平喘。

(1)用于肾阳虚,固涩无力之证。本品具有补肾、固精、缩尿之效。治阳痿不育,精关不固之遗精等,常与菟丝子、沉香、胡桃肉等同用,如补骨脂丸;治腰膝冷痛,常与杜仲、胡桃肉等同用,即青娥丸;治肾气虚冷之膀胱约束无力、遗尿、夜尿频多、小便无度等,常与菟丝子同用;或与茴香等分为丸服。

(2)用于脾肾阳虚之泄泻。本品能补肾阳以暖脾止泻,为治脾肾阳虚腹泻要药。治脾肾阳虚之泄泻,常与肉豆蔻、五味子、吴茱萸同用,即四神丸。

(3)用于肾不纳气的虚喘证。本品能补肾阳而纳气平喘。常与人参、肉桂、沉香等同用。此外,本品也可治虚寒喘咳。外用可治白癜风。

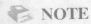

【用法用量】 煎服,6～10 g。盐炙后,有效成分更易溶出;亦可入丸散。

【现代研究】 含脂肪油、挥发油、树脂及补骨脂素、异补骨脂素等。能抑菌、杀虫、强心、扩张冠状动脉、抗肿瘤、抗衰老、收缩子宫,有致光敏及雌激素样作用。

菟丝子 Tusizi
《神农本草经》

药材图 27-13

本品为旋花科植物南方菟丝子 *Cuscuta australis* R. Br. 或菟丝子 *Cuscuta chinensis* Lam. 的干燥成熟种子。生用,或煮熟捣烂做饼用,或盐水炙用。

【性味归经】 辛、甘,平。归肝、肾、脾经。

【功效主治】 补肾固精,养肝明目,止泻安胎。

(1)用于肾阳虚,固涩无力之证。本品补肾而又长于固精、缩尿、止带。治肾虚腰痛,常配杜仲同用;治阳痿遗精,常配五味子、覆盆子、枸杞子等,如五子衍宗丸;治小便频数或不禁,常配伍桑螵蛸、附子、五味子、鹿茸等;治带下,常配伍莲子、芡实、茯苓等。

(2)用于肝肾不足,目暗不明,视力减退之证。本品能滋补肝肾,益精血而明目。常配伍枸杞子、熟地黄、车前子等使用。

(3)用于脾肾两虚之便溏腹泻。本品温肾补脾而止虚泻。常配茯苓、山药、莲子、白术等使用。

(4)用于肝肾不足的胎动不安。本品有补肝肾、固胎元之效。常与阿胶、桑寄生、续断等配伍,如寿胎丸。

此外,本品可用于消渴证,单用或配伍使用;浸酒外涂,对白癜风有一定疗效。

【用法用量】 煎服,6～12 g。宜炒或炙后用,便于有效成分溶出。

【使用注意】 大便燥结、小便短赤之阴虚火旺者不宜服用。

【现代研究】 含树脂苷、糖类、黄酮类化合物等。本品能增强心肌收缩力,抑制肠运动,兴奋离体子宫,延缓大鼠半乳糖性白内障的进展,增强非特异性免疫力等。

肉苁蓉 Roucongrong
《神农本草经》

药材图 27-14

本品为列当科植物肉苁蓉 *Cistanche deserticola* Y. C. Ma 或管花肉苁蓉 *Cistanche tubulosa* (Schenk) Wight 的干燥带鳞叶的肉质茎。主产于内蒙古、甘肃、新疆等地。生用,或酒制用。别名:寸芸、淡大芸。

【性味归经】 甘、咸,温。归肾、大肠经。

【功效主治】 补肾阳,益精血,润肠通便。

(1)用于肾阳不足,精血亏虚证。本品味甘能补,甘温助阳,质润滋养,咸以入肾,为补肾阳、益精血之良药,常配伍菟丝子、续断、杜仲等治疗肾阳亏虚,精血不足之阳痿早泄、宫冷不孕、腰膝酸痛、痿软无力等证。

(2)用于肠燥津枯便秘。本品甘咸质润,入大肠经,可润肠通便。常配当归、牛膝等使用,如济川煎。

【用法用量】 煎服,6～10 g。

【使用注意】 本品能助阳、滑肠,故阴虚火旺及大便泄泻者不宜服;肠胃实热、大便秘结亦不宜服。

【现代研究】 含甜菜碱、胡萝卜苷、三十烷醇、咖啡酸糖脂、甘露醇、硬脂酸、柳得洛苷等。具有降压、抗动脉粥样硬化、调整内分泌、促进代谢、提高免疫力、增强记忆力等作用。

NOTE

药材图 27-15

杜仲 Duzhong

《神农本草经》

本品为杜仲科植物杜仲 *Eucommia ulmoides* Oliv. 的干燥树皮。生用或盐炙用。主产于陕西、四川、云南、贵州等地。

【性味归经】 甘,温。归肝、肾经。

【功效主治】 补肝肾,强筋骨,安胎。

(1)用于肾阳虚证及腰痛,筋骨不健等。本品能补肝肾,强筋骨,暖下元。治腰痛脚弱,与补骨脂、胡桃肉同用,如《太平惠民和剂局方》中的青娥丸;治阳痿尿频,常与山茱萸、覆盆子、菟丝子等同用;治妇女行经腰痛,与桑寄生、当归、川芎等同用。

(2)用于肾虚胎动不安。本品能补肝肾,调冲任,固经安胎。治肝肾不足、下元虚冷之胎动不安或习惯性流产,可单用本品或配续断研末,枣肉为丸服用;治习惯性流产,也可配伍桑寄生、山药等同用。

此外,还可降压。治高血压兼有肾阳虚证者为宜。

【用法用量】 煎服,6~10 g。炒用或盐炙后效果更佳。

【使用注意】 本品为温补之品,故阴虚火旺者不宜服用。

【现代研究】 含杜仲胶、杜仲苷、鞣质、黄酮类化合物等。有降压作用,能减少胆固醇的吸收,能抑制子宫收缩,增强心肌收缩力,并有镇静、镇痛、增强肾上腺皮质功能的作用。

药材图 27-16

续断 Xuduan

《神农本草经》

本品为川续断科植物川续断 *Dipsacus asper* Wall. ex Henry 的干燥根。生用、酒炙或盐水炒用。

【性味归经】 苦、辛,微温。归肝、肾经。

【功效主治】 补肝肾,强筋骨,续折疗伤,止血安胎。

(1)用于肾阳虚,筋骨不健以及风湿久痹。本品长于补肝肾以强筋骨,兼利血脉,常用于肝肾不足、筋骨不健、下肢痿软无力等证,可配杜仲、牛膝、萆薢同用,如续断丸;治风寒湿痹、筋挛骨痛,常与萆薢、防风、牛膝等同用。

(2)用于胎漏下血或崩漏。本品能补肝肾,调冲任而安胎,兼能止血。治胎动欲坠、胎漏下血,常与阿胶、菟丝子、桑寄生等同用。

(3)用于跌打损伤、骨折等。本品补肝肾而又续接筋骨,并兼活血止痛,为伤科要药。强筋健骨,兼能活血消肿,为续折疗伤要药,外科、伤科常用之品。治跌打损伤、骨折、肿痛,可配伍自然铜、骨碎补、血竭、地鳖虫等。

【用法用量】 煎服,9~15 g。外用适量。

【现代研究】 含环烯醚萜糖苷、三萜皂苷等。有明显的正性肌力作用,有刺激呼吸作用,可降低动脉压和平滑肌的紧张度,有抗氧化、抗炎等作用。

药材图 27-17

冬虫夏草 Dongchongxiacao

《增订本草备要》

本品为麦角菌科真菌冬虫夏草菌 *Cordyceps sinensis* (BerK.)Sacc. 寄生在蝙蝠蛾科昆虫幼虫上的子座和幼虫尸体的干燥复合体。生用。主产于四川、西藏、青海。

【性味归经】 甘,平。归肾、肺经。

【功效主治】 补肾益精,益肺平喘,止血化痰。

NOTE

（1）用于肾阳虚，精亏不足证。本品有补肾益精之效。治肾阳不足，精血亏虚所致阳痿遗精、腰膝酸痛等，可单用浸酒服，或与淫羊藿、杜仲、巴戟天等同用。

（2）用于久咳虚喘、劳嗽痰血。本品甘平，为平补肺肾之佳品。能补肾益肺、止血化痰、止咳平喘，劳嗽痰血者多用，可单用，或与沙参、川贝母、阿胶、生地黄、麦冬等同用；若肺肾两虚，气虚咳喘，常与人参、黄芪、胡桃肉等同用。

此外，本品补虚扶弱，可制成散剂常服，或用于病后体虚或自汗畏寒，以本品与鸡、鸭、猪肉等炖服，有补肾固本、补肺益气之效。

【用法用量】 煎服或炖服，3～9 g。

【使用注意】 有表邪者禁用。

【现代研究】 含粗蛋白。有镇静、抗惊厥、降温、增强体液免疫功能，对应激性心梗有一定的保护作用，对大鼠急性肾衰竭有明显的保护作用。

第三节 补 血 药

凡以补血为主要作用，常用以改善或治疗血虚证的药物，称补血药。

本类药物均有补血功效，主治血虚证。其药味多甘温，或甘平，"心主血""肝藏血"，多数药物主归心、肝二经，质地滋润，能补肝养心，滋生血液。主治心肝血虚所致面色萎黄、头晕眼花、视力减退、心悸怔忡、失眠健忘、唇舌爪甲淡白或月经后期、量少色淡，甚则闭经、脉细或细数无力等证。

应用时，如兼见气虚者，要配伍补气药，使气旺以生血；兼见阴虚者，要配伍补阴药或选补血又能补阴的阿胶、熟地黄等同用；"后天之本在脾"，脾的运化功能衰弱，补血药就不能充分发挥作用，故可适当配伍健运脾胃药。

补血药多滋腻黏滞，妨碍运化。故凡湿滞脾胃，脘腹胀满，食少便溏者慎用。

案例 27-3

患者，女，40 岁。近来身体欠佳，面色萎黄，心悸、失眠、健忘、多梦较突出，平日常感头晕目眩，手足发麻，疲劳乏力，月经量少色淡或延期而至。得知益母草有调经作用，遂购益母草膏服用。

问题：1. 患者针对病证表现服用益母草膏适宜吗？

2. 你认为患者应服用哪类调经药较为合适？为什么？

案例解析 27-3

当归 Danggui

《神农本草经》

本品为伞形科植物当归 *Angelica sinensis* (Oliv.) Diels 的干燥根。生用或酒炒用。主产于甘肃。

药材图 27-18

【性味归经】 甘、辛，温。归肝、心、脾经。

【功效主治】 补血，活血止痛，调经，消肿生肌，润肠通便。

（1）用于血虚证。本品具有良好的补血作用，且补而不滞，为补血要药。常与熟地黄、白芍等同用，如四物汤；若气血两虚，常与黄芪、人参等同用，如当归补血汤。

（2）用于瘀血作痛、跌打损伤、痹痛麻木。本品补血活血，兼散寒止痛。治血滞兼寒的头痛，常配川芎、白芷等；治气血瘀滞的胸痛、胁痛，常配郁金、香附等；治虚寒腹痛，常配桂枝、白芍等;治跌打损伤,常配乳香、没药等;治风湿痹痛,肢体麻木,常配羌活、桂枝、秦艽等祛风湿药。

(3)用于月经不调、痛经、经闭等。本品既能补血活血,又善止痛,为调经要药。治月经不调,常配川芎、白芍、熟地黄,即四物汤;治经闭不通、气滞血瘀者,常配香附、桃仁、红花等;用于痛经者,加香附、延胡索等行气止痛药。

(4)用于痈疽疮疡。本品既能活血消肿止痛,又能补血生肌,亦为外科所常用。治疮疡初起,常配金银花、连翘等,以消肿止痛;治疮疡溃后,气血亏虚,常配人参、黄芪、熟地黄等,以补血生肌。

(5)用于血虚肠燥便秘。本品性滋润,能养血润肠通便。既能补血又可润肠,为治血虚肠燥便秘要药,常配伍火麻仁、肉苁蓉等。

【用法用量】 煎服,6～12 g。生用或酒炒用,酒炒可增强活血化瘀作用。

【现代研究】 含挥发油,油中主要成分为藁本内酯、正丁烯酞内酯等,另含水溶性成分阿魏酸等。能抗血栓、抑制血小板聚集、促进造血功能、扩张血管、降压、抗心肌缺血、保护心肌细胞、促进免疫功能的发挥,还有保肝、镇静、镇痛、抗炎、抗辐射损伤等作用。

药材图 27-19

熟地黄 Shudihuang
《本草拾遗》

本品为生地黄的炮制加工品。切厚片用。

【性味归经】 甘,微温。归肝、肾经。

【功效主治】 补血滋阴,益精填髓。

(1)用于血虚证。本品为补血要药。治血虚萎黄、眩晕、心悸失眠、月经不调、崩漏等,常与当归、川芎、白芍同用,即四物汤。

(2)用于肾阴虚证。本品为滋阴要药。治肾阴不足的潮热骨蒸、盗汗、遗精、消渴等证,常与山茱萸、山药等同用,如六味地黄丸。

(3)用于精血亏虚证。本品能补精益髓,治精血亏虚之腰膝酸软、头昏眼花、眩晕耳鸣、须发早白、小儿发育迟缓等,常与制何首乌、枸杞子、菟丝子等补精血、乌须发药同用。

【用法用量】 煎服,9～15 g。

【使用注意】 本品滋腻碍胃,气滞痰多、脘腹胀痛、食少便溏者忌服。

【现代研究】 含梓醇、甘露醇、地黄素、糖类、氨基酸及维生素 A 类物质等。有强心、利尿、降血糖、增强免疫功能及升高外周白细胞浓度等作用。

药材图 27-20

白芍 Baishao
《神农本草经》

本品为毛茛科植物芍药 *Paeonia lactiflora* Pall. 的干燥根。生用、清炒或酒炙用。

【性味归经】 苦、酸,微寒。归肝、脾经。

【功效主治】 养血调经,平肝止痛,敛阴止汗。

(1)用于血虚证。本品能养肝血,敛肝阴,又能柔肝止痛,为妇科调经常用药。治月经不调,可配当归、熟地黄、川芎,即四物汤;治崩漏不止,用本品再与阿胶、地骨皮、艾叶炭同用;治经期腹痛,可加香附、延胡索。

(2)用于肝阳上亢证。本品能养阴柔肝,平抑肝阳,缓急止痛。治肝阳上亢之头痛眩晕,多配伍生地黄、牛膝、代赭石等;治血虚肝郁,胁肋疼痛,常以本品配伍当归、白术、柴胡等,如逍遥散;治脘腹手足挛急疼痛,常与甘草同用,即芍药甘草汤。

NOTE

（3）用于自汗、盗汗。本品既能养阴，又能敛阴止汗。治阴虚自汗、盗汗及营卫不和的表虚自汗，可与生地黄、浮小麦、牡蛎等同用；治表虚自汗，常配桂枝使用，如桂枝汤。

【用法用量】 煎服，6～15 g。

【使用注意】 痰湿内盛不宜。反藜芦。

【现代研究】 含芍药苷、羟基芍药苷、芍药内酯苷、苯甲酸、鞣质、挥发油等。对胃肠及子宫平滑肌有解痉作用，有镇静、镇痛、抗惊厥、降压、扩张血管、抗菌等作用。

何首乌 Heshouwu
《日华子本草》

药材图 27-21

本品为蓼科植物何首乌 *Polygonum multiflorum* Thunb. 的干燥块根。切片，干燥，为生何首乌；以黑豆汁拌蒸，为制何首乌。产于我国大部分地区。

【性味归经】 甘、苦、涩，微温。归肝、心、肾经。

【功效主治】 补肝肾，益精血，解毒，截疟，润肠通便。

（1）用于血虚证，精血亏虚早衰证。本品有补血、益肾精作用，为滋补良药，能补血养肝，益肾固精，乌须发，强筋骨。治血虚萎黄，失眠健忘等，常配熟地黄、当归、酸枣仁等以补心宁神；治肝肾精血亏虚所致的头晕眼花、腰膝酸软、耳鸣耳聋、遗精滑泄、崩漏带下、须发早白等，常与当归、菟丝子、枸杞子等同用，如七宝美髯丹，以补血益阴，固涩精气。

（2）用于痈疽瘰疬证。本品具有良好的解毒作用。治痈疽疮疡，常与金银花、连翘等同用；治瘰疬痰核，可与夏枯草、香附、土贝母等同用。

（3）用于久疟不止。本品有截疟作用。治体虚久疟，气血耗伤者，可与人参、当归、煨姜等同用。

（4）用于肠燥便秘。生何首乌滋润滑肠。治精血亏虚、肠燥便秘，常与火麻仁、当归等养血润肠之品同用。

【用法用量】 煎服，制何首乌 6～12 g，生何首乌 3～6 g。补益精血用制何首乌，截疟、解毒、润肠通便用生何首乌。

【使用注意】 便溏及有痰湿者不宜用。不宜与含铁离子的药物同用。

【现代研究】 含蒽醌类和茋类化合物。能促进造血功能，增强免疫功能，降血脂，抗动脉粥样硬化及延缓衰老，并有保肝、抗菌、泻下及增加冠状动脉流量、抗心肌缺血等作用。

阿胶 Ejiao
《神农本草经》

药材图 27-22

本品为马科动物驴 *Equus asinus* L. 的干燥皮或鲜皮经煎煮、浓缩制成的固体胶。捣成碎块或以蛤粉炒成珠用。主产于山东。

【性味归经】 甘，平。归肺、肝、心、肾经。

【功效主治】 补血，止血，滋阴润肺。

（1）用于血虚证。本品有良好的补血作用，可广泛用于血虚诸证。治血虚萎黄、眩晕、心悸等，常与当归、黄芪、熟地黄等同用。亦可单味应用。

（2）用于出血证，尤宜虚劳出血。本品止血作用良好，常用于吐血、衄血、便血、崩漏等出血证的治疗，对出血而兼见阴虚、血虚者尤宜，单用即可，但多入复方使用。治吐血、衄血、便血、崩漏等出血证，常配生地黄、黄芩、附子等同用；治崩漏、月经过多、妊娠下血等，常配伍白芍、生地黄、艾叶炭等同用。

（3）用于阴虚心烦、失眠虚劳喘咳或阴虚燥咳。本品入肾滋阴，入肺润燥，是治阴虚及肺燥的常用药。治热病伤阴，心烦失眠，常配伍黄连、白芍等，如黄连阿胶汤；治肺虚火旺，喘咳、咽

NOTE

231

干痰少或痰中带血,常与牛蒡子、杏仁等同用,如补肺阿胶汤;治燥热伤肺,干咳无痰或少痰,常配石膏、杏仁、桑叶、麦冬等同用,如清燥救肺汤。

【用法用量】 烊化兑服,3～9 g。

【使用注意】 本品滋腻,脾胃虚弱便溏者慎用。

【现代研究】 含胶原及多种氨基酸,尚含钙、硫等。能促进红细胞和血红蛋白的生成,改善动物体内钙平衡,促进钙的吸收和在体内的停留,并可使血压升高而有抗休克作用。

药材图 27-23

龙眼肉 Longyanrou
《神农本草经》

本品为无患子科植物龙眼 *Dimocarpus longan* Lour. 的假种皮。主产于广东、福建、台湾等地。生用。别名:桂圆肉。

【性味归经】 甘,温。归心、脾经。

【功效主治】 补益心脾,养血安神。

用于心脾虚损,气血不足证。本品能补益心脾、养血安神。用治思虑过度,劳伤心脾之惊悸怔、失眠健忘,食少体倦,以及脾虚气弱,便血崩漏等证,常配伍人参、当归、酸枣仁等同用,如归脾汤;用治气血亏虚证,可单用本品加白糖蒸熟,开水冲服,名玉灵膏(代参膏),能补益气血。

【用法用量】 煎服,9～15 g,大剂量时 30～60 g。

【使用注意】 湿盛中满或有停饮、痰、火者忌服。

【现代研究】 含葡萄糖、蛋白质、脂肪以及维生素 B_1、维生素 B_2、维生素 P、维生素 C 等。有促进生长、增强体质、耐缺氧、镇静、健胃等作用。

第四节 补 阴 药

以滋补阴液为主要作用,常用于治疗或消除阴虚证的药物,为补阴药。

"甘寒养阴"补阴药多甘寒或甘凉,归肺、胃或肝、肾、心经,能滋养阴液、生津润燥。本类药分别具有补肺阴、补胃阴、补肝阴、补肾阴及补心阴的作用,主治阴虚证。阴虚证多发生于热病后期,多见肺阴虚、胃阴虚、肝阴虚、肾阴虚及心阴虚。肺阴虚,可见干咳少痰、口干舌燥、咯血、虚热等;胃阴虚,可见舌绛、咽干口渴、饥不欲食、大便燥结等;肝阴虚,可见头晕目眩、两目干涩或爪甲不荣等;肾阴虚,见腰膝酸软,耳鸣耳聋、手足心热、心烦失眠、遗精或潮热盗汗;心阴虚,可见心悸怔忡、失眠多梦等。

使用补阴药,除应根据不同脏腑的阴虚证合理选药外,还应根据阴虚证的病因病机,予以相应配伍。如热病阴液已伤而邪热未尽者,应配伍清热药或滋阴降火药同用;阴虚阳亢者,应配伍平肝潜阳药;阴虚风动者,应配息风止痉药;阴虚内热者,应配伍清虚热药;阴血俱虚者,应配伍补血药。对肾阴虚证,可适当辅以补阳药,于阳中求阴,使阴得阳升而源泉不竭。

补阴药大多滋腻,凡脾胃虚弱、痰湿内阻、腹胀便溏者不宜用。

案例 27-4

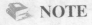
案例解析 27-4

患者,女,48 岁。患胃病 5 年,近 2 年反复发作,胃脘隐痛,食少乏力,身体渐瘦。胃镜检查示"慢性萎缩性胃炎"。用西药治疗年余,效果不佳。现形瘦体倦,纳呆食少,脘腹胀痛,时有嗳气,口渴,便秘,舌嫩红少苔,脉细数。诊断为胃脘痛。辨证属胃阴虚少,纳降失司。治以益阴养胃,润肠通便。

NOTE

针对患者的病证,选用哪类药物较为恰当?为什么?

北沙参 Beishashen

《本草汇言》

药材图 27-24

本品为伞形科植物珊瑚菜 *Glehnia littoralis* Fr. Schmidt ex Miq. 的干燥根。生用。

【性味归经】 甘、微苦,微寒。归肺、胃经。

【功效主治】 养阴清肺,养胃生津。

(1)用于肺阴虚证。本品干润而又偏于苦寒。既补肺阴,又兼清肺热,适宜于肺阴虚燥咳、劳嗽咯血或肺热咳嗽等。可单用,或配伍麦冬、知母、川贝母、瓜蒌等药同用。

(2)用于胃阴虚证。本品既补胃阴,又可清胃热,适宜于胃阴虚有热的口干渴多饮、胃脘隐痛、饥不欲食、大便燥结等,常配伍麦冬、生地黄、玉竹等同用。

【用法用量】 煎服,5～12 g。

【使用注意】 反藜芦。

【现代研究】 含三萜皂苷、黄酮类化合物、多种萜类、烃类混合物、挥发油等。有降低体温、镇痛、抗炎、镇咳、祛痰、解热、调节免疫力、抗辐射、延缓衰老等作用。

南沙参 Nanshashen

《神农本草经》

药材图 27-25

本品为桔梗科植物轮叶沙参 *Adenophora tetraphylla* (Thunb.) Fisch. 或沙参 *Adenophora stricta* Miq. 的干燥根。生用。

【性味归经】 甘,微寒。归肺、胃经。

【功效主治】 养阴清肺,化痰止咳,益气。

(1)用于肺阴虚证。本品与北沙参功用类似,可补肺阴,润肺燥,清肺热,化痰止咳,但力不及北沙参,其略有补肺气,兼可祛痰功用。治阴虚燥咳,干咳少痰或痰黏不易咳出者,常与桑叶、川贝母、麦冬、知母等同用。

(2)用于胃阴虚证。本品补胃阴,清胃热作用仍不及北沙参,但其略有补脾气功用,适宜于胃阴虚、脾气不足之证,常与石斛、麦冬、山药、谷芽等同用。

【用法用量】 煎服,9～15 g。

【使用注意】 反藜芦。

【现代研究】 含三萜皂苷、生物碱、黄酮类、鞣质等。具有镇咳祛痰、强心和抗真菌作用。

麦冬 Maidong

《神农本草经》

药材图 27-26

本品为百合科植物麦冬 *Ophiopogon japonicus* (L. f) Ker-Gawl. 的干燥块根。生用。

【性味归经】 甘、微苦,微寒。归肺、胃、心经。

【功效主治】 润肺养阴,益胃生津,清心除烦。

(1)用于肺阴虚证。本品能养阴、清热、润燥,但补肺阴、清肺热之力强于沙参。治肺阴虚兼热证,见劳嗽燥咳者,常与天冬同用,如二冬膏;治温燥伤肺,见干咳少痰、咽干鼻燥、气逆而喘、舌干无苔等症,常与桑叶、杏仁、枇杷叶、阿胶等同用,如清燥救肺汤。

(2)用于胃阴虚证。本品长于益胃阴,清胃热,并能生津止渴。本品治热伤胃阴、舌干口渴,常配沙参、生地黄、玉竹等同用,如益胃汤;治热病津伤、津液不足、肠燥便秘,常配玄参、生地黄等同用,如增液汤;与乌梅同用,可治消渴、喉干难忍、饮水不止之症。

NOTE

（3）用于心阴虚证。本品既能养心阴，又可清心热，略具除烦、养心安神作用。用治温热病热扰营血、身热夜甚、烦躁不安、舌绛而干等症，常与黄连、生地黄、玄参、竹叶心等配伍，如清营汤；治阴虚有热的心烦不眠，常与生地黄、酸枣仁等同用，如天王补心丹。

【用法用量】 煎服，6～12 g。

【现代研究】 含甾体皂苷、氨基酸等。有抗菌、抗缺氧、降血糖、抗心律失常、扩张外周血管、改善心功能等作用。

石斛 Shihu
《神农本草经》

药材图 27-27

本品为兰科植物金钗石斛 *Dendrobium nobile* Lindl.、霍山石斛 *Dendrobium huoshanense* C·Z·Tang et S. J·Cheng、鼓槌石斛 *Dendrobium chrysotoxum* Lindl. 或流苏石斛 *Dendrobium fimbriatum* Hook. 的栽培品及其同属植物近似种的新鲜或干燥茎。生用或鲜用。

【性味归经】 甘，微寒。归胃、肾经。

【功效主治】 养阴清热，益胃生津。

（1）用于胃阴虚及热病伤津证。本品长于滋养胃阴，生津止渴，兼能清胃热。用治胃热阴虚之胃脘疼痛、牙龈肿痛、口舌生疮等，常配生地黄、麦冬、黄芩等同用。用治热病伤津、烦渴之证，常配天花粉、麦冬等同用。

（2）用于肾阴虚证。本品能滋肾阴，兼可降虚火。用治肾阴亏虚，目暗不明者，常配枸杞子、熟地黄、菟丝子等同用，如石斛夜光丸；经配伍尚可用治肾阴亏虚之筋骨痿软及肾虚火旺之骨蒸劳热等证。

【用法用量】 煎服，6～12 g；鲜品 15～30 g。

【现代研究】 含石斛碱、石斛胺、石斛次胺、石斛星碱、石斛因碱等生物碱及黏液质等。具有增强巨噬细胞吞噬功能，促进消化液分泌，有解热、镇痛、减慢心率、降血压等作用。

枸杞子 Gouqizi
《神农本草经》

药材图 27-28

本品为茄科植物宁夏枸杞 *Lycium barbarum* L. 的干燥成熟果实。生用。

【性味归经】 甘，平。归肝、肾经。

【功效主治】 补肝肾阴，明目，益精血。

（1）用于肝肾阴虚证及视力减退。本品能补肝肾之阴，兼可明目。治肝肾阴虚、头晕目眩、视力减退。常配菊花、地黄等同用，如杞菊地黄丸。

（2）用于精血亏虚、早衰、消渴等证。本品既补肝肾，又能益精、补血。治肝肾精血亏虚的须发早白、遗精、腰膝酸软、视力减退、耳聋、齿松等早衰症状。可单用，或配熟地黄、天门冬、沙苑子等同用；治消渴，可配生地黄、麦冬、天花粉等同用。

【用法用量】 煎服，6～12 g。

【现代研究】 含甜菜碱和多糖、粗脂肪、粗蛋白等。可增强和调节免疫功能，促进骨髓造血，有保肝、降脂、降血糖、抗突变、抗肿瘤、抗疲劳及延缓衰老等作用。

女贞子 Nüzhenzi
《神农本草经》

药材图 27-29

NOTE

本品为木犀科植物女贞 *Ligustrum lucidum* Ait. 的干燥成熟果实。生用或酒制用。

【性味归经】 甘、苦，凉。归肝、肾经。

【功效主治】 滋补肝肾，明目乌发。

用于肝肾阴虚所致的早衰、视力减退等。本品可补肝肾之阴，并可乌须明目，作用平和，须缓慢取效。治目暗不明，常配熟地黄、菟丝子、枸杞子等同用；治须发早白，常配墨旱莲、桑椹等同用；治阴虚发热，常配牡丹皮、地骨皮、生地黄等同用。

【用法用量】 煎服，6～12 g。

【现代研究】 含齐墩果酸、熊果酸、棕榈酸、甘油酸等。可增强免疫功能，升高外周白细胞数量，并有强心、利尿、保肝、抗动脉粥样硬化、降血脂等作用。

药材图 27-30

龟甲 Guijia

《神农本草经》

本品为龟科动物乌龟 *Chinemys reevesii* (Gray) 的背甲及腹甲。生用或砂炒醋淬后用。

【性味归经】 甘、咸，微寒。归肝、肾、心经。

【功效主治】 滋阴潜阳，益肾健骨，养血补心，固经止血。

(1) 用于肝肾阴虚诸证。本品能滋补肝肾之阴，以达降火、潜阳、息风之效，可广泛用于阴虚内热、阴虚阳亢及阴虚动风等证。治阴虚内热、骨蒸潮热、盗汗遗精等，常与知母、黄柏、熟地黄等同用；治阴虚阳亢、头晕目眩、头痛等，常与生地黄、菊花、石决明等同用；治阴虚动风，手足抽搐、神倦乏力、舌干红绛者，常与生地黄、牡蛎、阿胶、鳖甲等同用。

(2) 用于肝肾不足之筋骨痿弱无力，小儿发育迟缓等。本品滋养肝肾，长于健筋骨，治腰膝酸软、步履乏力、小儿囟门闭合不全、鸡胸、龟背等，常配牛膝、熟地黄等补肝肾药同用。

(3) 用于阴血不足之心神不宁证。本品养心血以安神，治心悸、怔忡、失眠、健忘之心神不宁者，常与龙骨、远志、菖蒲等同用。

(4) 用于冲任不固之崩漏。本品补肝肾之阴，又可止血，宜于肝肾。

【用法用量】 煎服，9～24 g。宜砂炒醋淬后，先煎。

【现代研究】 含胶质、角蛋白、骨胶原。有增强免疫功能、增强甲状腺及肾上腺皮质功能、双向调节 DNA 合成率、补血解热、抗凝血等作用。

药材图 27-31

鳖甲 Biejia

《神农本草经》

本品为鳖科动物鳖 *Trionyx sinensis* Wiegmann 的背甲。生用或砂炒醋淬后用。

【性味归经】 咸，微寒。归肝、肾经。

【功效主治】 滋阴潜阳，退热除蒸，软坚散结。

(1) 用于肝肾阴虚诸证。本品作用类似龟甲，既滋补肝肾，又可潜阳，主治阴虚内热、阴虚阳亢、阴虚动风等证。治阴虚阳亢、头晕目眩等，常配菊花、牡蛎等同用；治阴虚动风之手足蠕动、舌干红绛，常配龟甲、牡蛎、生地黄等同用；治阴虚发热、骨蒸劳热，常配青蒿、知母等同用，如青蒿鳖甲汤。

(2) 用于癥瘕积聚。本品长于软散结块，治癥瘕积聚所致肝脾肿大、胁下肿块等，可配伍柴胡、牡丹皮等同用。

【用法用量】 煎服，9～24 g。先煎。

【现代研究】 含动物胶、角蛋白、17 种氨基酸。能增强免疫力，保肝，抗肝纤维化，保护肾上腺皮质功能，抑制肝、脾结缔组织增生，提高血浆蛋白水平。

药材图 27-32

 NOTE

黄精 Huangjing
《名医别录》

本品为百合科植物滇黄精 *Polygonatum kingianum* Coll. et Hemsl.、黄精 *Polygonatum sibiricum* Red. 或多花黄精 *Polygonatum cyrtonema* Hua 的干燥根茎。生用，或酒制用。

【性味归经】 甘,平。归脾、肺、肾经。

【功效主治】 养阴润肺,补肾益精,补脾益气。

(1)用于肺肾阴虚劳嗽。本品既补肺肾之阴,又补肺肾之气,作用缓和。治阴虚肺燥咳嗽,干咳少痰,可单用熬膏服或配沙参、贝母等同用;治肺肾两虚之劳嗽久咳,可配地黄、天冬、百部等同用。

(2)用于脾气阴两虚证。本品既补脾阴,又益脾气。若脾胃气虚而倦怠乏力、食欲不振、脉象虚软,可与党参、茯苓、白术等同用;如有脾胃阴虚而致口干食少、饮食无味、舌红无苔者,可与沙参、麦冬、山药等同用。

(3)用于肾精亏虚而致消渴、头晕耳鸣、腰膝酸软、须发早白等。本品可补益肾精,以延缓衰老。治肾精亏虚、腰膝酸软、头昏眼花等,常与枸杞子同用;治消渴,常配生地黄、麦冬、天花粉等同用。

【用法用量】 煎服,9～15 g。

【使用注意】 孕妇及体虚者忌服。

【现代研究】 含甾体皂苷、黄精多糖类成分。具有增强免疫功能、抗衰老、耐缺氧、抗疲劳、降血糖等作用。

小结

凡以补虚扶弱、调节人体阴阳气血虚衰的病理偏向为主要作用,治疗虚证的药物,称为补虚药。补虚药根据其作用和应用范围的不同而分为补气药、补血药、补阴药、补阳药四类。

补气药均有补气功效,主治气虚证。

(1)补脾胃气、生津药:人参、党参、西洋参。三药都能补脾肺之气,主治肺气虚、脾气虚;又能生津,主治气阴两伤证。人参补气作用最强,为大补元气、挽救虚脱的要药,且补气作用全面,还能补肾、心等脏之气,治疗肾气虚、心气虚证;尚能安神、益智。党参还可补血,主治气血两虚证。一般的脾肺气虚及气阴两虚证,可用党参代替人参,但元气亡失、脾肺气虚重证以及气阴两伤的重证,仍以用人参为宜。西洋参功效类似人参,但其力不及,兼能清热,宜于气阴虚而兼热者。

(2)补脾、止汗、利水药:黄芪、白术。二药长于补脾气,并能利水消肿,均宜于脾气虚水肿、小便不利;又兼能固表止汗,主治气虚卫表不固之自汗、盗汗。黄芪补脾气,长于升阳举陷,常与人参、柴胡、升麻等同用,治脾虚中气下陷的脏器下垂,并可补肺气;白术长于健脾燥湿,还能安胎,治脾虚而胎动不安。

(3)补心气的药:甘草。其以补心气为主,兼补肺脾气,作用弱,常辅助其他药物使用;还能祛痰止咳,清热解毒,缓急止痛,调和药性,应用广泛。

补血药均有补血功效,主治血虚证。其中当归、熟地黄、阿胶补血力强,为补血要药;白芍补血之力缓和,以养血为主;制何首乌长于益精血。当归又能活血、止痛、调经,最适宜于血虚兼有瘀血所致的月经不调、痛经等妇科病证;还可用于其他瘀血证,不论是妇科疾病,还是内科疾病、外伤等有瘀阻疼痛者,皆可配伍应用;其兼能润肠通便,又宜于产后血虚兼瘀的肠燥便秘之证。熟地黄、制何首乌又能益肾精,主治精血亏虚之早衰证。阿胶兼能止血,尤其适宜于出

NOTE

血引起的血虚证,还可补肺肾之阴。白芍还类似甘草,可缓急止痛,尚能平肝阳、止汗。

补阴药均有补阴功效,主治阴虚证。

(1)补肺胃阴药:南沙参、麦冬。二药还可清肺胃热,主治肺胃阴虚证而兼有热象者。麦冬作用强,还可养心阴、安心神;南沙参尚能益脾肺之气,兼可祛痰。

(2)补肝肾阴、明目药:枸杞子、女贞子。基于前述功效,二药均可主治肝肾不足之视力减退、视物昏花及早衰;枸杞子还可益精、补血。

(3)补肝肾阴、潜阳药:龟甲、鳖甲。二药均可主治肝肾阴虚引起的阴虚阳亢证、阴虚内热证、阴虚动风证等。龟甲还能健骨、止血、养血安神;鳖甲又可退虚热、软坚散结。

(4)补肺肾脾阴药:黄精。可益肾精,兼补肺、脾气,其作用温和,需长期服用,可作为防治早衰和慢性病恢复期的调养剂。

补阳药均有补肾阳功效,主治肾阳虚证。

(1)补肾阳、强筋骨药:鹿茸、淫羊藿、巴戟天、杜仲、续断。鹿茸、淫羊藿、巴戟天长于补肾壮阳以强筋骨,鹿茸作用最强,其峻补元阳,并能益精、补血、固冲任,单用即可广泛用于肾阳虚之筋骨不健、生殖功能低下、冲任不固、精血亏虚所致诸症,又可托毒生肌。淫羊藿长于壮阳起痿,主治阳痿不育;淫羊藿与巴戟天还可祛风湿,巴戟天兼能益肾精。杜仲与续断补肾阳作用相对缓和但能兼顾肾阴,又能强筋骨、安胎,尤宜于腰膝酸痛、下肢痿弱无力及肝肾不足之胎动不安;杜仲兼能止痛,为治腰痛之常用药,续断兼能活血疗伤。

(2)补肾、固涩药:菟丝子、补骨脂。二药补肾阳,又能固精、缩尿、止泻,主治肾阳虚之遗精滑泄、遗尿尿频、腹泻或五更泻等。菟丝子还可止带、安胎(同杜仲、续断)、明目(同枸杞子);补骨脂还可温脾平喘。

思考题

1.试述补虚药的概念、分类,每类药的主治证及主要代表药物。

2.在使用补虚药时,应注意什么问题?

3.为何用补阳药治肾阳虚证时,常配伍滋阴之品?

4.古代有医家称黄芪为"疮家圣药",怎样理解?

5.试述人参的功效和不同品种的性能功用特点。

6.试述生何首乌、制何首乌功效、主治特点。

7.试述鹿茸的用法用量及使用注意。

8.比较人参与党参,黄芪与白术,当归、熟地黄与阿胶,北沙参、南沙参与麦冬,枸杞子与女贞子,龟甲与鳖甲,鹿茸、淫羊藿与杜仲的功效及主治的异同点。

思考题答案

(李 坤)

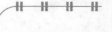

第二十八章 收 涩 药

学习目标

1.掌握收涩药的定义、主要功效、适用范围,熟悉收涩药的配伍方法及使用注意。

2.掌握五味子、山茱萸、桑螵蛸、乌梅、肉豆蔻、海螵蛸的性味归经、功效主治和应用。

3.了解收涩药的来源和现代研究。

概 述

1.含义 凡以收敛固涩为主要作用,常用于治疗滑脱不禁证的药物,为收涩药。

2.主要功效及治疗病证 本类药物均有收敛固涩功效,主治滑脱病证。其分别具有敛汗、敛肺、止泻、固精、缩尿、止带、止血等作用,适用于久病体虚、正气不固、脏腑功能衰退所致的自汗盗汗、久咳虚喘、久泻久痢、遗精滑泄、遗尿尿频及崩漏带下等滑脱不禁的病证。本类药味大多酸涩,性温或平,主入肺、脾、肾、大肠经。

3.配伍原则 在运用收涩药时,由于本类药只能治病之标,所以常须与补虚药配合,以标本兼治。如气虚自汗、阴虚盗汗分别配伍补气药、补阴药;肾虚遗精、遗尿、尿频,应配伍补肾药;脾肾阳虚之久泻、久痢者,常配伍温补脾肾药;冲任不固之崩漏带下,常配伍补肝肾、固冲任药;肺肾虚损,兼具虚喘者,常配补肺益肾、纳气之品同用。

收涩药酸涩敛邪,故凡表邪未解,内有湿滞以及郁热未清者,均不宜使用。

案例 28-1

患者,女,54岁,患哮喘5年,近日又外感时邪,气喘复发,动则喘甚,声低气促,呼多吸少,伴咳少痰,腰膝酸痛,五心烦热,潮热盗汗。听介绍说五味子能治疗喘咳,便买来五味子煎汤服用。连用几剂后症状虽有所改善,但疗效不佳,便去医院就诊。医生所开药物除五味子外,又加入了山茱萸、熟地黄、山药、麦冬等药。煎服几日后,病情大为改善,坚持服用几周后,咳喘平息。问题:

1.患者所患是何病证?

2.为何在加入熟地黄、山药、麦冬等药后,疗效会更好?

山茱萸 Shanzhuyu

《神农本草经》

本品为山茱萸科植物山茱萸 *Cornus officinalis* Sieb. et Zucc. 的干燥成熟果肉。除去果核。生用或酒制用。

NOTE

【性味归经】 酸、涩,微温。归肝、肾经。

【功效主治】 补益肝肾,收敛固涩。

(1)用于肝肾阴虚、头晕目眩、腰膝酸软、阳痿等证。本品温而不燥,补而不峻,既能润肝肾之阴,又能温补肾阳,为平补肝肾要药。治肝肾阴虚之腰酸、耳鸣、头晕目眩、潮热盗汗,常与熟地黄、山药等配伍,如六味地黄丸;治肾阳不足之腰痛脚软、阳痿早泄、小便不利等,常与附子、肉桂等同用,如肾气丸。

(2)用于肾虚之遗精、遗尿、崩漏等证。本品既能补肾益精,又能固精缩尿。用治肾虚不固之遗精、遗尿,可标本兼顾。常与熟地黄、山药、金樱子、桑螵蛸等同用;治肝肾亏虚、冲任不固所致的崩漏及月经过多之证,常与白芍、当归等同用。

(3)本品固涩,还能敛汗,治大汗虚脱,常与人参同用。

【用法用量】 6～12 g,多入丸、散用。外用适量。

【使用注意】 素有湿热或小便淋涩者,不宜应用。

【现代研究】 含皂苷、鞣质及挥发油等。对免疫功能有调节作用,并能抗菌、抗炎、降血糖、升高白细胞、抗失血性休克、抗实验性肝损害、抑制血小板聚集等。

五味子 Wuweizi
《神农本草经》

药材图 28-2

本品为木兰科植物五味子 *Schisandra chinensis* (Turcz.)Baill. 的干燥成熟果实。生用或经醋、蜜拌蒸后晒干用。

【性味归经】 酸、甘,温。归肺、心、肾经。

【功效主治】 敛肺滋肾,敛汗生津,涩精止泻,宁心安神。

(1)用于肺虚久咳,及肺肾两虚之喘咳。本品酸能收敛,性温而润,能敛肺气,滋肾阴。治肺虚久咳者,常与罂粟壳同用,如五味子丸;治肺肾两虚喘咳,常与熟地黄、山药、山茱萸等同用;治寒饮咳喘,可与辛温宣散的麻黄、细辛、干姜等同用。

(2)用于津伤口渴、阴虚消渴。治热气伤阴、汗多口渴,常与人参、麦冬同用,如生脉散;治阴虚内热所致口渴多饮之消渴,多与知母、天花粉、山药等同用,如玉液汤。

(3)用于遗精滑泄及久泻。本品能补肾涩精。治肾虚精关不固之遗精滑泄者,可与桑螵蛸、龙骨、金樱子等同用;治脾肾阳虚之久泻者,常与补骨脂、吴茱萸、肉豆蔻等同用,如四神丸。

(4)用于心悸、失眠、多梦。本品既能补益心肾,又能宁心安神。可滋肾阴,治阴血亏虚所致心神不安之心悸、失眠、多梦等,常与远志、麦冬、酸枣仁、丹参等同用。

【用法用量】 煎服,2～6 g。

【使用注意】 凡表邪未解、内有实热、麻疹初起、咳喘初起者均不宜使用。

【现代研究】 含挥发油、木质素类(五味子素、五味子乙素、五味子丙素)、有机酸、鞣质等。有镇静、扩血管、提高心肌代谢酶活性、改善心肌的营养和功能,对肝细胞损伤有明显保护作用,并可抑制转氨酶的释放;尚有祛痰、镇咳、抗溃疡及延缓衰老作用。

芡实 Qianshi
《神农本草经》

药材图 28-3

本品为睡莲科植物芡 *Euryale ferox* Salisb. 的干燥成熟种仁。生用或麸炒用。

【性味归经】 甘、涩,平。归脾、肾经。

【功效主治】 益肾固精,补脾止泻,祛湿止带。

(1)用于脾胃湿盛,久泻不愈。用于健脾止泻时,常与莲子、山药、白术、茯苓、白扁豆等药材同用。

NOTE

（2）用于肾虚遗精、遗尿、白浊。本品能补肾、固精止遗，治疗肾虚不固之遗精，常与金樱子同用。亦可治肾虚遗尿、尿频、白浊等证。

（3）用于带下证。本品能益肾健脾，收敛固涩，除湿止带，为治疗带下证之佳品。用治脾肾两虚之白带过多，亦可用治湿热带下证。

【用法用量】 煎服，9～15 g。

【现代研究】 含淀粉，尚含蛋白质、脂肪、碳水化合物、维生素 B_1、维生素 B_2、维生素 C 等。

药材图 28-4

乌梅 Wumei
《神农本草经》

本品为蔷薇科植物梅 *Prunus mume* (Sieb.)Sieb. et Zucc. 的干燥近成熟果实。生用或炒炭用。

【性味归经】 酸、涩，平。归肝、脾、肺、大肠经。

【功效主治】 涩肠止泻，敛肺止咳，安蛔止痛，生津止渴。

（1）用于久泻、久痢。本品涩肠止泻作用较强，治久泻、久痢，常与罂粟壳、诃子等同用。单用乌梅肉，水煎服，亦可治久痢不止。

（2）用于肺虚久咳少痰或无痰之证。本品酸涩收敛，能敛肺止咳。治肺虚久咳少痰或干咳无痰之证，常与罂粟壳、杏仁等同用。

（3）用于蛔厥腹痛、呕吐。本品味极酸，具有安蛔止痛、和胃止呕功效，是重要的安蛔药。治蛔厥腹痛呕吐，常与细辛、川椒、附子、黄连等同用，如乌梅丸。

（4）用于消渴。本品味酸生津，具有生津止渴之效，治虚热消渴，可单用煎服；或与天花粉、麦冬、人参等同用，如玉泉散。

此外，本品炒炭，可止血，用治便下脓血及崩漏下血。

【用法用量】 煎服，6～12 g；大剂量可用至 30 g。外用适量。止血止泻宜炒炭用。

【使用注意】 外有表邪或内有实热积滞者均不宜服用。

【现代研究】 含柠檬酸、苹果酸、琥珀酸、谷甾醇、蜡样物质及齐墩果酸样物质。能增强机体免疫功能，促进胆汁分泌，抑制离体兔肠管运动，调节平滑肌功能。

药材图 28-5

肉豆蔻 Roudoukou
《药性论》

本品为肉豆蔻科植物肉豆蔻 *Myristica fragrans* Houtt. 的干燥种仁。生用，或煨制去油用。

【性味归经】 辛，温。归脾、胃、大肠经。

【功效主治】 涩肠止泻，温中行气。

（1）用于脾胃虚寒之久泻、久痢。本品辛温而涩，既能涩肠止泻，又能温中暖脾，为治疗虚寒性泻痢之要药。治脾胃虚寒之久泻、久痢者，常与肉桂、干姜、党参、白术、诃子等同用，以温中健脾，涩肠止泻；治脾肾阳虚之五更泄泻者，可配补骨脂、五味子、吴茱萸等同用，如四神丸。

（2）用于胃寒胀痛、食少呕吐。本品辛香温燥，能温中理脾、行气止痛。治胃寒气滞、脘腹胀痛、食少呕吐等证，常与木香、干姜、半夏等药同用。

【用法用量】 煎服，3～9 g；入丸、散服，每次 0.5～1 g。止泻宜煨用。

【使用注意】 肉豆蔻油有麻醉作用，用量不宜大。

【现代研究】 含挥发油 5%～15%。另含肉豆蔻醚、丁香酚、异丁香酚及多种萜烯类化合物。少量服用挥发油能促进胃液的分泌及胃肠蠕动，而有开胃和促进食欲、消胀止痛的功效；但大量服用则有抑制作用，且有较显著的麻醉作用。

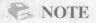
NOTE

桑螵蛸 Sangpiaoxiao

《神农本草经》

本品为螳螂科昆虫大刀螂 *Tenodera sinensis* Saussure、小刀螂 *Statilia maculata* (Thunberg)或巨斧螳螂 *Hierodula patellifera*（Serville）的干燥卵鞘。以上三种分别习称"团螵蛸""长螵蛸"及"黑螵蛸"。深秋至次春收集，除去杂质，蒸至虫卵死后，干燥。

【性味归经】 甘、咸，平。归肝、肾经。

【功效主治】 固精缩尿，补肾助阳。

（1）用于肾虚不固之遗尿、尿频、遗精等证。本品有补肾固精、缩尿作用，是治肾阳虚遗尿、尿频要药。治肾虚遗精，常与龙骨、沙苑子、山茱萸等同用；治小儿遗尿，可单用；治遗尿、尿频，常与益智仁同用。

（2）用于肾虚阳痿。本品补肾助阳作用弱，常用作辅助药，常与鹿茸、肉苁蓉、菟丝子等同用。

【用法用量】 煎服，5～10 g。一般炒用。

【使用注意】 阴虚火旺、膀胱湿热者忌服。

【现代研究】 含蛋白质、粗纤维、脂肪、铁、钙、胡萝卜素类色素。能提高机体免疫力，促进消化液分泌，降血糖，降血脂，具轻微的抗利尿及敛汗作用。

药材图 28-6

海螵蛸 Haipiaoxiao

《神农本草经》

本品为乌贼科动物无针乌贼 *Sepiella maindroni* de Rochebrune 或金乌贼 *Sepia esculenta* Hoyle 的干燥内壳。生用，或研末用。

【性味归经】 咸、涩，温。归脾、肾经。

【功效主治】 固精止带，收敛止血，制酸止痛，收湿敛疮。

（1）用于遗精、带下。本品温涩收敛，有固精止带之效。治肾虚遗精者，常与沙苑子、菟丝子、山茱萸等同用；治妇女赤白带下，配白芷、血余炭同用。

（2）用于崩漏下血、肺胃出血及外伤出血。本品能收敛止血。治崩漏下血者，常配茜草、棕榈炭、五倍子等同用，如固冲汤；治肺胃出血，常与白及同用，即乌及散；治外伤出血，可单用研末外敷。

（3）用于胃痛泛酸。有较好的制酸止痛作用，常与延胡索、白及、贝母、瓦楞子等同用。

（4）用于湿疮、湿疹、溃疡不敛等。本品外用能收湿敛疮。治湿疮、湿疹，可与黄柏、青黛、煅石膏研末外敷；治溃疡多脓，久不愈合者，可单用研末外敷，或配煅石膏、冰片、枯矾等同用。可治疮疡不敛。

【用法用量】 煎服，5～10 g。散剂酌减。外用适量。

【现代研究】 主含碳酸钙，还含壳角质、黏液质、水解氨基酸（含蛋氨酸等 17 种氨基酸）。能中和胃酸，保护黏膜，抗胃溃疡，抗辐射，并有促进骨缺损修复作用。

药材图 28-7

诃子 Hezi

《药性论》

本品为使君子科植物诃子 *Terminalia chebula* Retz. 或绒毛诃子 *Terminalia chebula* Retz. var. *tomentella* Kurt. 的干燥成熟果实。生用或煨用。用时打碎或去核。别名诃黎勒。

【性味归经】 苦、酸、涩，平。归肺、大肠经。

【功效主治】 涩肠止泻，敛肺止咳，利咽开音。

药材图 28-8

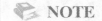
NOTE

（1）用于久泻、久痢、脱肛。本品酸涩收敛，归大肠经，能涩肠止泻，为治疗久泻久痢之常用药。

（2）用于肺虚久咳或久咳失音。本品既能敛肺下气止咳，又能清肺利咽开音，为治失音之要药。

【用法用量】 煎服，3～10 g，敛肺开音宜生用，涩肠止泻宜煨用。

【使用注意】 凡外有表邪，内有湿热积滞者忌服。

【现代研究】 含鞣质30％～40％，如诃子酸、诃黎勒酸、没食子酸、莽草酸、奎宁酸等。鞣质有收敛止泻作用，煎剂对痢疾杆菌、白喉杆菌、伤寒杆菌等均有抑制作用。

其他收涩药的性味归经、功效、主治如表28-1所示。

表28-1　其他收涩药

药名	性味归经	功效	主治
麻黄根	甘，平。归心、肺经	止汗	自汗、盗汗
浮小麦	甘，凉。归心经	敛汗，益气，除热	自汗盗汗，骨蒸劳热
五倍子	酸、涩，寒。归肺、肾、大肠经	敛肺降火，涩肠止泻，敛汗止血，收湿敛疮	肺虚久咳，肺热痰嗽，久泻久痢，自汗盗汗，消渴，便血痔血，外伤出血，痈肿疮毒，皮肤湿烂
金樱子	酸、甘、涩，平。归肾、膀胱、大肠经	固精缩尿，涩肠止泻	遗精滑泄，遗尿尿频，崩漏带下，久泻久痢

小结

收涩药均有收敛固涩的功效，主治滑脱病证。味或酸或涩。

涩肠敛肺生津药：乌梅、五味子。二药均能涩肠止泻，主治久泻久痢；又能敛肺止咳，主治久咳；还均可生津，主治津伤口渴、消渴病。其中，乌梅涩肠作用强，宜于久泻、久痢；五味子兼能补肾，用于脾肾虚衰之久泻不止。五味子还能敛肺气，又滋肾阴，宜于治疗肺虚久咳及肺肾两虚之喘咳；乌梅则主要用于肺虚久咳少痰或干咳无痰。肉豆蔻长于涩肠止泻，而又暖脾胃，宜于脾胃虚寒之久泻、久痢；尚可温中行气。

固精缩尿止带药：山茱萸、桑螵蛸、海螵蛸。其中山茱萸与桑螵蛸既能补肾，又可固精缩尿。山茱萸善补肝肾，既能益肝肾之阴，又能补肝肾之阳，为补益肝肾要药，常用于治疗肾虚不固之遗精、遗尿及肝肾阴亏、冲任不固所致的崩漏、月经过多。桑螵蛸则偏于温补肾阳，主要用于治疗肾虚不固之遗精、遗尿、尿频以及小儿遗尿。海螵蛸不具有补肾之功而重在固精止带，治疗肾虚遗精、带下，需与其他补肾收涩药配伍；还能收敛止血，制酸止痛，收湿敛疮。

思考题

1.试述收涩药的性味归经、功效主治及使用注意。

2.收涩药主治哪些滑脱病证？

3.比较海螵蛸与桑螵蛸，五味子与乌梅的功用异同。

4.试述山茱萸、肉豆蔻的性味归经、功效主治和应用。

（李 坤）

药材图28-9

药材图28-10

药材图28-11

药材图28-12

思考题答案

NOTE

第二十九章 涌 吐 药

 学习目标

1. 掌握涌吐药的含义、功效与主治、性能特点及使用注意。
2. 熟悉常山的分类归属、功效与主治、特殊用法用量及使用注意。

PPT-29

概　述

1. 含义　凡以诱发、促进呕吐，使病邪毒物从口中吐出为主要作用的药物，称涌吐药，又称催吐药。

2. 主要功效及治疗病证　具有涌吐毒物、宿食、痰涎的功效，主要用于误食毒物，停留胃中，未被吸收；或宿食停滞不化，尚未入肠，胃脘胀痛；或痰涎壅盛，阻于胸膈或咽喉，呼吸喘促以及痰浊上蒙清窍所致的癫病发狂等。前人使用涌吐药治疗上述诸证，意在因势利导，祛邪外出，以达到祛邪治病的目的。体现中医八法中的"吐法"。本类药具有升浮的作用趋向，多归胃经，多有毒性。

3. 配伍原则　涌吐药临床常单用，也可配伍甘草等药使用。

4. 使用注意　①体虚者、老年人、小儿、孕妇以及素患失血、头晕、心悸、劳嗽喘咳等症者忌用。②一般宜小量渐增，以防中毒。③涌吐药只可暂投，中病即止，不可连服、久服。④吐后当休息，不宜立即进食，待胃肠功能恢复后，再食流质或易消化的食物，以养胃气。⑤如呕吐不止，当采取措施及时解救。

常山 Changshan
《神农本草经》

药材图 29-1

本品为虎耳草科植物常山 *Dichroa febrifuga* Lour. 的干燥根。生用或炒用。

【性味归经】　苦、辛，寒。有毒。归肺、心、肝经。

【功效主治】　涌吐痰涎，截疟。

（1）用于痰饮停聚、胸膈痞塞，与甘草等药配伍水煎和蜜温服。

（2）用于疟疾。本品能祛痰而截疟，为治疗疟疾要药，适用于各种疟疾患者，与厚朴、槟榔等配伍，尤以治疗间日疟和三日疟效果明显。治疗疟疾宜在寒热发作前半天或 2 小时前服用。

【用法用量】　煎服，5～9 g。涌吐多生用，截疟多炒用。

【使用注意】　用量不宜过大，体虚者及孕妇忌服。

【现代研究】　本品水浸膏及其所含生物碱对疟原虫有较强的抑制作用。常山碱乙对阿米巴原虫有抑制作用，常山碱丙有明显解热作用，常山碱甲、乙、丙均有降压和催吐作用。

思考题答案

小结

涌吐药均有诱发、促进呕吐的功效,主治痰饮积聚、误服毒物停留胃中。常山主要用于胸中痰饮积聚,头痛不欲食者;还可截疟,治疗疟疾。

思考题

1. 使用涌吐药应注意哪些问题?
2. 常山的功效与主治特点有哪些?

(李　坤)

NOTE

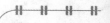

第三十章　外　用　药

学习目标

1. 掌握硫黄、升药、硼砂、炉甘石的功效与应用。
2. 熟悉外用药的定义、功效、主治及使用注意。
3. 了解硫黄的来源及现代研究。了解其他外用药的功效特点。

PPT-30

概　述

1.含义　凡以攻毒、杀虫、去腐、敛疮为主要作用的药物,称攻毒杀虫去腐敛疮药。本类药以外用形式为主。

2.主要功效及治疗病证　本类药物分别具有解毒消肿、化腐排脓、杀虫止痒、生肌敛疮等功效,适用于痈疽疮疡、疥癣、外伤、蛇虫咬伤及五官疾病等。根据疾病发生的不同部位及表现,有不同的用药形式和方法,如膏贴、涂擦、熏洗、点眼、吹喉等。有些药物还可酌情内服。

3.配伍原则　本类药多有不同程度的毒性,当慎重使用。内服一般入丸、散。外用剂量不能太大,不宜长期使用,亦不可大面积使用,以防中毒。

案例 30-1

某患者两周前去外地旅游,近日感觉双手指间刺痒,查看发现长出小皮疹,以为是皮炎,使用皮炎平涂抹,结果并未好转,尤其夜间奇痒难忍,且腋窝、腹部等部位也开始瘙痒,并出现皮疹。

问题:你认为患者所患病证应该如何治疗?

案例解析 30-1

硫黄 Liuhuang
《神农本草经》

本品为自然元素类矿物硫族自然硫,采挖后,加热熔化,除去杂质;或用含硫矿物加工制得。生硫黄只供外用。供内服的硫黄须与豆腐同煮至豆腐呈黑绿色为度,取出漂净,阴干。用时研末。

药材图 30-1

【性味归经】　酸,温。有毒。归肾、大肠经。

【功效主治】　外用杀虫止痒,内服补火助阳。

(1)用于湿疹、疥癣、皮肤瘙痒等。本品外用,能治疗多种皮肤病,也为治疥疮的要药,可单用研末,麻油调,涂患处,现用硫黄软膏治疗;治干湿癣,可配石灰、铅丹等同用,研细粉外撒,可增强收湿止痒功效;治湿疹瘙痒,可单用硫黄粉外敷,或与明矾、蛇床子同用。

(2)用于肾虚喘息、阳痿及虚寒便秘。本品内服有补火助阳、温阳通便作用。治肾虚、下元虚寒所致喘息,常与附子、肉桂等同用,如黑锡丹;治肾阳虚、阳痿、尿频,可与鹿茸、补骨脂等补阳之品同用;治虚寒便秘,常与半夏同用,如半硫丸。

NOTE

【用法用量】 外用适量,研末撒或油调涂,或烧烟熏。内服入丸、散服,1.5～3 g。

【使用注意】 阴虚火旺及孕妇忌用。畏朴硝。

【现代研究】 主含硫,内服有泻下作用。外用可溶解角质,软化皮肤,杀灭疥虫、细菌、霉菌等。

雄黄 Xionghuang

《神农本草经》

药材图 30-2

本品为硫化物类矿物雄黄族雄黄,主含二硫化二砷(As$_2$S$_2$)。采挖后,除去杂质。按大小生熟分成等级,或由低品位矿石浮选生产精矿粉。

【性味归经】 辛,温。有毒。归肝、大肠经。

【功效主治】 攻毒,杀虫。用于痈疽疔疮、湿疹疥疮、蛇虫咬伤、虫证。

【用法用量】 外用:研末撒、调敷或烧烟熏。内服:入丸、散,0.05～0.1 g。

【使用注意】 内服宜慎,不可久用,阴亏血虚者及孕妇忌服。忌煅烧。

【现代研究】 对堇色毛癣菌、同心性毛癣菌、许兰黄癣菌、奥杜益小芽胞癣菌、铁锈色小芽胞癣菌、红色表皮癣菌等皮肤真菌均有不同程度的抑制作用。有抗血吸虫作用。

升药 Shengyao

《外科大成》

药材图 30-3

本品为水银、火硝、白矾各等份混合升华而成。红色者称红升,黄色者称黄升。研细末入药,陈久者良。

【性味归经】 辛,热。有大毒。归肺、脾经。

【功效主治】 拔毒化腐。

用于痈疽溃后,脓出不畅;或腐肉不去,新肉难生。本品有良好的拔毒化腐排脓作用,为外科要药。常配伍煅石膏研末外用,用治上述病证。随病情不同,两药配伍比例亦不同。治溃疡后期,脓毒较轻,疮口不敛者,煅石膏与升药用量之比为9:1,称九一丹,以拔毒生肌;治溃疡中期,脓毒较盛者,煅石膏与升药用量之比为1:1,称五五丹,其拔毒排脓力较强;治痈疽初溃,脓毒盛,腐肉不去者,煅石膏与升药用量之比为1:9,称九转丹,其拔毒化腐排脓力最强。使用时可将药物撒于患处,也可将药物黏附于纸捻上,插入脓腔中。

【用法用量】 外用适量,不用纯品,多与煅石膏配伍研末外用。

【使用注意】 本品有毒,只可外用,不作内服;亦不可大量持续使用。本品拔毒化腐作用强烈,故外疡腐肉已去或脓水已尽者,不宜用。

【现代研究】 主含氧化汞,另含少量硝酸汞。其溶液对绿脓杆菌、乙型溶血性链球菌、大肠杆菌及金黄色葡萄球菌有不同程度的抑制作用。

硼砂 Pengsha

《日华子本草》

药材图 30-4

本品为天然矿物硼砂的矿石,经提炼精制而成的结晶体。生用或煅用。

【性味归经】 甘、咸,凉。归肺、胃经。

【功效主治】 外用清热解毒,内服清肺化痰。

(1)用于咽喉肿痛、口舌生疮、目赤翳障。本品外用能清热解毒,消肿,防腐,为喉科、眼科常用要药。治咽喉肿痛、口舌生疮,常配伍冰片、玄明粉、朱砂等共研细末吹敷患处,以解毒消肿止痛,如冰硼散;治目赤肿痛、目生翳障,可单用本品水溶液洗眼,或配伍冰片、炉甘石、玄明粉共制为点眼剂,点眼。

(2)用于痰热咳嗽。本品味咸,性寒凉,内服可清肺化痰。较宜于痰热咳嗽并有咽喉肿痛

NOTE

者。治痰热壅滞、痰黄黏稠，可与沙参、玄参、贝母、瓜蒌、黄芩等同用。

【用法用量】 外用适量，研极细末干撒或调敷患处，或化水含漱。内服，多入丸、散用，1.5～3 g。

【现代研究】 主要含四硼酸钠（$Na_2B_4O_7 \cdot 10H_2O$）。对多种革兰阳性与阴性菌、浅部皮肤真菌及白色念珠菌有不同程度抑制作用，对皮肤和黏膜还有收敛和保护作用。

药材图 30-5

炉甘石 Luganshi

《外丹本草》

本品为碳酸盐类矿物方解石族菱锌矿，主含碳酸锌（$ZnCO_3$）。采挖后，洗净，晒干，除去杂石。

【性味归经】 甘，平。归肝、脾经。

【功效主治】 解毒明目退翳，收湿生肌敛疮。

（1）用于目赤翳障、眼睑溃烂。本品甘，平，无毒，既能解毒明目退翳，又能收湿止泪止痒，为眼科外用要药。可治多种目疾，常与硼砂、冰片、玄明粉等制成点眼剂点眼。

（2）用于湿疹湿疮、溃疡不敛。本品既能解毒生肌敛疮，又能收湿止痒。治皮肤湿疹、湿疮、溃疡不敛、瘙痒者，常配青黛、黄柏、煅石膏等研末外用。

【用法用量】 外用适量，水飞后点眼，研末外撒或调敷患处。

【使用注意】 一般煅制后外用，不宜内服。

【现代研究】 含碳酸锌及其他金属盐类，煅制后主含氧化锌。能抑制葡萄球菌的生长，具有防腐、收敛、保护创面作用。

其他外用药的性味归经、功效、主治如表 30-1 所示。

表 30-1 其他外用药

药名	性味归经	功效	主治
砒石	辛，大热。有大毒。归肺、肝经	外用蚀疮去腐，内服祛痰平喘	用于癣疮、瘰疬、痔疮、溃疡腐肉不脱及寒痰哮喘

药材图 30-6

小结

攻毒杀虫去腐敛疮药分别具有解毒消肿、去腐排脓、生肌敛疮、杀虫止痒等功效。主治痈疽疮疡、疥癣、湿疹、外伤、蛇虫咬伤等。性烈，有毒，多外用。

（1）解毒药：硫黄、炉甘石、硼砂。三药解毒或攻毒，均可治疗热毒所致皮肤疾病。其中，硫黄攻毒杀虫止痒，善治皮肤疥癣，为治疥疮的要药；炉甘石则解毒收湿、生肌敛疮，常用治皮肤湿疮、湿疹瘙痒，又能明目，眼科睑缘赤烂多用；硼砂清热解毒及消肿，善治咽喉疼痛等五官疾病。此外，硫黄内服补火助阳通便，硼砂内服清肺祛痰，炉甘石专供外用，不作内服。

（2）拔毒生肌药：升药。升药有良好的拔毒化腐功效，为外科要药，常与煅石膏配成不同比例，用于疾病溃烂后不同阶段。专供外用，不可内服。

思考题

1. 试述攻毒、杀虫、去腐、敛疮药的主要功效、适应证及使用注意。

2. 试述硫黄、升药、硼砂、炉甘石的功效和主治证。

3. 使用攻毒、杀虫、去腐、敛疮药时在用法和安全性方面应注意哪些？

思考题答案

（李 坤）

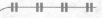

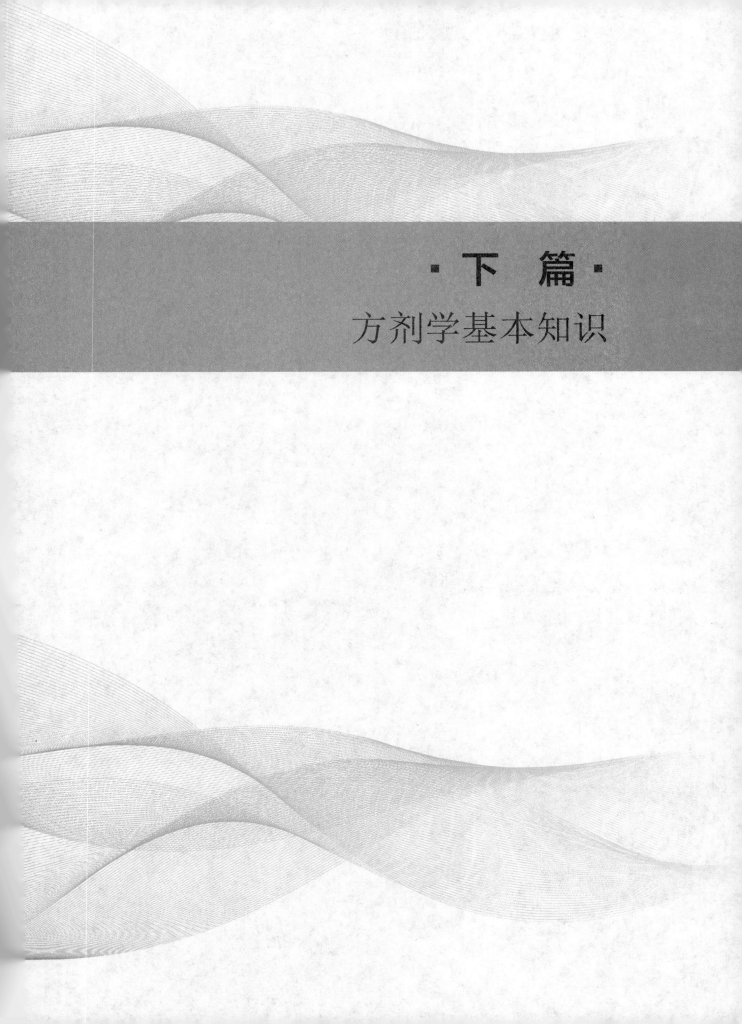

· 下 篇 ·
方剂学基本知识

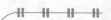

第三十一章　方剂学基础理论

学习目标

1.掌握方剂和方剂学的概念；八法的含义与应用；君臣佐使的含义。

2.熟悉方剂与治法的关系；方剂组成变化的三种形式；方剂组成原则的重要性。

3.了解方剂在具体运用中表现出组成原则和变化运用两方面的统一；临床常用的方剂剂型、汤剂的煎煮方法和服药方法。

PPT-31

第一节　方剂与治法

一、方剂与治法概述

方剂与治法，都是中医学理、法、方、药体系的重要组成部分。辨证论治是一个由分析问题到解决问题的连续过程，辨证正确，治法明确，根据治法遣药组方才能获得预期的疗效。因此，治法是联系辨证理论和遣药组方的纽带，也是学习和运用方剂不可缺少的基础。

治法，是在辨清证候，审明病因、病机之后，有针对性地采取的治疗法则。早在《黄帝内经》中就有丰富的治法理论记载，如《素问·阴阳应象大论》云"形不足者，温之以气；精不足者，补之以味。其高者，因而越之；其下者，引而竭之；中满者，泻之于内。其有邪者，渍形以为汗；其在皮者，汗而发之"，《素问·至真要大论》云"寒者热之，热者寒之，微者逆之，甚者从之，坚者削之，客者除之，劳者温之，结者散之，留者攻之，燥者濡之，急者缓之，散者收之，损者益之，逸者行之，惊者平之，上之下之，摩之浴之，薄之劫之，开之发之"等均为中医学奠定了治法理论的基础。至汉末，医圣张仲景在"勤求古训，博采众方"的基础上，创造性地使治法和方证融为一体，总结了一整套临床辨证论治的体系。其后，随着历代医家对中医理论和临床实践的不断丰富和总结，治法内容更加丰富多彩，更能适应各种病证的治疗需要。

中医学的治法内容，可以归纳为两个层次。首先，具有一定概括性的、针对某一类病机共性所确立的治法，称为治疗大法，如表证用汗法、寒证用温法、热证用清法、虚证用补法、实证用泻法等，本教材中所讨论的"八法"即属这一层次。其次是针对具体证候所确定的治疗方法，各论中每一具体方剂的功效主治即体现了该方的具体治法。在临床运用中，只有精确地把握具体治法，才能保证具体病证治疗中有较强的针对性。

治法不但具有多层次的特点，而且还具有多体系的特点。这是因为中医学在长期的发展过程中，形成了临床辨证论治的多种体系，如脏腑辨证、六经辨证、卫气营血辨证、三焦辨证、经络辨证等。由于治法和病机的对应性，因此形成了相应的不同治法体系，如"宣肺止咳""滋水涵木"等属于脏腑治法体系，"和解少阳""泻下阳明热结"等属于六经治法体系。我们在学习和运用时，必须紧密结合相关病机和辨证体系的基本理论，才能对具体治法以及遣药组方的把握

NOTE

达到切中病机、针对性强的要求。

方剂是中医临床治疗疾病的重要手段，针对具体病证和主要症状，在辨证、立法的基础上选药配伍，按照组成原则，选择药物具体炮制品，酌定用量，规定适宜剂型及用法的药物配伍组合。方剂学是研究与阐明方剂基本理论及其临床运用等相关知识的学科。只有首先理解方剂与治法的关系，才能正确地遣药组方或运用成方。

二、主要治法

历代医家鉴于具体治法的丰富内容，而又归属不同治法体系的特点，经过多次分类归纳逐渐形成体系。我们现在常引用的"八法"，就是清代医家程钟龄从高层次治疗大法的角度，根据历代医家对治法的归类总结而来的。程氏在《医学心悟·医门八法》中说："论病之源，以内伤、外感四字括之。论病之情，则以寒、热、虚、实、表、里、阴、阳八字统之。而论治病之方，则又以汗、和、下、消、吐、清、温、补八法尽之。"现将常用的八法内容，简要介绍如下。

1. 汗法　汗法是通过开泄腠理、调畅营卫、宣发肺气等作用，使在表的外感六淫之邪随汗而解的一类治法。汗法不以汗出为目的，主要是通过出汗，使腠理开、营卫和、肺气畅、血脉通，从而能祛邪外出，使正气调和。所以，汗法除了主要治疗外感六淫之邪所致的表证外，凡是腠理闭塞，营卫郁滞的寒热无汗，或腠理疏松，虽有汗但寒热不解的病证，皆可用汗法治疗。例如：麻疹初起，疹点隐而不透；水肿且腰以上肿甚；疮疡初起而有恶寒发热；疟疾、痢疾而有寒热表证等均可应用汗法治疗。然而，由于病情有寒热，邪气有兼夹，体质有强弱，故汗法又有辛温、辛凉的区别，以及汗法与补法、下法、消法等其他治疗方法的结合运用。

2. 吐法　吐法是通过涌吐的方法，使停留在咽喉、胸膈、胃脘的痰涎、宿食或毒物从口中吐出的一类治法。适用于中风痰壅，宿食壅阻胃脘，毒物尚在胃中；痰涎壅盛之癫狂、喉痹，以及干霍乱吐泻不得等，属于病位居上、病势急暴、内蓄实邪、体质壮实之证。因吐法易伤胃气，故体虚气弱、妇人新产、孕妇等均应慎用。

3. 下法　下法是通过泻下、荡涤、攻逐等作用，使停留于胃肠的宿食、燥屎、冷积、瘀血、结痰、停水等从下窍而出，以祛邪除病的一类治法。凡邪在肠胃而致大便不通、燥屎内结，或热结旁流，以及停痰留饮、瘀血积水等形症俱实之证，均可使用。由于病情有寒热，正气有虚实，病邪有兼夹，所以下法又有寒下、温下、润下、逐水、攻补兼施之别，并与其他治法结合运用。

4. 和法　和法是通过和解或调和的方法，使半表半里之邪，或脏腑、阴阳、表里失和之证得以解除的一类治法。《伤寒明理论》说："伤寒邪在表者，必渍形以为汗；邪在里者，必荡涤以为利；其于不内不外，半表半里，既非发汗之所宜，又非吐下之所对，是当和解则可矣。"所以和解是专治邪在半表半里的一种方法。至于调和之法，戴天章说："寒热并用之谓和，补泻合剂之谓和，表里双解之谓和，平其亢厉之谓和。"（《广瘟疫论》）可见，和法是一种既能祛除病邪，又能调整脏腑功能的治法，无明显寒热补泻之偏，性质平和，全面兼顾，适用于邪犯少阳、肝脾不和、肠寒胃热、气血营卫失和等证。和法的应用范围较广，分类也多，其中主要有和解少阳、透达膜原、调和肝脾、疏肝和胃、分消上下、调和肠胃等。至于《伤寒论》中对某些经过汗、吐、下，或自行吐利而余邪未解的病证，宜用缓剂或峻剂小量分服，使余邪尽除而不重伤其正的，亦称为和法，是属广义和法的范围，它与和解、调和治法所指含义不同，不属治法讨论范围。

5. 温法　温法是通过温里祛寒的作用，以治疗里寒证的一类治法。里寒证的形成，有外感内伤的不同，或由寒邪直中于里，或因失治误治而损伤人体阳气，或因素体阳气虚弱，以致寒从中生。同时，里寒证又有部位浅深、程度轻重的差别，故温法又有温中祛寒、回阳救逆和温经散寒的区别。由于里寒证形成和发展过程中，往往阳虚与寒邪并存，所以温法又常与补法配合运用。至于寒邪伤人肌表的表寒证，当用辛温解表法治疗，已在汗法中讨论，不在此列。

6. 清法　清法是通过清热、泻火、解毒、凉血等作用，以清除里热之邪的一类治法。适用于里热证、火证、热毒证以及虚热证等里热病证。由于里热证有热在气分、营分、血分，热壅成毒，以及热在某一脏腑之分，因而在清法之中，又有清气分热、清营凉血、清热解毒、清脏腑热等不同。热证最易伤阴，大热又易耗气，所以清热剂中常配伍生津、益气之品。若温病后期，热灼阴伤，或久病阴虚而热伏于里的，又当清法与滋阴并用，更不可纯用苦寒直折之法，热必不除。至于外感六淫之邪所致的表热证，当用辛凉解表法治疗，已在汗法中讨论，不在此列。

7. 消法 消法是通过消食导滞、行气活血、化痰利水、驱虫等方法，使气、血、痰、食、水、虫等渐积形成的有形之邪渐消缓散的一类治法。适用于饮食停滞、气滞血瘀、癥瘕积聚、水湿内停、痰饮不化、疳积虫积以及疮疡痈肿等病证。消法与下法虽同是治疗内蓄有形实邪的方法，但在适应病证上有所不同。下法所治病证，大抵病势急迫，形症俱实，邪在肠胃，必须速除，而且是可以从下窍而出者。消法所治，主要是病在脏腑、经络、肌肉之间，邪坚病固而来势较缓，属渐积形成，且多虚实夹杂，尤其是气血积滞而成之癥瘕痞块、痰核瘰疬等，不可能迅即消除，必须渐消缓散。消法也常与补法、下法、温法、清法等其他治法配合运用，但仍然是以消为主要目的。

8. 补法 补法是通过补益人体气血阴阳，以主治各种虚弱证候的一类治法。补法的目的在于通过药物的补益，使人体气血阴阳虚弱或脏腑之间的失调状态得到纠正，复归于平衡。此外，在正虚不能祛邪外出时，也可以补法扶助正气，并配合其他治法，达到助正祛邪的目的。虽然补法有时可收到间接祛邪的效果，但一般是在无外邪时使用，以避免"闭门留寇"之弊。补法的具体内容甚多，既有补益气、血、阴、阳的不同，又有分补五脏之侧重，但较常用的治法分类仍以补气、补血、补阴、补阳为主。在这些治法中，已包括了分补五脏之法。

上述八种治法，适用于表里、寒热、虚实等不同的证候。对于多数疾病而言，病情往往是复杂的，不是单一治法能够符合治疗需要的，常需数种治法配合运用，才能治无遗邪，照顾全面，所以虽为八法，配合运用之后则变化多端。正如程钟龄《医学心悟》中说："一法之中，八法备焉，八法之中，百法备焉。"因此，临证处方，必须针对具体病证，灵活运用八法，使之切合病情，方能收到满意的疗效。

第二节 方剂的组成

中医临床的用药治病多数采用复方形式。在辨证审因，确定治法之后，便进入了具体的遣药组方阶段。要组好一首有效方剂，必须重视两个重要环节：一是严密的组方基本结构；二是熟练的药物配伍技巧。

一、组成原则

方剂的组方原则，是在辨证立法的基础上选择合适的药物，配伍而成。在组织不同作用的药物时，应符合严密的组方基本结构，即"君、臣、佐、使"的组方形式，这样才能做到主次分明，全面兼顾，扬长避短，提高疗效。

（一）方剂的配伍目的

运用配伍方法遣药组方，从总体而言，其目的不外增效、减毒两个方面。"用药有利有弊，用方有利无弊"，充分发挥药物对治疗疾病有"利"的一面，同时控制、减少甚至消除药物对人体有"弊"的一面，这就是方剂学在运用配伍手段时最根本的目的。一般来说，药物通过配伍，可以起到下述作用。

1. 增强药力 功用相近的药物配伍，能增强治疗作用，这种配伍方法在组方运用中较为普遍。如荆芥、防风同用以疏风解表,薄荷、茶叶同用以清利头目,党参、黄芪同用以健脾益气,桃仁、红花同用以活血祛瘀等。

2. 产生协同作用　药物之间在某些方面具有一定的协同作用,常相互需求而增强某种疗效。如麻黄和桂枝相配,通过"开腠"和"解肌"协同,比单用麻黄或桂枝方剂的发汗力量明显增强;附子和干姜相配,俗称"附子无姜不热",体现了先后天脾肾阳气同温,"走而不守"和"守而不走"协同,大大提高了温阳祛寒作用。

3. 控制多功用单味中药的发挥方向　这是在方剂配伍中十分重要的一个方面。如桂枝具有解表散寒、调和营卫、温经止痛、温经活血、温阳化气、平冲降逆等多种功用,但其具体的功用发挥方向往往受复方中包括配伍环境在内的诸多因素所控制。如前所述,在发汗解表方面,多和麻黄相配;温经止痛方面,往往和细辛相配;调和营卫、阴阳方面,又须与白芍相配;平冲降逆功用,则多与茯苓、甘草相配;温经活血功用,常与牡丹皮、赤芍相配;温阳化气功用,常须与茯苓、白术相配。由此可见,通过配伍,可以控制药物功用的发挥方向,从而减少临床运用方药的随意性。

4. 扩大治疗范围,适应复杂病情　中医药学在长期的发展过程中,经历代医家反复实践总结,产生了不少针对基础病机的基础方剂,如四君子汤、四物汤、二陈汤、平胃散、四逆散等。在临床上通过随证配伍,可以使这些基础方剂不断扩大治疗范围。如四君子汤具有益气健脾的功用,是主治食少便溏、面色萎黄、声低息短、倦怠乏力、脉来虚软等脾胃气虚证的基础方。若由脾虚而生湿,阻滞气机,以致胸脘痞闷不舒,则可相应配伍陈皮,即异功散,功能益气健脾、行气化滞;若脾虚痰湿停滞,出现恶心呕吐、胸脘痞闷、咳嗽痰多稀白,则再配半夏入方,即六君子汤,功能重在健脾气、化痰湿;若在脾胃气虚基础上,因痰阻气滞较重而见纳呆、嗳气、脘腹胀满或疼痛、呕吐、泄泻等,则可配伍木香、砂仁,即香砂六君子汤,功能益气健脾、行气化痰。由此可见,通过随证配伍,可达到不断扩大治疗范围的目的。

5. 控制药物的毒副作用　通过配伍控制毒副作用,主要反映在两个方面。一是"七情"中"相杀"和"相畏"关系的运用,即一种药物能减轻另一种药物的毒副作用,如生姜能减轻和消除半夏的毒性,砂仁能减轻熟地黄滋腻碍脾的副作用等;二是多味功用相近药物同时配伍的运用,这种方式既可利用相近功用药物的协同作用,又能有效减轻毒副作用的发生。这是因为功用相近的多味药物同用,可以减少单味药物的用量,而多味药物之间,其副作用的发挥方向往往不尽一致。根据同性毒力共振、异性毒力相制的原理,可以在保障治疗效果的基础上最大限度地控制和减轻毒副作用。

(二)方剂的基本结构

对于每一首方剂,固然要根据病情,在辨证立法的基础上选择合适的药物,妥善配伍而成。但在组织不同作用的药物时,还应符合严密的组方基本结构,即"君、臣、佐、使"的组方形式。这样才能做到主次分明,全面兼顾,扬长避短,提高疗效。

1. 君药　针对主病或主证起主要治疗作用的药物。

2. 臣药　有两种意义:①辅助君药加强治疗主病或主证作用的药物;②针对重要的兼病或兼证起主要治疗作用的药物。

3. 佐药　有三种意义:①佐助药,即配合君、臣药以加强治疗作用,或直接治疗次要兼证的药物;②佐制药,即用以消除或减弱君、臣药的毒性,或能制约君、臣药峻烈之性的药物;③反佐药,即病重邪甚,可能拒药时,配用与君药性味相反而又能在治疗中起相成作用的药物,以防止药病格拒。

4. 使药　有两种意义:①引经药,即能引领方中诸药至特定病所的药物;②调和药,即具有调和方中诸药作用的药物。

　　至于"以法统方"和"君臣佐使"理论的关系,前者是遣药组方的原则,是保证方剂针对病机,切合病情需要的基本前提;后者是组方的基本结构和形式,是体现治法、保障疗效的手段。只有正确把握上述两方面的基本理论和技能,加之熟练的用药配伍技巧,才能组织好理想的有效方剂。

二、组成变化

　　临证不依病机、治法选用成方,谓之"有方无法";不据病情加减而墨守成方,又谓"有方无药"。因此在临证运用成方时,我们应根据患者体质状况、年龄长幼、四时气候、地区差异,以及病情变化而灵活加减,做到"师其法而不泥其方,师其方而不泥其药"。方剂的运用变化主要有以下形式:

　　1. 药味加减的变化　药物是决定方剂功用的主要因素。当方剂中的药物增加或减少时,必然使方剂组成的配伍关系发生变化,并由此导致方剂功用的改变。这种变化主要用于临床选用成方,其目的是使之更加适合变化了的病情需要。必须指出,在此所指的药味加减的变化,是指在主病、主证、基本病机以及君药不变的前提下,改变方中的次要药物,以适应变化了的病情需要,即我们常说的"随证加减"。

　　2. 药量增减的变化　药物的用量直接决定药力的大小。某些方剂中用量比例的变化还会改变方剂的配伍关系,从而可能改变该方功用和主治证候的主要方面。

第三节　方剂的应用剂型与用法

一、方剂的剂型

　　方剂组成以后,还要根据病情与药物的特点制成一定的形态,称为剂型。

　　1. 汤剂　古称汤液,是将药物饮片加水或酒浸泡后,再煎煮一定时间,去渣取汁,制成的液体剂型。主要供内服,如麻黄汤、小承气汤等。外用的多作洗浴、熏蒸及含漱。汤剂的特点是吸收快、药效发挥迅速,而且可以根据病情的变化随证加减,能较全面、灵活地照顾到每个患者或各具体病变阶段的特殊性,适用于病证较重或病情不稳定的患者。汤剂的不足之处是服用量大,某些药的有效成分不易煎出或易挥发散失,不适于大生产且不便于携带。

　　2. 散剂　散剂是将药物粉碎,混合均匀,制成粉末状制剂,分为内服和外用两类。内服散剂一般是研成细粉,以温开水冲服,量小者亦可直接吞服;亦有制成粗末,以水煎取汁服者,称为煮散,如银翘散。散剂的特点是制作简便,吸收较快,节省药材,便于服用及携带。外用散剂一般作为外敷,掺散疮面或患病部位。

　　3. 丸剂　丸剂是将药物研成细粉或药材提取物,加适宜的黏合剂制成球形的固体剂型。丸剂与汤剂相比,吸收较慢,药效持久,节省药材,便于服用与携带。常用的丸剂有蜜丸、水丸、糊丸、浓缩丸等。

　　4. 膏剂　膏剂是将药物用水或植物油煎熬去渣而制成的剂型,有内服和外用两种。内服膏剂有流浸膏、浸膏、煎膏三种;外用膏剂分软膏、硬膏两种。

　　5. 酒剂　又称药酒,古称酒醴。它是将药物用白酒或黄酒浸泡,或加温隔水炖煮,去渣取液,供内服或外用。酒有活血通络、易于发散和助长药效的特性,故常在祛风通络和补益剂中使用。

　　6. 丹剂　有内服和外用两种。内服丹剂没有固定剂型,有丸剂,也有散剂,每以药品贵重或药效显著而名之曰丹,如至宝丹、活络丹等。外用丹剂亦称丹药;是某些矿物类药经高温烧炼制成的不同结晶形状的制品。常研粉涂撒疮面,治疗疮疡痈疽,亦可制成药条、药线和外用膏剂应用。

7. 茶剂 将药物粉碎加工而制成的粗末状制品,或加入适宜黏合剂制成的方块状制剂。用时以沸水泡汁或煎汁,不定时饮用。

8. 露剂 亦称药露,多为用新鲜含有挥发性成分的药物,经蒸馏法制成的有芳香气味的澄明水溶液。一般作为饮料及清凉解暑剂,常用的有金银花露、青蒿露等。

9. 锭剂 将药物研成细粉,或加适当的黏合剂制成规定形状的固体剂型,有纺锤形、圆柱形、条形等,可供外用与内服。内服,研末调服或磨汁服;外用,则磨汁涂患处。

10. 条剂 亦称药捻,是将药物细粉用桑皮纸蘸药后搓捻成细条,或将桑皮纸捻成细条再蘸药粉而成。用时插入疮口或瘘管内,能化腐拔毒、生肌收口,常用的有红升丹药条等。

11. 线剂 亦称药线,是将丝线或棉线置药液中浸煮,经干燥制成的外用制剂。用于治疗瘘管、痔疮或赘生物,通过所含药物的轻度腐蚀作用和药线的机械紧扎作用,使其引流通畅,或萎缩、脱落。

12. 栓剂 古称坐药或塞药,是将药物细粉与基质混合制成一定形状的固体制剂,用于腔道并在其间融化或溶解而释放药物,有杀虫止痒、润滑、收敛等作用。它的特点是通过直肠(也有用于阴道)黏膜吸收,一方面减少药物在肝脏中的"首过效应",减少药物对肝脏的毒性和副作用,另一方面,可以避免胃肠液对药物的影响及药物对胃黏膜的刺激作用。

13. 冲剂 冲剂是将药材提取物加适量赋形剂或部分药物细粉制成的干燥颗粒状或块状制剂,用时以开水冲服。冲剂具有作用迅速、味道可口、体积较小、服用方便等特点。

14. 片剂 片剂是将药物细粉或药材提取物与辅料混合压制而成的片状制剂。片剂用量准确,体积小。

15. 糖浆剂 糖浆剂是将药物煎煮、去渣取汁、浓缩后,加入适量蔗糖溶解制成的浓蔗糖水溶液。糖浆剂具有味甜量小、服用方便、吸收较快等特点,适用于儿童服用。

16. 口服液 口服液是将药物用水或其他溶剂提取,经精制而成的内服液体制剂。该制剂集汤剂、糖浆剂、注射剂的特点,具有剂量较少、吸收较快、服用方便、口感适宜等优点。

17. 注射液 亦称针剂,是将药物经过提取、精制、配制等步骤制成的灭菌溶液、无菌混悬液或供配制成液体的无菌粉末,供皮下、肌内、静脉等注射的一种制剂。具有剂量准确、药效迅速、适于急救、不受消化系统影响的特点。

以上诸种剂型,各有特点,临证应根据病情与方剂特点酌情选用。此外,尚有胶囊剂、灸剂、熨剂、灌肠剂、搽剂、气雾剂等,临床中都在广泛应用,而且研究者还在不断研制新剂型,以提高药效,便于临床使用。

二、方剂的用法

方剂的用法包括服药时间、服药方法和煎药方法。服药方法的恰当与否,对疗效有一定影响。清代徐灵胎于《医学源流论》中说:"病之愈不愈,不但方必中病,方虽中病,而服之不得法,则非特无功,而反有害,此不可不知也。"因此,方剂的服用方法也应予以重视。方剂的煎法在"第十章中药学基础理论"中已详细列举,在本部分不再阐述。

1. 服药时间 一般来说,宜在饭前 1 小时服药,以利于药物尽快吸收。但对胃肠有刺激的方药,宜饭后服用,以防产生副作用;滋补方药,宜空腹服用;治疟方药,宜在发作前 2 小时服用;安神方药,宜在睡前服用;急证重病可不拘时间服用;慢性病应定时服用,使之能持续发挥药效。根据病情的需要,有的可一天数服,有的可煎泡代茶时时饮用。个别方剂,古人对服药时间有特殊要求,如鸡鸣散在天明前空腹冷服效果较好,可参考运用。

2. 服药方法 运用汤剂,通常是 1 日 1 剂,将头煎、二煎兑合,分 2 次或 3 次温服。但特殊情况下,亦可 1 日连服 2 剂,以增强药力。运用散剂和丸剂时,根据病情和具体药物定量,日服 2 次或 3 次。散剂中有些可直接用水送服,如七厘散等;有些粗末散剂,可加水煮沸取汁,如香苏散等;还有些散剂用于外敷或掺洒疮面,如生肌散等;亦有作为点眼或吹喉用的,如八宝眼药、冰硼散等。各种丸剂都可以直接用水送服,至于其他剂型,可参考制剂情况及方药功用酌情而定。

针对不同情况,前人还总结出一些汤剂的经验服法。如服发汗解表药,宜趁热服,药后还须温覆避风,使遍身漐漐微似有汗。热证用寒药可冷服以助其清,寒证用热药可热服以助其温,但有时寒热偏盛、阴阳离决、相互格拒,出现服药后呕吐的情况,如系真寒假热证候则宜热药冷服,系真热假寒证候则宜寒药热服。此谓反佐服药法,即《素问·五常政大论》中所说的"治热以寒,温而行之;治寒以热,凉而行之;治温以清,冷而行之;治清以温,热而行之"。若见服药呕吐者,宜先服少许姜汁,或用鲜生姜擦舌,或嚼少许陈皮,然后再服汤药;或采用冷服、少量频饮的方法。

使用峻烈药或毒性药,应审慎从事,宜先进小量,而后逐渐增大,至有效止,不可过量,以免发生中毒。

小结

治法和方剂,是中医学理、法、方、药体系的重要组成部分。"方从法出,法随证立"。治法是用方或组方的依据,方剂是体现治法的主要手段。"八法"是中医临床治病的主要大法,包括汗、和、下、消、吐、清、温、补八法。

君臣佐使是方剂的组方原则,反映药物在方中的不同作用,与药物发挥作用的主次、药力大小、药物用量轻重等有关。方剂的变化形式主要有药味加减变化、药量增减变化、药味炮制方法变化、剂型更换变化等。

方剂组成以后还要根据病情以及药物的特点制成一定的形态,称为剂型。每种剂型均有各自特点,临证应根据病情与方剂特点酌情选用。

思考题

1.何谓方剂? 如何理解方剂学的含义?
2.试述方剂的组方原则及其配伍意义。
3.试述"八法"的主要内容。
4.方剂的用法包括哪些内容?

思考题答案

(王明伟)

第三十二章 解 表 剂

PPT-32

 学习目标

1.掌握麻黄汤、桂枝汤、银翘散、败毒散的组成、功效主治及现代应用。

2.熟悉解表剂的概念、分类及用法;小青龙汤、九味羌活汤、桑菊饮的组成、功效主治及现代应用。

3.了解解表剂的方解。

概　　述

以解表药为主组成,具有发汗、解肌、透疹等作用,用于治疗表证的方剂,统称解表剂。解表属于"八法"中的"汗法"。

解表剂适用于外感风寒、温病初起,以及麻疹未透、风湿、水肿、疮疡等病初期,有表证者。表证有风寒、风热不同,体质亦有虚、实差异,故治法有辛温解表、辛凉解表及扶正解表,解表剂因此可分为辛温解表剂、辛凉解表剂、扶正解表剂三类。

解表剂多用辛散清扬之品组方,挥发性化学成分是主要有效物质,故不宜久煎,以免药性散失,作用减弱,宜轻煎、短煎。一般温服,服药后避免风寒,或辅之以粥,以助汗出,以遍身微汗为佳。若汗出不彻则病邪不解,汗出太过则耗气伤津。汗出病瘥,即当停服,不必尽剂。同时,注意禁食生冷、油腻之品,以免影响药物的吸收和药效的发挥。代表方有麻黄汤、桂枝汤、小青龙汤、银翘散、败毒散等。

案例解析 32-1

案例 32-1

患者,男,23岁,症见恶寒,发热,腋下体温39.5 ℃,无汗,四肢酸痛,打喷嚏,咳嗽白痰,流清鼻涕。脉浮紧,脉搏92次/分,舌苔厚腻。患者主诉,平常身体正常,不想吃饭,早上打篮球后,脱下外衣,15分钟后,感觉身体发冷,打喷嚏,才穿上外衣。给服麻黄汤加鱼腥草、黄芩、板蓝根、焦三仙、桔梗。并嘱咐其服药后,热服小米汤,发汗。服1剂药后,体温降至37.2 ℃,四肢酸痛减轻,脉搏78次/分,食欲增加。

请对上述病例进行分析。

麻黄汤
《伤寒论》

【组成】　麻黄9 g,桂枝6 g,苦杏仁6 g,炙甘草3 g。

【用法】　水煎服。麻黄先煎,去上沫后,与诸药共煎。

【功效主治】　发汗解表,宣肺平喘。用于外感风寒表实证。症见恶寒发热,头身疼痛,无

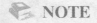 NOTE

汗而喘,舌苔薄白,脉浮紧。

【方解】 本方证为外感风寒,寒邪束表,肺气失宣所致。风寒之邪袭表,卫阳被遏,腠理闭塞,营阴郁滞,经脉不通,故见恶寒、发热、无汗、头身痛;肺主气,外合皮毛,毛窍闭塞,肺气不宣,故无汗而喘;舌苔薄白、脉浮紧皆是风寒袭表的反映。治当发汗解表,宣肺平喘。方中麻黄苦、辛,性温,归肺与膀胱经,善开腠发汗,祛在表之风寒;宣肺平喘,开闭郁之肺气,故本方用以为君药。桂枝透营达卫为臣药,解肌发表,温通经脉,既助麻黄解表,使发汗之力倍增;又畅行营阴,使疼痛之症得解。二药相须为用,是辛温发汗的常用组合。苦杏仁降利肺气,与麻黄相伍,一宣一降,以恢复肺气之宣降,加强宣肺平喘之功,是为宣降肺气的常用组合,为佐药。炙甘草既能调和麻、杏之宣降,又能缓和麻、桂相合之峻烈,使汗出不致过猛而耗伤正气,是使药而兼佐药之用。四药配伍,表寒得散,营卫得通,肺气得宣,则诸症可愈。

【现代应用】 临床可用于感冒、急慢性支气管炎以及支气管哮喘、肺炎属于风寒表实证者。还可用于冠心病、顽固性呃逆、坐骨神经痛、颜面神经麻痹、遗尿、老年便秘以及荨麻疹等。

桂枝汤
《伤寒论》

【组成】 桂枝 9 g,白芍 9 g,炙甘草 6 g,生姜 9 g,大枣 4 枚。

【用法】 水煎服,温覆取微汗。微似有汗者益佳,不可令如水流漓,病必不除。若一服汗出病瘥,停后服,不必尽剂;若不汗,更服,依前法;又不汗,后服小促其间,半日许令三服尽。若病重者,一日一夜服,周时观之,服一剂尽,病证犹在者,更作服;若汗不出,乃服至二三剂。禁生冷、黏滑、肉、五辛、酒酪、臭恶等物。

【功效主治】 解肌发表,调和营卫。用于外感风寒表虚证。症见恶风发热,汗出,头痛,鼻鸣干呕,苔白不渴,脉浮缓或浮弱。

【方解】 本方证为外感风寒,营卫不和所致。外感风邪,风性开泄,卫气因之失其固护之性,"阳强而不能密",不能固护营阴,致令营阴不能内守而外泄,故恶风发热、汗出头痛、脉浮缓等;邪气郁滞,肺胃失和,则鼻鸣干呕;风寒在表,应辛温发散以解表,但本方证属表虚,腠理不固,故当解肌发表,调和营卫,即祛邪调正兼顾为治。方中桂枝为君,助卫阳,通经络,解肌发表而祛在表之风邪。白芍为臣,益阴敛营,敛固外泄之营阴。桂芍等量合用,寓意有三:一为针对卫强营弱,体现营卫同治,邪正兼顾;二为相辅相成,桂枝得白芍,使汗而有源,白芍得桂枝,则滋而能化;三为相制相成,散中有收。此外,本方还可解肌发表,内调营卫、阴阳的基本平衡。生姜辛温,既助桂枝辛散表邪,又兼和胃止呕;大枣甘平,既能益气补中,且可滋脾生津。姜枣相配,是为补脾和胃、调和营卫的常用组合,共为佐药。炙甘草调和药性,合桂枝辛甘化阳以实卫,合白芍酸甘化阴以和营,功兼佐使之用。综观本方,药虽五味,但结构严谨,发中有补,散中有收,邪正兼顾,阴阳并调。

【现代应用】 常用本方加减治疗感冒、原因不明的低热、产后及病后的低热、妊娠呕吐、多形红斑、冻疮、荨麻疹等属营卫不和者。凡外感风寒表实无汗者禁用。服药期间禁食生冷、黏腻、酒肉、臭恶等物。

小青龙汤
《伤寒论》

【组成】 麻黄 9 g,白芍 9 g,桂枝 9 g,半夏 9 g,细辛 6 g,干姜 6 g,炙甘草 6 g,五味子 6 g。

【用法】 水煎服。先煮麻黄,去上沫后,与余药共煎。

【功效主治】 解表散寒,温肺化饮。用于外寒里饮证。症见恶寒发热,头身疼痛,无汗,喘咳,痰涎清稀而量多,胸痞,或干呕,或痰饮喘咳,不能平卧,或身体疼重,头面四肢浮肿,舌苔白滑,脉浮。

【方解】　本方主治外感风寒,寒饮内停之证。风寒束表,皮毛闭塞,卫阳被遏,营阴郁滞,故见恶寒发热、无汗、身体疼痛。素有水饮之人,一旦感受外邪,每致表寒引动内饮,《难经·四十九难》说:"形寒饮冷则伤肺。"水寒相搏,内外相引,饮动不居,水寒射肺,肺失宣降,故咳喘痰多而稀;水停心下,阻滞气机,故胸痞;饮动则胃气上逆,故干呕;水饮溢于肌肤,故浮肿身重;舌苔白滑、脉浮为外寒里饮之佐证。对此外寒内饮之证,若不疏表而徒治其饮,则表邪难解;不化饮而专散表邪,则水饮不除。故治宜解表与化饮配合,一举而表里双解。方中麻黄、桂枝相须为君,发汗散寒以解表邪,且麻黄又能宣发肺气而平喘咳,桂枝化气行水以利里饮之化。干姜、细辛为臣,温肺化饮,兼助麻、桂解表祛邪。然而素有痰饮,脾肺本虚,若纯用辛温发散,恐耗伤肺气,故佐以五味子敛肺止咳、白芍和营养血,二药与辛散之品相配,一散一收,既可增强止咳平喘之功,又可制约诸药辛散温燥太过之弊;半夏燥湿化痰,和胃降逆,亦为佐药。炙甘草兼为佐使之药,既可益气和中,又能调和辛散酸收之品。药虽八味,配伍严谨,散中有收,开中有合,使风寒解,水饮去,宣降复,则诸症自平。

【现代应用】　常用本方加减治疗支气管炎、支气管哮喘、肺炎、百日咳、肺心病、过敏性鼻炎、卡他性眼炎、卡他性中耳炎等属于外寒里饮证者。因本方多温燥之品,故阴虚干咳无痰或痰热证者不宜使用。

九味羌活汤
《此事难知》

【组成】　羌活9g,防风9g,苍术9g,细辛3g,川芎6g,白芷6g,生地黄6g,黄芩6g,甘草6g。

【用法】　水煎服。若急汗,热服,以羹粥投之;若缓汗,温服,而不用汤投之。

【功效主治】　发散风寒,兼清里热,祛湿止痛。用于外感风寒湿邪,内有蕴热证。症见恶寒发热,无汗,头痛项强,肢体酸楚疼痛,口苦微渴,舌苔白或微黄,脉浮。

【方解】　本方证由外感风寒湿邪,兼内有蕴热所致。风寒湿邪侵犯肌表,郁遏卫阳,闭塞腠理,阻滞经络,气血运行不畅,故恶寒发热、肌表无汗、头痛项强、肢体酸楚疼痛;里有蕴热,故口苦微渴;苔白或微黄、脉浮是表证兼里热之佐证。治当发散风寒湿邪为主,兼清里热为辅。方中羌活辛、苦,性温,散表寒,祛风湿,利关节,止痹痛,为治太阳风寒湿邪在表之要药,故为君药。防风辛、甘,性温,为风药中之润剂,祛风除湿,散寒止痛;苍术辛、苦而温,功可发汗祛湿,为祛太阴寒湿的主要药物。两药相合,协助羌活祛风散寒,除湿止痛,是为臣药。细辛、白芷、川芎祛风散寒,宣痹止痛,其中,细辛善止少阴头痛,白芷擅解阳明头痛,川芎长于止少阳厥阴头痛,此三味与羌活、苍术合用,为本方"分经论治"的基本结构;生地黄、黄芩清泻里热,并防诸辛温燥烈之品伤津。以上五药俱为佐药。甘草调和诸药为使。九味配伍,既能统治风寒湿邪,又能兼顾协调表里,共成发汗祛湿、兼清里热之剂。

【现代应用】　常用本方加减治疗感冒、风湿性关节炎、偏头痛、腰肌劳损等属外感风寒湿邪,兼有里热者。本方为辛温燥烈之剂,故风热表证及阴虚内热者不宜使用。

银翘散
《温病条辨》

【组成】　连翘30g,金银花30g,桔梗18g,薄荷18g,竹叶12g,生甘草15g,荆芥穗12g,淡豆豉15g,牛蒡子18g。

【用法】　共杵捣为散。每服18g,鲜苇根汤煎,香气大出,即取服,不宜过煎。肺药取轻清,过煎则味厚入中焦矣。病重者,约二时一服,日三服,夜一服;轻者,三时一服,日二服,夜一服;病不解者,作再服(现代用法:作汤剂,水煎服,用量按原方比例酌减)。

【功效主治】 辛凉透表,清热解毒。用于温病初起。症见发热,微恶风寒,无汗或有汗不畅,头痛口渴,咳嗽咽痛,舌尖红,苔薄白或薄黄,脉浮数。

【方解】 温病初起,邪在卫分,卫气被郁,开合失司,故发热、微恶风寒、无汗或有汗不畅;肺位最高而开窍于鼻,邪自口鼻而入,上犯于肺,肺气失宣,则见咳嗽;风热搏结气血,蕴结成毒,热毒侵袭肺系门户,则见咽喉红肿疼痛;温邪伤津,故口渴;舌尖红、苔薄白或微黄、脉浮数均为温病初起之佐证。治宜辛凉透表,清热解毒。方中金银花、连翘气味芳香,既能疏散风热,清热解毒,又可辟秽化浊,在透散卫分表邪的同时,兼顾了温热病邪易蕴结成毒及多夹秽浊之气的特点,故重用为君药。薄荷、牛蒡子辛凉,疏散风热,清利头目,且可解毒利咽;荆芥穗、淡豆豉辛而微温,解表散邪,此二者虽属辛温,但辛而不烈,温而不燥,配入辛凉解表方中,增强辛散透表之力,是为去性取用之法。以上四药俱为臣药。竹叶清热生津;桔梗开宣肺气而止咳利咽,同为佐药。生甘草既可调和药性,护胃安中,又合桔梗利咽止咳,是属佐使之用。本方所用药物均系清轻之品,加之用法强调"香气大出,即取服,勿过煎",体现了吴氏"治上焦如羽,非轻莫举"的用药原则。

【现代应用】 常将本方加减用于急性发热性疾病的初起阶段,如感冒、急性扁桃体炎、上呼吸道感染、肺炎等辨证属温病初起,邪郁肺卫者。皮肤病如风疹、荨麻疹、疮痈疖肿,亦多用之。凡外感风寒及湿热病初起者禁用。

桑菊饮
《温病条辨》

【组成】 桑叶7.5g,菊花3g,苦杏仁6g,连翘5g,薄荷2.5g,桔梗6g,生甘草2.5g,芦根6g。

【用法】 水煎服。

【功效主治】 疏风清热,宣肺止咳。用于风温初起,表热轻证。症见咳嗽,身热不甚,口微渴,脉浮数。

【方解】 本方证为温热病邪从口鼻而入,邪犯肺络,肺失清肃,故以咳嗽为主症;受邪轻浅,可见身不甚热,口渴亦微。治当疏风清热,宣肺止咳。方中桑叶甘、苦,性凉,疏散上焦风热,且善走肺络,能清宣肺热而止咳嗽;菊花辛、甘,性寒,疏散风热,清利头目而肃肺。二药轻清灵动,直走上焦,协同为用,以疏散肺中风热见长,共为君药。薄荷辛凉,疏散风热,以助君药解表之力;苦杏仁苦降,肃降肺气;桔梗辛散,开宣肺气,与苦杏仁相合,一宣一降,以复肺脏宣降而能止咳,是宣降肺气的常用组合。三者共为臣药。连翘透邪解毒;芦根清热生津,为佐药。生甘草调和诸药为使。诸药相伍,使上焦风热得以疏散,肺气得以宣降,则表证解、咳嗽止。

【现代应用】 常用本方加减治疗感冒、急性支气管炎、上呼吸道感染、肺炎、急性结膜炎、角膜炎等属风热犯肺或肝经风热者。本方为"辛凉轻剂",故肺热甚者,当予加味后运用,否则病重药轻,药不胜病;若系风寒咳嗽,不宜使用。由于方中药物均系轻清之品,故不宜久煎。

败毒散
《太平惠民和剂局方》

【组成】 羌活9g,独活9g,柴胡9g,前胡9g,川芎9g,枳壳9g,人参9g,茯苓9g,桔梗9g,甘草5g。

【用法】 上为粗末。每次服6g,加生姜、薄荷各少许,同煎七分,去滓,不拘时服,寒多则热服,热多则温服。现代用法:作汤剂煎服,用量按原方比例酌减。

【功效主治】 散寒祛湿,益气解表。用于气虚,外感风寒湿表证。症见憎寒壮热,头项强痛,肢体酸痛,无汗,鼻塞声重,咳嗽有痰,胸膈痞满,舌淡苔白,脉浮而按之无力。

【方解】 本方证系正气素虚,又感风寒湿邪。风寒湿邪袭于肌表,卫阳被遏,正邪交争,故见憎寒壮热、无汗;客于肢体、骨节、经络,气血运行不畅,故头项强痛、肢体酸痛;风寒犯肺,肺气郁而不宣,津液聚而不布,故咳嗽有痰、鼻塞声重、胸膈痞闷;舌苔白腻,脉浮、按之无力,正是虚人外感风寒兼湿之征。治当散寒祛湿,益气解表。方中羌活、独活发散风寒,除湿止痛,羌活长于祛上部风寒湿邪,独活长于祛下部风寒湿邪,合而用之,为通治一身风寒湿邪的常用组合,共为君药。川芎行气活血,并能祛风;柴胡解肌透邪,且能行气,二药既可助君药解表逐邪,又可行气活血,加强宣痹止痛之力,俱为臣药。桔梗辛散,宣肺利膈;枳壳苦温,理气宽中,与桔梗相配,一升一降,是畅通气机、宽胸利膈的常用组合;前胡化痰以止咳;茯苓渗湿以消痰,皆为佐药。生姜、薄荷为引,以助解表之力;甘草调和药性,兼以益气和中,共为佐使之品。方中人参亦属佐药,用之益气以扶其正,一则助正气以鼓邪外出,并寓防邪复入之义;二则令全方散中有补,不致耗伤真元。综观全方,用羌、独、芎、柴、枳、桔、前等与参、苓、草相配,构成邪正兼顾,祛邪为主的配伍形式。扶正药得祛邪药则补不滞邪,无闭门留寇之弊;祛邪药得扶正药则解表不伤正,相辅相成。

【现代应用】 用于感冒、支气管炎、风湿性关节炎、痢疾、过敏性皮炎、湿疹等属外感风寒湿邪兼气虚者。方中药物多为辛温香燥之品,外感风热及阴虚外感者均忌用。若时疫、湿温、湿热蕴结肠中而成痢疾,切不可用。

其他解表剂的组成、功效、主治如表 32-1 所示。

表 32-1　其他解表剂

名称	组成	功效	主治
川芎茶调散	川芎、荆芥、白芷、羌活、甘草、细辛、防风、薄荷、茶叶	祛风散寒止痛	外感风邪头痛症重者
香苏散	香附、紫苏叶、炙甘草、陈皮	疏散风寒,理气和中	外感风寒,气郁不舒
荆防颗粒	荆芥、防风、羌活、独活、柴胡、前胡、川芎、枳壳、茯苓、桔梗、甘草	发汗解表,散风祛湿	风寒感冒,头痛身热,无汗,鼻塞清涕,咳嗽白痰
双黄连口服液	金银花、黄芩、连翘	疏风解表,清热解毒	外感风热所致感冒,症见发热、咳嗽、咽痛
连花清瘟胶囊	连翘、金银花、炙麻黄、苦杏仁、石膏、板蓝根、绵马贯众、鱼腥草、广藿香、大黄、红景天、薄荷脑、甘草	清瘟解毒,宣肺泻热	流行性感冒属热毒袭肺证,症见发热,恶寒,肌肉酸痛,鼻塞流涕,咳嗽,头痛,咽干咽痛,舌偏黄,苔黄或黄腻
人参败毒散	柴胡、前胡、川芎、枳壳、羌活、独活、茯苓、桔梗、人参、甘草	散寒祛湿,益气解表	气虚,外感风寒湿表证,症见憎寒壮热,头项强痛
参苏丸	党参、紫苏叶、葛根、前胡、茯苓、半夏(制)、陈皮、枳壳、桔梗、甘草、木香	益气解表,疏风散寒,祛痰止咳	身体虚弱,风寒所致感冒,症见恶寒发热,头痛鼻塞,咳嗽痰多,胸闷呕逆,乏力气短

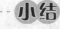

小结

麻黄汤和桂枝汤同属辛温解表剂,都可用治外感风寒表证。麻黄汤发汗散寒力强,又能宣

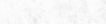

肺平喘,为辛温发汗之重剂,主治外感风寒所致的恶寒发热而无汗喘咳之表实证;桂枝汤发汗解表之力逊于麻黄汤,但有调和营卫之功,为辛温解表之和剂,主治外感风寒所致的恶风发热而有汗出之表证。

银翘散与桑菊饮都是治疗温病初起的辛凉解表方剂,但银翘散解表清热之力强,为"辛凉平剂";桑菊饮肃肺止咳之力大,而解表清热之力较银翘散为弱,故为"辛凉轻剂"。

思考题

1.麻黄汤与桂枝汤在组成、功效主治方面有何异同?
2.使用解表剂时,在用法方面应注意哪些问题?
3.银翘散与维 C 银翘片在方剂组成上有何不同?
4.桑菊饮与桑菊感冒片在方剂组成上有何不同?

（王明伟）

思考题答案

NOTE

PPT-33

第三十三章 清 热 剂

 学习目标

1. 掌握白虎汤、清营汤、龙胆泻肝汤、黄连解毒汤的组成、功效主治及现代应用。

2. 熟悉清热剂的概念、分类及用法；竹叶石膏汤、白头翁汤、仙方活命饮、五味消毒饮、青蒿鳖甲汤的组成、功效主治及现代应用。

3. 了解清热剂的方解。

概 述

凡以清热药为主组成，具有清热、泻火、凉血、解毒等作用，用于治疗里热证的方剂，统称为清热剂。清热属于"八法"中的"清法"。

里热证的病因较为复杂，但归纳起来不外乎外感与内伤两方面。外感六淫之邪，入里皆可化热，而变化为里热证；内伤七情，五志太过亦能化热生火。

由于里热证有病因、病位、病势的差异，故又分为清热泻火剂、清热凉血剂、清热解毒剂、清脏腑热剂以及清虚热剂五类。使用清热剂应注意适应证，一般在表证已解而热已入里、里热正盛而尚未结实的情况下使用。清热剂的药物多为苦、寒之品，易伤脾、胃，应用时可与健脾和胃药同用。清热剂不可过量或久服，以免伤阳。

案例解析 33-1

案例 33-1

患者，男，45岁，症见发热，面红、耳赤、口渴、有汗，舌红苔黄，脉洪大，脉搏95次/分，体温39 ℃。患者主诉，平常身体正常，1周前感冒后发热，口服抗生素、布洛芬等西药，药后发热减轻，随后又发热，发热持续7天。给药白虎汤加芦根、生地黄、金银花、连翘。当天白天及夜间连服2剂，1剂后夜间体温降至38.3 ℃、脉搏85次/分，第2剂后，早晨体温降至37.7 ℃、脉搏82次/分，第3剂后体温降至37.3 ℃、脉搏78次/分，与平常相当，2天后体温恢复正常。

请对上述病例进行分析。

白虎汤

《伤寒论》

【组成】 生石膏50 g，知母18 g，炙甘草6 g，粳米9 g。

【用法】 上四味，水煎，煮米熟汤成，去滓，温服。

【功效主治】 清热生津。用于气分热盛证。症见壮热面赤，烦渴引饮，汗出恶热，脉洪大有力。

【方解】 本方原为治阳明经证的主方，后世温病学家又以此为治气分热盛的代表方剂。

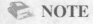
NOTE

凡伤寒化热内传阳明之经,或温邪由卫及气,皆能出现本证。里热炽盛,故壮热不恶寒;胃热津伤,乃见烦渴引饮;里热蒸腾,逼津外泄,则汗出;脉洪大有力为热盛于经所致。气分热盛,但未致阳明腑实,故不宜攻下;热盛津伤,又不能苦寒直折。惟以清热生津法最宜。方中君药生石膏,辛甘大寒,入肺胃二经,功善清解,透热出表,以除阳明气分之热。臣药知母,苦寒质润,一以助生石膏清肺胃之热,二以滋阴润燥救已伤之阴津。生石膏与知母相须为用,可增强清热生津之功。佐以粳米、炙甘草益胃生津,亦可防止大寒伤中之弊。炙甘草兼以调和诸药为使。四药相配,共奏清热生津、止渴除烦之功,使其热清津复,诸症自解。

【现代应用】 常用本方加减治疗感染性疾病,如大叶性肺炎、流行性乙型脑炎、流行性出血热、牙龈炎以及小儿夏季热、糖尿病、风湿性关节炎等属气分热盛者。表证未解的无汗发热,口不渴者;脉见浮细或沉者;血虚发热,脉洪不胜重按者;真寒假热的阴盛格阳证等均不可误用。

竹叶石膏汤
《伤寒论》

【组成】 竹叶 6 g,生石膏 50 g,半夏 9 g,麦冬 20 g,人参 6 g,炙甘草 6 g,粳米 10 g。

【用法】 水煎服。

【功效主治】 清热生津,益气和胃。用于伤寒、温病、暑病余热未清,气津两伤证。症见身热多汗,心胸烦闷,气逆欲呕,口干喜饮,或虚烦不寐,舌红苔少,脉虚数。

【方解】 本方证乃热病后期,余热未清,气津两伤,胃气不和所致。热病后期,高热虽除,但余热留恋气分,故见身热有汗不解、脉数;余热内扰,故心胸烦闷;口干、舌红少苔是阴伤之兆;气短神疲、脉虚是气虚之征;胃失和降,乃致气逆欲呕。气分余热宜清,气津两伤宜补。治当清热生津,益气和胃。方中竹叶配生石膏清透气分余热,除烦止渴,为君。人参配麦冬补气养阴生津,为臣。半夏降逆和胃以止呕逆,为佐。炙甘草、粳米和脾养胃,为使。全方清热与益气养阴并用,祛邪扶正兼顾,清而不寒,补而不滞,为本方的配伍特点。本方实为一首清补两顾之剂,使热清烦除、气津得复,诸症自愈。

【现代应用】 常用本方加减治疗流行性脑脊髓膜炎后期、夏季热、中暑等属余热未清,气津两伤者。糖尿病的干渴多饮属胃热阴伤者,亦可应用。本方清凉质润,如内有痰湿,或阳虚发热,均应忌用。

清营汤
《温病条辨》

【组成】 水牛角(替代犀角)30 g,生地黄 15 g,玄参 9 g,淡竹叶 3 g,麦冬 9 g,丹参 6 g,黄连 5 g,金银花 9 g,连翘(黄翘)6 g。

【用法】 水煎服,水牛角镑片先煎,后下余药。

【功效主治】 清营解毒,透热养阴。用于热入营分证。症见身热夜甚,神烦少寐,时有谵语,目常喜开或喜闭,口渴或不渴,斑疹隐隐,脉细数,舌绛而干。

【方解】 本方证乃邪热内传营分,耗伤营阴所致。邪热传营,伏于阴分,入夜阳气内归营阴,与热相合,故身热夜甚;营气通于心,热扰心营,故神烦少寐、时有谵语;邪热深入营分,则蒸腾营阴,使血中津液上潮于口,故本应口渴而反不渴;若邪热初入营分,气分热邪未尽,灼伤肺胃阴津,则必见身热口渴、苔黄燥;目喜开、闭不一,是为火热欲从外泄,阴阳不相既济所致;斑疹隐隐,乃热伤血络,血不循经,溢出脉外之征;舌绛而干,脉细数,亦为热伤营阴之象。遵《素问·至真要大论》"热淫于内,治以咸寒,佐以甘苦"之旨,治宜以咸寒清营解毒为主,辅以透热养阴。故方用苦咸寒之水牛角清解营分之热毒,为君药。热伤营阴,又以生地黄凉血滋阴、麦冬清热养阴生津、玄参滋阴降火解毒，三药共用，既可甘寒养阴保津，又可助君药清营凉血解毒，共为臣药。君臣相配，咸寒与甘寒并用，清营热而滋营阴，祛邪扶正兼顾。温邪初入营分，故用金银花、连翘、淡竹叶清热解毒，轻清透泄，使营分热邪有外达之机，促其透出气分而解，此即"入营犹可透热转气"之具体应用；黄连苦寒，清心解毒；丹参清热凉血，并能活血散瘀，可防热与血结。上述五味均为佐药。本方的配伍特点是以清营解毒为主，配以养阴生津和"透热转气"，使入营之邪透出气分而解，诸症自愈。

【现代应用】 常用本方加减治疗乙型脑炎、流行性脑脊髓膜炎、败血症、肠伤寒或其他热性病证属热入营分者。使用本方时应注意舌诊，原著说："舌白滑者，不可与也。"并在该条自注中说"舌白滑，不惟热重，湿亦重矣，湿重忌柔润药"，以防滋腻而助湿留邪。

导赤散
《小儿药证直诀》

【组成】 生地黄 6 g，木通 6 g，淡竹叶 6 g，甘草 6 g。

【用法】 水煎服，食后温服，成人剂量酌情增加。

【功效主治】 清心利水养阴。用于心经火热证。症见心胸烦热，口渴面赤，意欲饮冷，以及口舌生疮；或心热移于小肠，小便赤涩刺痛，舌红，脉数。

【方解】 本方证乃心经热盛或移于小肠所致。心火循经上炎，而见心胸烦热、面赤、口舌生疮；火热内灼，阴液被耗，故见口渴、意欲饮冷；心与小肠相表里，心热下移小肠，泌别失职，乃见小便赤涩刺痛；舌红、脉数，均为内热之象。心火上炎而又阴液不足，故治法不宜苦寒直折，而宜清心与养阴兼顾，利水以导热下行，使蕴热从小便而泄。方中生地黄甘寒而润，入心、肾经，凉血滋阴以制心火；木通苦寒，入心与小肠经，上清心经之火，下导小肠之热。两药相配，滋阴制火而不恋邪，利水通淋而不伤阴，共为君药。淡竹叶甘淡，清心除烦，淡渗利窍，导心火下行，为臣药。甘草清热解毒，并能调和诸药，还可防木通、生地黄之寒凉伤胃，为方中佐使。四药合用，共收清热利水养阴之效。

【现代应用】 常用本方加减治疗口腔炎、鹅口疮、小儿夜啼等属心经有热者；急性泌尿系统感染属下焦湿热者，亦可加减治之。方中木通苦寒，生地黄阴柔寒凉，故脾胃虚弱者慎用。

龙胆泻肝汤
《医方集解》

【组成】 龙胆 6 g，黄芩 9 g，栀子 9 g，泽泻 12 g，木通 6 g，当归 3 g，生地黄 9 g，柴胡 6 g，甘草 6 g，车前子 9 g。

【用法】 水煎服，食后温服。亦可制成丸剂，每服 6～9 g，日 2 次，温开水送下。

【功效主治】 清泻肝胆实火，清利肝经湿热。

(1)用于肝胆实火上炎证。症见头痛目赤，胁痛，口苦，耳聋，耳肿，舌红苔黄，脉弦数有力。

(2)用于肝经湿热下注证。症见阴肿，阴痒，筋痿，阴汗，小便淋浊，或妇女带下黄臭等，舌红苔黄腻，脉弦数有力。

【方解】 本方证是由肝胆实火上炎或肝胆湿热循经下注所致。肝经绕阴器，布胁肋，连目系，入颠顶；胆经起于目内眦，布耳前，后入耳中，一支入股中，绕阴部，另一支布胁肋。肝胆之火循经上炎则头部、耳目作痛，或失聪，旁及两胁则胁痛且口苦；湿热循经下注则为阴痒、阴肿、筋痿、阴汗；舌红苔黄腻，脉弦数有力皆为火盛及湿热之象。治宜清泻肝胆实火，清利肝经湿热。方中龙胆大苦大寒，既能泻肝胆实火，又能利肝经湿热，泻火除湿，两擅其功，切中病机，故为君药。黄芩、栀子苦寒泻火、燥湿清热，加强君药泻火除湿之力，用以为臣。湿热的主要出路是利导下行，从膀胱渗泻，故又用渗湿泻热之泽泻、木通、车前子，导湿热从水道而去；肝乃藏血

NOTE

之脏,若为实火所伤,阴血亦随之消耗;且方中诸药以苦燥渗利伤阴之品居多,故用当归、生地黄养血滋阴,使邪去而阴血不伤,以上皆为佐药。肝体阴用阳,性喜疏泄条达而恶抑郁,火邪内郁,肝胆之气不舒,骤用大剂苦寒降泄之品,既恐肝胆之气被抑,又虑折伤肝胆生发之机,故又用柴胡疏畅肝胆之气,并能引诸药归于肝胆之经;甘草调和诸药,护胃安中,又兼清热解毒,二药并兼佐使之用。本方的配伍特点是泻中有补,利中有滋,降中寓升,祛邪而不伤正,泻火而不伐胃,使火降热清,湿浊得利,循经所发诸症皆可相应而愈。

【现代应用】 常用本方加减治疗顽固性偏头痛、头部湿疹、高血压病、急性结膜炎、虹膜睫状体炎、外耳道疖肿、鼻炎、急性黄疸型肝炎、急性胆囊炎,以及泌尿生殖系统炎症、急性肾盂肾炎、急性膀胱炎、尿道炎、外阴炎、睾丸炎、腹股沟淋巴结炎、急性盆腔炎、带状疱疹等属肝经实火、湿热者。方中药多苦寒,易伤脾胃,故对脾胃虚寒和阴虚阳亢之证,皆非所宜。

清胃散
《脾胃论》

【组成】 生地黄6 g,当归6 g,牡丹皮9 g,黄连(夏月倍之)6 g,升麻9 g。

【用法】 水煎服,放凉服。

【功效主治】 清胃凉血。用于胃火牙痛。症见牙痛牵引头痛,面颊发热,其齿喜冷恶热,或牙宣出血,或牙龈红肿溃烂,或唇舌腮颊肿痛,口气热臭,口干舌燥,舌红苔黄,脉滑数。

【方解】 本方证是由胃有积热,循经上攻所致。足阳明胃经循鼻入上齿,手阳明大肠经上项贯颊入下齿,胃中热盛,循经上攻,故牙痛牵引头痛、面颊发热、唇舌腮颊肿痛;胃热上冲则口气热臭;胃为多气多血之腑,胃热每致血分亦热,血络受伤,故牙易出血,甚则牙龈溃烂;口干舌燥、舌红苔黄、脉滑数俱为胃热津伤之候。治宜清胃凉血。方用苦寒泻火之黄连为君,直折胃腑之热。臣以甘辛微寒之升麻,一取其清热解毒,以治胃火牙痛;二取其轻清升散透发,可宣达郁遏之伏火,有“火郁发之”之意。黄连得升麻:降中寓升,则泻火而无凉遏之弊;升麻得黄连,则散火而无升焰之虞。胃热盛已侵及血分,进而耗伤阴血,故以生地黄凉血滋阴,牡丹皮凉血清热,皆为臣药。当归养血活血,以助消肿止痛,为佐药。升麻兼以引经为使。诸药合用,共奏清胃凉血之效,以使上炎之火得降,血分之热得除,于是循经外发诸症,皆可因热毒内彻而解。

【现代应用】 常用本方加减治疗口腔炎、牙周炎、三叉神经痛等属胃火上攻者。牙痛属风寒及肾虚火炎者不宜。

玉女煎
《景岳全书》

【组成】 生石膏9~15 g,熟地黄9~30 g,麦冬6 g,知母5 g,怀牛膝5 g。

【用法】 水煎服。

【功效主治】 清胃热,滋肾阴。用于胃热阴虚证。症见头痛,牙痛,齿松牙衄,烦热干渴,舌红苔黄而干。亦治消渴、消谷善饥等。

【方解】 本方中生石膏善清阳明胃热而兼生津止渴,用为君药。熟地黄滋肾水不足,用为臣药。君臣相伍,清火壮水,虚实兼顾。知母助生石膏清胃热而止烦渴,助熟地黄自少阴而壮肾水;麦冬清热养阴生津,两药共为佐药。怀牛膝引热下行,且补肝肾,为佐使之药。各药配伍,共奏清胃热、滋肾阴之功。

【现代应用】 现代常应用本方加减治疗口腔炎、牙龈炎、舌炎、糖尿病等属胃火盛肾水亏者。有报道运用玉女煎加味治疗尿失禁获得满意疗效。

左金丸
《丹溪心法》

【组成】 黄连 180 g,吴茱萸 30 g。

【用法】 为末,水泛为丸,每服 2～3 g,温开水送服。亦可作汤剂,用量参照原方比例酌减。

【功效主治】 清泻肝火,降逆止呕。用于肝火犯胃证。症见胁肋胀痛,嘈杂吞酸,呕吐口苦,舌红苔黄,脉弦数。

【方解】 本方证是由肝郁化火,横逆犯胃,肝胃不和所致。肝之经脉布于胁肋,肝经自病则胁肋胀痛;犯胃则胃失和降,故嘈杂吞酸、呕吐口苦;舌红苔黄、脉弦数乃肝经火郁之候。《素问·至真要大论》说:"诸逆冲上,皆属于火。""诸呕吐酸,暴注下迫,皆属于热。"火热当清,气逆当降,故治宜以清泻肝火为主,兼以降逆止呕。方中重用黄连为君,清泻肝火,使肝火得清,自不横逆犯胃;黄连亦善清泻胃热,胃火降则其气自和,一药而两清肝胃,标本兼顾。然气郁化火之证,纯用大苦大寒既恐郁结不开,又虑折伤中阳,故又少佐辛热之吴茱萸,一者疏肝解郁,以使肝气条达,郁结得开;二者反佐以制黄连之寒,使泻火而无凉遏之弊;三者取其下气之用,以和胃降逆;四者可引领黄连入肝经。如此一味而功兼四用,以为佐使。二药合用,共收清泻肝火、降逆止呕之效。

【现代应用】 常用本方加减治疗胃炎、食道炎、胃溃疡等属肝火犯胃者。

白头翁汤
《伤寒论》

【组成】 白头翁 15 g,黄柏 12 g,黄连 6 g,秦皮 12 g。

【用法】 水煎服。

【功效主治】 清热解毒,凉血止痢。用于热毒痢疾。症见腹痛,里急后重,肛门灼热,下痢脓血,赤多白少,渴欲饮水,舌红苔黄,脉弦数。

【方解】 本方证是因热毒深陷血分,下迫大肠所致。热毒熏灼肠胃气血,化为脓血,而见下痢脓血、赤多白少;热毒阻滞气机则腹痛,里急后重;渴欲饮水、舌红苔黄、脉弦数皆为热邪内盛之象。治宜清热解毒,凉血止痢。俾热毒解,则痢止而后重自除。故方用苦寒而入血分的白头翁为君,清热解毒,凉血止痢。黄连苦寒,泻火解毒,燥湿厚肠,为治痢要药;黄柏清下焦湿热,两药共助君药清热解毒,尤能燥湿治痢,共为臣药。秦皮苦涩而寒,清热解毒而兼以收涩止痢,为佐使药。四药合用,共奏清热解毒、凉血止痢之功。

【现代应用】 常用本方加减治疗阿米巴痢疾、细菌性痢疾属热毒偏盛者。

黄连解毒汤
方出《肘后备急方》,名见《外台秘要》引崔氏方

【组成】 黄连 9 g,黄芩 6 g,黄柏 6 g,栀子 9 g。

【用法】 水煎服。

【功效主治】 泻火解毒。用于三焦火毒证。症见大热烦躁,口燥咽干,错语不眠;或热病吐血、衄血;或热甚发斑,或身热下利,或湿热黄疸;或外科痈疡疔毒,小便黄赤,舌红苔黄,脉数有力。

【方解】 本方证乃火毒充斥三焦所致。火毒炽盛,内外皆热,上扰神明,故烦热错语;血为热迫,随火上逆,则为吐衄;热伤络脉,血溢肌肤,则为发斑;热盛则津伤,故口燥咽干;热壅肌肉,则为痈疡疔毒;舌红苔黄、脉数有力,皆为火毒炽盛之证。综上诸症,皆为实热火毒为患,治

宜泻火解毒。方中以大苦大寒之黄连清泻心火,为君,兼泻中焦之火。臣以黄芩清上焦之火。佐以黄柏泻下焦之火;栀子清泻三焦之火,导热下行,引邪热从小便而出。四药合用,苦寒直折,三焦之火邪去而热毒解,诸症可愈。

【现代应用】 常用本方加减治疗败血症、脓毒血症、痢疾、肺炎、泌尿系统感染、流行性脑脊髓膜炎、乙型脑炎以及感染性炎症等属热毒为患者。本方为大苦大寒之剂,久服或过量易伤脾胃,非火盛者不宜使用。

五味消毒饮
《医宗金鉴》

【组成】 金银花 15 g,野菊花 6 g,蒲公英 6 g,紫花地丁 6 g,天葵子 6 g。

【用法】 水一盅,煎八分,加无灰酒半盅,再滚二三沸时,热服,被盖出汗为度。

【功效主治】 清热解毒,消散疔疮。症见疔疮初起,发热恶寒,疮形如粟,坚硬根深,状如铁钉,以及痈疡疖肿,红肿热痛,舌红苔黄,脉数。

【方解】 方中金银花清热解毒,消散痈肿;紫花地丁、蒲公英、野菊花、天葵子清热解毒,凉血消肿散结;少加酒以通血脉,有利于痈肿疔毒之消散。配合成方,共奏清热解毒、散结消肿之功。

【现代应用】 治疗疖疔疮痈之有效方剂,局部红肿热痛,外用及内服均可。常治外科急性感染,如急性乳腺炎、蜂窝织炎等。亦可用于急性泌尿系统感染、胆囊炎、肺炎、流行性乙型脑炎等传染病具有热毒证候者。如热重,可加黄连、连翘之类清泻热毒;血热毒盛,加赤芍、牡丹皮、生地黄等,以凉血解毒。

仙方活命饮
《校注妇人良方》

【组成】 白芷 3 g,贝母 6 g,防风 6 g,赤芍 6 g,当归尾 6 g,生甘草 6 g,炒皂角刺 6 g,炒穿山甲 6 g,天花粉 6 g,醋乳香 6 g,醋没药 6 g,金银花 9 g,陈皮 9 g。

【用法】 水煎服,或水酒各半煎服。

【功效主治】 清热解毒,消肿溃坚,活血止痛。用于阳证痈疡肿毒初起。症见红肿焮痛,或身热凛寒,苔薄白或黄,脉数有力。

【方解】 本方主治疮疡肿毒初起而属阳证者。阳证痈疡多为热毒壅聚,气滞血瘀痰结而成。《灵枢·痈疡篇》说:"营卫稽留于经脉之中,则血泣不行,不行则卫气从之而不通,壅遏而不得行,故热。大热不止,热盛则肉腐,肉腐则为脓……故命曰痈。"热毒壅聚,营气郁滞,气滞血瘀,聚而成形,故见局部红肿热痛;邪正交争于表,故身热凛寒;正邪俱盛,相搏于经,则脉数有力。阳证痈疮初起,治宜以清热解毒为主,配合理气活血、消肿散结为法。方中金银花性味甘寒,最善清热解毒疗疮,前人称之为"疮疡圣药",故重用为君。然单用清热解毒,则气滞血瘀难消,肿结不散,又以当归尾、赤芍、醋乳香、醋没药、陈皮行气活血通络,消肿止痛,共为臣药。疮疡初起,其邪多稽留于肌肤腠理之间,更用辛散的白芷、防风相配,通滞而散其结,使热毒从外透解;气机阻滞每可导致液聚成痰,故配用贝母、天花粉清热化痰散结,可使脓未成即消;炒穿山甲、炒皂角刺通行经络,透脓溃坚,可使脓成即溃,均为佐药。生甘草清热解毒,并调和诸药;煎药加酒者,借其通瘀而行周身,助药力直达病所,共为使药。诸药合用,共奏清热解毒、消肿溃坚、活血止痛之功。

【现代应用】 治疗化脓性炎症,如蜂窝织炎、化脓性扁桃体炎、乳腺炎、脓疱疮、疖肿、深部脓肿等属阳证、实证者。本方只可用于痈肿未溃之前,若已溃断,不可用;本方性偏寒凉,阴证疮疡忌用;脾胃本虚,气血不足者均应慎用。

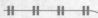

青蒿鳖甲汤
《温病条辨》

【组成】 青蒿 6 g,醋鳖甲 15 g,生地黄 12 g,知母 6 g,牡丹皮 9 g。

【用法】 水煎服。

【功效主治】 养阴透热。用于温病后期,邪伏阴分证。症见夜热早凉,热退无汗,舌红苔少,脉细数。

【方解】 本方所治证候为温病后期,阴液已伤,而余邪深伏阴分。人体卫阳之气,日行于表,而夜入于里。阴分本有伏热,阳气入阴则助长邪热,两阳相加,阴不制阳,故入夜身热。早晨卫气行于表,阳出于阴,则热退身凉;温病后期,阴液已伤,加之邪热深伏阴分,则阴津益耗,无以作汗,故见热退无汗;舌红少苔、脉细数皆为阴虚有热之候。此阴虚邪伏之证,若纯用滋阴,则滋腻恋邪;若单用苦寒,则又有化燥伤阴之弊。必须养阴与透邪并进。方中醋鳖甲咸寒,直入阴分,滋阴退热,入络搜邪;青蒿苦辛而寒,其气芳香,清中有透散之力,清热透络,引邪外出。两药相配,滋阴清热,内清外透,使阴分伏热有外达之机,共为君药。即如吴瑭自释:"此方有先入后出之妙,青蒿不能直入阴分,有鳖甲领之入也;鳖甲不能独出阳分,有青蒿领之出也。"生地黄甘寒,滋阴凉血;知母苦寒质润,滋阴降火,共助醋鳖甲以养阴退虚热,为臣药。牡丹皮辛苦性凉,泄血中伏火,以助青蒿清透阴分伏热,为佐药。诸药合用,共奏养阴透热之功。

【现代应用】 常用本方加减治疗原因不明的发热、各种传染病恢复期低热、慢性肾盂肾炎、肾结核等属阴虚内热,低热不退者。阴虚欲作动风者不宜使用。

其他清热剂的组成、功效、主治如表 33-1 所示。

表 33-1 其他清热剂

名称	组成	功效	主治
泻白散	地骨皮、桑白皮、炙甘草	清泻肺热,止咳平喘	肺热喘咳,症见气喘咳嗽,皮肤蒸热,日晡尤甚,舌红苔黄,脉细数
葛根芩连汤	葛根、黄芩、生甘草、黄连	解表清里	泻热下利。症见身热下利,胸脘烦热,口干作渴,喘而汗出,舌红苔黄,脉数或促
当归六黄汤	当归、生地黄、熟地黄、黄芩、黄连、黄柏、生黄芪	滋阴降火,固表止汗	阴虚火旺之盗汗
黄连上清丸	黄连、栀子、连翘、蔓荆子、防风、荆芥穗、白芷、黄芩、菊花、薄荷、酒大黄、酒黄柏、桔梗、川芎、石膏、旋覆花、生甘草	散风清热,泻火止痛	风热上攻,肺胃热盛所致的头晕目眩、暴发火眼、牙齿疼痛、口舌生疮、咽喉肿痛、耳痛耳鸣、大便秘结、小便短赤

案例 33-2

案例解析 33-2

患者,男,35 岁,因口腔溃疡 1 周就诊,查得患者口腔、舌现溃疡,舌红,心口烦热,面红,喜饮冷饮,轻微便秘,小便红而涩痛,脉数。患者自行口服消炎药 1 周,症状没有改变。

试分析该患者适合使用什么方剂进行治疗。

小结

白虎汤适用于热入气分证。辛甘大寒之生石膏与苦寒质润之知母相配,清气分热力最强,功用清热除烦,生津止渴,主治阳明气分热盛,症见壮热汗出,烦渴,脉洪大等。

清营汤适用于热入营分证。以水牛角、生地黄清营凉血与金银花、连翘透热转气相配,可使营分之热透转气分而解,清营解毒,透热养阴。症见身热夜甚,神烦少寐,斑疹隐隐,舌绛而干,脉细数等。

黄连解毒汤适用于火毒热盛证。纯用大苦大寒之品,"三黄"相配可苦寒直折上、中、下三焦火热毒邪。症见三焦火毒热盛之烦热错语,吐衄发斑,以及痈疽疔毒等。

龙胆泻肝汤功可泻肝胆实火,清下焦湿热,适用于肝胆实火上炎之头痛胁痛、口苦目赤或肝经湿热下注之淋浊、阴肿、阴痒等。

思考题

1.白虎汤主治何证?方中药物如何配伍体现清热生津之功效?

2.龙胆泻肝汤为何一方可以治两证?

3.左金丸配伍特点有哪些?

4.龙胆泻肝汤、清胃散、仙方活命饮中均配伍当归,各方中当归有何不同?

（王明伟）

思考题答案

第三十四章 和 解 剂

学习目标

1.掌握小柴胡汤、逍遥散、半夏泻心汤、葛根黄芩黄连汤的组成、功效主治及现代应用。

2.熟悉和解剂的概念、分类及用法;四逆散、痛泻要方、大柴胡汤的组成、功效主治及现代应用。

3.了解和解剂的方解。

概 述

凡具有和解少阳、调和肝脾、调和寒热、表里双解等作用,用于治疗伤寒邪在少阳、肝脾不和、寒热错杂、表里同病的方剂,统称为和解剂。和解属于"八法"中的"和法"。

和解剂原为治疗伤寒邪入少阳而设,少阳属胆,位于半表半里,既不宜发汗,有不宜吐下,唯有和解最为适宜。然胆附于肝,互为表里,胆经发病可影响及肝,肝经发病可影响及胆,且肝胆之病又可累及脾胃,导致肝脾不和;若中气虚弱,寒热失调,又可导致寒热互结,故和解剂除和解少阳以治少阳病证外,还可调和肝脾、调节肠胃。和解剂主要分为和解少阳剂、调和肝脾剂、调和肠胃剂三类。和解之剂,以祛邪为主,故纯虚证者,不宜使用,以防伤正气;又因其兼顾正气,属纯实证者,亦非所宜,或有贻误病情之嫌。

案例 34-1

案例解析 34-1

患者,女,30岁,1个月前感冒发热,服药后热退,但3天后下午又开始低热,体温38 ℃。往来寒热,胸胁胀满,胃脘堵闷,心烦喜呕,口苦咽干,目眩耳鸣,二便正常,月经正常,舌苔薄白,脉弦。治以和解少阳,方用小柴胡汤加黄芪。5剂后病愈。

请对上述病例进行分析。

小柴胡汤

《伤寒论》

【组成】 醋柴胡 24 g,黄芩 9 g,人参 9 g,炙甘草 9 g,半夏 9 g,生姜 9 g,大枣 4 枚。

【用法】 水煎服。

【功效主治】 和解少阳。

(1)用于伤寒少阳证。症见往来寒热,胸胁苦满,默默不欲饮食,心烦喜呕,口苦,咽干,目眩,舌苔薄白,脉弦者。

(2)用于热入血室证。症见妇人伤寒,经水适断,寒热发作有时。

NOTE

(3)用于黄疸、疟疾以及内伤杂病而见少阳证者。

【方解】 本方为和解少阳的代表方剂。少阳经脉循胸布胁,位于太阳、阳明表里之间。伤寒邪犯少阳,邪正相争,正胜欲拒邪出于表,邪胜欲入里并于阴,故往来寒热;足少阳之脉起于目锐眦,其支者,下胸中,贯膈,络肝,属胆,循胁里;邪在少阳,经气不利,郁而化热,胆火上炎,而致胸胁苦满、心烦、口苦、咽干、目眩;胆热犯胃,胃失和降,气逆于上,故默默不欲饮食而喜呕;若妇人经期,感受风邪,邪热内传,热与血结,血热瘀滞,疏泄失常,故经水不当断而断、寒热发作有时。邪在表者,当从汗解;邪入里者,则当吐下。今邪既不在表,又不在里,而在表里之间,则非汗、吐、下所宜,故惟宜和解之法。方中醋柴胡苦平,入肝、胆经,透泄少阳之邪,并能疏泄气机之郁滞,使少阳半表之邪得以疏散,为君药。黄芩苦寒,清泻少阳半里之热,为臣药。醋柴胡之升散,得黄芩之降泄,两者配伍,是和解少阳的基本结构。胆气犯胃,胃失和降,佐以半夏、生姜和胃降逆止呕;邪从太阳传入少阳,缘于正气本虚,故又佐以人参、大枣益气健脾,一者取其扶正以祛邪,二者取其益气以御邪内传,俾正气旺盛,则邪无内向之机。炙甘草助参、枣扶正,且能调和诸药,为使药。诸药合用,以和解少阳为主,兼补胃气,使邪气得解,枢机得利,胃气调和,则诸症自除。

【现代应用】 常用本方加减治疗感冒、疟疾、慢性肝炎、肝硬化、急慢性胆囊炎、胆结石、急性胰腺炎、胸膜炎、中耳炎、产褥热、急性乳腺炎、睾丸炎、胆汁反流性胃炎等属邪踞少阳,胆胃不和者。因方中醋柴胡升散,黄芩、半夏性燥,故对阴虚血少者禁用。

四逆散
《伤寒论》

【组成】 炙甘草6 g,枳实6 g,柴胡6 g,白芍6 g。

【用法】 上四味,捣筛,白饮和服方寸匕,日三服。现代用法:水煎服。

【功效主治】 透邪解郁,疏肝理脾。

(1)用于阳郁厥逆证。症见手足不温,或腹痛,或泄利下重,脉弦。

(2)用于肝脾气郁证。症见胁肋胀闷,脘腹疼痛,脉弦。

【方解】 四逆者,乃手足不温也。其证缘于外邪传经入里,气机为之郁遏,不得疏泄导致阳气内郁,不能达于四末,而见手足不温。此种"四逆"与阳衰阴盛的四肢厥逆有本质区别。正如李中梓云:"此证虽云四逆,必不甚冷,或指头微温,或脉不沉微,乃阴中涵阳之证,惟气不宣通,是为逆冷。"故治宜以透邪解郁,调畅气机为法。方中取柴胡入肝、胆经升发阳气,疏肝解郁,透邪外出,为君药。白芍敛阴养血柔肝,为臣,与柴胡合用,以补养肝血,条达肝气,可使柴胡升散而无耗伤阴血之弊。佐以枳实理气解郁,泻热破结,与柴胡为伍,一升一降,加强舒畅气机之功,并奏升清降浊之效;与白芍相配,又能理气活血,使气血调和。使以炙甘草,调和诸药,益脾和中。综合四药,共奏透邪解郁、疏肝理脾之效,使邪去郁解,气血调畅,清阳得伸,四逆自愈。原方用白饮(米汤)和服,亦取中气和则阴阳之气自相顺接之意。由于本方有疏肝理脾之功,所以后世常以本方加减治疗肝脾气郁所致胁肋脘腹疼痛诸症。

【现代应用】 常用本方加减治疗慢性肝炎、胆囊炎、胆石症、胆道蛔虫病、肋间神经痛、胃溃疡、胃炎、胃肠神经官能症、附件炎、输卵管阻塞、急性乳腺炎等属肝胆气郁,肝脾(或胆胃)不和者。

逍遥散
《太平惠民和剂局方》

【组成】 柴胡9 g,当归9 g,白芍15 g,炒白术15 g,茯苓15 g,炙甘草6 g。

【用法】 加生姜3片,薄荷6 g(后下),水煎服。亦有丸剂,每服6~9 g,日服2次。

【功效主治】 疏肝解郁，养血健脾。用于肝郁血虚脾弱证。症见两肋作痛，寒热往来，头痛目眩，口燥咽干，神疲食少，月经不调，乳房胀痛，脉玄而虚者。

【方解】 方中柴胡疏肝解郁，使肝郁得以调达，为君药。白芍酸、苦，微寒，养血敛阴，柔肝缓急；当归甘、辛、苦，温，养血活血，且其味辛散，乃血中气药。当归、白芍共为臣药，与柴胡同用补肝且调肝，血和则肝和，血充则肝柔。肝病易传脾，故以炒白术、炙甘草、茯苓健脾益气，共为佐药；生姜降逆和中，且能辛散达郁，亦为佐药。炙甘草尚能调和诸药，兼为使药。各药合用，使肝郁得疏，血虚得养，脾弱得复，气血兼顾，肝脾同调，立法周全，为调肝养血健脾之名方。

【现代应用】 现代常应用本方加减治疗慢性肝炎、肝硬化、胆石症、胃及十二指肠溃疡、慢性胃炎、胃肠神经官能症、经前期紧张综合征、乳腺小叶增生、盆腔炎、不孕症、子宫肌瘤等肝郁血虚脾胃弱者。

痛泻要方
《丹溪心法》

【组成】 炒白术 10 g，炒白芍 12 g，陈皮 5 g，防风 3 g。

【用法】 水煎服。

【功效主治】 补脾柔肝，祛湿止泻。用于脾虚肝旺之痛泻。症见肠鸣腹痛，大便泄泻，泻必腹痛，泻后痛缓，舌苔薄白，脉两关不调，左弦而右缓者。

【方解】 痛泻之证由土虚木乘，肝脾不和，脾运失常所致。《医方考》说："泻责之脾，痛责之肝；肝责之实，脾责之虚，脾虚肝实，故令痛泻。"其特点是泻必腹痛。治宜补脾抑肝，祛湿止泻。方中炒白术苦、甘而温，补脾燥湿以治土虚，为君药。炒白芍酸寒，柔肝缓急止痛，与炒白术相配，于土中泻木，为臣药。陈皮辛、苦而温，理气燥湿，醒脾和胃，为佐药。配伍少量防风，具升散之性，与术、芍相伍，辛能散肝郁，香能舒脾气，且有燥湿以助止泻之功，又为脾经引经之药，故兼具佐使之用。四药相合，可以补脾胜湿而止泻，柔肝理气而止痛，使脾健肝柔，痛泻自止。

【现代应用】 现代常用本方加减治疗急性肠炎、慢性结肠炎、肠易激综合征等原发性肠道疾病，以及以腹泻为主要表现的继发性消化系统疾病辨证属肝郁脾虚者。

半夏泻心汤
《伤寒论》

【组成】 半夏 12 g，黄芩 9 g，干姜 9 g，人参 9 g，炙甘草 9 g，黄连 3 g，大枣 4 枚。

【用法】 水煎服。

【功效主治】 寒热平调，消痞散结。用于寒热错杂之痞证。症见心下痞，但满而不痛，或呕吐，肠鸣下利，舌苔腻而微黄。

【方解】 此方所治之痞，原系小柴胡汤证误行泻下，损伤中阳，少阳邪热乘虚内陷，以致寒热错杂，而成心下痞。痞者，痞塞不通，上下不能交泰之谓；心下即是胃脘，故心下痞属脾胃病变。脾胃居中焦，为阴阳升降之枢纽，今中气虚弱，寒热错杂，遂成痞证；脾为阴脏，其气主升，胃为阳腑，其气主降，中气既伤，升降失常，故上见呕吐，下则肠鸣下利。本方证病机较为复杂，既有寒热错杂，又有虚实相兼，以致中焦失和，升降失常。治当调其寒热，益气和胃，散结除痞。方中以辛温之半夏为君，散结除痞，又善降逆止呕。臣以干姜之辛热以温中散寒；黄芩、黄连之苦寒以泻热开痞。以上四味相伍，具有寒热平调、辛开苦降之用。然寒热错杂，又缘于中虚失运，故方中又以人参、大枣甘温益气，以补脾虚，为佐药。使以炙甘草补脾和中而调诸药。综合全方，寒热互用以和其阴阳，苦辛并进以调其升降，补泻兼施以顾其虚实，是为本方的配伍特点。寒去热清，升降复常，则痞满可除、呕利自愈。

【现代应用】 现代常用本方加减治疗急、慢性胃肠炎及慢性结肠炎、慢性肝炎、早期肝硬化等属中气虚弱，寒热互结者。本方主治虚实互见之证，因气滞或食积所致的心下痞满不宜使用。

大柴胡汤
《金匮要略》

【组方】 柴胡 15 g，黄芩 9 g，白芍 9 g，半夏 9 g，生姜 15 g，炒枳实 9 g，大枣 4 枚，生大黄 6 g。

【用法】 水煎服。

【功效主治】 和解少阳，内泻热结。用于少阳阳明合病。症见往来寒热，胸胁苦满，呕不止，郁郁微烦，心下痞硬，或心下满痛，大便不解或协热下利，舌苔黄，脉弦数有力。

【方解】 本方系小柴胡汤去人参、炙甘草，加生大黄、炒枳实、白芍而成，亦是小柴胡汤与小承气汤两方加减合成，是以和解为主与泻下并用的方剂。小柴胡汤为治伤寒少阳病的主方，因兼阳明腑实，故去补益胃气之人参、甘草，加生大黄、炒枳实、白芍以治疗阳明热结之证。因此，本方主治少阳阳明合病，仍以少阳为主。症见往来寒热、胸胁苦满，表明病变部位仍未离少阳；呕不止与郁郁微烦，则较小柴胡汤证之心烦喜呕为重，再与心下痞硬或满痛、便秘或下利、舌苔黄、脉弦数有力等合参，说明病邪已进入阳明，有化热成实之热结之象。在治法上，病在少阳，本当禁用下法，但与阳明腑实并见的情况下，就必须表里兼顾。《医方集解》说："少阳固不可下，然兼阳明腑实则当下。"方中重用柴胡为君药，配臣药黄芩和解清热，以除少阳之邪；轻用生大黄配炒枳实以内泻阳明热结，行气消痞，亦为臣药。白芍柔肝缓急止痛，与生大黄相配可治腹中实痛，与炒枳实相伍可以理气活血，以除心下满痛；半夏和胃降逆，配伍大量生姜，以治呕逆不止，共为佐药。大枣与生姜相配，能和营卫而行津液，并调和脾胃，功兼佐使。总之，本方既不悖于少阳禁下的原则，又可和解少阳，内泻热结，使少阳与阳明合病得以双解，可谓一举两得。

【现代应用】 常用本方加减治疗急性胰腺炎、急性胆囊炎、胆石症、胃及十二指肠溃疡等属少阳阳明合病者。

葛根黄芩黄连汤
《伤寒论》

【组方】 葛根 15 g，黄芩 9 g，黄连 9 g，生甘草 6 g。

【用法】 水煎服。先煮葛根后纳诸药，解肌之力优，而清中之气锐，又与补中逐邪之法迥殊。

【功效主治】 解表清里。用于协热下利。症见身热下利，胸脘烦热，口干作渴，喘而汗出，舌红苔黄，脉数或促。

【方解】 方中重用葛根，既能发表解肌，以解在表之邪，又能升清阳，止泻利，使表解里和，为君药。因里热已炽，以黄连为臣，黄芩为佐，以通里气之热，降火清金而下逆气；生甘草为使，以缓其中而和调诸药者也。且此方亦能治阳明大热下利者，又能治嗜酒之人热喘者，取用不穷也。故用黄芩、黄连以清里热，甘草协调诸药。全方共奏表里两解、清热止利之功。

【现代应用】 常用本方加减治疗痢疾、小儿夏季腹泻、小儿麻痹症等。下利而不发热，脉沉迟或微弱，病属虚寒者不宜使用。

其他和解剂的组成、功效与主治如表 34-1 所示。

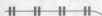

表 34-1　其他和解剂

名称	组成	功效	主治
加味逍遥散	柴胡、当归、白芍、炒白术、茯苓、甘草、牡丹皮、栀子	养血健脾，疏肝清热	肝郁血虚内热证。症见烦躁易怒，两肋胀痛，或头痛目涩，或颊赤口干，或月经不调，少腹胀痛，舌红苔薄黄，脉玄虚数
柴胡加龙骨牡蛎汤	柴胡、龙骨、牡蛎、生姜、人参、桂枝、茯苓、半夏、黄芩、铅丹、大黄、大枣	和解少阳，通阳泻热，重镇安神	邪入少阳，痰热内扰。症见胸满烦惊，小便不利，谵语，一身尽重，不可转侧

小结

　　小柴胡汤是和解少阳的主方，以疏透的醋柴胡与清泻的黄芩并用为基本配伍结构，主治往来寒热，胸胁苦满，默默不欲饮食，心烦喜呕等伤寒少阳证。

　　四逆散透邪解郁，疏肝理脾，主治阳气内郁而致手足不温，以及肝郁脾滞之胁腹疼痛，泄利下重等症。

　　逍遥散系四逆散衍化而成，功能疏肝解郁，养血健脾，主治肝郁血虚脾弱所致两胁作痛，头痛目眩，神疲食少，月经不调，脉玄而虚等症。

　　半夏泻心汤寒热、苦辛、补泻并用，功能平调寒热，和胃降逆，开结消痞，主治中气虚弱，寒热错杂，升降失常，肠胃不和之心下痞满，吐泻等症。

思考题

　　1.阐述小柴胡汤的配伍意义与特点。

　　2.四逆散和逍遥散有何区别与联系？

　　3.半夏泻心汤主治何证？如何理解方中药味的配伍意义？

（王明伟）

思考题答案

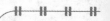

第三十五章　泻　下　剂

PPT-35

 学习目标

1. 掌握大承气汤、麻子仁丸的组成、功效主治及现代应用。

2. 熟悉泻下剂的概念、分类及用法;大黄牡丹汤、温脾汤、大黄附子汤、黄龙汤的组成、功效主治及现代应用。

3. 了解泻下剂的方解。

概　述

以泻下药为主组成,具有泻下通便、攻逐水饮等作用,用于治疗里实证的方剂,统称为泻下剂。泻下属于"八法"中的"下法"。

泻下剂适用于胃肠积滞,实热内结,里寒实证,肠燥便秘,水饮壅盛等证。由于体质有虚实之别,症候表现有热结、寒结、燥结、水结的不同,因此泻下剂可分为寒下、温下、润下、逐水、攻补兼施五类。

使用泻下剂应注意:表证未解,里实未成者,不宜使用泻下剂;泻下剂易伤胃气,使用时应见效即止,慎勿过剂;年老体弱者、孕妇、产妇及月经期应慎用或禁用。同时,服药期间应注意饮食调理,忌油腻或不易消化的食物。

案例 35-1

患者,男,70岁,体形稍胖,面色微红,多言易怒,胸胁胀满,脘腹痞满,腹痛拒按,按之则硬,舌苔黄燥,脉弦、沉实。患者主诉便秘2个月,经常生气,手心常有汗,口服消化药、通便药可缓解便秘,停药后复发。

请分析该患者适合采用什么方剂进行治疗。

案例解析 35-1

大承气汤
《伤寒论》

【组成】　生大黄12 g,芒硝9 g,枳实15 g,厚朴15 g。

【用法】　水煎服,先煎厚朴、枳实,后下生大黄,芒硝溶服。

【功效主治】　峻下热结。

(1)用于阳明腑实证。症见大便不通,频转矢气,脘腹痞满,腹痛拒按,按之则硬,甚或潮热谵语,手足濈然汗出,舌苔黄燥起刺,或焦黑燥裂,脉沉实。

(2)用于热结旁流证。症见下利清水,色纯青,其气臭秽,脐腹疼痛,按之坚硬有块,口舌干燥,脉滑实。

 NOTE

277

(3)用于里热实证之热厥、痉病或发狂等。

【方解】 本方为治阳明腑实证的主方。其成因系由伤寒之邪内传阳明之腑,入里化热,或温病邪入胃肠,热盛灼津,燥屎乃成,邪热与肠中燥屎互结成实所致。实热内结,胃肠气滞,腑气不通,故大便秘结不通、频转矢气、脘腹痞满胀痛;燥屎结聚肠中,则腹痛拒按,按之坚硬;里热炽盛,上扰神明,故谵语;四肢皆禀气于阳明,阳明经气旺于申酉之时,热结于里,郁蒸于外,故潮热、手足濈然汗出;舌苔黄燥或焦黑燥裂、脉沉实是热盛津伤,燥实内结之征。本方证的证候特点为"痞、满、燥、实"四字。所谓"痞",即自觉胸脘闷塞不通,有压重感;"满",即脘腹胀满,按之有抵抗感;"燥",即肠中燥屎干结不下;"实",即实热内结,腹痛拒按,大便不通,或下利清水而腹痛不减,以及潮热谵语,脉实等。至于"热结旁流"证,乃燥屎坚结于里,胃肠欲排不能,逼迫津液从燥屎之旁流下所致。热厥、痉病、发狂等,皆因实热内结,或气机阻滞,阳气受遏,不能外达于四肢;或热盛伤津劫液,筋脉失养而挛急;或胃肠浊热上扰心神,神明昏乱等所造成。证候表现虽然各异,然其病机则同,皆是里热结实之重证,法当峻下热结,急下存阴,釜底抽薪。方中生大黄苦寒通降,泻热通便,荡涤胃肠实热积滞,是为君药。芒硝咸寒润降,泻热通便,软坚润燥,以除燥坚,用以为臣。硝、黄配合,相须为用,泻下热结之功益峻。实热内阻,腑气不行,故佐以厚朴下气除满、枳实行气消痞,合而用之,既能消痞除满,又使胃肠气机通降下行以助泻下通便。四药相合,共奏峻下热结之功。

【现代应用】 常用本方加减治疗急性单纯性肠梗阻、粘连性肠梗阻、蛔虫性肠梗阻、急性胆囊炎、急性胰腺炎、幽门梗阻,以及某些热性病过程中出现高热、神昏谵语、惊厥、发狂而见大便不通、苔黄脉实者。本方为泻下峻剂,凡气虚阴亏、燥结不甚者,以及年老、体弱者等均应慎用;孕妇禁用;注意中病即止,以免耗损正气。

大黄牡丹汤
《金匮要略》

【组成】 生大黄 12 g,牡丹皮 3 g,桃仁 9 g,冬瓜仁 30 g,芒硝 9 g。

【用法】 水煎服,先煎牡丹皮、桃仁、冬瓜仁,后下生大黄,芒硝溶服。

【功效主治】 泻热破瘀,散结消肿。用于肠痈初起,湿热瘀滞证。症见右少腹疼痛拒按,按之其痛如淋,甚则局部肿痞,或右足屈而不伸,伸则痛剧,小便自调,或时时发热,自汗恶寒,舌苔薄腻而黄,脉滑数。

【方解】 本方所治之肠痈,多由肠中湿热郁蒸,气血凝聚所致。湿热与气血互结成痈,不通则痛,故右少腹疼痛拒按,甚成肿痞;按之其痛如淋,而小便自调,无淋沥不畅之感,则知其非淋证;喜屈右足而不伸,伸则痛剧,是为缩脚肠痈;或时时发热,自汗恶寒,是肠痈已成,气血郁滞,营卫失和使然;舌苔黄腻,脉滑数为湿热内蕴之征。《成方便读》说:"病既在内,与外痈之治,又自不同。然肠中既结聚不散,为肿为毒,非用下法,不能解散。"故治法宜泻热祛湿,破瘀消痈。方中生大黄苦寒攻下,泻热逐瘀,荡涤肠中湿热瘀结之毒;牡丹皮苦、辛,微寒,能清热凉血,活血散瘀,两药合用,泻热破瘀,共为君药。芒硝咸寒,泻热导滞,软坚散结,助生大黄荡涤实热,使之速下;桃仁活血破瘀,合牡丹皮散瘀消肿,共为臣药。冬瓜仁甘寒滑利,清肠利湿,引湿热从小便而去,并能排脓消痈,为治内痈要药,是为佐药。综观全方,合泻下、清利、破瘀于一方,湿热得清,瘀滞得散,肠腑得通,则痈消而痛止,为治湿热瘀滞肠痈的有效方剂。

【现代应用】 常用本方加减治疗急性单纯性阑尾炎、肠梗阻、急性胆道感染、胆道蛔虫病、胰腺炎、急性盆腔炎、输卵管结扎后感染等属湿热瘀滞者。凡肠痈溃后患者以及老年人、孕妇、产后或体质过于虚弱者均应慎用或忌用。

NOTE

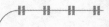

大黄附子汤
《金匮要略》

【组成】 大黄 9 g,制附子 12 g,细辛 3 g。

【用法】 水煎服,先煎制附子,后下大黄。

【功效主治】 温里散寒,通便止痛。用于寒积腹痛证。症见腹痛,肋下偏痛,大便不通,手足厥冷,脉弦紧。

【方解】 本方为治疗寒实积滞的常用方剂。方中制附子、大黄共为君药。制附子辛热温里散寒,大黄苦寒泻下通便,二药合用,温阳散寒通便,共为本方主药。细辛助制附子散寒止痛,为佐药。细辛、制附子之辛散温热之性,能制约大黄苦寒之性,存其泻下之功。三药合用,共奏温下之功。

【现代应用】 常用本方加减治疗肠梗阻、阑尾炎、急性胆囊炎、胆绞痛、胆囊切除术后综合征、慢性痢疾、慢性肾功能衰竭等。

温脾汤
《备急千金要方》

【组成】 大黄 15 g,当归 9 g,干姜 9 g,制附子 6 g,人参 6 g,芒硝 6 g,生甘草 6 g。

【用法】 水煎服,先煎制附子、当归、干姜、人参、生甘草,后下大黄,芒硝溶服。

【功效主治】 攻下冷积,温补脾阳。用于阳虚寒积证。症见腹痛便秘,脐下绞结,绕脐不止,手足不温,苔白不渴,脉沉弦而迟。

【方解】 本方证因脾阳不足,阴寒内盛,寒积中阻所致。寒实冷积阻于肠间,腑气不通,故便秘腹痛、绕脐不止;脾阳不足,四末失于温煦,则手足不温;脉沉弦而迟,是阴盛里实之征。本方证虽属寒积便秘,但脾阳不足是为致病之本,若纯用攻下,必更伤中阳;单用温补,则寒积难去,惟攻逐寒积与温补脾阳并用,方为两全之策。方中制附子配大黄为君,用制附子之大辛大热温壮脾阳,解散寒凝,配大黄泻下已成之冷积。芒硝润肠软坚,助大黄泻下攻积;干姜温中助阳,助制附子温中散寒,均为臣药。人参、当归益气养血,使下不伤正,为佐。生甘草既助人参益气,又可调和诸药为使。诸药协力,使寒邪去,积滞行,脾阳复。

【现代应用】 常用本方加减治疗急性单纯性肠梗阻或不全梗阻、慢性痢疾、慢性肠炎、外科术后便秘、习惯性便秘等属中阳虚寒,冷积内阻者。

麻子仁丸(脾约丸)
《伤寒论》

【组成】 麻子仁 20 g,大黄 12 g,白芍 9 g,炒枳实 9 g,厚朴 9 g,苦杏仁 10 g。

【用法】 上药为末,炼蜜为丸,每次 9 g,每日 1～2 次,温开水送服。亦可水煎服。

【功效主治】 润肠泻热,行气通便。用于胃肠燥热,脾约便秘证。症见大便秘结,小便频数,苔微黄,脉细涩。

【方解】 本方证乃因胃肠燥热,脾津不足所致,《伤寒论》称之为"脾约"。成无己说:"约者,约结之约,又约束也。经曰:脾主为胃行其津液者也,今胃强脾弱,约束津液不得四布,但输膀胱,致小便数而大便硬,故曰其脾为约。"(《伤寒明理论》)根据"燥者润之""留者攻之"的原则,故当润肠泻实,宜润肠药与泻下药同用。方中麻子仁性味甘平,质润多脂,功能润肠通便,是为君药。苦杏仁上肃肺气,下润大肠;白芍养血滋阴,缓急止痛,为臣。大黄、炒枳实、厚朴即小承气汤,以轻下热结,除胃肠燥热,为佐。蜂蜜甘缓,既助麻子仁润肠通便,又可缓和小承气汤攻下之力,以为佐使。综观本方,虽用小承气以泻下泻热通便,但大黄、厚朴用量俱从轻减,更取质润多脂之麻子仁、苦杏仁、白芍、蜂蜜等，一则益阴增液以润肠通便，使腑气通，津液行，二则甘润减缓小承气攻下之力。本方具有下不伤正、润而不腻、攻润相合的特点，以达润肠、通便、缓下之功，使燥热去，阴液复，而大便自调。

【现代应用】 常用本方加减治疗虚人及老年人肠燥便秘、习惯性便秘、产后便秘、痔疮术后便秘等属胃肠燥热者。老体虚，津亏血少者，不宜常服，孕妇慎用。

黄龙汤
《伤寒六书》

【组成】 生大黄 9 g，芒硝 12 g，枳实 6 g，厚朴 3 g，当归 9 g，人参 6 g，甘草 3 g。

【用法】 上药加桔梗 3 g、生姜 3 片、大枣 2 枚，水煎，生大黄后下，芒硝溶服。

【功效主治】 攻下通便，补气养血。用于阳明腑实，气血不足证。症见自利清水，色纯青，或大便秘结，脘腹胀满，腹痛拒按，身热口渴，神疲少气，谵语，甚则循衣摸床，撮空理线，神昏肢厥，舌苔焦黄或焦黑，脉虚。

【方解】 本方证因邪热与燥屎内结，腑气不通，气血不足所致。其病机为肠胃燥结，气血不足。本方原治热结旁流而兼气血两虚证。后世用治温病应下失下，邪实正虚者。邪热入里，与肠中燥屎互结，腑气不通，故大便秘结、脘腹胀满、腹痛拒按、身热口渴、舌苔焦黄或焦黑，或自利清水，色纯青，为热结旁流证。素体不足或里热实证误治而耗伤气血，故神疲少气、脉虚；邪热炽盛，热扰心神，正气欲脱，故见神昏谵语、肢厥、循衣撮空等危候。本证属邪实正虚，邪实宜攻、正虚宜补，故当泻热通便、补气养血为治。方中生大黄、芒硝、枳实、厚朴（即大承气汤）攻下热结，荡涤肠胃实热积滞，急下以存正气。人参、当归益气补血，扶正以利祛邪，使攻不伤正。肺与大肠相表里，欲通胃肠，必先开宣肺气，故配桔梗开肺气以利大肠，以助通腑之大黄，上宣下通，以降为主。姜、枣、草补益脾胃，助参、归补虚，甘草又能调和诸药。诸药合用，既攻下热结，又补益气血，使祛邪不伤正，扶正不碍邪。综合本方，用药精妙，配伍得当，攻补兼施，为邪正合治之良方。

【现代应用】 常用本方加减治疗伤寒、副伤寒、流行性脑脊髓膜炎、乙型脑炎、老年性肠梗阻等属于阳明腑实，而兼气血不足者。

其他泻下剂的组成、功效、主治如表 35-1 所示。

表 35-1 其他泻下剂

名称	组成	功效	主治
小承气汤	大黄、厚朴、枳实	轻下热结	阳明腑实轻证，痞、满较重，但在程度上较大承气汤证为轻
三物备急汤	大黄、干姜、巴豆	攻逐寒积	寒积腹痛。症见猝然腹痛，痛如锥刺，面青气喘，大便不通
十枣汤	芫花、甘遂、大戟（各等份）	攻逐水饮	悬饮。症见咳嗽痰唾，胸肋牵引作痛，心下痞硬，干呕短气，头痛目眩，脉沉弦。水肿。症见一身悉肿，尤以下半身为重，腹胀喘满，二便不利

案例 35-2

患者，男，54 岁，小腿摔伤，卧床 20 天，平时饮水较少，1 个月后因腹痛、腹胀就诊。症见大便秘结，小便频数，舌苔微黄，脉细涩。患者急需出差，不便服用汤剂，给麻子仁丸 3 盒，1 日 3 次，每次 2 丸，温开水服药。1 周后腹痛、腹胀消失，大便通畅。

案例解析 35-2

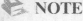
NOTE

请对上述病例进行分析。

小结

大承气汤为寒下剂的代表剂。方中芒硝、生大黄与枳实、厚朴并用,攻下之力最强,主治痞、满、燥、实四症俱备的阳明腑实重证。

温脾汤为下剂的代表方剂。方中制附子配大黄温里通便,为主要组成部分,用干姜、人参、生甘草温补脾阳,主治脾阳不足,冷积内阻之便秘及久利赤白等症。

思考题

1.何为泻下剂?
2.在使用泻下剂时应注意些什么?
3.大承气汤主治何证?如何理解方中药味的配伍意义?
4.简要分析大黄在泻下各代表方剂中的配伍意义及煎药方法。

思考题答案

（王明伟）

NOTE

第三十六章 祛 湿 剂

▶▶ ▶

📝 **学习目标** ▮····

1. 掌握平胃散、茵陈蒿汤、五苓散、独活寄生汤的组成、功效主治及现代应用。

2. 熟悉祛湿剂的概念、分类及用法；藿香正气散、二妙散、真武汤、八正散的组成、功效主治及现代应用。

3. 了解祛湿剂的方解。

概　述

凡以祛湿药为主组成，具有化湿利水、通淋泄浊等作用，用于治疗水湿病证的一类方剂，统称为祛湿剂。祛湿属于"八法"中的"消法"。

湿邪为病，有从外袭，有自内生。从外袭者，常由于久处湿热环境，天雨湿蒸，冒雾涉水，汗出沾衣，正不胜邪所致。外邪多伤人体肌表经络，其发病则兼恶寒发热，头胀身重，肢节烦疼，或面目浮肿等。自内生者，常因过食生冷，过饮酒酪，湿浊内盛，伤及脾胃，脾运失司所致。其病则见胸脘痞闷，呕恶泄利，黄疸淋浊，足跗浮肿等。然肌表与脏腑，表里相关，表湿可内传脏腑，里湿亦可外溢肌肤，故外湿内湿，亦可相兼并见。

湿邪为病，常有风、寒、暑、热相兼，人体又有虚实强弱之别，所犯部位又有上下表里之分，病情亦有寒化、热化之异。因此，祛湿之法亦较为复杂。大抵湿在上在外者，可表散微汗以解之；在内在下者，可芳香苦燥以化之，或甘淡渗利以除之；从寒化者，宜温阳化湿；从热化者，宜清热祛湿；体虚湿盛者，又当祛湿扶正兼顾。祛湿剂分为祛风湿剂、化湿和胃剂、清热祛湿剂、利水渗湿剂、温化水湿剂五类。

湿与水，同类异名。主水在肾，制水在脾，调水在肺。脾虚则生湿，肾虚则水泛，肺失宣降则水津不布，故水湿为病与肺、脾、肾关系密切。其他如三焦、膀胱亦与水湿相关，三焦气阻则决渎无权，膀胱不利则小便不通，所以在治疗上需密切联系脏腑。

湿邪重者黏腻，易于阻碍气机，故祛湿剂中常配伍理气药，以求气化则湿亦化。湿邪在表在上者，常以芳香祛湿药配伍祛风发散之品，使湿从表出；湿自内生者，常以苦燥运中药与淡渗利下之品配伍，或配健脾助运之品，使湿从中消；或配温肾助阳之药，使湿从下出。

👤 **案例 36-1**

患者，男婴，出生 2 个月，因黄疸就诊。症见一身面目俱黄，黄色鲜明，无汗，小便短赤，大便 2～3 天 1 次，脉细滑数。茵陈蒿汤加生甘草 9 g，炒麦芽 10 g。水煎 10 分钟，大黄捣碎后下，食后半小时服药，1 日 4 次，每次 1～2 mL。大便通畅后逐渐减少服药次数及服药量，1 周后黄疸消退，大便正常。

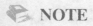

请对上述病例进行分析。

平胃散
《太平惠民和剂局方》

【组成】 炒苍术 15 g,姜厚朴 9 g,陈皮 9 g,炙甘草 4 g。

【用法】 上为散。每服二钱(6 g),水一中盏,加生姜二片,大枣二枚,同煎至六分,去滓,食前温服。现代用法:共为细末,每服 4～6 g,姜、枣煎汤送下;或作汤剂,水煎服,用量按原方比例酌减。

【功效主治】 燥湿运脾,行气和胃。用于湿滞脾胃证。症见脘腹胀满,不思饮食,口淡无味,恶心呕吐,嗳气吞酸,肢体沉重,怠惰嗜卧,常多自利,舌苔白腻而厚,脉缓。

【方解】 本方为治疗湿滞脾胃的基础方。脾为太阴湿土,居中州而主运化,其性喜燥恶湿,湿邪滞于中焦,则脾运不健,且气机受阻,故见脘腹胀满、食少无味;胃失和降,上逆而为恶心呕吐、嗳气吞酸;湿为阴邪,其性重着黏腻,故为肢体沉重、怠惰嗜卧。湿邪中阻,下注肠道,则为泄泻。治当燥湿运脾为主,兼以行气和胃,使气行则湿化。方中以炒苍术为君药,以其辛香苦温,入中焦能燥湿健脾,使湿去则脾运有权,脾健则湿邪得化。湿邪阻碍气机,且气行则湿化,故方中臣以姜厚朴,本品芳化苦燥,长于行气除满,且可化湿。与炒苍术相伍,行气以除湿,燥湿以运脾,使滞气得行,湿浊得去。陈皮为佐,理气和胃,燥湿醒脾,以助炒苍术、姜厚朴之力。使以炙甘草,调和诸药,且能益气健脾和中。煎加姜、枣,以生姜温散水湿且能和胃降逆,大枣补脾益气以助炙甘草培土制水之功,姜、枣相合尚能调和脾胃。综合全方,燥湿与行气并用,而以燥湿为主。燥湿以健脾,行气以祛湿,使湿去脾健,气机调畅,脾胃自和。

【现代应用】 常用本方加减治疗慢性胃炎、消化道功能紊乱、胃及十二指肠溃疡等属湿滞脾胃者。

藿香正气散
《太平惠民和剂局方》

【组成】 大腹皮 30 g,白芷 30 g,紫苏 30 g,茯苓 30 g,半夏曲 60 g,白术 60 g,陈皮 60 g,姜厚朴 60 g,桔梗 60 g,广藿香 90 g,炙甘草 75 g。

【用法】 散剂,每服 9 g,生姜、大枣煎汤送服;或作汤剂,加生姜、大枣,水煎服,用量按原方比例酌定。

【功效主治】 解表化湿,理气和中。用于外感风寒,内伤湿滞证。症见恶寒发热,头痛,胸膈满闷,脘腹疼痛,恶心呕吐,肠鸣泄泻,舌苔白腻,以及山岚瘴疟等。

【方解】 本方主治之外感风寒,内伤湿滞证,为夏月常见病证。风寒外束,卫阳郁遏,故见恶寒发热等表证;内伤湿滞,湿浊中阻,脾胃不和,升降失常,则为上吐下泻;湿阻气滞,则胸膈满闷、脘腹疼痛。治宜外散风寒,内化湿浊,兼以理气和中之法。方中广藿香为君,既以其辛温之性而解在表之风寒,又取其芳香之气而化在里之湿浊,且可辟秽和中而止呕,为治霍乱吐泻之要药。半夏曲、陈皮理气燥湿,和胃降逆以止呕;白术、茯苓健脾运湿以止泻,共助广藿香内化湿浊而止吐泻,俱为臣药。湿浊中阻,气机不畅,故佐以大腹皮、姜厚朴行气化湿,畅中行滞,且寓气行则湿化之义;紫苏、白芷辛温发散,助广藿香外散风寒,紫苏尚可醒脾宽中,行气止呕,白芷兼能燥湿化浊;桔梗宣肺利膈,既益解表,又助化湿;煎用生姜、大枣,内调脾胃,外和营卫。使以炙甘草调和药性,并协姜、枣以和中。诸药合用,外散风寒与内化湿滞相伍,健脾利湿与理气和胃共施,使风寒外散,湿浊内化,气机通畅,脾胃调和,清升浊降,则霍乱自已。感受山岚瘴气及水土不服者,亦可以本方辟秽化浊,和中悦脾而治之。

【现代应用】　常用本方加减治疗夏秋季节性感冒、胃肠型感冒、急性胃肠炎或四时感冒属湿滞脾胃,外感风寒者。

茵陈蒿汤
《伤寒论》

【组成】　茵陈 18 g,栀子 12 g,大黄 6 g。

【用法】　水煎服,后下大黄。

【功效主治】　清热,利湿,退黄。用于湿热黄疸。症见一身面目俱黄,黄色鲜明,发热,无汗或但头汗出,口渴欲饮,恶心呕吐,腹微满,小便短赤,大便不爽或秘结,舌红苔黄腻、脉沉数或滑数有力。

【方解】　本方为治疗湿热黄疸方。病因皆缘于邪热入里,与脾湿相合,湿热壅滞中焦所致。湿热壅结,气机受阻,故腹微满、恶心呕吐、大便不爽甚或秘结;无汗而热不得外越,小便不利则湿不得下泄,致湿热熏蒸肝胆,胆汁外溢,浸渍肌肤,则一身面目俱黄、黄色鲜明;湿热内郁,津液不化,则口中渴。舌苔黄腻、脉沉数为湿热内蕴之征。治宜清热,利湿,退黄。方中重用茵陈为君药,本品苦泄下降,善能清热利湿,为治黄疸要药。臣以栀子清热降火,通利三焦,助茵陈引湿热从小便而去。佐以大黄泻热逐瘀,通利大便,导瘀热从大便而下。三药合用,利湿与泻热并进,通利二便,前后分消,湿邪得除,瘀热得去,黄疸自退。

【现代应用】　常用本方加减治疗急性黄疸型传染性肝炎、胆囊炎、胆石症、钩端螺旋体病等引起的黄疸中证属湿热内蕴者。

八正散
《太平惠民和剂局方》

【组成】　车前子、瞿麦、萹蓄、滑石、栀子、炙甘草、木通、大黄各 500 g。

【用法】　散剂,每服 6～10 g,灯心草煎汤送服;汤剂,加灯心草,水煎服,用量根据病情酌定。

【功效主治】　清热泻火,利水通淋。用于湿热淋证。症见尿频尿急,溺时涩痛,淋沥不畅,尿色浑赤,甚则癃闭不通,少腹急满,口燥咽干,舌苔黄腻,脉滑数。

【方解】　本方为治疗热淋的常用方,其证因湿热下注膀胱所致。湿热下注蕴于膀胱,水道不利,故尿频尿急、溺时涩痛、淋沥不畅,甚则癃闭不通;湿热蕴蒸,故尿色浑赤;湿热郁遏,气机不畅,则少腹急满;津液不布,则口燥咽干。治宜清热利水通淋。方中以滑石、木通为君药。滑石善能滑利窍道,清热渗湿,利水通淋,《药品化义》谓之"体滑主利窍,味淡主渗热";木通上清心火,下利湿热,使湿热之邪从小便而去。萹蓄、瞿麦、车前子为臣,三者均为清热利水通淋之常用品。佐以栀子清泄三焦,通利水道,以增强君、臣药清热利水通淋之功;大黄荡涤邪热,并能使湿热从大便而去。炙甘草调和诸药,兼能清热、缓急、止痛,是为佐使之用。煎加灯心草以增利水通淋之力。

【现代应用】　常用本方加减治疗急性膀胱炎、尿道炎、急性前列腺炎、泌尿系统结石、肾盂肾炎、术后或产后尿潴留等属湿热下注者。

二妙散
《丹溪心法》

【组成】　黄柏 15 g,苍术 15 g。

【用法】　上二味为末,沸汤,入姜汁调服。现代用法:为散剂,各等份,每次服 3～5 g;或为丸剂;亦可作汤剂,水煎服。

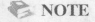

【功效主治】 清热燥湿。用于湿热下注证。症见筋骨疼痛,或两足痿软,或足膝红肿疼痛,或湿热带下,或下部湿疮、湿疹,小便短赤,舌苔黄腻者。

【方解】 本方为治疗湿热下注之基础方。湿热下注,流于下肢,使筋脉弛缓,则两足痿软无力,而成痿证。湿热痹阻筋脉,以致筋骨疼痛、足膝红肿,或为脚气;湿热下注于带脉与前阴,则为带下臭秽或下部湿疮;小便短赤、舌苔黄腻是为湿热之征。治宜清热燥湿。方中黄柏为君,取其苦以燥湿,寒以清热,其性沉降,长于清下焦湿热。臣以苍术,辛散苦燥,长于健脾燥湿。二药相伍,清热燥湿,标本兼顾。入姜汁调服,取其辛散以助药力,增强通络止痛之功。

【现代应用】 常用本方加减治疗风湿性关节炎、阴囊湿疹、阴道炎等属湿热下注者。

五苓散
《伤寒论》

【组成】 猪苓9g,泽泻15g,白术9g,茯苓9g,桂枝6g。

【用法】 散剂,每服3～6g;或水煎服,多饮热水,取微汗。

【功效主治】 利水渗湿,温阳化气。用于膀胱气化不利之蓄水证。症见小便不利,头痛微热,烦渴欲饮,甚则水入即吐;或脐下动悸,吐涎沫而头目眩晕;或短气而咳;或水肿、泄泻。舌苔白,脉浮或浮数。

【方解】 本方主治病证虽多,但其病机均为水湿内盛,膀胱气化不利所致。在《伤寒论》中原治蓄水证,乃由太阳表邪不解,循经传腑,导致膀胱气化不利,而成太阳经腑同病。太阳表邪未解,故头痛微热;膀胱气化失司,故小便不利;水蓄不化,郁遏阳气,气不化津,津液不得上承于口,故渴欲饮水;其人本有水蓄下焦,饮入之水不得输布而上逆,致水入即吐,故此又称"水逆证";水湿内盛,泛溢肌肤,则为水肿;水湿之邪,下注大肠,则为泄泻;水湿稽留肠胃,升降失常,清浊相干,则为霍乱吐泻;水饮停于下焦,水气内动,则脐下动悸;水饮上犯,阻遏清阳,则吐涎沫而头眩;水饮凌肺,肺气不利,则短气而咳。治宜以利水渗湿为主,兼以温阳化气之法。方中重用泽泻为君,以其甘淡,直达肾与膀胱,利水渗湿。臣以茯苓、猪苓之淡渗,增强其利水渗湿之力。佐以白术、茯苓健脾以运化水湿。《素问·灵兰秘典论》谓:"膀胱者,州都之官,津液藏焉,气化则能出矣。"膀胱的气化有赖于阳气的蒸腾,故方中又佐以桂枝温阳化气以助利水,解表散邪以祛表邪,《伤寒论》示人服后当饮热水,以助发汗,使表邪从汗而解。诸药相伍,甘淡渗利为主,佐以温阳化气,使水湿之邪从小便而去。

【现代应用】 常用本方加减治疗急慢性肾炎、水肿、肝硬化腹水、心源性水肿、急性肠炎、尿潴留、脑积水、梅尼埃病等属水湿或痰饮内停者。

真武汤
《伤寒论》

【组成】 茯苓9g,白芍9g,生姜9g,制附子9g,白术6g。

【用法】 水煎服。

【功效主治】 温阳利水。用于阳虚水泛证。症见畏寒肢厥,小便不利,心下悸动不宁,头目眩晕,身体筋肉瞤动,站立不稳,四肢沉重疼痛,浮肿,腰以下为甚;或腹痛,泄泻;或咳喘呕逆。舌质淡胖,边有齿痕,舌苔白滑,脉沉细。

【方解】 本方为治疗脾肾阳虚,水湿泛溢的基础方。盖水之制在脾,水之主在肾,脾阳虚则湿难运化,肾阳虚则水不化气而致水湿内停。肾中阳气虚衰,寒水内停,则小便不利;水湿泛溢于四肢,则沉重疼痛,或肢体浮肿;水湿流于肠间,则腹痛下利;上逆肺胃,则或咳或呕;水气凌心,则心悸;水湿中阻,清阳不升,则头眩。若由太阳病发汗太过,耗阴伤阳,阳失温煦,加之水渍筋肉,则身体筋肉瞤动、站立不稳。其证因于阳虚水泛,故治疗当以温阳利水为基本治法。

本方以制附子为君药,本品辛甘性热,用之温肾助阳,以化气行水,兼暖脾土,以温运水湿。臣以茯苓利水渗湿,使水邪从小便去;白术健脾燥湿。佐以生姜之温散,既助制附子温阳散寒,又合苓、术宣散水湿。白芍亦为佐药,其义有四:一者利小便以行水气,《神农本草经》言其能"利小便",《名医别录》亦谓之"去水气,利膀胱";二者柔肝缓急以止腹痛;三者敛阴舒筋以解筋肉瞤动;四者可防止制附子燥热伤阴,以利于久服缓治。如此组方,温脾肾以助阳气,利小便以祛水邪。

【现代应用】 常用本方加减治疗慢性肾小球肾炎、肾病综合征、尿毒症、肾结石、心源性水肿、心力衰竭、甲状腺功能低下、慢性支气管炎、慢性肠炎等属阳虚,水湿内停者。

独活寄生汤
《备急千金要方》

【组成】 独活 9 g,桑寄生、杜仲、怀牛膝、细辛、秦艽、茯苓、肉桂心、防风、川芎、人参、甘草、当归、白芍、地黄各 6 g。

【用法】 水煎服。

【功效主治】 祛风湿,止痹痛,益肝肾,补气血。用于痹证日久,肝肾两虚,气血不足证。症见腰膝疼痛、痿软,肢节屈伸不利,或麻木不仁,畏寒喜温,心悸气短,舌淡苔白,脉细弱。

【方解】 本方为治疗久痹而肝肾两虚,气血不足之常用方。其证乃因感受风寒湿邪而患痹证,日久不愈,累及肝肾,耗伤气血所致。风寒湿邪客于肢体关节,气血运行不畅,故见腰膝疼痛,久则肢节屈伸不利,或麻木不仁,正如《素问·痹论》所言:"痹在于骨则重,在于脉则不仁。"肾主骨,肝主筋,邪客筋骨,日久必致损伤肝肾,耗伤气血。又腰为肾之府,膝为筋之府,肝肾不足,则见腰膝痿软;气血耗伤,故心悸气短。《素问·逆调论》云:"营气虚则不仁,卫气虚则不用,营卫俱虚则不仁且不用。"其证属正虚邪实,治宜扶正与祛邪兼顾,既应祛散风寒湿邪,又当补益肝肾气血。方中重用独活为君,辛苦微温,善治伏风,除久痹,且性善下行,以祛下焦与筋骨间的风寒湿邪。臣以细辛、防风、秦艽、肉桂心,细辛入少阴肾经,长于搜剔阴经之风寒湿邪,又除经络留湿;秦艽祛风湿,舒筋络而利关节;肉桂心温经散寒,通利血脉;防风祛一身之风而胜湿,君臣相伍,共祛风寒湿邪。本证因痹证日久而见肝肾两虚,气血不足,遂佐入桑寄生、杜仲、怀牛膝以补益肝肾而强壮筋骨,且桑寄生兼可祛风湿,怀牛膝尚能活血以通利肢节筋脉;当归、川芎、地黄、白芍养血活血,人参、茯苓、甘草健脾益气,以上诸药合用,具有补肝肾、益气血之功。且白芍与甘草相合,尚能柔肝缓急,以助舒筋。当归、川芎、怀牛膝、肉桂心活血,寓"治风先治血,血行风自灭"之意。甘草调和诸药,兼使药之用。纵观全方,以祛风寒湿邪为主,辅以补肝肾、益气血之品,邪正兼顾,祛邪不伤正,扶正不留邪。

【现代应用】 常用本方加减治疗慢性关节炎、类风湿性关节炎、风湿性坐骨神经痛、腰肌劳损、骨质增生症、小儿麻痹等属风寒湿痹日久,正气不足者。

其他祛湿剂的组成、功效、主治如表 36-1 所示。

表 36-1 其他祛湿剂

名称	组成	功效	主治
羌活胜湿汤	羌活、独活、藁本、防风、炙甘草、川芎、蔓荆子	祛风胜湿	风湿在表。症见头痛身重,肩背疼痛不可回顾,或腰脊疼痛,难以转侧,恶寒发热,苔白,脉浮

续表

名称	组成	功效	主治
小活络丹	川乌、草乌、地龙、天南星、乳香、没药	祛风除湿，化痰通络，活血止痛	风寒湿痹。症见肢体筋脉疼痛，麻木拘挛，屈伸不利，疼痛游走不定。亦治中风，手足不仁，日久不愈，经络中湿痰死血，而见腰腿疼痛
防己黄芪汤	防己、黄芪、白术、甘草	益气祛风，健脾利水	气虚之风水、风湿证。症见汗出恶风，身重或肿，小便不利，舌淡苔白，脉浮
五皮饮	生姜皮、桑白皮、橘皮、大腹皮、茯苓皮	利水消肿，行气祛湿	水气停滞之皮水证。症见头面四肢悉肿，心腹胀满，上气喘急，小便不利，或妊娠水肿，苔白腻，脉沉缓
排石颗粒	连钱草、盐车前子、木通、徐长卿、石韦、忍冬藤、滑石、瞿麦、茼麻子、甘草	清热利水，通淋排石	下焦湿热所致石淋，腰腹疼痛，排尿不畅或伴尿血
三金片	金樱根、菝葜、羊开口、金沙藤、积雪草	清热解毒，利湿通淋，益肾	下焦湿热所致的热淋、小便短赤、淋沥涩痛、尿急频数
茵栀黄口服液	茵陈、栀子、黄芩、金银花	清热解毒，利湿退黄	肝胆湿热所致的黄疸，症见面目悉黄，胸胁胀痛，恶心呕吐，小便赤黄
癃清片	车前子、泽泻、败酱草、金银花、牡丹皮、白花蛇舌草、赤芍、仙鹤草、黄连、黄柏	清热解毒，凉血通淋	下焦湿热所致的淋证，症见尿频，尿急，尿痛，腰痛，小腹坠胀

案例 36-2

患者，男，65 岁，咳痰喘反复发作 2 年，一周前天气变冷受凉，出现双下肢浮肿，尿量减少，白天尿少，夜间尿频，纳差乏力，腹痛，咳嗽，痰白量少，喘息动甚，不能平卧，怕冷肢重，舌暗苔白滑，边有齿痕，脉沉细。以真武汤加太子参、干姜、猪苓、泽泻、桑白皮、五加皮、陈皮、桂枝、车前草，5 剂后浮肿明显消退，肢体困重消失，纳差改善，咳喘减轻，能平卧，继续服药 10 剂后生活正常。

请对上述病例进行分析。

案例解析 36-2

小结

平胃散由炒苍术、姜厚朴、陈皮、炙甘草配伍而成，方中炒苍术燥湿健脾，姜厚朴行气和胃燥湿与行气并用，燥湿以健脾，行气以祛湿，是治疗湿滞脾胃的基础方。

藿香正气散外散在表之寒邪，内化脾胃之湿滞，表里双解而重在化湿和中，是治疗夏月伤湿感寒，脾胃失和的常用方。

茵陈蒿汤重用茵陈为君药，配伍栀子和大黄，利湿和泻热相伍，使湿热瘀滞从二便分消，则黄疸自退。

八正散集大队苦寒通利之品，利水与泻火并用，使湿热从二便分消。本方为治疗湿热淋证的常用方。

 NOTE

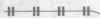

五苓散由泽泻、猪苓、茯苓、白术、桂枝配伍而成,本方重用泽泻以利水渗湿,配伍桂枝温阳化气兼解表,白术健脾燥湿,主治小便不利及水肿、霍乱、眩晕,证属水湿内盛、膀胱气化不利所致者。

真武汤以制附子为君药,具有温补脾肾、利水渗湿功效,主治脾肾阳虚水肿,是温阳利水的名方。

独活寄生汤祛风湿、止痹痛、益肝肾、补气血,祛邪与扶正兼顾,适用于痹证日久致肝肾两虚,气血不足,腰膝酸痛之证。

 思考题

1.何为祛湿剂?
2.简述祛湿剂的配伍特点和使用注意事项。
3.简述茵陈蒿汤中大黄的配伍意义。
4.平胃散和藿香正气散在组成、功效主治方面有何异同?
5.简述真武汤的组成、功效主治。

(王明伟)

思考题答案

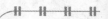

第三十七章 温 里 剂

 学习目标

1.掌握理中丸、吴茱萸汤、四逆汤、当归四逆汤的组成、用法、功效主治、方解、现代应用知识。

2.熟悉温里剂的含义、分类、使用注意。

3.理解回阳救逆的含义。

4.区别理中丸与吴茱萸汤功效、主治的异同。

概 述

1.含义 凡以温热药为主组成,具有温里祛寒、回阳救逆或温经通脉等作用,用于治疗里寒证的一类方剂,统称为温里剂。本类方剂根据《素问·至真要大论》"寒者热之""治寒以热"的原则立法。温里属于"八法"中的"温法"。

2.分类 温里剂是为中焦虚寒,阳衰阴盛,亡阳欲脱,或经脉寒凝之里寒证而设。里寒证的形成,或因素体阳虚,寒从内生;或因外寒入里,深入脏腑经络;或因表寒证治疗不当,寒邪乘虚入里,或服寒药太过损伤阳气,总不外乎寒从外来与寒从内生两个方面。其临床表现一般为但寒不热,喜暖蜷卧,口淡不渴,小便清长,舌淡苔白,脉沉迟或细等。

里寒证的病位有脏腑经络之异,病情有轻重缓急之别,故温里剂分为温中祛寒剂、回阳救逆剂、温经散寒剂三类。

(1)温中祛寒剂:本类方剂适用于中焦虚寒证。临床表现多见脘腹冷痛,喜温喜按,不思饮食,手足不温,呕吐,下利,舌淡苔白滑,脉沉迟等。代表方剂有理中丸、小建中汤等。

(2)回阳救逆剂:本类方剂适用于阳衰阴盛、内外俱寒,甚至阴盛格阳,或戴阳等证。临床表现多见四肢厥逆,畏寒蜷卧,呕吐腹痛,下利清谷,精神萎靡,脉微细或欲绝等证。代表方剂如四逆汤等。

(3)温经散寒剂:本类方剂适用于寒邪凝滞经脉之血痹寒厥、阴疽等证。临床表现多见手足厥寒、肢体痹痛或肢体麻木不仁等。代表方剂如当归四逆汤等。

3.使用注意

(1)辨别寒热之真假。如真热假寒者,虽有四肢厥冷,亦不宜使用。误用温里剂,则如火上浇油。

(2)辨别寒证所在部位,属于何脏何腑,才能有的放矢。

(3)要注意因人、因时、因地制宜。

(4)本类方剂多由辛温燥热药组成,易耗伤阴液,故须中病即止,慎勿过剂,更不宜用于阴虚证。

案例解析 37-1

案例 37-1

张某,男,7岁。流涎半年不止,面黄肌瘦,精神不振,不欲饮食,大便时有不消化物,唇淡甲白,舌淡,苔白,脉细弱无力。证属中焦虚寒,治当温中祛寒,补气健脾,宜选用的方剂是(　　)。

A. 理中丸　　　　B. 小建中汤　　　　C. 黄芪建中汤　　　　D. 吴茱萸汤　　　　E. 当归建中汤

理中丸

《伤寒论》

【组成】　人参、干姜、炙甘草、白术各 9 g。

【用法】　上四味,捣筛,蜜和为丸,如鸡子黄许大(9 g)。以沸汤数合,和一丸,研碎,温服之,日三四服,夜二服。腹中未热,益至三四丸,然不及汤。汤法:以四物依两数切,用水八升,煮取三升,去滓,温服一升,日三服。服汤后,如食顷,饮热粥一升许,微自温,勿发揭衣被。现代用法:上药共研细末,炼蜜为丸(重 9 g),每次 1 丸,温开水送服,每日 2～3 次。或作汤剂,水煎服,用量按原方比例酌减。

【功效主治】　温中祛寒,补气健脾。主治:①中焦虚寒证。症见脘腹绵绵作痛,喜温喜按,呕吐,大便稀溏,脘痞食少,畏寒肢冷,口不渴,舌淡苔白,脉沉迟弱。②阳虚失血证;或小儿慢惊;或胸痹;或病后多涎唾等证属中焦虚寒者。

【方解】　本方所治诸证皆由中焦虚寒所致。中阳不足,寒从中生,阳虚失温,寒性凝滞,故畏寒肢冷、脘腹绵绵作痛、喜温喜按;脾主运化而升清,胃主受纳而降浊,今中焦虚寒,纳运升降失常,脾气不升,则精微下注而见下利清稀;胃气不降,则浊阴上逆而见呕吐;舌淡苔白润、口不渴、脉沉细或沉迟无力皆为虚寒之象。脾主统血,脾气虚寒,失于统摄,又可出现出血之证;脾虚生化乏源,肝血亦亏,血虚生风,又可致小儿慢惊之证。证虽不同,究其实质,总不离中焦虚寒。故治宜以温中祛寒为主,兼以益气健脾。方中干姜为君,大辛大热,温脾阳,祛寒邪,又可和胃止呕。人参为臣,甘温益气,健脾补中,培补后天之本,使脾气旺而阳自复。君臣相配,温中健脾,虚寒并治。脾喜燥恶湿,虚则易生湿浊,故用甘温苦燥之白术为佐,健脾燥湿。炙甘草与诸药等量,一为合参、术以助益气健脾;二为缓急止痛;三为调和药性,是佐药而兼使药之用。纵观全方,温补并用,以温为主,温中阳,补中虚,助运化,故曰"理中"。

【现代应用】　本方是治疗中焦脾胃虚寒证的基础方。临床应用以脘腹绵绵作痛,呕吐便溏,畏寒肢冷,舌淡苔白,脉沉细为辨证要点。现代临床常用于急慢性胃肠炎、胃及十二指肠溃疡、胃痉挛、胃下垂、胃扩张、慢性结肠炎等属中焦虚寒者。

吴茱萸汤

《伤寒论》

【组成】　吴茱萸 9 g,人参 9 g,生姜 18 g,大枣 4 枚。

【用法】　上四味,以水七升,煮取二升,去滓。温服七合,日三服。现代用法:水煎服。

【功效主治】　温中补虚,降逆止呕。用于肝胃虚寒,浊阴上逆之虚寒呕吐证。症见食谷欲呕,畏寒喜热,或胃脘冷痛,吞酸嘈杂,舌质淡,苔白滑,脉弦或迟弱;或厥阴头痛,干呕吐涎沫,舌淡,脉沉弦;或少阴吐利,手足逆冷,烦躁欲死,舌淡,脉沉细。

【方解】　本方所治虽有胃中虚寒,厥阴头痛,少阴吐利之别,然病机皆为虚寒之邪上逆犯胃所致。胃受寒邪,失于和降,故见呕吐,不食,食则欲呕,胃脘冷痛;厥阴之脉夹胃属肝,上出与督脉,会于颠顶,阴寒浊气随肝寒上冲,故颠顶头痛。肾阳不足,火不暖土,故吐利频作,手足逆冷,烦躁欲死。治宜温中补虚,降逆止呕。方中吴茱萸味辛苦而性热,归肝、脾、胃、肾经。既能温胃暖肝以祛寒,又善和胃降逆以止呕,一药而两擅其功,是为君药。重用生姜温胃散寒,降逆止呕,用为臣药。吴茱萸与生姜相配,温降之力甚强。人参甘温,益气健脾,与生姜配伍,以复脾胃之升降,与吴茱萸配伍,又可以除肝寒犯胃,为佐药。大枣甘平,合人参以益脾气,合生姜以调脾胃,并能调和诸药,是佐使之药。四药配伍,温中与降逆并施,寓补益于温降之中,共奏温中补虚、降逆止呕之功。

【现代应用】 本方为治肝胃虚寒、浊阴上逆证之常用方。本方适用于慢性胃炎、妊娠呕吐、神经性呕吐、神经性头痛、耳源性眩晕等属肝胃虚寒者。

案例解析 37-2

案例 37-2

患者,女,30岁。月经期间不慎冲水,夜间或发寒战,继则沉沉而睡,人事不省,脉微细欲绝,手足厥逆。此乃阴寒太盛,阳气大衰,气血凝滞之故。治当回阳救逆,宜选用的方剂是(　　)。

A. 理中丸　　　B. 四逆汤　　　C. 四逆散　　　D. 当归四逆汤　　　E. 四君子汤

四逆汤
《伤寒论》

【组成】 炙甘草 6 g,干姜 6 g,附子 15 g。

【用法】 水煎服。

【功效主治】 回阳救逆。用于少阴病,心肾阳衰寒厥证。症见四肢厥逆,恶寒蜷卧,神衰欲寐,面色苍白,腹痛吐利,呕吐不渴,舌苔白滑,脉微细,以及太阳病误汗亡阳者。

【方解】 本方原治太阳病误汗亡阳,或寒邪深入少阴所致的心肾阳衰寒厥证。心肾阳气衰微,阴寒内盛,阳气不能温煦周身四末,故四肢厥逆,恶寒蜷卧;不能鼓动血行,故脉微细。《素问·生气通天论》曰:“阳气者,精则养神,柔则养筋。”若心阳衰微,神失所养,则神衰欲寐;肾阳衰微,不能暖脾,升降失调,则腹痛吐利。此阳衰寒盛之证,非大剂辛热之剂,不足以破阴寒,回阳气,救厥逆。方中附子为大辛大热之品,入心、脾、肾经,温壮元阳,破散阴寒,回阳救逆,为补益先天命门真火之第一要品。生用则能迅达内外以温阳逐寒。附子通行十二经,起效快捷,走而不守,用为君药。臣以辛热之干姜,入心、脾、肺经,温中散寒,助阳通脉。起效虽缓,但守而不走,药力持久。附子与干姜同用,一温先天以生后天,二温后天以养先天,相须为用,起效快捷,药力持久而强劲,温里回阳之力大增,是回阳救逆的常用组合。所谓“附子无姜不热”之说即是此意。炙甘草之用有三:一则益气补中,与姜、附温补结合,以治虚寒之本;二则甘缓姜、附峻烈之性,使其破阴回阳而无暴散之虞;三则调和药性,并使药力作用持久,是为佐药而兼使药之用。综观本方,药简力专,大辛大热,使阳复厥回,故名“四逆汤”。

【现代应用】 本方常用于心肌梗死、心力衰竭、急性胃肠炎吐泻过多,或某些急证大汗而见休克属阳衰阴盛者。本方纯用辛热之品,中病手足温和即止,不可久服。真热假寒者忌用。

案例解析 37-3

案例 37-3

患者,女,25岁。夜睡醒来,两手发麻,似蚁走感,手指活动不利,但握力尚存。手微冷,触觉痛觉无异常,脉沉细而稍弦紧,舌淡苔白。此寒邪凝滞,经脉受阻,血行不运,肢端络脉失养之候。治宜温经散寒,养血通脉,宜选用的方剂是(　　)。

A. 理中丸　　　B. 小建中汤　　　C. 四逆汤　　　D. 吴茱萸汤　　　E. 当归四逆汤

NOTE

当归四逆汤
《伤寒论》

【组成】 当归9g,桂枝9g,白芍9g,细辛9g,炙甘草6g,通草6g,大枣8枚。

【用法】 水煎服。

【功效主治】 温经散寒,养血通脉。用于血虚寒厥证。症见手足厥寒,或腰、股、腿、足、肩臂疼痛,口不渴,舌淡苔白,脉沉细或细而欲绝。

【方解】 本方证由营血虚弱,寒凝经脉,血行不利所致。素体血虚而又经脉受寒,寒邪凝滞,血行不利,阳气不能达于四肢末端,营血不能充盈血脉,遂呈手足厥寒、脉细欲绝。脉虽沉细,但不见下利清谷,腹痛吐涎,知其寒不在脏腑而在经脉。此手足厥寒只是指掌至腕、踝不温,与心肾阳衰寒厥有别。治当温经散寒,养血通脉。本方以桂枝汤去生姜,倍大枣,加当归、通草、细辛组成。方中当归甘温,养血活血,为温补肝血之要药;桂枝辛温,温经散寒,温通血脉,以祛经脉中客留之寒邪而畅血行。两药配伍,养血温通并施,使寒邪除,血脉畅,共为君药。细辛辛温走窜,外温经脉,内温脏腑,通达表里以散寒邪,助桂枝温经散寒之力;白芍养血和营,配当归更增补益营血之力,伍桂枝则成调和营卫之功,与细辛同为方中之臣药。通草通利经脉,以畅血行;大枣、甘草,益气健脾养血,共为佐药。重用大枣,既合归、芍以补营血,又防桂枝、细辛燥烈太过,伤及阴血。炙甘草兼调药性而为使药。全方共奏温经散寒、养血通脉之效。

【现代应用】 本方常用于血栓闭塞性脉管炎、无脉症、雷诺病、小儿麻痹、冻疮、妇女痛经、肩周炎、风湿性关节炎等属血虚寒凝者。

其他温里剂的组成、功效、主治如表37-1所示。

表 37-1 其他温里剂

名称	组成	功效	主治
附子理中丸	人参、白术、干姜、甘草、附子	温暖脾肾,补气健脾	脾肾虚寒
大建中汤	蜀椒、干姜、人参、饴糖	温中补虚,降逆止痛	虚寒腹痛
黄芪建中汤	桂枝、甘草、大枣、芍药、生姜、胶饴、黄芪	温中补气,甘温除热	阴阳气血俱虚证
回阳救急汤	附子、干姜、肉桂、人参、白术、茯苓、陈皮、甘草、五味子、麝香、半夏、生姜	回阳救逆,益气生脉	寒厥证
黄芪桂枝五物汤	黄芪、芍药、桂枝、生姜、大枣	补气温阳,活血通脉	血痹

- - - - - - - - - - - - - - - - - 小结 - - - - - - - - - - - - - - - - -

凡以温热药为主组成,具有温里祛寒、回阳救逆或温经通脉等作用,用于治疗里寒证的一类方剂,统称为温里剂。温里剂共选方4首,按功效分为温中祛寒剂、回阳救逆剂、温经散寒剂三类。

1.温中祛寒剂 适用于中焦虚寒证。理中丸干姜、人参并用,温中祛寒,益气健脾并重,既可用丸,亦可用汤,是治疗中焦虚寒,腹痛吐利之主方,兼可治疗阳虚失血、小儿慢惊、病后喜唾涎沫、霍乱、胸痹等属中焦虚寒证者。吴茱萸汤主用吴茱萸温肝暖胃,重用生姜降逆止呕,适于以头痛呕吐为主症的肝胃虚寒,浊阴上逆证。

2.回阳救逆剂 适用于阴寒内盛,阳气将亡之危证。四逆汤以附子配伍干姜回阳逐寒,佐以炙甘草益气补中,为回阳救逆之主方,主治阴寒内盛,阳气衰微之寒厥证。

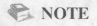

3.温经散寒剂　适用于寒滞经脉病证。当归四逆汤为温经散寒、养血通脉之方,主治血虚寒凝经脉之手足厥冷,脉细欲绝等症。

思考题

1.简述温里剂的定义、分类、各类的代表方剂。

2.四逆汤、四逆散、当归四逆汤均治疗厥逆证,三者在病机、立法、主治上有何不同?

(訾　慧)

思考题答案

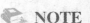

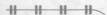

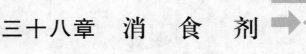

第三十八章 消食剂

 学习目标

1. 掌握保和丸、健脾丸、枳术丸的组成、用法、功效主治、方解、现代应用知识。
2. 熟悉消食剂的含义、分类、使用注意。
3. 理解健脾丸与保和丸的区别,并正确使用。

概 述

1. 含义 凡以消食药为主组成,具有消食、化积、导滞、健脾等作用,主治各种食积证的方剂,称为消食剂。消食属于"八法"中消法的范畴。消法的适用范围甚为广泛,凡由气、血、痰、湿、食、虫等壅滞而成的积滞痞块,均可用之。本章主要论述食积内停的治法与方剂,其他可分别参阅理气、理血、祛湿、祛痰、驱虫等章。

2. 分类 根据食积证的病因、病机及方剂的作用特点,本章方剂共分为消食化滞与健脾消食两类。消食化滞剂适用于食积内停证,症见胸脘痞闷,嗳腐吞酸,恶心呕吐,腹痛泄泻,苔腻,脉滑等。食积内停易致气机运行不畅,气机阻滞又可导致积滞不化,故消食剂中常配伍理气之品,气行则积消;而健脾消食剂则适用于脾虚食积证,症见食少难消,脘腹痞闷,大便溏薄,体倦乏力,舌淡苔白,脉弱等虚实夹杂者。治当健脾固本与消积导滞并用。

3. 使用注意 消食剂与泻下剂均为消除体内有形实邪的方剂,本类方剂作用较泻下剂缓和,但仍属克削或攻伐之剂,应中病即止,不宜久服,且多用丸剂,取其渐消缓散。纯虚无实者则当禁用。

案例解析 38-1

案例 38-1

患者,男,8 岁,脘腹胀痛,嗳腐吞酸,恶食呕逆,舌苔厚腻,脉滑。治宜选用的方剂是( )。

A. 藿香正气散　B. 葛根芩连汤　C. 温脾汤　　　D. 保和丸　　　E. 枳实导滞丸

保和丸
《丹溪心法》

【组成】 山楂 180 g,神曲 60 g,半夏 90 g,茯苓 90 g,陈皮 30 g,连翘 30 g,莱菔子 30 g。

【用法】 共为末,水泛为丸,每服 6～9 g,温开水送下。亦可水煎服,用量按原方比例酌减。

【功效主治】 消食化滞,理气和胃。用于食积证。症见脘腹痞满胀痛,嗳腐吞酸,恶食呕逆,或大便泄泻,舌苔厚腻,脉滑。

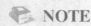

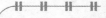

【方解】 本方证因饮食不节,暴饮暴食所致。《素问·痹论》说:"饮食自倍,肠胃乃伤。"若饮食过度,食积内停,气机不畅,则脘腹痞满胀痛;脾胃升降失职,浊阴不降,则嗳腐吞酸、恶食呕逆;清气不升,则大便泄泻等。治宜消食化滞,理气和胃。方中重用酸甘性温之山楂为君,消一切饮食积滞,长于消肉食油腻之积;神曲甘辛性温,消食健胃,长于化酒食陈腐之积;莱菔子辛甘而平,下气消食除胀,长于消谷面之积。三药同用为臣,能消各种食物积滞。食积易于阻气、生湿、化热,故以半夏、陈皮辛温,理气化湿,和胃止呕;茯苓甘淡,健脾利湿,和中止泻;连翘味苦微寒,既可散结以助消积,又可清解食积所生之热,均为佐药。诸药配伍,使食积得化,胃气得和,热清湿去,则诸症自除。

【现代应用】 本方常用于急慢性胃炎、急慢性肠炎、消化不良、婴幼儿腹泻等属食积内停者。本方属攻伐之剂,故不宜久服。

案例 38-2

患者,女,38 岁,食少难消,脘腹痞闷,大便溏薄,倦怠,乏力,恶食呕逆,苔腻微黄,脉虚弱。治疗应选用的方剂是( )。

案例解析 38-2

A. 逍遥散　　　　B. 四君子汤　　　　C. 健脾丸　　　　D. 保和丸　　　　E. 木香槟榔丸

健脾丸
《证治准绳》

【组成】 炒白术 75 g,木香、黄连、甘草各 22 g,茯苓 60 g,人参 45 g,神曲、陈皮、砂仁、炒麦芽、山楂、山药、肉豆蔻各 30 g。

【用法】 共为细末,糊丸或水泛小丸,每服 6～9 g,温开水送下,每日 2 次。

【功效主治】 健脾和胃,消食止泻。用于脾虚食积证。症见食少难消,脘腹痞闷,大便溏薄,倦怠乏力,苔腻微黄,脉虚弱。

【方解】 本方证因脾虚胃弱,运化失常,食积停滞,郁而生热所致。脾胃纳运无力,故见食少难消,大便溏薄;气血生化不足,则倦怠乏力、脉虚弱;食积阻滞气机,生湿化热,故脘腹痞闷、苔腻微黄。脾虚不运当补,食滞不化当消。本方重用炒白术、茯苓为君,健脾祛湿以止泻。山楂、神曲、炒麦芽消食和胃,除已停之积;人参、山药益气补脾,以助苓、术健脾之力,是为臣药。木香、砂仁、陈皮皆芳香之品,功能理气开胃,醒脾化湿,既可解除脘腹痞闷,又使全方补而不滞;肉豆蔻温涩,合山药以涩肠止泻;黄连清热燥湿,且可清解食积所化之热,皆为佐药。甘草补中和药,是为佐使之用。诸药合用,使脾健,食消,气畅,热清,湿化。

【现代应用】 本方常用于慢性胃炎、消化不良属脾虚食滞者。

枳术丸
张洁古方,录自《内外伤辨惑论》卷下

【组成】 白术 60 g,枳实 30 g。

【用法】 共为极细粉,荷叶裹烧饭和药为丸,每服 6～9 g,温开水送下,日 2 次。

【功效主治】 健脾消痞。用于脾虚气滞食积证。症见胸脘痞满,不思饮食,食亦不化,舌淡苔白,脉弱。

【方解】 本方所治乃脾胃虚弱,食积气阻所致。脾虚失运,胃纳无力,则不思饮食,食亦不化;饮食内停,阻滞气机,故胸脘痞满。舌淡苔白、脉弱皆脾虚之征。脾虚宜补,气滞宜行,食积宜消,若健脾而不消痞,则积滞难去;消痞而不健脾,即使积滞暂去,犹有再积之虞。唯有健脾与消痞双管齐下,方能正邪兼顾。方中白术用量倍于枳实,重在补脾益气燥湿,以助脾之运化,

NOTE

脾得补得燥，则运化自复；臣以枳实行气化滞，消痞除满。更以荷叶裹烧饭和药为丸，其中荷叶性善升清，与枳实相伍，一升清，一降浊，清升浊降，脾胃调和；烧饭养脾胃，以助白术。本方组成虽简，但寓意深刻，为健脾消痞之平剂。

【现代应用】　本方为治脾虚气滞食积证的常用方，亦是健脾消痞之基本方。临床运用时以食少脘痞为证治要点。本方现常用于消化不良、慢性胃炎、胃及十二指肠溃疡等属于脾虚气滞食积者。

其他消食剂的组成、功效、主治如表 38-1 所示。

表 38-1　其他消食剂

名称	组成	功效	主治
枳实导滞丸	大黄、枳实、神曲、茯苓、黄芩、黄连、白术、泽泻	消食导滞，清热祛湿	湿热食积证
木香槟榔丸	木香、槟榔、青皮、陈皮、莪术、黄连、黄柏、大黄、香附、牵牛子	行气导滞，攻积泻热	痢疾、食积

小结

凡以消食药为主组成，具有消食、化积、导滞、健脾等作用，主治各种食积证的方剂，称为消食剂。消食剂共选方 3 首，按食积证的病因、病机及方剂的作用特点，分为消食化滞剂与健脾消食剂两类。

1.消食化滞剂　适用于食积内停证。保和丸纯属消食之剂，长于消食和胃，方中重用山楂和神曲，作用缓和，为消食化积之通用方剂，主治一切食积证。

2.健脾消食剂　适用于脾虚食积证。其中健脾丸具有健脾消食、和胃止泻之功，主治脾虚食积证。枳术丸中白术用量倍于枳实，重在补脾益气燥湿，配伍枳实行气化滞，消痞除满。健脾与消痞兼顾，主治脾虚气滞食积证。

思考题

1.简述消食剂的含义、分类、使用注意。

2.健脾丸用治食积内停证，为何配伍四君子汤？

思考题答案

（訾　慧）

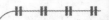

第三十九章 理 气 剂

学习目标 ……

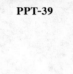

PPT-39

1. 掌握越鞠丸、半夏厚朴汤、枳实薤白桂枝汤、苏子降气汤、定喘汤、旋覆代赭汤的组成、用法、功效主治、方解、现代应用知识。

2. 熟悉理气剂的含义、分类、使用注意。

3. 鉴别苏子降气汤与定喘汤。

概　述

1.含义　凡以行气或降气等作用为主，用于治疗气滞或气逆病证的方剂，统称为理气剂。本类方剂根据《素问·至真要大论》中"逸者行之"的原则立法。理气属于"八法"中的"消法"。

2.分类　气机升降失常可分为气虚、气陷、气滞、气逆四类。气虚证和气陷证将在补益剂中介绍。本章方剂是为治疗气滞或气逆证候而设，治疗总以调节气的升降为原则，气滞即气机阻滞，多为肝气郁滞或脾胃气滞，治宜行气以调之；气逆即气机上逆，多见肺气上逆或胃气上逆，治当降气以平之。故本章方剂分为行气剂与降气剂两类。

(1)行气剂：本类方剂具有疏畅气机的作用，适用于气机郁滞证。临床以肝气郁滞或脾胃气滞为常见。脾胃气滞多见有脘腹胀满，嗳气吞酸，呕恶食少，大便不调等。代表方剂有越鞠丸、半夏厚朴汤等。

(2)降气剂：本类方剂具有降气平喘或降逆止呕的作用，适用于气机上逆的病证。临床以肺气上逆或胃气上逆为常见。肺气上逆以咳喘为主要见症，代表方剂为苏子降气汤、定喘汤等；胃气上逆以呃逆、呕吐、噫气等为主要见症，代表方剂有旋覆代赭汤等。

3.使用注意

(1)辨清病证之虚实，以及兼证的有无，勿犯虚虚实实之戒。气滞实证，当须行气，误补则其滞愈甚；气虚之证，当补其虚，误用行气，则使其更虚。但若气滞兼气逆，则宜行气与降气并用；若兼见气虚，则宜配补气之品以虚实兼顾。

(2)理气剂大多辛温香燥，易于伤津，助热生火，使用时当中病即止，慎勿过剂，尤其是年老体弱、阴虚火旺、孕妇或素有崩漏吐衄者，更应慎用。

第一节　行 气 剂

行气剂，适用于气机郁滞之证。代表方剂有越鞠丸、半夏厚朴汤、枳实薤白桂枝汤等。

NOTE

案例解析 39-1

案例 39-1

患者李某,近日来,咽中如有物阻,咯吐不出,吞咽不下,或咳或呕,舌苔白润或白滑脉弦。治宜选用的方剂是（　　　）。

　　A.越鞠丸　　　　B.柴胡疏肝散　　C.半夏厚朴汤　　D.厚朴温中汤　　E.枳实消痞丸

越鞠丸（芎术丸）
《丹溪心法》

【组成】　香附、川芎、苍术、栀子、神曲各 6～10 g。

【用法】　上为末,水丸如绿豆大（原书未注用法用量）。现代用法:水丸,每服 6～9 g,温开水送服。亦可按参考用量比例作汤剂煎服。

【功效主治】　行气解郁。用于六郁证。症见胸膈痞闷,脘腹胀痛,嗳腐吞酸,恶心呕吐,饮食不消。

【方解】　本方证乃因喜怒无常、忧思过度,或饮食失节、寒温不适所致气、血、痰、火、湿、食六郁之证。六郁之中以气郁为主,气郁则诸郁随之而起。气郁而肝失条达,则见胸膈痞闷;气郁又使血行不畅而成血郁,故见胸胁胀痛;气血郁久化火,则见嗳腐吞酸吐苦之火郁;气郁即肝气不舒,肝病及脾,脾胃气滞,运化失司,升降失常,则聚湿生痰,或食滞不化而见恶心呕吐。血郁、痰郁、火郁、湿郁、食郁五郁不解,又可加重气郁。本证以肝郁脾滞为要,治之重在行气解郁,使气行则血行,气行则痰、火、湿、食诸郁自解。方中香附辛香入肝,行气解郁,为君药,以治气郁。川芎辛温入肝胆,为血中气药,既可活血祛瘀治血郁,又可助香附行气解郁;栀子苦寒,清热泻火,以治火郁;苍术辛苦性温,燥湿运脾,以治湿郁;神曲味甘性温入脾胃,消食导滞,以治食郁,四药共为佐药。因痰郁乃气滞湿聚而成,若气行湿化,则痰郁随之而解,故方中不另用治痰之品,此亦治病求本之意。

【现代应用】　本方常用于胃神经官能症、胃及十二指肠溃疡、慢性胃炎、胆石症、胆囊炎、肝炎、肋间神经痛、痛经、月经不调等辨证属"六郁"者。

半夏厚朴汤
《金匮要略》

【组成】　半夏 12 g,厚朴 9 g,茯苓 12 g,生姜 15 g,苏叶 6 g。

【用法】　水煎服。

【功效主治】　行气散结,降逆化痰。主治梅核气。症见咽中如有物阻,咯吐不出,吞咽不下,胸膈满闷,或咳或呕,舌苔白润或白滑,脉弦缓或弦滑。

【方解】　本方证多因痰气郁结于咽喉所致。情志不遂,肝气郁结,肺胃失于宣降,津液不布,聚而为痰,痰气相搏,结于咽喉,故见咽中如有物阻、咯吐不出、吞咽不下;肺胃失于宣降,还可致胸中气机不畅,而见胸胁满闷,或咳嗽喘急,或恶心呕吐等。气不行则郁不解,痰不化则结难散,故宜用行气散结、降逆化痰之法。方中半夏辛温入肺胃,化痰散结,降逆和胃,为君药。厚朴苦辛性温,下气除满,助半夏散结降逆,为臣药。茯苓甘淡渗湿健脾,以助半夏化痰;生姜辛温散结,和胃止呕,且制半夏之毒;苏叶芳香行气,理肺疏肝,助厚朴行气宽胸、宣通郁结之气,共为佐药。全方辛苦合用,辛以行气散结,苦以燥湿降逆,使郁气得疏,痰涎得化,则痰气郁结之梅核气自除。

【现代应用】　本方常用于瘿病、胃神经官能症、慢性咽炎、慢性支气管炎、食道痉挛等属气滞痰阻者。

NOTE

枳实薤白桂枝汤
《金匮要略》

【组成】 枳实 12 g,厚朴 12 g,薤白 9 g,桂枝 6 g,瓜蒌 12 g。

【用法】 水煎服。

【功效主治】 通阳散结,祛痰下气。用于胸阳不振、痰气互结之胸痹。症见胸满而痛,甚或胸痛彻背,喘息咳唾,短气,气从胁下冲逆,上攻心胸,舌苔白腻,脉沉弦或紧。

【方解】 本方证因胸阳不振,痰浊中阻,气结于胸所致。胸阳不振,津液不布,聚而成痰,痰为阴邪,易阻气机,结于胸中,则胸满而痛,甚或胸痛彻背;痰浊阻滞,肺失宣降,故见喘息咳唾、短气;胸阳不振则阴寒之气上逆,故有气从胁下冲逆,上攻心胸之候。治当通阳散结,祛痰下气。方中瓜蒌味甘性寒入肺,涤痰散结,开胸通痹;薤白辛温,通阳散结,化痰散寒,能散胸中凝滞之阴寒、化上焦结聚之痰浊、宣胸中阳气以宽胸,乃治疗胸痹之要药,共为君药。枳实下气破结,消痞除满;厚朴燥湿化痰,下气除满,二者同用,共助君药宽胸散结、下气除满、通阳化痰之效,均为臣药。佐以桂枝通阳散寒,降逆平冲。诸药配伍,使胸阳振,痰浊降,阴寒消,气机畅,则胸痹而气逆上冲诸证可除。

【现代应用】 本方常用于冠心病心绞痛、肋间神经痛、非化脓性肋软骨炎等属胸阳不振,痰气互结者。

第二节 降 气 剂

降气剂,适用于肺气上逆或胃气上逆之证。代表方剂有苏子降气汤、定喘汤、旋覆代赭汤等。

案例 39-2

患者,男,76 岁。胸膈满闷,喘咳短气,痰多色白,腰疼脚软,肢体浮肿,舌苔白滑,脉弦滑。治疗应首选的方剂是(　　)。

A. 麻黄细辛附子汤　　　　　　B. 大青龙汤　　　　　　C. 小青龙汤

D. 苏子降气汤　　　　　　E. 定喘汤

案例解析 39-2

苏子降气汤
《太平惠民和剂局方》

【组成】 紫苏子、半夏各 9 g,当归、甘草、前胡、厚朴各 6 g,肉桂 3 g。

【用法】 加生姜 2 片,枣子 1 个,苏叶 2 g,水煎服,用量按原方比例酌定。

【功效主治】 降气平喘,祛痰止咳。用于上实下虚喘咳证。症见痰涎壅盛,胸膈满闷,喘咳短气,呼多吸少,或腰疼脚弱,肢体倦怠,或肢体浮肿,舌苔白滑或白腻,脉弦滑。

【方解】 本方证由痰涎壅肺,肾阳不足所致。其病机特点是"上实下虚"。"上实",是指痰涎上壅于肺,使肺气不得宣畅,而见胸膈满闷、喘咳痰多;"下虚",是指肾阳虚衰于下,一见腰疼脚弱,二见肾不纳气、呼多吸少、喘逆短气,三见水不化气而致水泛为痰、外溢为肿等。本方证虽属上实下虚,但以上实为主。治以降气平喘,祛痰止咳为重,兼顾下元。方中紫苏子降气平喘,祛痰止咳,为君药。半夏燥湿化痰降逆,厚朴下气宽胸除满,前胡下气祛痰止咳,三药助紫苏子降气祛痰平喘之功,共为臣药。君臣相配,以治上实。肉桂温补下元,纳气平喘,以治下虚;当归既治咳逆上气,又养血补肝润燥,同肉桂以增温补下虚之效;略加生姜、苏叶以散寒宣肺,共为佐药。甘草、大枣和中调药,是为使药。诸药合用,标本兼顾,上下并治,而以治上为主,使气降痰消,则喘咳自平。

【现代应用】 本方常用于慢性支气管炎、肺气肿、支气管哮喘等属上实下虚者。本方药性偏温燥,以降气祛痰为主,对于肺肾阴虚之喘咳以及肺热痰喘之证,均不宜使用。

定喘汤
《摄生众妙方》

【组成】 白果9 g,麻黄9 g,苏子6 g,甘草3 g,款冬花9 g,杏仁4.5 g,桑白皮9 g,黄芩6 g,法半夏9 g。

【用法】 水煎服。

【功效主治】 宣降肺气,清热化痰。用于风寒外束,痰热内蕴证。症见咳喘痰多气急,质稠色黄,或微恶风寒,舌苔黄腻,脉滑数者。

【方解】 本方证因素体多痰,又感风寒,肺气壅闭,不得宣降,郁而化热所致。症见咳喘痰多气急,痰稠色黄,或微恶风寒,舌苔黄腻,脉滑数。治宜宣肺降气,清热化痰。方用麻黄宣肺散邪以平喘,白果敛肺定喘而祛痰,两药一散一收,既可加强平喘之功,又可使宣肺而不耗气,敛肺而不留邪,共为君药。桑白皮泻肺平喘,黄芩清泻肺热,二药合用以消内蕴之痰热,为臣药。苏子、杏仁、法半夏、款冬花降气平喘,止咳化痰,共为佐药。甘草调药和中,用为佐使。诸药合用,内清痰热,外散风寒,宣降肺气而平哮喘。

【现代应用】 本方常用于支气管哮喘、慢性支气管炎等属痰热壅肺者。若新感风寒,虽恶寒发热、无汗而喘,但内无痰热者;或哮喘日久,肺肾阴虚者,皆不宜使用。

旋覆代赭汤
《伤寒论》

【组成】 旋覆花9 g,人参6 g,生姜15 g,代赭石3 g,炙甘草9 g,半夏9 g,大枣4枚。

【用法】 水煎服。

【功效主治】 降逆化痰,益气和胃。用于胃虚痰阻气逆证。症见胃脘痞闷或胀满,按之不痛,频频嗳气,或见纳差、呃逆、恶心,甚或呕吐,舌苔白腻,脉缓或滑。

【方解】 本方证为胃气虚弱,痰浊内阻所致胃脘痞闷或胀满、频频嗳气,甚或呕吐、呃逆等证。原书用于"伤寒发汗,若吐若下,解后,心下痞硬,噫气不除者"。此乃外邪虽经汗、吐、下而解,但治不如法,中气已伤,痰涎内生,胃失和降,痰气上逆之故。而胃虚当补、痰浊当化、气逆当降,所以拟降逆化痰、益气和胃之法。方中旋覆花性温而能下气消痰,降逆止嗳,是为君药。代赭石质重而沉降,善镇冲逆,但味苦气寒,故用量稍小,为臣药;生姜于本方用量独重,寓意有三:一为和胃降逆以增止呕之效,二为宣散水气以助祛痰之功,三可制约代赭石的寒凉之性,使其镇降气逆而不伐胃。半夏辛温,祛痰散结,降逆和胃;人参、炙甘草、大枣益脾胃,补气虚,扶助已伤之中气,俱为佐药。炙甘草调和药性,兼作使药。诸药相合,共成降逆化痰、益气和胃之剂,使痰涎得消,逆气得平,中虚得复,则心下之痞硬除而嗳气、呕呃可止。后世用治胃气虚寒之反胃、呕吐涎沫,以及中焦虚痞而善嗳气者,亦取本方益气和胃、降逆化痰之功。

【现代应用】 本方常用于胃神经官能症、胃扩张、慢性胃炎、胃及十二指肠溃疡、幽门不完全性梗阻、神经性呃逆、膈肌痉挛等属胃虚痰阻者。

小结

　　凡以行气或降气等作用为主,用于治疗气滞或气逆病证的方剂,统称为理气剂。理气剂共选方 6 首,按功效分为行气剂与降气剂两类。

　　1.行气剂　适用于气滞诸证。越鞠丸行气解郁,主治气、血、痰、火、湿、食之六郁证,但以气郁为主。半夏厚朴汤行气散结,降逆化痰,用于痰气互结于咽喉之梅核气;枳实薤白桂枝汤通阳散结,祛痰下气,主治胸阳不振、痰气互结之胸痹。

　　2.降气剂　适用于气逆诸证。苏子降气汤与定喘汤均有降气祛痰平喘作用,前者兼能温补下元,适用于痰壅肺实而兼肾阳不足之喘咳短气、痰多胸闷等;后者兼能清热宣肺解表,适用于风寒外束、痰热内蕴之哮喘咳嗽、痰稠色黄等。旋覆代赭汤降逆化痰并益气和胃,适用于胃虚痰阻之心下痞硬、噫气不除等。

思考题

　　1.试述理气剂的含义、分类、使用注意。
　　2.试述越鞠丸主治哪六郁及其药物的对应关系,为何不用化痰药。
　　3.小青龙汤、苏子降气汤和定喘汤均可用于治疗咳喘,在组成、功用和主治方面有何异同?

思考题答案

（訾　慧）

第四十章　理　血　剂

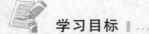

　　1.掌握血府逐瘀汤、补阳还五汤、桃核承气汤、生化汤、桂枝茯苓丸、十灰散、小蓟饮子的组成、用法、功效主治、方解、现代应用知识。
　　2.熟悉理血剂的含义、分类、使用注意。

概　述

　　1.含义　凡以理血药为主组成,具有活血祛瘀或止血作用,主治血瘀证或出血证的方剂,统称为"理血剂"。
　　2.分类　理血剂为血病而设。血行于脉中,流布全身,内以荣润五脏六腑,外以濡养四肢百骸,以维持人体生命活动。血液运行失常主要表现为血行不畅,甚则停滞而成瘀血;血溢脉外,离经妄行而致出血。血瘀证治宜活血祛瘀,出血证治当止血。故本章方剂根据治法分为活血祛瘀和止血两类。
　　(1)活血祛瘀剂:本类方剂具有活血祛瘀的作用,适用于蓄血证及各种瘀血阻滞病证。临床表现为胸胁刺痛而有定处,痛经,闭经,癥瘕,恶露不行,半身不遂,外伤瘀痛,舌紫暗,或有瘀斑瘀点,脉涩或弦等。常以活血祛瘀药如桃仁、红花、川芎、赤芍等为主组方。代表方剂如桃核承气汤、血府逐瘀汤、补阳还五汤等。
　　(2)止血剂:本类方剂具有止血作用,用治血溢脉外的吐血、衄血、咯血、便血、尿血、崩漏等各种出血证。代表方剂如小蓟饮子等。
　　3.使用注意
　　(1)血病证情复杂,既有寒热虚实之分,又有轻重缓急之分,必须详审病机,分清标本缓急,急则治标,缓则治本,或标本兼顾。
　　(2)祛瘀防伤正。不可过猛,不可久服,必要时辅以扶正之品。
　　(3)止血防留瘀。酌情配用活血化瘀药物,或选用化瘀止血药物。
　　(4)活血祛瘀属"消法"范围,性多破泄,宜中病即止;孕妇及月经过多者当慎用。

第一节　活血祛瘀剂

　　活血祛瘀剂,适用于蓄血及各种瘀血阻滞病证。以活血祛瘀为主要功效。代表方剂有桃核承气汤、血府逐瘀汤等。

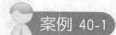

案例 40-1

患者,男,55 岁。胸痛,痛如针刺,心悸怔忡,失眠多梦,急躁易怒,舌质暗红,脉弦紧。治疗应首选的方剂是( )。

A. 血府逐瘀汤   B. 桃核承气汤   C. 补阳还五汤

D. 柴胡疏肝散   E. 瓜蒌薤白白酒汤

桃核承气汤
《伤寒论》

【组成】 桃仁 12 g,大黄 12 g,桂枝 6 g,炙甘草 12 g,芒硝 6 g。

【用法】 上四味,以水七升,煮取二升半,去滓,内芒硝,更上火,微沸,下火,先食,温服五合,日三服,当微利。现代用法:水煎服,芒硝冲服。

【功效主治】 逐瘀泻热。用于下焦蓄血证。症见少腹急结,小便自利,神志如狂,甚则烦躁谵语,至夜发热;以及血瘀经闭,痛经,脉沉实而涩者。

【方解】 本方由调胃承气汤减芒硝之量,再加桃仁、桂枝而成。《伤寒论》原治邪在太阳不解,循经入腑化热,与血相搏结于下焦之蓄血证。瘀热互结于下焦少腹部位,故少腹急结;病在血分,膀胱气化如常,故小便自利;热在血分,故至夜发热;心主血脉而藏神,瘀热上扰,心神不宁,故烦躁谵语、如狂。证属瘀热互结下焦,治当因势利导,逐瘀泻热,以祛除下焦之蓄血。方中桃仁苦、甘、平,活血破瘀;大黄苦寒,下瘀泻热。二者合用,瘀热并治,共为君药。芒硝咸、苦、寒,泻热软坚,助大黄下瘀泻热;桂枝辛、甘、温,通行血脉,既助桃仁活血祛瘀,又防硝、黄寒凉凝血之弊,共为臣药。桂枝与硝、黄同用,相反相成,桂枝得硝、黄则温通而不助热;硝、黄得桂枝则寒下又不凉遏。炙甘草护胃安中,并缓诸药之峻烈,为佐使药。诸药合用,共奏破血下瘀泻热之功。服后"微利",使蓄血除,瘀热清,而邪有出路,诸证自平。

【现代应用】 本方常用于急性盆腔炎、胎盘滞留、附件炎、肠梗阻、子宫内膜异位症、急性脑出血等属瘀热互结下焦者。表证未解者,当先解表,而后用本方。因本方为破血下瘀之剂,故孕妇禁用。

血府逐瘀汤
《医林改错》

案例解析 40-1

【组成】 桃仁 12 g,红花 9 g,当归 9 g,生地黄 9 g,川芎 4.5 g,赤芍 6 g,牛膝 9 g,桔梗 4.5 g,柴胡 3 g,枳壳 6 g,甘草 6 g。

【用法】 水煎服。

【功效主治】 活血化瘀,行气止痛。用于胸中血瘀证。症见胸痛,头痛,日久不愈,痛如针刺而有定处,或呃逆日久不止,或饮水即呛,干呕,或内热烦闷,或心悸怔忡,失眠多梦,急躁易怒,入暮潮热,唇暗或两目暗黑,舌质暗红,或舌有瘀斑、瘀点,脉涩或弦紧。

【方解】 本方主治诸证皆为瘀血内阻胸部,气机郁滞所致。即王清任所称"胸中血府血瘀"之证。血瘀胸中,气机阻滞,则胸痛,痛如针刺,且有定处;血瘀上焦,阻遏清阳,清空失养,故头痛;胸中血瘀,影响及胃,胃气上逆,故呃逆干呕,甚则水入即呛;瘀久化热,则内热烦闷,入暮潮热;瘀热扰心,则心悸怔忡,失眠多梦;郁滞日久,肝失条达,故急躁易怒;至于唇、目、舌、脉所见,皆为瘀血征象。治宜活血化瘀,兼以行气止痛。

方中桃仁破血行滞而润燥,红花活血祛瘀以止痛,共为君药。赤芍、川芎助君药活血祛瘀;牛膝活血通经,祛瘀止痛,引瘀血下行,使血不郁于胸中,瘀热不上扰,共为臣药。生地黄、当归

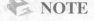

养血益阴,清热活血;桔梗、枳壳,一升一降,宽胸行气;柴胡疏肝解郁,升达清阳,与桔梗、枳壳同用,尤善理气行滞,气行则血行,以上均为佐药。桔梗并能载药上行,兼有使药之用;甘草调和诸药,亦为使药。全方配伍,特点有三:一为活血与行气相伍,既行血分瘀滞,又解气分郁结;二为祛瘀与养血同施,则活血而无耗血之虑,行气又无伤阴之弊;三为升降兼顾,既能升达清阳,又可降泄下行,使血活瘀化气行,则诸证可愈,为治胸中血瘀证之良方。

【现代应用】 本方常用于冠心病心绞痛、风湿性心脏病、胸部挫伤及肋软骨炎之胸痛,以及脑血栓形成、高血压病、高脂血症、血栓闭塞性脉管炎、神经官能症、脑震荡后遗症之头痛、头晕等属瘀阻气滞者。由于方中活血祛瘀药较多,故孕妇忌用。

补阳还五汤
《医林改错》

【组成】 生黄芪 120 g,当归尾 6 g,赤芍 5 g,地龙 3 g,川芎 3 g,红花 3 g,桃仁 3 g。

【用法】 水煎服。

【功效主治】 补气,活血,通络。用于中风之气虚血瘀证。症见半身不遂,口眼歪斜,语言謇涩,口角流涎,小便频数或遗尿失禁,舌暗淡,苔白,脉缓无力。

【方解】 本方是治疗中风半身不遂的常用方。正气亏虚,不能行血,以致脉络瘀阻,筋脉肌肉失去濡养,故见半身不遂、口眼歪斜。气虚血瘀,舌本失养,故语言謇涩;气虚失于固摄,故口角流涎、小便频数、遗尿失禁;舌暗淡、苔白、脉缓无力为气虚血瘀之象。本方证以气虚为本,血瘀为标,即王清任所谓"因虚致瘀"。治当以补气为主,活血通络为辅。本方重用生黄芪,补益元气,意在气旺则血行,瘀去络通,为君药。当归尾活血通络而不伤血,用为臣药。赤芍、川芎、桃仁、红花助当归尾以活血祛瘀;地龙通经活络,力专善走,周行全身,以行药力,亦为佐药。全方的配伍特点:重用补气药,与少量活血药相伍,使气旺血行以治本,祛瘀通络以治标,标本兼顾;且补气而不壅滞,活血又不伤正。合而用之,则气旺、瘀消、络通,诸证可愈。

【现代应用】 本方常用于脑血管意外后遗症、冠心病、小儿麻痹后遗症,以及其他原因引起的偏瘫、截瘫,或单侧上肢或下肢痿软等属气虚血瘀者。

生化汤
《傅青主女科》

【组成】 全当归 24 g,川芎 9 g,桃仁 6 g,炮姜 2 g,炙甘草 2 g。

【用法】 水煎服,或酌加黄酒同煎。

【功效主治】 养血祛瘀,温经止痛。用于血虚寒凝,瘀血阻滞证。症见产后恶露不行,小腹冷痛。

【方解】 本方证由产后血虚寒凝,瘀血内阻所致。妇人产后,血亏气弱,寒邪极易乘虚而入,寒凝血瘀,故恶露不行;瘀阻胞宫,不通则痛,故小腹冷痛。治宜活血祛瘀,温经止痛。方中重用全当归补血活血,化瘀生新,行滞止痛,为君药。川芎活血行气,桃仁活血祛瘀,均为臣药。炮姜入血散寒,温经止痛;黄酒温通血脉以助药力,共为佐药。炙甘草和中缓急,调和诸药,用以为使。原方另用童便同煎者(现多已不用),乃取其益阴化瘀,引败血下行之意。全方配伍得当,寓生新于化瘀之内,使瘀血化,新血生,诸症向愈。正如唐宗海所云"血瘀可化之,则所以生之,产后多用"(《血证论》),故名"生化"。

【现代应用】 本方常用于产后子宫复旧不良、产后宫缩疼痛、胎盘残留等属产后血虚寒凝,瘀血内阻者。若产后血热而有瘀滞者不宜使用;若恶露过多、出血不止,甚则汗出气短神疲者,当属禁用。

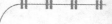

桂枝茯苓丸
《金匮要略》

【组成】 桂枝、茯苓、牡丹皮、桃仁、芍药各 9 g。

【用法】 共为末,炼蜜和丸,每日服 3～5 g。

【功效主治】 活血化瘀,缓消癥块。用于瘀阻胞宫证。症见妇人素有癥块,妊娠漏下不止,或胎动不安,血色紫黑晦暗,腹痛拒按,或经闭腹痛,或产后恶露不尽而腹痛拒按者,舌质紫暗或有瘀点,脉沉涩。

【方解】 本方原治妇人素有癥块,致妊娠胎动不安或胎漏下血之证。证由瘀阻胞宫所致。瘀血癥块,停留于胞宫,冲任失调,胎元不固,则胎动不安;瘀阻胞宫,阻遏经脉,以致血溢脉外,故见漏下不止、血色紫黑晦暗;瘀血内阻胞宫,血行不畅,不通则痛,故腹痛拒按等。治宜活血化瘀,缓消癥块。方中桂枝辛甘而温,温通血脉,以行瘀滞,为君药。桃仁味苦、甘,平,活血祛瘀,助君药以化瘀消癥,用之为臣;牡丹皮、芍药味苦而微寒,既可活血以散瘀,又能凉血以清退瘀久所化之热,芍药并能缓急止痛;茯苓甘、淡,平,渗湿祛痰,以助消癥之功,健脾益胃,扶助正气,均为佐药。丸以白蜜,甘缓而润,以缓诸药破泄之力,是以为使。诸药合用,共奏活血化瘀、缓消癥块之功,使瘀化癥消,诸症皆愈。

【现代应用】 本方常用于子宫肌瘤、子宫内膜异位症、卵巢囊肿、附件炎、慢性盆腔炎等属瘀血留滞者。对妇女妊娠而有瘀血癥块者,只能渐消缓散,不可峻猛攻破。原方对其用量、用法规定甚严,临床使用切当注意。

第二节 止血剂

止血剂,适用于血溢脉外所致的吐血、衄血、咯血、尿血、便血、崩漏及外伤出血等各种出血证。代表方剂有十灰散、小蓟饮子等。

案例解析 40-2

案例 40-2

患者,女,34 岁。尿中带血,小便频数,赤涩热痛,舌红,脉数。治疗宜选的方剂是(　　)。

A. 导赤散　　　　B. 八正散　　　　C. 龙胆泻肝汤　　　D. 小蓟饮子　　　E. 十灰散

十灰散
《十药神书》

【组成】 大蓟、小蓟、荷叶、侧柏叶、白茅根、茜根、山栀、大黄、牡丹皮、棕榈皮各 9 g。

【用法】 各药烧炭存性,为末,藕汁或萝卜汁磨京墨适量,调服 9～15 g;亦可作汤剂,水煎服,用量按原方比例酌定。

【功效主治】 凉血止血。用于血热妄行之上部出血证。主要见症为呕血、吐血、咯血、嗽血、衄血等,血色鲜红,来势急暴,舌红,脉数。

【方解】 本方主治上部出血诸证乃火热炽盛,气火上冲,损伤血络,离经妄行所致。治宜凉血止血。方中大蓟、小蓟性味甘凉,长于凉血止血,且能祛瘀,是为君药。荷叶、侧柏叶、白茅根、茜根皆能凉血止血;棕榈皮收涩止血,与君药相配,既能增强澄本清源之力,又有塞流止血之功,皆为臣药。血之所以上溢,是由于气盛火旺,故用山栀、大黄清热泻火,挫其鸱张之势,可使邪热从大小便而去,使气火降而助血止,是为佐药;重用凉降涩止之品,恐致留瘀,故以牡丹皮配大黄凉血祛瘀,使止血而不留瘀,亦为佐药。用法中用藕汁和萝卜汁磨京墨调服,藕汁能清热凉血散瘀,萝卜汁降气清热以助止血,京墨有收涩止血之功,皆属佐药之用。诸药炒炭存性,亦可加强收敛止血之力。全方集凉血、止血、清降、祛瘀诸法于一方,但以凉血止血为主,使血热清,气火降,则出血自止。

【现代应用】 本方常用于上消化道出血、支气管扩张及肺结核咯血等属血热妄行者。对虚寒性出血则不宜使用。本方既可内服,也能外用,但应预先制备,使火气消退,方可使用。

小蓟饮子
《济生方》,录自《玉机微义》

【组成】 生地黄、小蓟、滑石、木通、蒲黄、藕节、淡竹叶、当归、栀子、甘草各9 g。

【用法】 水煎服,用量据病证酌情增减。

【功效主治】 凉血止血,利水通淋。用于热结下焦之血淋、尿血。症见尿中带血,小便频数,赤涩热痛,舌红,脉数。

【方解】 本方证因下焦瘀热,损伤膀胱血络,气化失司所致。热聚膀胱,损伤血络,血随尿出,故尿中带血,其痛者为血淋,不痛者为尿血;由于瘀热蕴结下焦,膀胱气化失司,故见小便频数、赤涩热痛;舌红、脉数亦为热结之征。治宜凉血止血,利水通淋。方中小蓟甘凉入血分,功擅清热凉血止血,又可利尿通淋,尤宜于尿血、血淋之症,是为君药。生地黄甘苦性寒,凉血止血,养阴清热;蒲黄、藕节助君药凉血止血,并能消瘀,共为臣药。君臣相配,使血止而不留瘀。热在下焦,宜因势利导,故以滑石、淡竹叶、木通清热利水通淋;栀子清泄三焦之火,导热从下而出;当归养血活血,引血归经,尚有防诸药寒凉滞血之功,合而为佐。使以甘草缓急止痛,和中调药。诸药合用,共成凉血止血为主、利水通淋为辅之方。

【现代应用】 本方常用于急性泌尿系统感染、泌尿系统结石等属下焦瘀热,蓄聚膀胱者。方中药物多属寒凉通利之品,只宜于实热证。若血淋、尿血日久兼寒或阴虚火动或气虚不摄者,均不宜使用。

小结

凡以理血药为主组成,具有活血祛瘀或止血作用,主治血瘀证或出血证的方剂,统称为理血剂。理血剂共选方7首,按功效分为活血祛瘀剂与止血剂两类。

1.活血祛瘀剂 适用于瘀血内阻的病证。桃核承气汤活血化瘀与泻热攻下同施,功能逐瘀泻热,用治瘀热结于下焦的蓄血证;血府逐瘀汤活血化瘀与行气宽胸止痛同用,功能活血化瘀,行气止痛,用治血瘀气滞,留结胸中之证;补阳还五汤以大剂补气与小量活血药相配,功能补气活血通络,用治气虚血瘀之中风证;生化汤可用治妇科少腹冷痛以及月经不调、宫寒不孕者。生化汤化瘀生新,温经止痛,多用于产后受寒,恶露不行,小腹冷痛者,为产后常用方;桂枝茯苓丸活血化瘀,缓消癥块,主治妇人素有癥块,瘀血阻滞胞宫诸证。

2.止血剂 适用于各种出血证。十灰散凉血止血之中,收敛清降与祛瘀并用,可广泛用于上部的各种热证出血,为常用急救止血剂;小蓟饮子凉血止血,利水通淋,用药以凉血止血为主,配以养血化瘀、甘寒淡渗之品,止血中寓以化瘀,清热利水之中寓以养血,为治热结下焦之血淋、尿血之良方。

思考题

1. 桃核承气汤由何承气汤怎样加减变化而成？功用及主治分别是什么？
2. 血府逐瘀汤由哪两首方剂怎样加减变化而成？功用及主治分别是什么？

（訾 慧）

思考题答案

NOTE

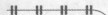

PPT-41

第四十一章 祛 痰 剂

 学习目标

1. 掌握祛痰剂四个主要分类的各自适应证和症状特点,以及各自代表方剂和其组成。

2. 掌握代表方剂的用法、功效主治,能够熟练掌握代表方剂中各种药物的作用、君臣佐使以及用量和用法,能够掌握特殊方剂的特殊治法。

3. 了解各个方剂的配伍特点,能够理解病例中方剂用药加减的精要。

概 述

凡以祛痰药为主组成,具有祛除痰饮等作用,用以治疗各种痰证的方剂,统称祛痰剂。祛痰属于"八法"中的"消法"。

痰与饮,异名而同类。稠浊者为痰,清稀者为饮,皆由湿聚而成。痰饮既是疾病的病理产物,又是重要的致病因素,许多疾病常因痰而生。且临床上有许多疑难怪证,也常因痰而致。痰证根据性质不同,可分为湿痰、热痰、燥痰、寒痰、风痰五种,故祛痰剂亦相应分为燥湿化痰、清热化痰、润燥化痰、温化寒痰、化痰息风五类。

祛痰剂除以祛痰药为主组方外,常伍以健脾、宣肺之品。因痰饮之生成,多与肺、脾、肾相关。另外,由于痰随气而升降,气壅则痰聚,气顺则痰消,故祛痰剂中亦常配伍理气药物,以助化痰。至于痰阻经络、肌腠而为瘰疬、痰核者,又需结合疏通经络、软坚散结等法治之。

祛痰剂用药多属行消之品,不宜久服,以免伤正。外感咳嗽初起,不宜早用清润化痰之品,以防留邪。有咳血倾向或痰黏难咯者,不宜使用温热燥烈之剂,以防引起咳血。

第一节 燥湿化痰剂

燥湿化痰剂,适用于湿痰证。症见痰多易咯,胸脘痞闷,呕恶眩晕,肢体困倦,舌苔白腻或白滑,脉缓或滑等。常以燥湿化痰药如半夏、南星等为主,配伍健脾、理气药如白术、陈皮等组成方剂。代表方为二陈汤、温胆汤等。

二陈汤
《太平惠民和剂局方》

【组成】 半夏 15 g,橘红 15 g,白茯苓 9 g,炙甘草 4.5 g。

【用法】 加生姜 7 片,乌梅 1 个,水煎服。

【功效主治】 燥湿化痰,理气和中。用于湿痰证。症见咳嗽痰多,色白易咯,恶心呕吐,胸膈痞闷,肢体倦怠,或头眩心悸,舌苔白腻,脉滑。

【方解】 本方为治湿痰证之主方。湿痰之证,多由脾肺功能失调所致。脾失健运,湿聚成痰,湿痰犯肺,肺失宣降,则咳嗽痰多、色白易咯;湿浊内盛,湿痰凝聚,阻碍清阳,则头晕目眩;痰阻胸膈,气机不畅,故见胸膈痞闷;痰阻中焦,可使胃气失和,引起恶心呕吐;湿性重浊,脾为湿困,而脾主肌肉四肢,故可见肢体倦怠。苔腻、脉滑亦为湿痰证之征。治宜燥湿化痰,理气和中。

方中半夏,辛温而燥,既可燥湿化痰,又可降逆和胃而止呕,还能散结消痞,故为君药。以橘红为臣,理气辛苦燥湿,和胃化痰行滞,气顺则痰消。又佐以甘淡之白茯苓利湿健脾,使脾健湿除,绝生痰之源;生姜降逆和胃,既可助半夏化痰,又可制半夏之毒;少许味酸收敛之乌梅收敛肺气,与温燥辛散之祛痰理气药相配,散收并用,相反相成,使祛痰不伤正。炙甘草既可调和诸药,又可益气健脾。诸药相合,配伍严谨,共奏燥湿化痰、理气和中之效。其中半夏、橘红具以陈久入药者为佳,故方名"二陈"。

配伍特点:以燥湿化痰为主,辅以行气,佐以健脾,散中有收,标本兼顾。

【现代应用】 现代常用于治疗慢性支气管炎、肺气肿、慢性胃炎、妊娠呕吐、神经性呕吐等属湿痰证者。

温胆汤
《三因极一病证方论》

【组成】 半夏、竹茹、枳实各6 g,陈皮9 g,炙甘草3 g,白茯苓4.5 g。

【用法】 加生姜5片,大枣1枚,水煎服。

【功效主治】 理气化痰,清胆和胃。用于胆胃不和,痰热内扰证。症见胆怯易惊,虚烦不宁,失眠多梦,或呕恶呃逆,或眩晕,或癫痫,苔腻微黄,脉弦滑。

【方解】 本方主治胆胃不和,痰热内扰证。胆属木,为清净之府,喜条达而恶抑郁,喜宁谧而恶烦扰。胆主决断,痰热内扰,则胆怯易惊,失眠多梦;胆热犯胃,胃气因之失和,继而气郁生痰化热,浊气上逆,则呕恶呃逆;痰蒙清窍,则头晕目眩,甚者发癫痫。治宜清胆和胃,理气化痰。

方中半夏燥湿化痰,降逆和胃止呕,为君药。竹茹清胆和胃,清热化痰,止呕除烦,为臣药,与半夏相配,既化痰和胃,又清其胆热,令胆气清肃,胃气顺降,则胆胃和,烦呕止。陈皮理气和中,燥湿化痰,枳实破气化痰,二者相佐,使气顺痰消;白茯苓健脾利湿,脾湿去则绝其生痰之源。使以炙甘草,益脾和中,调和诸药。煎加生姜、大枣,和脾胃而兼制半夏之毒。综合全方,半夏、陈皮、生姜性偏温,竹茹、枳实性偏凉,温凉并用,使全方不温不寒,理气化痰,使胃得和,胃气降则郁得舒,痰浊去则胆无邪扰,复其宁谧。

【现代应用】 现代常用于治疗神经官能症、急慢性胃炎、胃溃疡、迁延性或慢性肝炎、早期精神分裂症、慢性支气管炎、梅尼埃病、妊娠呕吐等属痰热内扰,胆胃不和的疾病。

第二节 清热化痰剂

清热化痰剂,适用于热痰证。症见咳嗽痰黄、黏稠难咯,以及由痰热所致的胸痛、眩晕、惊痫等。常以清热化痰药如瓜蒌、胆南星等为主,配伍清热泻火、理气之品组成方剂。代表方如清气化痰丸、小陷胸汤等。

NOTE

清气化痰丸
《医方考》

【组成】　瓜蒌仁、陈皮、酒黄芩、杏仁、枳实、茯苓各 6 g，胆南星、制半夏各 9 g。

【用法】　和姜汁为小丸，每服 6 g，温开水送下；亦可加生姜 3 片，水煎服。

【功效主治】　清热化痰，理气止咳。用于热痰咳嗽证。症见咳嗽痰黄，黏稠难咯，胸膈痞闷，甚则气急呕恶，舌质红，苔黄腻，脉滑数。

【方解】　本方主治痰热壅肺证。热淫于内，火热犯肺，灼津为痰，痰热互结，肺失清肃，故见咳嗽痰稠，色黄难咯；阻碍气机，胸膈不快，甚者肺气上逆，故见气急呕恶等诸症；舌质红、苔黄腻、脉滑数均为痰热之证。治宜清热化痰，理气止咳。

方中以胆南星为君，取其味苦性凉，清热豁痰之功；以瓜蒌仁、酒黄芩为臣，瓜蒌仁甘寒质润而性滑，长于清肺化痰，酒黄芩苦寒，能清泻肺火，二者合用，能泻肺火、化痰热，助胆南星清热化痰之力。治痰须降火，治火当顺气，故佐以枳实破气消痞、陈皮理气宽中，亦可燥湿化痰；杏仁降利肺气，佐以茯苓健脾渗湿；制半夏虽性温，但方中酒黄芩苦寒，能去其辛温之性，而留其化痰散结之效。姜汁既可化痰和胃，又可解制半夏、胆南星之毒，以之为丸，亦为佐使，能够增强祛痰降逆之力。诸药相合，共奏清热化痰、理气止咳之功，使热清火降，气顺痰消，则诸症自除。

【现代应用】　现代常用于治疗肺炎、急性支气管炎、肺脓肿、肺气肿合并感染等见有痰稠色黄，证属痰热者。

小陷胸汤
《伤寒论》

【组成】　黄连 6 g，半夏 9 g，瓜蒌实 20 g。

【用法】　水煎服。

【功效主治】　清热化痰，宽胸散结。用于痰热互结之小结胸证。症见胸脘痞满，按之则痛，或咳痰黄稠，舌苔黄腻，脉滑数。

【方解】　本方原治伤寒表证误下，邪热内陷，痰热结于心下的小结胸证。痰热互结，瘀于心下，故可见胸脘痞满、按之则痛；痰热互结，气郁不通，肺失宣降，故见咳痰黄稠；舌苔黄腻、脉滑数为痰热之象。本证病机为痰热互结胸脘，气机结滞，痞满不通，故治宜清热化痰，理气散结。方中以甘寒滑润之瓜蒌实为君药，瓜蒌实味甘性寒，既能清热涤痰，除胸中痰热之气，又能理气宽胸，以治气机郁滞，痞满不通。黄连味苦性寒，能泻热降火，清心除烦，助瓜蒌实泻热降浊，共奏清热化痰之效，为臣药。半夏苦辛温燥，降逆化痰，开结消痞，能助瓜蒌实涤痰宽胸，配黄连，能辛开苦降、散结除痞，为佐药。三药相配，能涤痰散热，升降气机，使郁结得开，痰火下行，则结胸自除。

【现代应用】　现代常用于治疗急慢性胃炎、胸膜炎、胸膜粘连、急性支气管炎、肋间神经痛、胆囊炎、冠心病、肺心病等属痰热互结者。

第三节　润燥化痰剂

润燥化痰剂，适用于燥痰证。症见痰稠而黏，咯之不爽，咽喉干燥，甚至呛咳，声音嘶哑，苔白而干等。常以润燥化痰药如贝母、瓜蒌等为主，配合养阴、清热、理气之品而成。代表方如贝母瓜蒌散等。

贝母瓜蒌散
《医学心悟》

【组成】 贝母 15 g，瓜蒌 10 g，天花粉、茯苓、橘红、桔梗各 8 g。

【用法】 水煎服。

【功用】 润肺清热，理气化痰。

【主治】 燥痰咳嗽。咳嗽痰少，咯痰不爽，涩而难出，咽喉干燥，苔白而干。

【方解】 本方主治燥热伤肺，灼津成痰，痰瘀阻肺，肺失清肃之燥痰证，以咳嗽痰稠，涩而难出为主要特征。肺为娇脏，喜清肃濡润。燥痰阻肺，肺失清肃，故咳嗽、痰少而黏，咯痰不爽，涩而难出；燥热伤津，故咽喉干燥；苔白而干为燥痰之舌象。此病之病机为燥热伤肺，灼津成痰，痰阻气机，肺失清肃，故治宜润其燥，清其热，化其痰。方中以贝母为君，贝母甘而微寒，入肺经，能润肺清热，化痰止咳。臣以瓜蒌，瓜蒌善清热涤痰，能润肺清热，理气化痰，君臣相须为用，能增强润肺化痰之力。佐以天花粉润燥生津，清热化痰；茯苓祛湿健脾；橘红理气化痰，气顺则痰消；桔梗善宣利肺气，止咳化痰，令肺金宣降有权。如此配伍，共奏润肺清热、理气化痰之功，使肺得清润而燥痰自化，宣降有权而咳逆自平。

【现代应用】 现代常用于治疗肺结核、肺炎等属燥痰证者。

第四节 化痰息风剂

化痰息风剂，适用于内风夹痰之风痰证。症见眩晕头痛，或发癫痫，甚则昏厥、不省人事等。常以平肝息风药与化痰药为主，配伍健脾、开窍、安神之品而成。代表方如半夏白术天麻汤、定痫丸等。

半夏白术天麻汤
《医学心悟》

【组成】 半夏 9 g，白术 18 g，甘草 3 g，天麻、茯苓、橘红各 6 g。

【用法】 加生姜 1 片，大枣 2 枚，水煎服。

【功用】 化痰息风，健脾祛湿。

【主治】 风痰上扰证。症见眩晕，头痛，胸闷呕恶，舌苔白腻，脉弦滑。

【方解】 本方所治之病，多因素体脾虚失运，聚湿成痰，痰浊内郁，引动肝风，肝风夹湿痰上扰清窍所致。肝风上扰清空，加之痰浊上犯，阻遏清阳，故见眩晕、头痛。痰阻胸脘，气逆不降，故见胸闷呕恶；舌苔白腻，脉弦滑皆为肝风夹痰上扰之征。治宜化痰息风，健脾祛湿。方中半夏辛温而燥，能燥湿化痰，降逆和胃止呕，意在治痰；天麻甘平而润，能平肝息风而定眩，旨为治风。二药为君，共成化痰息风之效，为治风痰眩晕之要药，正如李东垣所云："痰厥头痛，非半夏不能疗；眼黑头旋，风虚内作，非天麻不能除。"（《脾胃论》卷下）白术健脾燥湿，以治生痰之源，为臣药。茯苓健脾利湿，以助白术之力，使脾得健运，湿去痰消；橘红理气化痰，与半夏相伍，又可降逆和胃，使气顺痰消，共为佐药。生姜、大枣调理脾胃，甘草和中健脾，调和诸药，并为佐使。诸药相合，共奏化痰息风、健脾祛湿之功，使风息痰消，诸症自已。

【现代应用】 现代常用于治疗耳源性眩晕、神经性眩晕、高血压病、神经衰弱、癫痫等证属风痰上扰者。

其他祛痰剂的组成、功效、主治如表 41-1 所示。

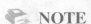

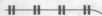

表 41-1　其他祛痰剂

名称	组成	功效	主治
滚痰丸（又名礞石滚痰丸）	大黄、礞石、黄芩、沉香	泻火逐痰	实热老痰证
苓甘五味姜辛汤	茯苓、甘草、五味子、干姜、细辛	温肺化饮	寒饮咳嗽
三子养亲汤	白芥子、紫苏子、莱菔子	温肺化痰，降气消食	痰壅气逆食滞证
定痫丸	天麻、川贝母、姜半夏、茯苓、茯神、胆南星、石菖蒲、全蝎、僵蚕、琥珀、陈皮、远志、丹参、麦冬、朱砂	涤痰息风，清热定痫	痰热痫证

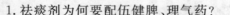

小结

　　本章共选正方 6 首，按功用分为燥湿化痰剂、清热化痰剂、润燥化痰剂、化痰息风剂四类。

　　1.燥湿化痰剂　二陈汤燥湿化痰，理气和中，为治痰的基础方，主治湿痰内阻的咳嗽痰多等证。随证加味，可用于多种痰证。温胆汤能理气化痰，清胆和胃，主治痰热内扰，胆胃不和之虚烦不眠，呕吐恶逆，以及惊恐癫痫等证。

　　2.清热化痰剂　清气化痰丸能清热化痰，理气止咳，主治痰热内结，咳嗽痰稠色黄之证。小陷胸汤能清热化痰，宽胸散结，主治痰热互结胸脘之小结胸证。

　　3.润燥化痰剂　贝母瓜蒌散具有润肺化痰之功，主治燥痰所致的咳嗽痰稠，咯之不爽，涩而难出，咽喉干燥之证。

　　4.化痰息风剂　半夏白术天麻汤燥湿化痰与平肝息风并用，善治风痰上扰的眩晕呕吐，以及痰厥头痛。定痫丸具有涤痰息风之功，专治痰热所致的痫证。

思考题

　　1.祛痰剂为何要配伍健脾、理气药？

　　2.试述二陈汤的组方原理，以及临证如何加减变化。

　　3.试述温胆汤的主治证候及配伍意义。

　　4.试述清气化痰丸的主治证候及配伍意义。

　　5.小陷胸汤的配伍特点是什么？

　　6.贝母瓜蒌散为润燥化痰剂，其主治证候的特点是什么？

　　7.试比较小青龙汤与苓甘五味姜辛汤在功效主治方面的异同。

　　8.试述半夏白术天麻汤的主治证候及配伍意义。

（曲　苗）

思考题答案

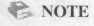

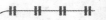

第四十二章 治 风 剂

学习目标 ┃....

PPT-42

1.掌握川芎茶调散、牵正散、羚角钩藤汤、镇肝熄风汤的组成、功效主治、用法、方解、组方特点和现代应用。

2.熟悉天麻钩藤饮的组成、功效主治、用法、方解、组方特点。

3.了解消风散、大秦艽汤、大定风珠、当归饮子、玉真散、小活络丹的组成、主治、功效。

概 述

1.含义 凡以辛散疏风或滋阴潜阳息风等药物为主组成,具有疏散外风或平息内风的作用,用以治疗风病的方剂,统称治风剂。

2.主要功效及治疗病证 风病按成因及证候特点分为外风和内风两大类。外风是指风邪侵入人体,留着于肌表、经络、肌肉、筋骨等处所致的病变。风毒之邪从皮肉破伤处侵入人体所致的破伤风,亦属外风范围。其主要表现为头痛恶风、肌肤瘙痒、肢体麻木、筋骨挛痛、关节屈伸不利,或口眼歪斜,甚至角弓反张等。内风是指由于脏腑功能失调,风自内生所致的风病,如热极生风、肝阳化风、阴虚风动、血虚生风等。临床表现为眩晕、震颤、四肢抽搐、语言謇涩、足废不用,甚或突然昏倒、不省人事、口角歪斜、半身不遂等。外风治宜疏散,使邪从外出;内风治宜平息,使脏腑功能恢复平衡。故治风剂分为疏散外风和平息内风两类。

3.使用注意 运用治风剂首先应辨清风病之属内、属外。外风治宜疏散,不宜平息,恐留邪为患;内风治宜平息,忌用疏散,防辛散助热伤津,使风阳无制。若外风引动内风,或内风兼感外风,则治当分清主次,或以疏散为主兼以平息,或以平息为主兼用疏散。

┃ 第一节 疏散外风剂 ┃

疏散外风剂,适用于外风所致诸病。风为六淫之首,百病之长,风邪致病,多与他邪相兼为患,且病变范围亦较广泛。若外感风邪,邪在肌表,以表证为主者,其方剂已在解表剂中论述。本节所指之外风诸病,是指风邪(毒)外袭,侵入肌肉、经络、筋骨、关节等处所致的头痛、风疹、湿疹、口眼歪斜、痹证和破伤风等。常以羌活、独活、荆芥、防风、川芎、白芷、白附子等辛散祛风药为主组方。代表方如川芎茶调散、消风散、当归饮子、牵正散、玉真散、大秦艽汤、小活络丹等。

NOTE

案例解析 42-1

案例 42-1

症见头痛,或偏或正,或颠顶作痛,目眩鼻塞,或微恶风发热,舌苔薄白,脉浮。治宜首选
(　　)。

A.桂枝汤　　　　B.麻黄汤　　　　C.川芎茶调散　　　D.九味羌活汤　　　E.天麻钩藤饮

川芎茶调散
《太平惠民和剂局方》

【组成】　薄荷 24 g,川芎、荆芥各 12 g,细辛 3 g,防风 4.5 g,白芷、羌活、炙甘草各 6 g。

【用法】　加茶适量,水煎服;作散剂,每服 6 g,每日 2 次,饭后清茶调服。

【功效主治】　疏风止痛。用于外感风邪头痛。症见偏正头痛,或颠顶作痛,目眩鼻塞,或恶风发热,舌苔薄白,脉浮。

【方解】　本方为治疗风邪头痛之常用方。风邪外袭,循经上犯头目,阻遏清阳之气,故头痛、目眩;若风邪稽留不去,则头痛日久不愈;风邪入络,其痛或偏或正,时发时止,休作无时,即为头风。外风宜散,治当疏散风邪以止头痛。方中川芎性味辛温,善于祛风活血而止头痛,为治诸经头痛之要药,用以为君。薄荷、荆芥辛散上行,疏风止痛,清利头目,共为臣药。羌活、白芷、细辛、防风,疏风散寒止痛,为佐。炙甘草益气和中,调和诸药,为使。服时以清茶调下,取其苦凉清上降下之性,既可清利头目,又能制诸风药之过于温燥与升散。

【现代应用】　现代常用于治疗感冒头痛、偏头痛、血管神经性头痛、慢性鼻炎、鼻窦炎所引发的头痛等属于外感风邪所致者。

牵正散
《杨氏家藏方》

【组成】　白附子、白僵蚕、全蝎各 5 g。

【用法】　水煎服;作散剂,上为细末,每服 3 g,日 2～3 次,温酒送服。

【功效主治】　祛风化痰,通络止痉。用于风痰阻于头面经络之口眼歪斜,或面肌抽动,舌淡红,苔白。

【方解】　本方为治风痰阻于头面经络见口眼歪斜之常用方。足阳明之脉夹口环唇,布于头面;足太阳之脉起于目内眦。风痰阻于头面经络,经脉不利,筋肉失养,则弛缓不用;无邪之处,气血运行通畅,筋肉相对而急,缓者为急者牵引,故口眼歪斜。治宜祛风化痰,通络止痉。方中白附子性味辛温,祛风化痰,善散头面之风,为君药。全蝎、白僵蚕祛风化痰,通络止痉,共为臣药。用温酒调服,以助宣通血脉,并能引药入络,直达病所,以为佐使。

【现代应用】　现代常用于治疗颜面神经麻痹、三叉神经痛、偏头痛等属于风痰阻络者。

▌第二节　平息内风剂 ▌

平息内风剂,适用于内风病证。内风的产生主要与肝有关,其病证有虚实之分。如肝经热盛,热极生风所致的高热不退、抽搐、痉厥;或因肝阳偏亢,风阳上扰所致的眩晕、头部热痛、面红如醉,甚或猝然昏倒、不省人事、口眼歪斜、半身不遂等,属内风之实证,治宜平肝息风。常以平肝息风药,如羚羊角、钩藤、天麻、石决明、代赭石等为主组方,代表方如羚角钩藤汤、镇肝熄风汤、天麻钩藤饮等。温病后期,阴液亏虚,虚风内动所致的筋脉挛急、手足蠕动等,属内风之

NOTE

虚证,治宜滋阴息风。常用滋阴养血药如地黄、阿胶、白芍、鸡子黄、龟板等为主组方,代表方如大定风珠等。

羚角钩藤汤
《通俗伤寒论》

【组成】 羚羊角 4.5 g,桑叶 6 g,川贝母 12 g,生地黄 15 g,钩藤 9 g,菊花 9 g,茯神 9 g,白芍 9 g,生甘草 3 g,竹茹 15 g。

【用法】 水煎服,羚羊角片、竹茹先煎 30 分钟。

【功效主治】 凉肝息风,增液舒筋。用于热盛动风证。症见高热不退,烦闷躁扰,手足抽搐,发为痉厥,甚则神昏,舌绛而干,或舌焦起刺,脉弦而数;以及肝热风阳上逆,头晕胀痛,耳鸣心悸,面红如醉,或手足躁扰,甚则瘛疭,舌红,脉弦数。

【方解】 本方证为温热病邪传入厥阴,肝经热盛,热极动风所致。邪热炽盛,故高热不退;热扰心神,则烦闷躁扰,甚至神昏;热灼阴伤,热极动风,风火相煽,故见手足抽搐,发为痉厥。治宜以清热凉肝息风为主,养阴增液舒筋为辅。方中羚羊角、钩藤清热凉肝,息风解痉,共为君药。配伍桑叶、菊花清热平肝,以加强凉肝息风之效,为臣药。生地黄、白芍凉血滋阴,柔肝舒筋,并与生甘草相伍酸甘化阴,舒筋缓急,共增息风解痉之效;邪热每多炼液为痰,故用川贝母、竹茹清热化痰;热扰心神,故以茯神平肝宁心安神,以上俱为佐药。甘草兼调和诸药,为使。

【现代应用】 现代常用于治疗流行性脑脊髓膜炎、流行性乙型脑炎以及妊娠痫症、高血压所致头痛、眩晕、抽搐等属肝经热盛,热极动风者。

镇肝熄风汤
《医学衷中参西录》

【组成】 牛膝 30 g,代赭石 30 g,龙骨 15 g,牡蛎 15 g,龟板 15 g,白芍 15 g,玄参 15 g,天门冬 15 g,川楝子 6 g,麦芽 6 g,茵陈 6 g,甘草 4.5 g。

【用法】 水煎服。

【功效主治】 镇肝息风,滋阴潜阳。用于类中风。症见头目眩晕,目胀耳鸣,脑部热痛,面色如醉,心中烦热,或时常噫气,或肢体渐觉不利,口眼渐形歪斜;甚或眩晕颠仆,昏不知人,移时始醒,或醒后不能复原,脉弦长有力。

【方解】 本方所治类中风为肝肾阴虚,阴虚阳亢,风阳上扰,气血逆乱所致。风阳上扰,故头目眩晕、目胀耳鸣、脑部热痛、面色如醉;肝肾阴亏,阴虚内热,故心中烦热;若肝阳过亢,血气逆乱,则眩晕颠仆,昏不知人,或肢体不利、口眼歪斜。本证以肝肾阴虚为本,肝阳上亢,气血逆乱为标,但以标实为主,故治以镇肝息风为主,滋养肝肾为辅。方中牛膝归肝肾经,入血分,性善下行,故重用以引血下行,并有补益肝肾之效,为君药。代赭石镇肝降逆;龙骨、牡蛎、龟板、白芍益阴潜阳,镇肝息风,用以为臣。玄参、天门冬滋阴清热,合龟板、白芍滋水涵木,滋阴柔肝;茵陈、川楝子、麦芽清泻肝热,疏理肝气,相须为用以利镇肝潜阳,均为佐药。使以甘草调和诸药,合麦芽和胃安中,除金石、介类药物碍胃之弊。诸药相合,共奏镇肝息风、滋阴潜阳之效。

【现代应用】 现代常用于治疗高血压病、脑血栓形成、脑卒中、眩晕综合征、血管神经性头痛、癫痫小发作、癔病性晕厥、经前期紧张综合征等属于肝肾阴虚,肝阳上亢者。

天麻钩藤饮
《杂病证治新义》

【组成】 天麻 9 g,钩藤 12 g,石决明 18 g,栀子、黄芩各 9 g,牛膝 12 g,杜仲、益母草、桑寄生、首乌藤、茯神各 9 g。

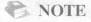

【用法】 水煎服。

【功效主治】 平肝息风,清热活血,补益肝肾。用于肝阳偏亢,肝风上扰证。症见头痛,眩晕,失眠多梦,或口苦面红,舌红苔黄,脉弦或数。

【方解】 本方证由肝肾不足,肝阳偏亢,生风化热所致。肾水不足,水不涵木,肝阳偏亢,阳亢化风,风阳上扰,故头痛、眩晕;肝阳偏亢,化热内扰心神,故失眠多梦。证属本虚标实,而以标实为主,治宜以平肝息风为主,以清热活血、补益肝肾为辅。方中天麻、钩藤平肝息风,且天麻具定眩晕之专长,共为君药。石决明咸寒质重,平肝潜阳,并能除热明目;牛膝补肝肾,且引血下行,共为臣药。杜仲、桑寄生补益肝肾;栀子、黄芩清肝降火;益母草合牛膝活血利水,以利平降肝阳;首乌藤、茯神宁心安神,均为佐药。诸药合用,共成平肝息风,清热活血,补益肝肾之剂。

【现代应用】 现代常用于治疗高血压病、急性脑血管病、面神经痉挛、围绝经期综合征、高血脂、颈椎病、内耳性眩晕等属于肝阳偏亢,肝风上扰者。

其他治风剂的组成、功效、主治如表 42-1 所示。

表 42-1 其他治风剂

名称	组成	功效	主治
消风散	当归、生地黄、防风、蝉蜕、知母、苦参、胡麻仁、荆芥、苍术、牛蒡子、石膏、甘草、木通	疏风除湿,清热养血	风疹、湿疹。症见皮肤瘙痒,疹出色红,或遍身云片状斑点,抓破后渗出津水,苔白或黄,脉浮数
当归饮子	当归、白芍、川芎、生地黄、刺蒺藜、防风、荆芥穗、何首乌、黄芪、炙甘草	养血润燥,祛风止痒	血虚风燥之风疹、疥疮。症见皮肤疥疮,或肿或痒,或发赤疹瘙痒,舌红
玉真散	天南星、防风、白芷、天麻、羌活、白附子	祛风化痰,定搐止痉	破伤风。症见牙关紧急,口撮唇紧,身体强直,角弓反张,甚则咬牙缩舌,脉弦紧
大秦艽汤	秦艽、川芎、独活、当归、白芍、石膏、甘草、羌活、防风、白芷、黄芩、白术、茯苓、生地黄、熟地黄、细辛	疏风清热,养血活血	风邪初中经络证。症见口眼歪斜,舌强不能言语,手足不能运动,或恶寒发热,苔白或黄,脉浮数或弦细
小活络丹（原名活络丹）	川乌、草乌、地龙、天南星、乳香、没药	祛风除湿,化痰通络,活血止痛	风寒湿痹。症见肢体筋脉疼痛,麻木拘挛,关节屈伸不利,疼痛游走不定,舌暗淡,苔白,脉沉弦或涩。亦治中风手足不仁,日久不愈,经络中有湿痰瘀血,而见腰腿沉重,或腿臂间作痛
大定风珠	白芍、阿胶、龟板、生地黄、火麻仁、五味子、牡蛎、麦冬、炙甘草、生鸡子黄、鳖甲	滋阴息风	阴虚风动证。症见温病后期,神倦瘛疭,舌绛少苔,脉虚弱,时时欲脱

小结

本章共选正方 5 首,按功用分为疏散外风剂和平息内风剂两类。

1. 疏散外风剂 川芎茶调散长于疏散上部风邪而止痛,适用于外感风邪,上犯头部而致的偏正头痛。牵正散祛风止痉,长于祛头面之风痰,应用于风痰阻滞经络而引起的口眼歪斜。

2. 平息内风剂 羚角钩藤汤、镇肝熄风汤、天麻钩藤饮均为平肝息风之剂。其中羚角钩藤汤清热息风之力较大,应用于肝经热盛,热极动风之证;镇肝熄风汤镇肝潜阳息风之功较强,适用于肝肾阴亏,肝阳上亢,肝风内动之证;天麻钩藤饮兼有清热活血安神之效,常用于肝阳偏亢,肝风上扰所致的头痛、眩晕、失眠。大定风珠为滋阴息风之剂,适用于温病后期,热灼真阴,虚风内动,手足瘛疭之证。

思考题

1.羚角钩藤汤、镇肝熄风汤、天麻钩藤饮均可息内风,其功用、配伍有何区别?

2.川芎茶调散与九味羌活汤均可治外感风邪之头痛,临证如何区别使用?

（曲　苗）

思考题答案

NOTE

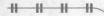

第四十三章 治 燥 剂

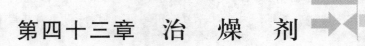

 学习目标

1. 掌握杏苏散、桑杏汤、清燥救肺汤、麦门冬汤的组成、用法、功效主治。
2. 熟悉治燥剂的概念、分类和使用注意。
3. 了解养阴清肺汤、玉液汤的组成、功效和主治。

概 述

1. 含义 凡以轻宣辛散药或甘凉滋润药为主组成,具有轻宣燥邪或滋阴润燥作用,用以治疗燥证的方剂,统称治燥剂。

2. 主要功效及治疗病证 治燥剂适用于感受燥邪或脏腑津液枯耗所致的燥证。燥证有外燥与内燥之分。外燥是由感受秋令燥邪所致,因秋令气候有偏寒、偏热之异,故感邪后所表现的证候又有凉燥、温燥之别。内燥是由津亏液耗,脏腑失濡而成,常累及肺、胃、肾、大肠。治疗燥证,应根据《素问·至真要大论》"燥者濡之"之旨,以濡润为基本大法。外燥治宜轻宣,使邪气外达;内燥治宜滋润,令脏腑津液复常。

3. 配伍原则 脏腑津液不足之内燥证,多以甘凉滋阴润燥之沙参、麦冬、生地黄等为主,配伍清热或补益之品组成方剂。代表方如麦门冬汤、养阴清肺汤、玉液汤等。外感凉燥或温燥之证,治宜轻宣外燥,常用苏叶、桔梗、前胡、杏仁等药组方,代表方如杏苏散等。温燥伤肺,治宜轻宣润肺,常用桑叶、杏仁、北沙参、麦冬等药组方,代表方如桑杏汤、清燥救肺汤等。

4. 使用注意 燥邪最易化热,伤津耗气,故运用治燥剂有时还需酌情配伍清热泻火或益气生津之品。至于辛香耗津、苦寒化燥之品,均非燥证所宜。此外,甘凉滋润药物易于助湿滞气,脾虚便溏或素体湿盛者当慎用。

 案例 43-1

张某,男,25岁。受凉感冒2日,头微痛,恶寒无汗,咳嗽稀痰,鼻塞,咽干,苔白,脉弦。宜选用( )。

A. 清燥救肺汤 B. 杏苏散 C. 养阴清肺汤 D. 玉液汤 E. 增液汤

杏苏散
《温病条辨》

【组成】 苏叶9g,杏仁9g,桔梗6g,枳壳6g,前胡9g,半夏9g,茯苓9g,陈皮6g,甘草3g,生姜3片,大枣3枚(原书未著用量)。

【用法】 水煎服。

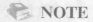

【功效主治】 轻宣凉燥,理肺化痰。用于外感凉燥。症见恶寒无汗,头微痛,咳嗽痰稀,鼻塞咽干,苔白,脉弦。

【方解】 本方所治之证,乃由凉燥外袭,肺失宣降所致。凉燥伤表,则恶寒无汗,头微痛;凉燥伤肺,肺失输布,津液内结,则咳嗽痰稀。肺开窍于鼻,咽为肺系,凉燥犯肺,肺气郁遏,则鼻塞咽干。治宜轻宣凉燥,理肺化痰。方中苏叶辛温不燥,解肌发表,开宣肺气,使凉燥从表而解;杏仁苦温而润,宣肺止咳化痰,共为君药。前胡疏风降气化痰,助杏仁、苏叶轻宣达表而兼化痰;桔梗、枳壳一升一降,助杏仁以宣利肺气,共为臣药。半夏、陈皮、茯苓理气化痰;甘草合桔梗宣肺利咽;生姜、大枣调和营卫,通行津液,共为佐药。甘草调和诸药,兼为使药。诸药合用,共奏发表宣化之功,使表解痰消,肺气调和。

【现代应用】 现代常用于治疗流行性感冒、慢性支气管炎、肺气肿等属外感凉燥,肺气不宣者。

桑杏汤
《温病条辨》

【组成】 桑叶 3 g,杏仁 4.5 g,北沙参 6 g,浙贝母 3 g,淡豆豉 3 g,栀子皮 3 g,梨皮 3 g。

【用法】 水煎服。

【功效主治】 轻宣温燥,润肺止咳。用于外感温燥。症见头痛,身热不甚,口渴,咽干鼻燥,干咳无痰,或痰少而黏,舌红,苔薄白而干,脉浮数而右脉大者。

【方解】 本方所治为温燥袭肺之轻证。燥邪袭人,肺先受之。肺失清肃,温燥灼液,故咽干口渴,咳嗽无痰,或痰少稠黏,咯之不爽;肺合皮毛,感邪轻浅,故身不甚热。治以轻宣温燥,兼以润肺止咳。方中桑叶轻宣燥热;杏仁宣利肺气,润燥止咳,共为君药。淡豆豉辛凉解表,助桑叶轻宣透热;浙贝母清化痰热,助杏仁止咳化痰;北沙参润肺止咳生津,共为臣药。栀子皮质轻而入上焦,清泻肺热;梨皮清热润燥,止咳化痰,共为佐药。诸药合用,外以轻宣燥热,内以凉润肺金,使燥热除而肺津复,则诸症自愈。

【现代应用】 现代常用于治疗上呼吸道感染、急性支气管炎、支气管扩张、咯血、百日咳等属外感温燥,灼伤肺津者。

清燥救肺汤
《医门法律》

【组成】 桑叶 9 g,石膏 8 g,甘草 3 g,人参 2 g,胡麻仁 3 g,阿胶 3 g,麦冬 4 g,杏仁 2 g,枇杷叶 3 g。

【用法】 水煎服。

【功效主治】 清燥润肺。用于温燥伤肺证。症见头痛身热,干咳无痰,气逆而喘,咽喉干燥,鼻燥,心烦口渴,胸满胁痛,舌干少苔,脉虚大而数。

【方解】 本方所主是燥热伤肺之重证。秋令气候干燥,燥热伤肺,肺合皮毛,故头痛身热;肺为热灼,气阴两伤,失其清肃之常,故干咳无痰,气逆而喘,咽喉干燥,口渴鼻燥;肺气不降,故胸膈满闷。治宜清燥热,益气阴。方中以桑叶为君,清宣肺燥。以石膏、麦冬为臣,前者清肺经之热,后者润肺金之燥。如此配合,宣中有清,清中有润;石膏虽质重性寒,但量少,故不碍桑叶轻宣之性。其余皆为佐药,杏仁、枇杷叶利肺气,使肺气恢复肃降之性;阿胶、胡麻仁润肺养阴,使肺得濡润;人参、甘草益气和中,培土生金,使土旺金生,肺气自旺。诸药相伍,燥邪得宣,气阴得复而共奏清燥救肺之功,故以"清燥救肺"名之。

【现代应用】 现代常用于治疗肺炎、支气管哮喘、急慢性支气管炎、肺气肿、肺癌等,属燥热壅肺,气阴两伤者。

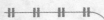
麦门冬汤

《金匮要略》

【组成】 麦门冬 42 g，半夏 6 g，人参 9 g，甘草 6 g，粳米 3 g，大枣 4 枚。

【用法】 水煎服。

【功效主治】 滋养肺胃，降逆和中。

(1)用于虚热肺痿。症见咳唾涎沫，短气喘促，咽喉干燥，舌干红少苔，脉虚数。

(2)用于胃阴不足证。症见气逆呕吐，口渴咽干，舌红少苔，脉虚数。

【方解】 肺痿之形成，其病在肺，其源在胃。是证乃肺胃阴虚，气火上逆所致。肺叶枯萎，肃降失常，肺气上逆，故作咳逆；通调失职，不能输布津液，以致咳唾涎沫。其咽喉不利，一因肺胃气阴两伤，不得濡润；二因清肃失常，虚火上炎，灼津碍气。治宜滋养肺胃气阴，使气机得复，阴津得充，虚火自降。方中重用麦门冬甘寒清润，入肺胃两经，养阴生津，滋阴润燥，以清虚热，为君药。肺胃气逆，故臣以少量半夏降逆下气，和胃止呕，化其痰涎，其虽属辛温，但与大量麦门冬配伍则其燥性被制，且麦门冬得半夏则滋而不腻。佐以人参、甘草、粳米、大枣益胃生津，使中气充盛，则津液自能上归于肺，即"培土生金"之法。其中甘草能润肺利咽，调和诸药，兼作使药。药仅六味，主从有序，生胃阴而润肺燥，下逆气而止浊唾，属补土生金，虚则补其母之法。

【现代应用】 现代常用于治疗慢性支气管炎、支气管扩张、慢性咽喉炎、硅肺、肺结核等，属肺胃阴虚，气火上逆者。亦治胃及十二指肠溃疡、慢性萎缩性胃炎，属胃阴不足，气逆呕吐者。

其他治燥剂的组成、功效、主治如表 43-1 所示。

表 43-1 其他治燥剂

名称	组成	功效	主治
养阴清肺汤	生地黄、麦门冬、生甘草、玄参、贝母、牡丹皮、薄荷、炒白芍	养阴清肺，解毒利咽	阴虚肺燥之白喉
玉液汤	生山药、生黄芪、知母、葛根、生鸡内金、五味子、天花粉	益气生津，润燥止渴	气虚阴亏，肾虚胃燥之消渴证

小结

本章共选正方 4 首，按功用分为轻宣外燥与滋阴润燥两类。杏苏散、桑杏汤、清燥救肺汤三方皆有轻宣燥邪的作用，适用于外燥证。其中，杏苏散温散凉燥，宣肺化痰，用于外感凉燥证；而桑杏汤、清燥救肺汤均具凉润之功，均适用于外感温燥，肺阴受伤者。但桑杏汤辛凉清润，药性轻缓，适用于温燥伤肺之轻证；清燥救肺汤重于滋养肺阴，兼养肺气，用于温燥伤肺之重证。麦门冬汤清养肺胃，降逆下气，具有甘寒滋润作用，适用于内燥证，主治肺痿及胃阴不足之肺胃气逆证。

思考题

1.试述治燥剂的定义、适用范围、分类及使用注意事项。

2.清燥救肺汤、玉液汤各主治何证？主要病机是什么？

思考题答案

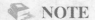

NOTE

（曲 苗）

第四十四章　安　神　剂

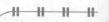

 学习目标 ┃...

1. 掌握朱砂安神丸、酸枣仁汤、养心汤、甘麦大枣汤的组方原理、功效主治、配伍基本结构及配伍意义。

2. 熟悉安神剂的概念、适用范围及使用注意。

PPT-44

概　述

凡以安神定志作用为主,用于治疗神志不安的方剂,统称为安神剂。

安神剂适用于神志不安病证。神志不安,常表现为心悸怔忡、失眠健忘,甚至烦躁惊狂等。心藏神、肝藏魂、肾藏志,故其证多与心、肝、肾三脏之阴阳偏盛偏衰,相互间功能失调相关。其基本病机为外受惊恐,肝郁化火;或为阴血不足,心神失养。神志不安证表现为惊狂善怒,烦躁不安者多属实证,治宜重镇安神;表现为心悸健忘,虚烦失眠者,多属虚证,治宜补养安神。故本章方剂分为重镇安神与补养安神两类。

本章方剂虽有重镇安神与补养安神之分,然火盛每致阴伤,阴虚易致阳亢,所以病机变化又多虚实夹杂,互为因果,故组方时,重镇安神与补养安神多配合应用。此外,神志不安又有因火、因痰、因瘀等不同,如因火热而狂躁者,又当清热泻火;因痰而惊狂者,则宜祛痰;因瘀而发狂者,又应祛瘀。诸如此类,可与有关章节互参,或选择相关适宜药物配用以求运用灵活,方证相宜。

重镇安神剂多由金石、贝壳类药物组成,此类药物易伤胃气;补养安神剂多配伍滋腻补虚之品,有碍脾胃运化,均不宜久服。对脾胃虚弱者,可配合服用健脾和胃之品。此外,某些金石类安神药,如朱砂等具有一定毒性,不宜过服、久服。

┃第一节　重镇安神剂┃

重镇安神剂,适用于心阳偏亢,火热扰心所致的烦乱、失眠、惊悸、怔忡、癫痫等。常用重镇安神药,如朱砂、磁石、珍珠母、龙齿等为主组方。代表方有朱砂安神丸、磁朱丸、珍珠母丸等。

案例 44-1

张某因心高志大,所谋不遂,怔忡善忘,口淡舌燥,多汗,四肢疲软,发热,小便白浊,脉虚大而数。治宜首选(　　　)。

A. 朱砂安神丸　　　　　　　B. 磁朱丸　　　　　　　C. 生铁落饮

案例解析 44-1

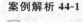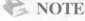 **NOTE**

D. 珍珠母丸　　　　　　　　　　　E. 桂枝甘草龙骨牡蛎汤

朱砂安神丸
《内外伤辨惑论》

【组成】　朱砂(另研,水飞为衣)15 g,黄连(去须,净,酒洗)18 g,炙甘草 16.5 g,生地黄 5 g,当归 7.5 g。

【用法】　上药除朱砂外,其余四味共为细末,汤浸蒸饼为丸,如黍米大。以朱砂为衣,每服十五丸或二十丸(3～4 g),津唾咽之,食后服。现代用法:上药研末,炼蜜为丸,每次 6～9 g,临睡前温开水送服;亦可作汤剂,用量按原方比例酌减,朱砂研细末水飞,以药汤送服。

【功效主治】　重镇安神,清热养血。用于心火亢盛,阴血不足证。症见心烦神乱,失眠多梦,惊悸怔忡,或胸中懊恼,舌尖红,脉细数。

【方解】　本证乃由心火亢盛,灼伤阴血,心神失养所致。心火亢盛,扰及心神,则心神烦乱、失眠多梦、胸中懊恼;火热亢盛,灼伤阴血,心神失养,则惊悸怔忡;舌尖红,脉细数,为心火偏亢、阴血不足之证。治宜重镇安神、清心泻火,兼以滋阴养血。方中朱砂质重性寒,专入心经,重可镇怯,寒能清热,为重镇安神之品,故为君药。黄连苦寒,入心经,清心泻火,助君药清心安神,为臣药。两药相伍,重镇以安神,清心以除烦,共奏泻火安神之功。生地黄甘寒,滋阴清热;当归甘温,补养心血,合生地黄以补其不足之阴血,共为佐药。佐使以炙甘草和中调药,防朱砂质重、黄连苦寒碍胃,益气和中。合而用之,重镇泻火而宁心神,滋养心血而安心神。

【现代应用】　现代常用于治疗神经衰弱所致的心悸、健忘、失眠,精神抑郁症引起的神志恍惚,以及早搏所致的心悸、怔忡等,属心火上炎、阴血不足证者。

其他重镇安神剂的组成、功效、主治如表 44-1 所示。

表 44-1　其他重镇安神剂

名称	组成	功效	主治
磁朱丸	磁石、朱砂、神曲	重镇安神、交通心肾	心肾不交证
珍珠母丸	珍珠母、当归、熟地黄、人参、炒酸枣仁、柏子仁、犀角、茯神、沉香、龙齿	镇心安神、平肝潜阳、滋阴养血	心肝阳亢、阴血不足、神志不宁证
桂枝甘草龙骨牡蛎汤	桂枝、炙甘草、牡蛎、龙骨	镇惊安神、温通心阳	心阳虚损、神志不安证

第二节　补养安神剂

补养安神剂,适用于阴血不足,心肝失养所致的虚烦不眠,心悸怔忡,健忘多梦等证。常以补养安神药物,如酸枣仁、柏子仁、五味子、茯苓、小麦等为主组成方剂。代表方如酸枣仁汤、养心汤、甘麦大枣汤等。

案例 44-2

患者,男,33 岁,夜不成寐,食不知味,尪羸,脉细数涩。治宜首选(　　　)。

A. 天王补心丹　B. 酸枣仁汤　　C. 甘麦大枣汤　D. 养心汤　　　E. 归脾汤

酸枣仁汤
《金匮要略》

【组成】 酸枣仁 15 g,茯苓 6 g,知母 6 g,川芎 6 g,甘草 3 g。

【用法】 汤剂,水煎服;另有丸剂、合剂、糖浆剂,可按说明服用。

【功效主治】 养血安神,清热除烦。用于肝血不足,虚热内扰之虚烦不眠证。症见虚烦失眠,心悸不安,头目眩晕,咽干口燥,舌红,脉弦细。

【方解】 本方原治"虚劳虚烦不得眠"是由肝血不足,虚热内扰而致。肝藏血,血舍魂;心藏神,血养心。若肝血不足,心失所养,魂不守舍,加之虚热内扰,则虚烦不寐、惊悸不安;血亏阴虚,易生内热,虚热内扰,每见虚烦不安、咽干口燥、舌红等。头目眩晕、脉弦细,乃肝血不足使然。治宜养血安神,清热除烦。方中重用酸枣仁,以其性味甘平,入心肝经,养血补肝,宁心安神,为君药。茯苓宁心安神,助酸枣仁安神之力;知母滋阴清热,与君药相配,以助安神除烦之效,共为臣药。佐以川芎调畅气机,疏达肝气,与酸枣仁相伍,酸收与辛散并用,相反相成,补肝之体,遂肝之用,养血调肝安神。甘草和中缓急,调和诸药,一方面,补益中气,合茯苓使脾能健运,以资气血生化之源;另一方面,和肝缓急,与酸枣仁酸甘合化以养肝阴,敛浮阳,为使药。诸药相伍,一则养肝血以宁心神,二则清内热以除虚烦,为治虚劳虚烦不眠之良方。

【现代应用】 现代常用于治疗神经衰弱、心脏神经症、围绝经期综合征等属心肝血虚、虚热内扰证者。

养心汤
《仁斋直指方论》

【组成】 炙黄芪、茯苓、茯神、半夏曲、当归、川芎各 15 g,远志、肉桂、柏子仁、炒酸枣仁、五味子、人参各 8 g,炙甘草 12 g。

【用法】 为粗末,每服 15 g,加生姜 5 片、大枣 2 枚,水煎服;亦可为丸,每服 9 g;或作汤剂,水煎服。

【功效主治】 益气补血,养心安神。用于气血不足,心神不宁证。症见神志恍惚,心悸易惊,失眠健忘,舌淡苔白,脉细弱。

【方解】 本证乃气血不足,心神失养所致。心藏神,赖血以濡之;气生血,赖脾以化之。若忧思过度,气血暗耗,心神失养,则可见神志恍惚、心悸易惊、失眠健忘等神志不安之证;舌质淡白,脉来细弱,亦气血不足之象。诸症皆由气血两虚,心神失养而起。故治宜养心安神,益气补血。方中以炙黄芪补心脾之气,使气充则神养;当归调养心肝之血,使血足则神安,共为君药。臣以人参,助黄芪补气;川芎,调肝活血,使诸药补而不滞,四药相伍,气血并补,心肝脾同益;茯苓、茯神养心安神,君臣相伍,益气补血安神。佐入远志、柏子仁、炒酸枣仁、五味子补心安神定悸;半夏曲和胃消食,与黄芪、人参补脾和中,以资生化之源;肉桂引火归原,并可鼓舞气血生长而增温养之效;姜、枣之用,更增和中益脾、调和气血之效。炙甘草用量偏重,既调和诸药,更与黄芪、人参为伍,以增益气之功,用作佐药。诸药合用,共奏益气补血、养心安神之功。其方"润以滋之,温以补之,酸以收之,香以舒之,则心得其养矣",故以"养心"名之。

【现代应用】 现代常用于治疗神经官能症、冠心病、病毒性心肌炎、心律失常等属气血不足、心神不安证者。

甘麦大枣汤
《金匮要略》

【组成】 甘草 9 g,小麦 15 g,大枣 3 枚。

【用法】 水煎服。

【功效主治】 养心安神，和中缓急。用于脏躁。症见精神恍惚，常悲伤欲哭，不能自主，心中烦乱，睡眠不安，甚则言行失常，呵欠频作，舌淡红苔少，脉细略数。

【方解】 本证乃心阴不足，肝气失和，心神失宁所致。思虑悲哀过度，耗伤阴血，心肝失养，神魂不安，则精神恍惚，睡眠不安，心中烦乱；肝失所养，疏泄失常，则悲伤欲哭，不能自主，言行失常；呵欠频作，乃阴血不足、阴不配阳、上下相引而致；舌质淡红，脉来细数，亦心肝阴血不足之证。治宜养心安神，和中缓急。方中用小麦，取其甘凉之性，养肝补心，除烦安神，为君药。甘草甘平，补养心气，和中缓急，资助化源，为臣药。大枣甘温质润，益气和中，润燥缓急，为佐药。三药合用，共奏养心安神、和中缓急之功。亦属"肝苦急，急食甘以缓之"（《素问·脏气法时论》）之法。

【现代应用】 现代常用于治疗癔病、癫痫、神经衰弱、围绝经期综合征等属心阴不足、肝气失和证者。

小结

本章共选正方4首，按功用分为重镇安神剂和补养安神剂两类。

1.重镇安神剂　朱砂安神丸具有重镇安神之功，且长于清心泻火，滋阴养血，主治心火亢盛，阴血不足的心悸、失眠之证。

2.补养安神剂　酸枣仁汤、养心汤、甘麦大枣汤皆能补心安神，均治心烦失眠、心悸等。然酸枣仁汤侧重于养血安神，清热除烦，主治心肝阴血不足，虚烦不眠证；养心汤长于益气补血，养心安神，主治气血虚少，惊惕不宁证；甘麦大枣汤长于养心安神，和中缓急，善治心阴受损，肝气失和之脏躁证。

思考题

1.临证如何区别使用重镇安神剂与补养安神剂？
2.朱砂安神丸的功效主治及临床表现有哪些？
3.酸枣仁汤、养心汤、甘麦大枣汤三方在功效主治方面有何异同？
4.地黄在一贯煎、百合固金汤、朱砂安神丸中的配伍作用各是什么？
5.酸枣仁汤中酸枣仁与川芎配伍有何意义？
6.养心汤、归脾汤、天王补心丹三方在功效主治方面有何异同？

（曲　苗）

思考题答案

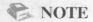

第四十五章　开　窍　剂

 学习目标

1. 熟悉开窍剂的概念、适应证、分类及使用注意。
2. 掌握安宫牛黄丸的组成、用法、功效主治。
3. 熟悉苏合香丸的组成、用法、功效主治。

PPT-45

概　　述

1. 含义　凡以芳香开窍药为主组成,具有开窍醒神作用,用以治疗神昏窍闭之证的方剂,统称开窍剂。

2. 适应证及分类　神昏窍闭之证多由邪气壅盛,蒙蔽心窍所致。根据其临床表现,可分为热闭与寒闭两种。热闭多由温热之邪内陷心包所致,治宜清热开窍,亦称凉开;寒闭多由寒湿痰浊之邪或秽浊之气蒙蔽心窍所致,治宜温通开窍,亦称温开。本类方剂据此分为凉开和温开两类。

3. 使用注意

(1)开窍剂适用于邪盛气实而见神志昏迷,口噤,两手握固,脉来有力之实证;对于汗出肢冷,呼吸气微,手撒尿遗,口开目合之脱证,即使神志昏迷,也不宜使用。

(2)对于阳明腑实证而见神昏谵语者,应治以寒下;若为阳明腑实而兼邪陷心包之证,应根据病情的缓急轻重,或先投寒下,或开窍与泻下并用,才能切合病情。

(3)开窍剂多为芳香药物,其性辛散走窜,久服则易伤元气,故临床多用于急救,中病即止,不可久服,孕妇当慎用或忌用。

安宫牛黄丸
《温病条辨》

【组成】　牛黄、郁金、黄连、朱砂、栀子、雄黄、黄芩各 30 g,水牛角浓缩粉 60 g,冰片、麝香各 7.5 g,珍珠 15 g。

【用法】　以上 11 味,珍珠、朱砂、雄黄分别水飞或粉碎成极细粉;黄连、黄芩、栀子、郁金粉碎成细粉;将牛黄、水牛角浓缩粉、麝香及冰片研细,与上述粉末研配、过筛、混匀,加适量炼蜜为丸。每服 1 丸,每日 1~2 次;小儿 3 岁以内 1 次 1/4 丸,4~6 岁 1 次 1/2 丸。

【功效主治】　清热解毒,开窍醒神。用于邪热内陷心包证。症见高热烦躁,神昏谵语,舌謇肢厥,舌红或绛,脉数。亦治中风昏迷、小儿惊厥,属邪热内闭者。

【方解】　本方证由温热之邪内陷心包,痰热蒙蔽清窍所致。温病热邪炽盛,逆传心包,扰及神明,故高热烦躁、神昏谵语;里热炽盛,灼津炼液成痰,痰浊上蒙清窍,势必加重神昏谵语;

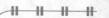 NOTE

325

舌为心之苗,热闭心窍,则舌謇;热深厥亦深,故伴见热厥之手足厥冷。所治中风痰热昏迷、小儿高热惊厥,亦属热闭之证。治宜清热解毒,开窍醒神。方中牛黄味苦而凉,功能清心解毒,辟秽开窍,通心主之神;麝香辛温,通行十二经,长于开窍醒神,两味相协,体现清心开窍的立方之旨,共为君药。臣以水牛角清心凉血解毒;黄连、黄芩、栀子清热泻火解毒,黄连泻心火,栀子泻心与三焦之火,黄芩泻胆、肺之火;冰片、郁金芳香辟秽,通窍开闭,以加强麝香开窍醒神之效,使闭固邪热温毒从内透出。佐以朱砂清热镇惊、珍珠化痰镇心、雄黄豁痰解毒。用蜂蜜为丸,以和胃调中,为使。原方用金箔为衣,亦是取其重镇安神之效。诸药合用,清热解毒,开窍醒神,而成"芳香化秽浊而利诸窍,咸寒保肾水而安心体,苦寒通火腑而泻心用之方也"。

【现代应用】 现代常用于治疗流行性乙型脑炎、流行性脑脊髓膜炎、病毒性痢疾、尿毒症、脑血管意外、肝昏迷、肺性脑病、颅脑外伤及感染或中毒引起的高热神昏等属热闭心包证者。

苏合香丸(原名吃力伽丸)
《广济方》,录自《外台秘要》

【组成】 苏合香、冰片、乳香各 15 g,麝香、安息香、木香、香附、白檀香、丁香、沉香、荜茇、白术、诃子、朱砂各 30 g,水牛角浓缩粉 60 g(代替犀角)。

【用法】 以上 15 味,除苏合香、麝香、冰片、水牛角浓缩粉外,朱砂水飞成极细粉,安息香等其余 10 味粉碎成细粉;将麝香、冰片、水牛角浓缩粉研细,与上述粉末配研、过筛、混匀。再将苏合香炖化,加适量炼蜜与水制成蜜丸,低温干燥;或加适量炼蜜制成蜜丸。口服,每次 1丸,小儿酌减,每日 1~2 次,温开水送服。昏迷不能口服者,可鼻饲给药。

【功效主治】 温通开窍,行气止痛。用于寒闭证。症见突然昏倒,牙关紧闭,不省人事,苔白,脉迟。亦治心腹猝痛,甚则昏厥及中风、中气,或感受时行瘴疠之气等,属寒凝气滞之闭证者。

【方解】 本方主治因寒邪秽浊,气郁闭阻,蒙蔽清窍,扰乱神明所致之寒闭之证。闭者宜开,故治以芳香开窍。方中苏合香、麝香、冰片、安息香均为芳香开窍之品,用为君药。配合木香、白檀香、沉香、乳香、丁香、香附为臣,以行气解郁,散寒止痛,辟秽化浊,活血化瘀。佐以辛热之荜茇,温中散寒,与上述十种辛香之品配合,增强散寒止痛开郁之功;白术补气健脾,燥湿化浊;诃子收涩敛气,以防辛香太过,耗散正气;水牛角清心解毒;朱砂重镇安神。诸药合用,以芳香化浊,温通开窍,行气止痛,为温开剂之代表方。

【现代应用】 现代常用于治疗急性脑血管病、癔病性昏厥、癫痫、阿尔茨海默病、流行性乙型脑炎、肝昏迷、冠心病心绞痛、心肌梗死等属寒闭或寒凝气滞证者。

案例 45-1

案例解析 45-1

石某,男,4 岁。症见高热烦躁,神昏谵语,痉厥,斑疹吐衄,口渴引饮,唇焦舌燥,尿赤便秘,舌红绛,苔黄燥,脉弦数有力。治宜首选( )。

A.安宫牛黄丸　 B.紫雪　　　 C.至宝丹　　　 D.苏合香丸　　 E.行军散

小结

本章共选正方 2 首,按功用分为凉开剂和温开剂两类。

1.凉开剂　安宫牛黄丸、紫雪、至宝丹合称"凉开三宝",均用于热闭之证。其中,安宫牛黄丸长于清热解毒豁痰,适用于热陷心包,神昏谵语之证;至宝丹长于芳香开窍,化浊辟秽,主治一切热闭神昏之证;紫雪的解毒之功虽不及安宫牛黄丸,开窍之效亦逊于至宝丹,但尤擅息风

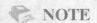

止痉,故对热陷心包及热盛动风,症见神昏而有痉厥者,较为合适。

2.温开剂 苏合香丸是温开剂的代表方,治疗寒闭之证,既擅于开窍辟秽,又长于行气温中止痛,故对寒闭神昏及气滞寒凝所致的心腹疼痛,均有较好疗效。

思考题

1.使用开窍剂的注意事项有哪些?
2.试述苏合香丸的功效主治及配伍特点。
3.苏合香丸为何配伍白术、诃子?

(曲 苗)

思考题答案

PPT-46

第四十六章 补益剂

学习目标

1. 掌握补益剂的概念、适用范围、分类及应用注意事项；四君子汤、补中益气汤、生脉散、四物汤、六味地黄丸的组成、功效主治、用法、配伍意义。

2. 熟悉肾气丸的组成、功效主治。

3. 了解参苓白术散、玉屏风散、当归补血汤、归脾汤、炙甘草汤、八珍汤、左归丸、一贯煎、右归丸、地黄饮子的功效主治。

概　述

1. 含义　凡以补益药为主组成，具有补养人体气、血、阴、阳等作用，主治各种虚证的方剂，统称补益剂。补益属于"八法"中的"补法"。

2. 分类　补益剂分为补气、补血、气血双补、补阴、补阳、阴阳双补六类。

气与血二者相互依存，关系密切，气能行血、气能生血、气能摄血、血为气之母。故补气与补血常常同时进行，血虚者，补血时宜加入补气之品，以助生化；气虚者，补气常少加入补血之品，过则阴柔碍胃；若气血两虚，则宜气血双补。

3. 使用方法　由于阴阳互根，故"善补阳者，必于阴中求阳，则阳得阴助而生化无穷；善补阴者，必于阳中求阴，则阴得阳升而泉源不竭"。补益的方法可以分为直接补益法和间接补益法。前者直接补益虚损的本脏，后者"虚则补其母"，以补其相生之脏。

4. 使用注意

(1)血不自生，须得生阳气之药，血自旺矣（然气虚一般予以补气药，较少配补血药，防其阴柔碍胃）。

(2)有胃则生，无胃则死，在脾胃功能不足时，对虚不受补者，宜先调理脾胃，可适当配合健脾和胃、理气消导之品，以资运化，使之补而不滞。

(3)应辨别虚实的真假。《景岳全书》曰："至虚之病，反见盛势；大实之病，反有羸状。"

(4)正气已伤而余邪未尽，则应扶正祛邪。

(5)滥用补剂，不仅无效，反而有害。

(6)若作汤剂，宜文火久煎，使药力尽出。

(7)服药时间一般以空腹或饭前为宜，但急证不受此限。

第一节　补　气　剂

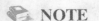
NOTE

补气剂，是由补气药为主组成，具有补气功效，主治气虚证的方剂。症见肢体倦怠乏力，少气懒言,语音低微,动则气促,面色萎白,食少便溏,舌淡苔白,脉虚弱,甚或虚热自汗,或脱肛、子宫脱垂等。常以补气药如人参、党参、黄芪、白术、甘草等为主,根据兼夹证的不同,分别配伍理气、渗湿、升阳举陷、补血、养阴、疏风解表之品组成方剂。代表方如四君子汤、参苓白术散、补中益气汤、生脉散、玉屏风散等。

案例 46-1

案例解析 46-1

王某,男,28 岁,现役军人,因职业原因饮食不正常而患有胃病。最近经常出现腹胀、腹痛、恶心呕吐,时有便秘,严重时不思饮食。后经索诺声无痛体外胃肠影像扫描仪检查诊断为胃下垂。

问题:中医学对胃下垂如何辨证?应选择何种方剂治疗?

四君子汤
《太平惠民和剂局方》

【组成】 人参(或党参)9 g,白术 9 g,茯苓 9 g,炙甘草 6 g。

【用法】 水煎服。

【功效主治】 益气健脾。用于脾胃气虚证。症见面色萎白,语声低微,气短乏力,食少便溏,舌淡苔白,脉虚弱。

【方解】 本方证由脾胃气虚,运化乏力所致。脾胃为后天之本,气血生化之源,脾胃气虚,受纳与健运乏力,则饮食减少;湿浊内生,故大便溏薄;脾主肌肉,脾胃气虚,四肢肌肉无所禀受,故四肢乏力;气血生化不足,血不足,不荣于面,而见面色萎白;脾为肺之母,脾胃一虚,肺气先绝,故见气短、语声低微;舌淡苔白、脉虚弱皆为气虚之象。正如《医方考》所说:"夫面色萎白,则望之而知其气虚矣;言语轻微,则闻之而知其气虚矣;四肢无力,则问之而知其气虚矣;脉来虚弱,则切之而知其气虚矣。"治宜补益脾胃之气,以复其运化受纳之功。方中人参为君,甘温益气,健脾养胃。臣以苦温之白术,健脾燥湿,加强益气助运之力;佐以甘淡茯苓,健脾渗湿,苓、术相配,则健脾祛湿之功益著。使以炙甘草,益气和中,调和诸药。四药配伍,共奏益气健脾之功。

【现代应用】 临床可用于慢性胃炎、胃及十二指肠溃疡、慢性肝炎、小儿缺铁性贫血、小儿感染后脾虚综合征等属脾气虚者。也可加减用于肺心病、周期性肌肉麻痹、肾上腺功能低下、肿瘤等疾病。

参苓白术散
《太平惠民和剂局方》

【组成】 人参 12 g,白术(炒)12 g,茯苓 12 g,山药 12 g,白扁豆(炒)9 g,莲子 6 g,薏苡仁(炒)6 g,砂仁 6 g,桔梗 6 g,炙甘草 12 g。

【用法】 上为细末。每服 6～9 g,枣汤调下,每日 2～3 次。小儿量岁数加减服之。现代作汤剂,水煎服,用量按原方比例酌减。

【功效主治】 益气健脾,渗湿止泻。用于脾虚湿盛证。症见饮食不化,胸脘痞闷,肠鸣泄泻,四肢乏力,形体消瘦,面色萎黄,舌淡苔白腻,脉虚缓。

【方解】 本方证是由脾虚湿盛所致。脾胃虚弱,纳运乏力,故饮食不化;水谷不化,清浊不分,故见肠鸣泄泻;湿滞中焦,气机被阻,而见胸脘痞闷;脾失健运,则气血生化不足;肢体肌肤失于濡养,故四肢无力、形体消瘦、面色萎黄;舌淡、苔白腻、脉虚缓皆为脾虚湿盛之象。治宜补益脾胃,兼以渗湿止泻。方中人参、白术、茯苓益气健脾渗湿,为君。配伍山药、莲子助君药以

NOTE

健脾益气,兼能止泻;并用白扁豆、薏苡仁助白术、茯苓以健脾渗湿,均为臣药。更用砂仁醒脾和胃,行气化滞,是为佐药。桔梗宣肺利气,通调水道,又能载药上行,培土生金;炙甘草健脾和中,调和诸药,共为佐使。综观全方,补中气,渗湿浊,行气滞,使脾气健运,湿邪得去,则诸症自除。

【现代应用】 临床可用于慢性胃肠炎、小儿腹泻、胃肠功能紊乱、贫血、慢性支气管炎、肺结核、慢性肾炎以及妇女带下病等属脾虚湿盛者。

补中益气汤
《内外伤辨惑论》

【组成】 黄芪 18 g,炙甘草 9 g,人参 6 g,白术 6 g,陈皮 6 g,升麻 6 g,柴胡 6 g,当归 3 g。

【用法】 水煎服。或作丸剂,每服 10～15 g,日 2～3 次,温开水或姜汤下。

【功效主治】 补中益气,升阳举陷。

(1)用于脾虚气陷证。症见饮食减少,体倦肢软,少气懒言,面色萎黄,大便稀溏,舌淡脉虚;以及脱肛,子宫脱垂,久泻久痢,崩漏等。

(2)用于气虚发热证。症见身热自汗,渴喜热饮,气短乏力,舌淡,脉虚大无力。

【方解】 本方所治证系因饮食劳倦,损伤脾胃,以致脾胃气虚、清阳下陷所致。脾胃为营卫气血生化之源,脾胃气虚,纳运乏力,故饮食减少、少气懒言、大便稀溏;脾主升清,脾虚则清阳不升,中气下陷,故见脱肛、子宫脱垂等;清阳陷于下焦,郁遏不达则发热,因非实火,故其热不甚,病程较长。时发时止、手心热甚于手背,与外感发热之热甚不休、手背热甚于手心者不同。气虚腠理不固,阴液外泄则自汗。治宜补益脾胃中气,升阳举陷。方中重用黄芪,味甘微温,入脾、肺经,补中益气,升阳固表,为君药。配伍人参、炙甘草、白术补气健脾,为臣,与黄芪合用,以增强其补益中气之功。血为气之母,气虚时久,营血亦亏,故用当归养血和营,协人参、黄芪以补气养血;陈皮理气和胃,使诸药补而不滞,共为佐药。并以少量升麻、柴胡升阳举陷,协助君药以升提下陷之中气,共为佐使,《本草纲目》谓:"升麻引阳明清气上升,柴胡引少阳清气上行,此乃禀赋虚弱,元气虚馁,及劳役饥饱,生冷内伤,脾胃引经最要药也。"炙甘草调和诸药,亦为使药。诸药合用,使气虚得补,气陷得升,则诸症自愈。气虚发热者,亦借甘温益气而除之。

【现代应用】 临床可用于肌弛缓性内脏下垂(胃肾下垂、胃黏膜脱垂)、久泻、久痢、脱肛、重症肌无力、乳糜尿、慢性肝炎等;妇科之子宫脱垂、妊娠、产后癃闭、胎动不安及月经过多;眼科之眼睑下垂、麻痹性斜视等属脾胃气虚或中气下陷者。

案例 46-2

案例解析 46-2

李某,男,61 岁。近 5 年来常感心悸、胸闷、气短、头晕,曾多次做心电图检查,结果提示:冠状动脉供血不足、室性早搏,确诊为冠心病、心律失常。近一周来因劳累致使心悸、胸闷、气短乏力、头晕、自汗、舌红边有瘀点、苔少、脉结代。血压、心率如常,心律不整。心电图提示快速性心房颤动。

问题:对于本案心律失常中医当如何辨证施治?

生脉散
《医学启源》

【组成】 人参 9 g,麦冬 9 g,五味子 6 g。

【用法】 水煎服。一日 1 剂,分 2～3 次服。现有口服液、注射液等剂型。

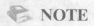

【功效主治】 益气生津,敛阴止汗。

(1)用于温热、暑热,耗气伤阴证。症见汗多神疲,体倦乏力,气短懒言,咽干口渴,舌干红少苔,脉虚数。

(2)用于久咳伤肺,气阴两虚证。症见干咳少痰,短气自汗,口干舌燥,脉虚细。

【方解】 本方所治为温热、暑热之邪,耗气伤阴,或久咳伤肺,气阴两虚之证。温暑之邪袭人,热蒸汗泄,最易耗气伤津,导致气阴两伤之证。肺主皮毛,暑伤肺气,卫外失固,津液外泄,故汗多;肺主气,肺气受损,故气短懒言、神疲乏力;阴伤而津液不足以上承,则咽干口渴;舌干红少苔,脉虚数或虚细,乃气阴两伤之象。咳嗽日久伤肺,气阴不足者,亦可见上述征象,治宜益气养阴生津。方中人参甘温,益元气,补肺气,生津液,是为君药。麦冬甘寒养阴清热,润肺生津,用以为臣。人参、麦冬合用,则益气养阴之功益彰。五味子酸温,敛肺止汗,生津止渴,为佐药。三药合用,一补一润一敛,益气养阴,生津止渴,敛阴止汗,使气复津生,汗止阴存,气充脉复,故名生脉。《医方集解》说:"人有将死脉绝者,服此能复生之,其功甚大。"至于久咳肺伤,气阴两虚证,取其益气养阴,敛肺止咳,令气阴两复,肺润津生,诸症可平。

【现代应用】 临床可用于肺结核、慢性支气管炎、神经衰弱所致咳嗽和心烦失眠,以及心脏病心律不齐属气阴两虚者。生脉散经剂型改革后制成的生脉注射液,经药理研究证实,具有毒性小、安全性高的特点,临床常用于治疗急性心肌梗死、心源性休克、中毒性休克、失血性休克、冠心病及内分泌失调等病属气阴两虚者。

玉屏风散
《究原方》,录自《医方类聚》

【组成】 蜜炙黄芪 60 g,白术 60 g,防风 30 g。

【用法】 上药为散,每服 9 g,加大枣 1 枚,水煎去渣,饭后热服。亦可作汤剂,用量按原方比例酌减。

【功效主治】 益气固表止汗。用于表虚自汗。症见汗出恶风,面色㿠白,舌淡苔薄白,脉浮虚。亦治虚人腠理不固,易感风邪。

【方解】 本方主治卫气虚弱,不能固表之证。卫虚腠理不密,则易为风邪所袭,故时自恶风而易于感冒;表虚失固,营阴不能内守,津液外泄,则常自汗;面色㿠白、舌淡苔薄白、脉浮虚皆为气虚之象。治宜益气实卫,固表止汗。方中蜜炙黄芪甘温,内可大补脾肺之气,外可固表止汗,为君药。白术健脾益气,助蜜炙黄芪以加强益气固表之力,为臣药。两药合用,使气旺表实,则汗不外泄,外邪亦难内侵。佐以防风走表而散风御邪,蜜炙黄芪得防风,则固表而不留邪;防风得蜜炙黄芪,则祛风而不伤正。对于表虚自汗,或体虚易于感冒者,用之有益气固表、扶正祛邪之功。方名玉屏风者,言其功用有似御风屏障,而又珍贵如玉之意也。

【现代应用】 临床可用于过敏性鼻炎、上呼吸道感染属表虚不固而外感风邪者,肾小球肾炎、支气管哮喘、易于伤风感冒而诱致病情反复者,以及术后患者、产后妇女、小儿等因表虚不固所致的多汗。

第二节 补 血 剂

补血剂,是由补血药为主组成,具有补血功效,主治血虚证的方剂。血虚与心、肝、脾最为密切。症见面色萎黄,头晕目眩,唇爪色淡,心悸,失眠,舌淡,脉细,或妇女月经不调,量少色淡,或经闭不行等。常以补血药如熟地黄、当归、白芍、阿胶、龙眼肉等为主,根据病证的需要和药物的特性,适当地配伍活血祛瘀、补气或理气之品组成方剂。代表方有四物汤、当归补血汤、归脾汤等。

案例解析 46-3

案例 46-3

张某,女,30岁。月经提前10余日,量多,色淡红,行经10天左右。诊见伴形体消瘦,面色少华,四肢不温,头晕乏力,多梦易惊,白带量多质稀无异味,舌淡苔白,脉细。

问题:哪些方药较适宜该病证的治疗?

四物汤
《太平惠民和剂局方》

【组成】 熟地黄12 g,当归9 g,白芍9 g,川芎6 g。

【用法】 水煎服。

【功效主治】 补血调血。用于营血虚滞证。症见头晕目眩,心悸失眠,面色无华,妇人月经不调,量少或经闭不行,脐腹作痛,甚或瘕块硬结,舌淡,口唇、爪甲色淡,脉细弦或细涩。

【方解】 本方是补血调经的主方,是从《金匮要略》中的芎归胶艾汤减去阿胶、艾叶、甘草而成。本方治证由营血亏虚,血行不畅,冲任虚损所致。血虚与心、肝两脏关系最为密切。肝藏血,血虚则肝失所养,无以上荣,故头晕目眩;心主血,藏神,血虚则心神失养,故心悸失眠;营血亏虚,则面部、唇舌、爪甲等失于濡养,故色淡无华;冲为血海,任主胞胎,冲任虚损,肝血不足,加之血行不畅,则月经不调,可见月经量少、色淡、或前或后,甚或经闭不行等症;血虚则血脉无以充盈,血行不畅易致血瘀,可见脐腹疼痛,甚或瘕块硬结;脉细涩或细弦为营血亏虚,血行不畅之象。治宜以补养营血为主,辅以调畅血脉。方中熟地黄甘温味厚质润,入肝、肾经,长于滋养阴血,补肾填精,为补血要药,故为君药。当归甘辛温,归肝、心、脾经,为补血良药,兼具活血作用,且为养血调经要药,用为臣药。佐以白芍养血益阴;川芎活血行气。四药配伍,共奏补血调血之功。

【现代应用】 临床可用于妇女月经不调、痛经、功能性子宫出血、胎产疾病、慢性盆腔炎等,还可用于贫血、慢性肝炎、神经性头痛、过敏性紫癜、荨麻疹以及皮肤瘙痒等属营血虚滞者。

当归补血汤
《内外伤辨惑论》

【组成】 黄芪30 g,当归6 g。

【用法】 水煎服,空腹时温服。

【功效主治】 补气生血。用于血虚阳浮发热证,症见肌热面赤,烦渴欲饮,脉洪大而虚,重按无力。亦治妇人经期、产后血虚发热头痛;或疮疡溃后,久不愈合者。

【方解】 本方证为劳倦内伤,血虚气弱,阳气浮越所致。血虚气弱,阴不维阳,故肌热面赤、烦渴欲饮,此种烦渴,常时烦时止,渴喜热饮;脉洪大而虚、重按无力,是血虚气弱,阳气浮越之象,是血虚发热的辨证关键。治宜补气生血,使气旺血生,虚热自止。方中重用黄芪,其用量五倍于当归,其义有二:本方证为阴血亏虚,以致阳气欲浮越散亡,此时,恐一时滋阴补血固里不及,阳气外亡,故重用黄芪补气而专固肌表,即"有形之血不能速生,无形之气所当急固"之理,此其一;有形之血生于无形之气,故用黄芪大补脾肺之气,以资化源,使气旺血生,此其二。配以少量当归养血和营,则浮阳秘敛,阳生阴长,气旺血生,而虚热自退。

【现代应用】 临床可用于妇人经期或产后发热、月经过多、疮疡久溃不愈等属血虚阳浮者,以及各种贫血、白细胞减少症、过敏性紫癜等属血虚气弱者。

归脾汤

《正体类要》

【组成】 人参 15 g,黄芪 30 g,当归 10 g,白术 15 g,茯神 15 g,龙眼肉 15 g,酸枣仁 15 g,木香 6 g,远志 6 g,炙甘草 6 g,生姜 6 g,大枣 3～5 枚。

【用法】 水煎服。

【功效主治】 益气补血,健脾养心。

(1)用于心脾气血两虚证。症见心悸怔忡,健忘失眠,盗汗,体倦食少,面色萎黄,舌淡,苔薄白,脉细弱。

(2)用于脾不统血证。症见便血,皮下紫癜,妇女崩漏,月经超前,量多色淡,或淋漓不止,舌淡,脉细弱。

【方解】 本方证因思虑过度,劳伤心脾,气血亏虚所致。心藏神而主血,脾主思而统血,思虑过度,则面色萎黄,脾气亏虚则体倦、食少;心血不足则见惊悸、怔忡、健忘、不寐、盗汗;面色萎黄、舌质淡、苔薄白、脉细缓均属气血不足之象。上述诸症虽属心脾两虚,却是以脾虚为核心,气血亏虚为基础。脾为营卫气血生化之源,《灵枢·决气》曰:"中焦受气取汁,变化而赤,是谓血。"故方中以人参、黄芪、白术、炙甘草大量甘温之品补脾益气以生血,使气血旺而血生;当归、龙眼肉甘温补血养心;茯神、酸枣仁、远志宁心安神;木香辛香而散,理气醒脾,与大量益气健脾药配伍,复中焦运化之功,又使补而不滞,滋而不腻;以生姜、大枣调和脾胃,以资化源。全方共奏益气补血、健脾养心之功,为治疗思虑过度、劳伤心脾、气血两虚之良方。

【现代应用】 临床可用于胃及十二指肠溃疡出血、功能性子宫出血、再生障碍性贫血、盗汗、血小板减少性紫癜、神经衰弱、肠溃疡出血、心脏病及慢性心衰等属心脾气血两虚及脾不统血者。

第三节　气血双补剂

气血双补剂,是由补气药和补血药为主组成,主治气血两虚证的方剂。症见面色无华,头晕目眩,心悸怔忡,食少倦怠,气短懒言,舌淡,脉虚无力等。常以补气药如人参、黄芪、白术等与补血药如当归、熟地黄、白芍、阿胶等共同组成方剂。代表方如炙甘草汤、八珍汤等。

案例 46-4

王某,女,18 岁。主诉:心慌、胸闷气短、乏力半年余。现病史:患者心慌、胸闷气短、乏力半年余,症状逐渐加重。诊见:心前区闷痛,吸气尤甚,神疲乏力,头昏,舌质淡,苔薄白,脉结代。心电图检查示频发室性早搏,呈二联律。

问题:哪些方药较适宜该病证的治疗?

案例解析 46-4

炙甘草汤

《伤寒论》

【组成】 炙甘草 12 g,生姜 9 g,桂枝 9 g,人参 6 g,生地黄 50 g,阿胶 6 g,麦冬 10 g,火麻仁 10 g,大枣 10 枚。

【用法】 清酒或水煎服,阿胶烊化,冲服。

【功效主治】 益气滋阴,通阳复脉。

NOTE

（1）用于阴血阳气虚弱，心脉失养证。症见脉结代，心动悸，虚羸少气，舌光少苔，或质干而瘦小者。

（2）用于虚劳肺痿。症见干咳无痰，或咳吐涎沫，量少，形瘦短气，虚烦不眠，自汗盗汗，咽干舌燥，大便干结，脉虚数。

【方解】　本方是《伤寒论》治疗心动悸、脉结代的名方。其证是由伤寒汗、吐、下或失血后，或杂病阴血不足，阳气不振所致。阴血不足，血脉无以充盈，加之阳气不振，无力鼓动血脉，脉气不相接续，故脉结代；阴血不足，心体失养，或心阳虚弱，不能温养心脉，故心动悸。治宜滋心阴，养心血，益心气，温心阳，以复脉定悸。方中重用生地黄滋阴养血，为君，《名医别录》谓地黄"补五脏内伤不足，通血脉，益气力"。配伍炙甘草、人参、大枣益心气，补脾气，以资气血生化之源；阿胶、麦冬、火麻仁滋心阴，养心血，充血脉，共为臣药。佐以桂枝、生姜辛行温通，温心阳，通血脉，诸厚味滋腻之品得姜、桂则滋而不腻。用法中加清酒煎服，以清酒辛热，可温通血脉，以行药力，是为使药。诸药合用，滋而不腻，温而不燥，使气血充足，阴阳调和，则心动悸、脉结代，皆得其平。

【现代应用】　临床可用于功能性心律不齐、期外收缩、冠心病、风湿性心脏病、病毒性心肌炎、甲状腺功能亢进等而见心悸、气短、脉结代等属阴血不足、阳气虚弱者。

八珍汤
《瑞竹堂经验方》

【组成】　人参 30 g，白术 30 g，白茯苓 30 g，当归 30 g，川芎 30 g，白芍 30 g，熟地黄 30 g，炙甘草 30 g。

【用法】　水煎服。

【功效主治】　益气补血。用于气血两虚证。症见面色苍白或萎黄，头晕目眩，四肢倦怠，气短懒言，心悸怔忡，饮食减少，舌淡苔薄白，脉细弱或虚大无力。

【方解】　本方所治气血两虚证多由久病失治，或病后失调，或失血过多而致，病在心、脾、肝三脏。心主血，肝藏血，心肝血虚，故见面色苍白、头晕目眩、心悸怔忡、舌淡脉细；脾主运化而化生气血，脾气虚，故面黄肢倦、气短懒言、饮食减少、脉虚无力。治宜益气与养血并重。方中人参与熟地黄相配，益气养血，共为君药。白术、白茯苓健脾渗湿，助人参益气补脾；当归、白芍养血和营，助熟地黄滋养心肝，均为臣药。川芎为佐，活血行气，使熟地黄、当归、白芍补而不滞。炙甘草为使，益气和中，调和诸药。全方八药，实为四君子汤和四物汤的复方。用法中加入姜、枣为引，调和脾胃，以资生化气血，亦为佐使之药。

【现代应用】　临床可用于贫血、病后虚弱、营养不良、神经衰弱、慢性肝炎、各种慢性病，以及妇女月经不调、胎产崩漏、疮疡溃后久不收口等属气血两虚者。

第四节　补　阴　剂

补阴剂，是由补阴药为主组成，具有滋阴养液的功效，主治阴虚证的方剂。症见形体消瘦，头晕耳鸣，潮热颧红，五心烦热，盗汗失眠，腰酸遗精，咳嗽咯血，口燥咽干，舌红少苔，脉细数。常以补阴药如熟地黄、麦冬、沙参、阿胶、龟板等为主组方。由于阴虚易从热化，故应适量配伍清热之品。此外，根据兼夹证不同，有时需配补阳、理气之品组成方剂。代表方如六味地黄丸、左归丸、一贯煎、百合固金汤等。

案例解析 46-5

案例 46-5

李某,女,46 岁。自感身体不如以前,精力不再充沛,易疲劳,失眠多梦,健忘,心悸,头晕,耳鸣,腰酸背痛,手足心热。被诊断为"慢性疲劳综合征",属亚健康状态。

问题:针对上述症状,怎样调整阴阳平衡,以摆脱亚健康状态?另外,一些中老年男性,常自行服用六味地黄丸以补肾;一些女性也服用六味地黄丸以美容保健,延缓衰老。你认为是否妥当?

六味地黄丸
《小儿药证直诀》

【组成】 熟地黄 24 g,山茱萸 12 g,山药 12 g,泽泻 9 g,牡丹皮 9 g,茯苓 9 g。

【用法】 上为末,炼蜜为丸。温水化服。每服 9 g,每日 2～3 次。现有浓缩丸、口服液等现代剂型,亦可水煎服。

【功效主治】 滋补肝肾。用于肝肾阴虚证。症见腰膝酸软,头晕目眩,耳鸣耳聋,盗汗,遗精,消渴,骨蒸潮热,手足心热,口燥咽干,牙齿动摇,足跟作痛,小便淋沥,以及小儿囟门不合,舌红少苔,脉沉细数。

【方解】 肾藏精,为先天之本,肝为藏血之脏,精血互可转化,肝肾阴血不足又常可相互影响。腰为肾之府,膝为筋之府,肾主骨生髓,齿为骨之余,肾阴不足则骨髓不充,故腰膝酸软无力、牙齿动摇、小儿囟门不合;脑为髓海,肾阴不足,不能生髓充脑,肝血不足,不能上荣头目,故头晕目眩;肾开窍于耳,肾阴不足,精不上承,或虚热生内热,甚者虚火上炎,故骨蒸潮热、消渴、盗汗、小便淋沥、舌红少苔、脉沉细数。治宜以滋补肝肾为主,适当配伍清虚热、泻湿浊之品。方中重用熟地黄滋阴补肾,填精益髓,为君药。山茱萸补养肝肾,并能涩精,取"肝肾同源"之意;山药补益脾阴,亦能固肾,共为臣药。三药配合,肾肝脾三阴并补,是为"三补",但熟地黄用量是山茱萸与山药之和,故仍以补肾为主。泽泻利湿而泄肾浊,并能减熟地黄之滋腻;茯苓淡渗脾湿,并助山药之健运,与泽泻共泻肾浊,助真阴得复其位;牡丹皮清泻虚热,并制山茱萸之温涩。三药称为"三泻",均为佐药。六味合用,三补三泻,其中补药用量重于泻药,是以补为主;肝、脾、肾三阴并补,以补肾阴为主,这是本方的配伍特点。

【现代应用】 临床可用于慢性肾炎、高血压病、糖尿病、肺结核、肾结核、甲状腺功能亢进、神经衰弱、中心性视网膜炎、无排卵性功能性子宫出血及更年期综合征等属肾阴虚弱为主者。

左归丸
《景岳全书》

【组成】 怀熟地黄 24 g,山药 12 g,枸杞 12 g,山茱萸 12 g,鹿角胶 12 g,龟板胶 12 g,菟丝子 12 g,川牛膝 9 g。

【用法】 先将怀熟地黄蒸烂,杵膏,炼蜜为丸。每食前用滚汤或淡盐汤送服 9 g。现代亦可水煎服,用量按原方比例酌减。

【功效主治】 滋阴补肾,填精益髓。用于真阴不足证。症见头晕目眩,腰酸腿软,遗精滑泄,自汗盗汗,口燥舌干,舌红少苔,脉细。

【方解】 本方证为真阴不足,精髓亏损所致。肾藏精,主骨生髓,肾阴亏损,精髓不充,封藏失职,故头晕目眩、腰酸腿软、遗精滑泄;阴虚则阳亢,迫津外泄,故自汗盗汗;阴虚则津不上承,故口燥舌干、舌红少苔;脉细为真阴不足之象。治宜壮水之主,培补真阴。方中重用怀熟地黄滋肾填精,大补真阴,为君药。山茱萸养肝滋肾,涩精敛汗;山药补脾益阴,滋肾固精;枸杞补

NOTE

肾益精,养肝明目;龟板胶、鹿角胶二胶,为血肉有情之品,峻补精髓,龟板胶偏于补阴,鹿角胶偏于补阳,在补阴之中配伍补阳药,取"阳中求阴"之义,均为臣药。菟丝子、川牛膝益肝肾,强腰膝,健筋骨,俱为佐药。诸药合用,共奏滋阴补肾、填精益髓之效。

【现代应用】 临床可用于阿尔茨海默病、更年期综合征、老年性骨质疏松症、闭经、月经量少、慢性肾炎、慢性肝炎、妇女萎缩性外阴炎、功能性子宫出血、功能性闭经、不孕、再生障碍性贫血、神经衰弱、腰肌劳损、高血压病、耳源性眩晕、性功能减退、神经官能症及生殖系统疾病等属于肾阴不足,精髓亏虚者。

一贯煎

《续名医类案》

【组成】 生地黄 18～30 g,枸杞子 9～18 g,当归 9 g,北沙参 9 g,麦冬 9 g,川楝子 4.5 g。

【用法】 水煎服。

【功效主治】 滋阴疏肝。用于肝肾阴虚,肝气郁滞证,症见胸脘胁痛,吞酸吐苦,咽干口燥,舌红少津,脉细弱或虚弦。亦治疝气瘕聚。

【方解】 肝藏血,主疏泄,体阴而用阳,喜条达而恶抑郁。肝肾阴血亏虚,肝体失养,则疏泄失常,肝气郁滞,进而横逆犯胃,故胸脘胁痛、吞酸吐苦;肝气久郁,经气不利,则生疝气、瘕聚等症;阴虚津液不能上承,故咽干口燥、舌红少津;阴血亏虚,血脉不充,故脉细弱或虚弦。肝肾阴血亏虚而肝气不舒,治宜滋阴养血、柔肝舒郁。方中重用生地黄滋阴养血、补益肝肾,为君药,内寓滋水涵木之意。当归、枸杞子养血滋阴柔肝;北沙参、麦冬滋养肺胃,养阴生津,意在佐金平木,扶土制木,四药共为臣药。佐以少量川楝子,疏肝泻热,理气止痛,复其条达之性。该药性虽苦寒,但与大量甘寒滋阴养血药相配伍,则无苦燥伤阴之弊。诸药合用,使肝体得养,肝气得舒,则诸症可解。

【现代应用】 临床可用于慢性肝炎、慢性胃炎、胃及十二指肠溃疡、肋间神经痛、神经官能症等属阴虚肝郁者,肺结核、高血压病、糖尿病、慢性睾丸炎等属阴虚气滞的患者都可加减运用。

第五节 补 阳 剂

补阳剂,是由补阳药或温阳药为主组成,具有补阳功效,主治阳虚证的方剂。阳虚与内脏的关系,以心、脾、肾为主。有关心、脾阳虚的方剂,已在温里剂中介绍,本节主要论述治疗肾阳虚的方剂。肾阳虚证症见面色苍白,形寒肢冷,腰膝酸痛,下肢软弱无力,小便不利,或小便频数,尿后余沥,少腹拘急,男子阳痿早泄,女子宫寒不孕,舌淡苔白,脉沉细,尺部尤甚等。常以补阳药、温阳药如附子、肉桂、巴戟天、肉苁蓉、淫羊藿、鹿角胶、仙茅等为主,配伍利水、补阴之品组成方剂。代表方有肾气丸、右归丸等。

案例 46-6

案例解析 46-6

王某,女,51 岁。停经后自觉神疲乏力,头晕,耳鸣,心悸,下肢浮肿,腰膝酸软,畏寒肢冷,情绪异常,关节酸痛,大便不实,小便自遗。嘱其按药品说明书自行服用右归丸 1 个月,收到满意疗效。

问题:常听到"男服左归丸,女服右归丸"的说法,对于这种说法,应该如何解释?

NOTE

肾气丸
《金匮要略》

【组成】 干地黄 24 g，山药 12 g，山茱萸 12 g，泽泻 9 g，茯苓 9 g，牡丹皮 9 g，桂枝 3 g，附子 3 g。

【用法】 上为细末，炼蜜为丸。每次 6～9 g，一日 2 次。亦可水煎服。

【功效主治】 补肾助阳。用于肾阳不足证。症见腰痛脚软，身半以下常有冷感，少腹拘急，小便不利，或小便反多，入夜尤甚，阳痿早泄，舌淡而胖，脉虚弱，尺部沉细，以及痰饮，水肿，消渴，脚气等。

【方解】 本方证皆由肾阳不足所致。腰为肾府，肾阳不足，故腰痛脚软、身半以下常有冷感、少腹拘急；肾阳虚弱，不能化气利水，水停于内，则小便不利、少腹拘急；肾阳亏虚，水液直趋下焦，津不上承，故消渴、小便反多；肾主水，肾阳虚弱，气化失常，水液失调，留滞为患，可发为水肿、痰饮、脚气等。病证虽多，病机均为肾阳亏虚，所以异病同治，治宜补肾助阳，即王冰所谓"益火之源，以消阴翳"之理。方中附子大辛大热，为温阳诸药之首；桂枝辛甘而温，乃温通阳气要药；二药相合，补肾阳之虚，助气化之复，共为君药。然肾为水火之脏，内寓元阴元阳，阴阳一方的偏衰必将导致阴损及阳或阳损及阴，而且肾阳虚一般病程较久，多可由肾阴虚发展而来，若单补阳而不顾阴，则阳无依附，无从发挥温升之能，正如张介宾所说："善补阳者，必于阴中求阳，则阳得阴助，而生化无穷"。故重用干地黄滋阴补肾；配伍山茱萸、山药补肝脾而益精血，共为臣药。君臣相伍，补肾填精，温肾助阳，不仅可借阴中求阳而增补阳之力，而且阳药得阴药之柔润则温而不燥，阴药得阳药之温通则滋而不腻，二者相得益彰。方中补阳之品药少量轻而滋阴之品药多量重，可见其立方之旨，并非峻补元阳，乃在微微生火，鼓舞肾气，即取"少火生气"之义。正如柯琴所云："此肾气丸纳桂、附于滋阴剂中十倍之一，意不在补火，而在微微生火，即生肾气也"。再以泽泻、茯苓利水渗湿，配桂枝又善温化痰饮；牡丹皮苦辛而寒，擅入血分，合桂枝则可调血分之滞，三药寓泻于补，俾邪去而补药得力，为制诸阴药可能助湿碍邪之虞。诸药合用，助阳之弱以化水，滋阴之虚以生气，使肾阳振奋，气化复常，则诸症自除。

【现代应用】 临床可用于慢性肾炎、糖尿病、醛固酮增多症、甲状腺功能低下、肾上腺皮质功能减退、神经衰弱、慢性支气管炎、支气管哮喘、更年期综合征、精子减少症等属肾阳不足者。

右归丸
《景岳全书》

【组成】 熟地黄 24 g，山药 12 g，菟丝子 12 g，鹿角胶 12 g，杜仲 12 g，山茱萸 9 g，枸杞子 9 g，当归 9 g，肉桂 6 g，制附子 6 g。

【用法】 先将熟地黄蒸烂杵膏，加炼蜜为丸。每服 6～9 g，食前用滚汤或淡盐汤送下。现代亦可水煎服，用量按原方比例酌减。

【功效主治】 温补肾阳，填精益髓。用于肾阳不足，命门火衰证。症见年老或久病气衰神疲，畏寒肢冷，腰膝软弱，阳痿遗精，或阳衰无子，或饮食减少，大便不实，或小便自遗，舌淡苔白，脉沉而迟。

【方解】 本方所治之证为肾阳虚弱，命门火衰所致。肾为水火之脏，内寄命门之火，为元阳之根本。肾阳不足，命门火衰，失于温煦，甚则火不生土，影响脾胃纳运，故见气衰神疲、畏寒肢冷、腰膝软弱，或饮食减少、大便不实；肾主天癸而藏精，肾阳虚则天癸衰少，封藏失职，精关不固，宗筋失养，故见阳痿、遗精、不育或小便自遗。治宜"益火之源，以培右肾之元阳"（《景岳全书》）。方中制附子、肉桂、鹿角胶培补肾中元阳，温里祛寒，为君药。熟地黄、山茱萸、枸杞子、山药滋阴益肾，养肝补脾，填精补髓，取阴中求阳之义，为臣药。再用菟丝子、杜仲补肝肾，强腰膝,配以当归养血活血,共补肝肾精血,为佐药。诸药合用,以温肾阳为主而阴阳兼顾,肝脾肾并补,妙在阴中求阳,使元阳得以归原,故名右归丸。

【现代应用】 临床可用于肾病综合征、老年性骨质疏松症、精少不育症,以及贫血、白细胞减少症等属肾阳不足者。

第六节 阴阳双补剂

阴阳双补剂,是由补阴药和补阳药为主组成,主治阴阳两虚证的方剂。症见头晕目眩,腰膝酸软,阳痿遗精,畏寒肢冷,自汗盗汗,午后潮热等。常用补阴药如熟地黄、山茱萸、龟甲、何首乌、枸杞子和补阳药如肉苁蓉、巴戟天、附子、肉桂、鹿角胶等共同组成方剂,并根据阴阳虚损的情况,分别主次轻重。代表方有地黄饮子、龟鹿二仙胶等。

案例 46-7

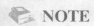
案例解析 46-7

柳某,男,73岁。主诉眩晕1天。无明显诱因起病,头晕目眩,甚则不敢睁眼,发音不清,肢体发抖,手不能端碗、拿牙刷,双下肢发冷,行走不稳,舌淡暗,苔薄黄、偏黑,脉沉细弱。体检:血压正常,心肺听诊无异常,指鼻试验(+),对指试验(+),轮替动作(+),跟膝胫试验(+)。颅脑 CT 示:右侧小脑低密度灶、脑梗死(急性),心电图正常。中医诊为眩晕,西医诊为急性小脑梗死。

问题:哪些方药较适宜该病证的治疗?

地黄饮子
《圣济总录》

【组成】 熟干地黄 12 g,巴戟天 15 g,山茱萸 15 g,石斛 15 g,肉苁蓉 15 g,附子 15 g,五味子 15 g,肉桂 15 g,白茯苓 15 g,麦冬 15 g,石菖蒲 15 g,远志 15 g。

【用法】 上为粗末,加生姜 3 片,大枣 2 枚,水煎服。食前温服,每服 9～15 g。

【功效主治】 滋肾阴,补肾阳,开窍化痰。用于下元虚衰,痰浊上泛之喑痱证。症见舌强不能言,足废不能用,口干不欲饮,足冷面赤,脉沉细弱。

【方解】 "喑痱"是由于下元虚衰,阴阳两亏,虚阳上浮,痰浊随之上泛,堵塞窍道所致。喑是指舌强不能言语,痱是指足废不能行走。肾藏精主骨,下元虚衰,包括肾之阴阳两虚,致使筋骨失养,故见筋骨痿软无力,甚则足废不能用;足少阴肾脉夹舌本,肾虚则精气不能上承,痰浊随虚阳上泛堵塞窍道,故舌强而不能言;阴虚内热,故口干不欲饮,虚阳上浮,故面赤;肾阳亏虚,不能温煦于下,故足冷;脉沉细弱是阴阳两虚之象。此类病证常见于年老及重病之后,治宜以补养下元为主,摄纳浮阳,佐以开窍化痰。方用熟干地黄、山茱萸滋补肾阴,肉苁蓉、巴戟天温壮肾阳,四味共为君药。配伍附子、肉桂之辛热,以助温养下元,摄纳浮阳,引火归原;石斛、麦冬、五味子滋养肺肾,金水相生,壮水以济火,均为臣药。石菖蒲与远志、白茯苓合用,是开窍化痰,交通心肾的常用组合,是为佐药。姜、枣和中调药,功兼佐使。综观全方,标本兼治;阴阳并补,滋阴药与温阳药的药味及用量相当,补阴与补阳并重,上下同治,而以治本治下为主。诸药合用,使下元得以补养,浮阳得以摄纳,水火既济,痰化窍开则喑痱可愈。

【现代应用】 临床可用于晚期高血压病、脑动脉硬化症、中风后遗症、脊髓炎等慢性疾病过程中出现的阴阳两虚者。随证加减应用可用于阿尔茨海默病、脑萎缩、玫瑰糠疹、震颤麻痹等病证。

其他补益剂的组成、功效、主治如表 46-1 所示。

表 46-1 其他补益剂

名称	组成	功效	主治
人参蛤蚧散	蛤蚧、甘草、苦杏仁、人参、茯苓、贝母、桑白皮、知母	补肺益肾，止咳定喘	肺肾气虚喘息、咳嗽。症见痰稠色黄，或咳吐脓血，胸中烦热，身体羸瘦，或遍身浮肿，脉浮虚
易功散	四君子汤加陈皮	健脾，益气，和胃	食欲不振，或胸脘痞闷不舒，或呕吐泄泻
六君子汤	人参、白术、茯苓、甘草、陈皮、半夏	健脾益气，燥湿化痰	脾胃气虚兼痰湿证，症见食少便溏，胸腹痞闷，呕逆
香砂六君子汤	六君子汤加木香、砂仁	健脾和胃，理气止痛	脾胃气虚，湿阻气滞，纳少嗳气，脘腹胀满或疼痛，呕吐泄泻
人参养荣汤	白芍、当归、黄芪、陈皮、人参、白术、茯苓、熟地黄、甘草、桂心、五味子、远志	益气补血，养心安神	积劳虚损，气血不足，乏力心悸，动则喘息等
泰山磐石散	人参、当归、川续断、黄芩、黄芪、白术、白芍、熟地黄、炙甘草、川芎、糯米、砂仁	益气健脾，养血安胎	胎动不安，或屡有堕胎宿疾，面色淡白，倦怠乏力，不思饮食，舌淡苔薄白，脉滑无力
龟鹿二仙胶	鹿角、龟甲、枸杞子、人参	填阴补精，益气壮阳	肾阳虚衰，精血不足证，症见遗精阳痿，久不孕育，早衰等
益胃汤	沙参、麦冬、冰糖、生地黄、玉竹	养阴益胃	胃阴亏损证，症见食少咽干等
知柏地黄丸	六味地黄丸加知母、黄柏	滋阴降火	阴虚火旺证，症见骨蒸劳热，虚烦盗汗，腰酸遗精等
杞菊地黄丸	六味地黄丸加枸杞子、菊花	滋养肝肾	肝肾阴虚证，症见两目昏花或目干涩，迎风流泪等
归芍地黄丸	六味地黄丸加当归、白芍	滋肝肾，补阴血，清虚热	肝肾两虚，阴虚血少证，症见头晕目眩，耳鸣咽干，午后潮热
麦味地黄丸	六味地黄丸加麦冬、五味子	滋肾养肺	肺肾阴虚，症见潮热盗汗，咽干咳血，眩晕耳鸣，腰酸，消渴
二至丸	女贞子、墨旱莲	补益肝肾，滋阴止血	肝肾阴虚证，症见眩晕耳鸣，咽干鼻燥，腰膝酸痛，须发早白，月经过多等
沙参麦冬汤	沙参、玉竹、生甘草、麦冬、生白扁豆、天花粉、桑叶	清养肺胃，生津润燥	燥伤肺胃阴虚证，症见咽干口渴，或发热，或干咳少痰等
大补阴丸（大补丸）	熟地黄、龟板、黄柏、知母、猪脊髓	滋阴降火	阴虚火旺证，症见骨蒸潮热，盗汗遗精，咳嗽咯血，心烦易怒等
补肺阿胶汤	阿胶、牛蒡子、甘草、马兜铃、苦杏仁、糯米	养阴补肺，清热止血	肺虚有热，咳喘咽燥，痰少或痰中带血等
十全大补丸	党参、炒白术、茯苓、炙甘草、当归、川芎、酒白芍、熟地黄、炙黄芪、肉桂	温补气血	气血两虚证，症见面色苍白，气短心悸，头晕自汗，体倦乏力，四肢不温，月经过多

NOTE

续表

名称	组成	功效	主治
七宝美髯丹	制何首乌、当归、补骨脂、枸杞子、菟丝子、茯苓、牛膝	滋补肝肾	肝肾不足,症见须发早白,遗精早泄,头晕耳鸣,腰酸背痛
五子衍宗丸	枸杞子、菟丝子、覆盆子、五味子、车前子	补肾益精	肾虚精亏所致的阳痿不孕、遗精早泄、腰痛、尿后余沥
河车大造丸	紫河车、熟地黄、天冬、麦冬、盐杜仲、牛膝、黄柏、龟甲	滋阴清热,补肾益肺	肺肾两虚证,症见虚劳咳嗽,骨蒸潮热,盗汗遗精,腰膝酸软
复方阿胶浆	阿胶、红参、熟地黄、党参、山楂	补气养血	气血两虚,症见头晕目眩,心悸失眠,食欲不振,白细胞减少症,贫血

小结

本章共选正方17首,按其功用不同分为补气剂、补血剂、气血双补剂、补阴剂、补阳剂、阴阳双补剂六类。

1.补气剂 四君子汤、参苓白术散、补中益气汤、生脉散、玉屏风散均有补气作用,主治气虚诸证。其中四君子汤为益气健脾的基本方,适用于脾胃气虚,运化乏力之证;参苓白术散的功用除益气健脾外,并能和胃渗湿,用治脾胃气虚而挟湿之证;补中益气汤长于益气升阳,适用于内伤脾胃,气虚发热或气虚下陷的脱肛、子宫下垂等证;生脉散补养气阴,兼能生津止汗和敛肺止咳,善治暑热汗多,耗气伤阴,以及久咳肺虚,气阴两虚之证;玉屏风散功专益气固表止汗,多用于表虚自汗及虚人感冒。

2.补血剂 四物汤、当归补血汤、归脾汤均有补血作用,主治血虚诸证。其中四物汤为补血的常用方,也是妇女调经的基本方,功能补血活血,适用于营血虚滞,冲任虚损,月经不调,痛经等证;当归补血汤重在补气生血,常用于劳倦内伤,血虚发热之证;归脾汤以益气补血,健脾养心为主,善治心脾气血两虚和脾不统血之证。

3.气血双补剂 炙甘草汤、八珍汤均有气血双补的作用,主治气血两虚的病证。其中炙甘草汤滋阴养血,益气温阳,善治阴血不足,阳气虚弱之脉结代,心动悸;八珍汤为四君子汤和四物汤的复方,补气与补血并重,是气血双补的基本方,适用于久病失治或病后失调的气血两虚之证。

4.补阴剂 六味地黄丸、左归丸、一贯煎均有滋阴作用,主治阴虚诸证。其中六味地黄丸肝、脾、肾三阴并补,以补肾为主,为滋阴补肾的常用代表方,适用于肾阴不足为主的各种病证;左归丸滋阴补肾,填精益髓,用治真阴不足,精髓亏损之证,其滋阴补肾之力,大于六味地黄丸,纯甘壮水,补而无泻;一贯煎长于滋阴疏肝,适用于肝肾阴虚,肝气不舒之脘胁疼痛,吞酸吐苦等证。

5.补阳剂 肾气丸和右归丸均有温补肾阳的作用,主治肾阳不足诸证。其中肾气丸为补肾助阳的代表方,适用于肾阳不足诸证;右归丸温补肾阳,填精补血,适用于肾阳不足,命门火衰及火不生土等证,该方纯补无泻,温补肾阳的作用大于肾气丸。

6.阴阳双补剂 地黄饮子(地黄饮)有阴阳并补的作用,主治阴阳两虚诸证。地黄饮子滋阴补阳,并能开窍化痰,常用于喑痱证。

NOTE

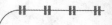

思考题答案

思考题

1.试述四君子汤的组成、功效和主治、配伍意义。

2.为什么说四物汤是补血的代表方,又是妇科调经的常用方?请联系其组方配伍加以阐述。

3.从补中益气汤的组织结构分析该方甘温除热的机制。

4.生脉散的功效、主治是什么?

5.六味地黄丸的配伍意义和配伍特点是什么?

6.肾气丸是补阳药的代表方,方中为何配伍补阴药?

7.六味地黄丸与左归丸的组成、功效和主治有何异同?

(高长久)

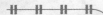

第四十七章 固 涩 剂

 学习目标

　　1.掌握固涩剂的概念、适用范围、分类及应用注意事项;四神丸的组成、功效主治、用法、配伍意义。
　　2.熟悉金锁固精丸、缩泉丸的组成、功效主治。
　　3.了解完带汤的功效主治。

概　　述

　　1.含义　凡以固涩药物为主组成,具有收敛固涩作用,用以治疗气、血、精、津液耗散滑脱之证的方剂,统称为固涩剂,属于十剂中的涩剂。
　　2.适应证　适应于耗散滑脱之证。由于病因及发病部位的不同,常见有自汗、盗汗、久咳不止、久泻不止、遗精滑泄、小便失禁、崩漏带下等。
　　3.分类　固涩剂根据所治病证的不同,分为固表止汗、敛肺止咳、涩肠固脱、涩精止遗、固崩止带五类。
　　(1)固表止汗剂:适用于体虚卫外不固,阴液不能内守的自汗、盗汗,常用黄芪、牡蛎、麻黄根等益气固表、收敛止汗药物为主组成方剂。代表方有牡蛎散。
　　(2)敛肺止咳剂:适用于久咳肺虚,气阴耗伤,症见咳嗽,气喘,自汗,脉虚数等。常用敛肺止咳药如五味子、乌梅、罂粟壳等,与益气养阴药如人参、阿胶等组成方剂。代表方有九仙散等。
　　(3)涩肠固脱剂:适用于泻痢日久不止,脾肾虚寒,以致大便滑脱不禁的病证。常以涩肠止泻药物如肉豆蔻、诃子、罂粟壳、赤石脂等,与温补脾肾药如人参、白术、肉桂、干姜、补骨脂等配伍组成方剂。代表方有真人养脏汤、四神丸等。
　　(4)涩精止遗剂:适用于肾虚封藏失职,精关不固所致的遗精滑泄,或肾气不足,膀胱失约所致的尿频遗尿等证。常以涩精止遗的药物如沙苑子、芡实、莲须、桑螵蛸等为主组成方剂。代表方有金锁固精丸、缩泉丸等。
　　(5)固崩止带剂:适用于妇女崩中漏下,或带下日久不止等证。常以固崩止血、收涩止带药如椿根皮、龙骨、牡蛎、白果等为主组成方剂。崩漏因脾气虚弱、冲任不固所致者,宜配黄芪、白术、山茱萸等补脾益肾药;因阴虚血热,损伤冲任者,宜配龟板、黄柏等滋阴清热药;带下因湿热下注者,宜配车前子等清热渗湿药。代表方有固冲汤、完带汤等。
　　4.使用注意
　　(1)固涩剂是为正气内虚,耗散滑脱之证而设。在运用时,还应根据患者气、血、精、津液耗伤程度的不同,配伍相应的补益药,使之标本兼顾。

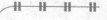

（2）若是元气大虚，亡阳欲脱所致的大汗淋漓，小便失禁或崩中不止，又非急用大剂参附之类回阳固脱不可，非单纯固涩所能治疗。

（3）固涩剂为正虚无邪者设，故凡外邪未去，误用固涩，则有闭门留寇之弊，转生他变。此外，对于由实邪所致的热病多汗，火扰遗泄，热痢初起，食滞泄泻，均非本类方剂之所宜。

第一节 涩肠固脱剂

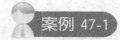

案例 47-1

张某，女，47 岁。5 年来，于每日清晨 4—5 时即感肠鸣腹痛，急欲排便，大便稀溏，泻后腹中仍感隐痛。平时腰酸膝软，头晕乏力，四肢不温，食欲不佳，舌质淡红，苔薄白，脉沉细弦缓。

问题：对于该证应如何辨证处方？用药注意事项有哪些？

案例解析 47-1

四神丸
《内科摘要》

【组成】 肉豆蔻 60 g，补骨脂 120 g，五味子 60 g，吴茱萸 30 g。

【用法】 上药为末。取生姜 120 g、红枣 50 枚，用水 1 碗，煮姜、枣，水干，取枣肉为丸。每服 6～9 g，空腹或睡前用淡盐汤或温开水送服。亦作汤剂，加姜、枣水煎，临睡温服，用量按原方比例酌减。

【功效主治】 温肾暖脾，固肠止泻。用于脾肾阳虚之肾泄证。症见五更泄泻，不思饮食，食不消化，或久泻不愈，腹痛喜温，腰酸肢冷，神疲乏力，舌淡，苔薄白，脉沉迟无力。

【方解】 肾泄，又称五更泄、鸡鸣泻，多由命门火衰，火不暖土，脾失健运所致。《素问·金匮真言论》说："鸡鸣至平旦，天之阴，阴中之阳也，故人亦应之。"五更正是阴气极盛，阳气萌发之际，命门火衰者应于此时，因阴寒内盛，命门之火不能上温脾土，脾阳不升而水谷下趋，故令五更泄泻。正如《医方集解》所云"久泻皆由肾命火衰，不能专责脾胃"，脾失健运，故不思饮食、食不消化；脾肾阳虚，阴寒凝聚，则腹痛、腰酸肢冷。《素问·生气通天论》曰："阳气者，精则养神。"脾肾阳虚，阳气不能化精微以养神，以致神疲乏力。治宜温肾暖脾，固肠止泻。方中重用补骨脂辛、苦，性温，补命门之火以温养脾土，《本草纲目》谓其治肾泄，故为君药。臣以肉豆蔻温中涩肠，与补骨脂相伍，既可增温肾暖脾之力，又能涩肠止泻。吴茱萸温脾暖胃以散阴寒；五味子酸温，固肾涩肠，合吴茱萸以助君、臣药温涩止泻之力，为佐药。用法中姜、枣同煮，枣肉为丸，意在温补脾胃，鼓舞运化。诸药合用，俾火旺土强，肾泄自愈。

【现代应用】 临床可用于慢性结肠炎、过敏性结肠炎、肠结核、肠易激综合征等见久泻或五更泄泻属脾肾虚寒者。

第二节 涩精止遗剂

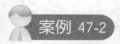

案例 47-2

赵某，患遗尿症。查体：形体偏瘦，面色微黄，舌质淡红、苔薄白，脉沉细，每晚尿床 1～2

案例解析 47-2

NOTE

次,小便清长,手足欠温。

问题:对于该证应如何辨证处方?

金锁固精丸

《医方集解》

【组成】 沙苑子 60 g,芡实 60 g,莲须 60 g,煅龙骨 30 g,煅牡蛎 30 g,莲子肉适量。

【用法】 用莲子粉糊为丸,每服 9 g,每日 2～3 次,空腹淡盐汤或开水送下。亦作汤剂,用量按原方比例酌减,加莲子肉适量,水煎服。

【功效主治】 涩精补肾。用于肾虚不固之遗精。症见遗精滑泄,神疲乏力,腰痛耳鸣,舌淡苔白,脉细弱。

【方解】 本方证为肾虚精关不固所致。肾虚则封藏失职,精关不固,故遗精滑泄;精亏则气弱,故神疲乏力;腰为肾之府,耳为肾之窍,肾精亏虚,故腰痛耳鸣。治宜补肾涩精。方中沙苑子甘温,补肾固精,《本经逢原》谓其为泄精虚劳要药,最能固精,故为君药。臣以芡实益肾固精,且补脾气。君臣相须为用,是为补肾固精的常用组合。佐以煅龙骨、煅牡蛎、莲须涩精止遗。用莲子粉糊丸,既能助诸药补肾固精,又能养心清心,合而能交通心肾。综观全方,既能补肾,又能固精,实为标本兼顾,而以治标为主的良方。因其能秘肾气,固精关,专为肾虚滑精者设,故美其名曰金锁固精丸。

【现代应用】 临床可用于神经衰弱、慢性前列腺炎、精囊炎、乳糜尿、重症肌无力以及女子带下、崩漏、泄泻、产后尿失禁、产后自汗等属肾虚精气不足,下元不固者。

缩泉丸

《妇人良方》

【组成】 乌药 9 g,益智仁 9 g。

【用法】 上药为末,以山药糊为丸,每服 3～6 g,每日 2～3 次。亦可作汤剂,加山药 6 g,水煎服。

【功效主治】 温肾祛寒,缩尿止遗。用于膀胱虚寒证。症见小便频数,或遗尿不止,舌淡,脉沉弱。

【方解】 方中益智仁辛温,温补脾肾,固精气,缩小便,为君药;乌药辛温,调气散寒,能除膀胱肾间冷气,温散下焦虚冷,以助膀胱气化,固涩小便以止小便频数,为臣药;更以山药糊丸,健脾补肾,固涩精气,为佐使药。三药合用,温肾祛寒,使下焦得温而寒去,则膀胱之气化复常,约束有权,尿频遗尿自可痊愈。

【现代应用】 临床可用于神经性尿频、尿崩症、遗尿症、小儿遗尿症、久病体虚之尿失禁属膀胱虚寒者,亦可用于便秘症。

第三节 固崩止带剂

案例解析 47-3

NOTE

案例 47-3

孟某,女,29 岁。近月来自觉白带量多色白质清稀,有轻微腥味,面色萎黄,精神倦怠,胃纳不佳,腰膝酸软,舌质淡,苔薄白,脉细弱。妇科检查:外阴(一),阴道黏膜无充血,阴道内白色分泌物量多。白带常规检查:清洁度Ⅰ度,镜检(一)。

问题：对于本案应如何辨证施治？

完带汤

《傅青主女科》

【组成】　白术 30 g，山药 30 g，白芍 15 g，人参 6 g，车前子 9 g，苍术 9 g，炙甘草 3 g，陈皮 2 g，黑芥穗 2 g，柴胡 2 g。

【用法】　水煎服。

【功效主治】　补脾疏肝，化湿止带。用于脾虚肝郁，湿浊带下。症见带下色白，清稀如涕，面色㿠白，倦怠便溏，舌淡苔白，脉缓或濡弱。

【方解】　本方为治疗白带异常的常用方剂，所主病证乃由脾虚肝郁、带脉失约、湿浊下注所致。脾虚生化之源不足，气血不能上荣于面致面色㿠白；脾失健运，水湿内停，清气不升致倦怠便溏；脾虚肝郁，湿浊下注，带脉不固致带下色白量多、清稀如涕；舌淡苔白、脉濡弱为脾虚湿盛之象。治宜补脾益气，疏肝解郁，化湿止带。方中重用白术、山药为君，意在补脾祛湿，使脾气健运，湿浊得消；山药并有固肾止带之功。臣以人参补中益气，以助君药补脾之力；苍术燥湿运脾，以增祛湿化浊之力；白芍柔肝理脾，使肝木条达而脾土自强；车前子利湿清热，令湿浊从小便分利。佐以陈皮之理气燥湿，既可使补药补而不滞，又可行气以化湿；柴胡、黑芥穗之辛散，得白术则升发脾胃清阳，配白芍则疏肝解郁。使以炙甘草调药和中。诸药相配，使脾气健旺，肝气条达，清阳得升，湿浊得化，则带下自止。

【现代应用】　临床可用于阴道炎、宫颈糜烂、子宫内膜炎、子宫附件炎、盆腔炎属脾虚肝郁，湿浊下注者。

其他固涩剂的组成、功效、主治如表 47-1 所示。

表 47-1　其他固涩剂

名称	组成	功效	主治
牡蛎散	黄芪、麻黄根、牡蛎	益气固表，敛阴止汗	体虚自汗、盗汗
九仙散	人参、款冬花、桑白皮、桔梗、五味子、阿胶、乌梅、贝母、罂粟壳	敛肺止咳，益气养阴	久咳肺虚证。症见久咳不已，咳甚则气喘自汗，痰少而黏，脉虚数
易黄汤	山药、芡实、黄柏、车前子、白果	清热，除湿，止带	湿热带下，量多色黄
桃花汤	赤石脂、干姜、粳米	温中涩肠，止痢	虚寒痢，下利不止，便脓血、色暗
桑螵蛸散	桑螵蛸、远志、菖蒲、龙骨、人参、茯神、当归、龟甲	调补心肾，涩精止遗	心肾两虚证。症见小便频数，或尿如米泔色，或遗尿遗精，心神恍惚，健忘等
固经丸	黄芩、白芍、龟甲、椿根皮、黄柏、香附	滋阴清热，止血固经	阴虚内热之崩漏
乌鸡白凤丸	乌鸡、鹿角胶、鳖甲、煅牡蛎、桑螵蛸、人参、黄芪、当归、白芍、香附、天冬、甘草、生地黄、熟地黄、川芎、银柴胡、丹参、山药、芡实、鹿角霜	补气养血，调经止带	气血两虚，症见形体瘦弱，腰膝酸软，月经不调，崩漏带下

NOTE

小结

固涩剂按功用可分为固表止汗剂、敛肺止咳剂、涩肠固脱剂、涩精止遗剂、固崩止带剂五类。其中涩肠固脱剂、涩精止遗剂、固崩止带剂共选正方4首。

1.涩肠固脱剂　四神丸温肾暖脾，固肠止泻，主治命门火衰，火不生土而致的肾泄。

2.涩精止遗剂　金锁固精丸纯用补肾涩精之品组成，专治肾虚精关不固所致的遗精滑泄。缩泉丸则专以温肾缩尿见长，主治肾气不足，膀胱虚寒而致的小便频数或遗尿。

3.固崩止带剂　完带汤补脾疏肝，化湿止带，主治脾虚肝郁，湿浊带下，带下色白，清稀如涕，面色㿠白，倦怠便溏。

思考题

1.简述固涩剂的概念、适应证、分类及应用注意事项。

2.固涩剂为何常配补虚药？

3.四神丸的组成包含哪两首小方？主治何种病证？

4.金锁固精丸与缩泉丸同为涩精止遗剂，其功效主治有何区别？

5.完带汤有什么功效？主治什么病证？

(高长久)

思考题答案

第四十八章 驱 虫 剂

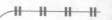

学习目标

1.熟悉驱虫剂的概念、适用范围及应用注意事项。
2.了解乌梅丸的组成、功效主治。

PPT-48

概 述

1.含义 凡以驱虫药为主组成,具有驱杀人体内寄生虫的作用,用治人体寄生虫病的方剂,统称驱虫剂。

2.适应证 主要用于驱杀寄生在人体消化道内的蛔虫、蛲虫、绦虫、钩虫等。

3.使用注意

(1)服药时应忌吃油腻食物,并以空腹为宜。

(2)有些驱虫药含有毒性,因此在运用时要注意剂量,用量过大,易伤正气或中毒;用量不足,则难生效。

(3)有些驱虫药具有攻伐作用,对年老体弱、孕妇等,使用宜慎重,或禁用。

(4)服驱虫剂之后,见有脾胃虚弱者,宜适当内服调补脾胃之剂,以善其后。

(5)凡见有寄生虫病症状,可以先做粪便检查,发现虫卵,再结合辨证使用驱虫剂,这样可以达到安全、准确的目的。

案例 48-1

梁某,男,42岁。慢性腹泻2年余,时有腹痛,大便每日1~2次,呈黏液糊状便,西医诊为慢性结肠炎,用氟哌酸、黄连素、呋喃唑酮及输液治疗,初服有效,继用效不明显。又服中药参苓白术散、葛根芩连汤、补脾益肠丸等亦无效。诊其面黄消瘦,神疲乏力,口渴喜饮,食后1~2小时即泻,多食多泻,舌苔薄,根部少苔,脉濡弦。

问题:本案经中西药抗菌、止泻、健脾等方法治疗效果欠佳,请为该患者提出较恰当的治法方药。

案例解析 48-1

乌梅丸
《伤寒论》

【组成】 乌梅480 g,细辛180 g,干姜300 g,黄连480 g,当归120 g,炮附子180 g,蜀椒120 g,桂枝180 g,人参180 g,黄柏180 g。

【用法】 乌梅用50%醋浸一宿,去核捣烂,和入余药捣匀,烘干或晒干,研末,加蜜制丸,每服9 g,日服2~3次,空腹温开水送下。亦可作汤剂,水煎服,用量按原方比例酌减。禁生

NOTE

冷、滑物、臭食等。

【功效主治】 温脏安蛔。用于脏寒蛔厥证。症见脘腹阵痛,烦闷呕吐,时发时止,得食则吐,甚则吐蛔,手足厥冷;或久泻久痢。

【方解】 蛔厥之证,是因患者素有蛔虫,复由肠道虚寒,蛔虫上扰所致。蛔虫本喜温而恶寒,故有"遇寒则动,得温则安"之说。蛔虫寄生于肠中,其性喜钻窜上扰。若肠道虚寒,则不利于蛔虫生存而扰动不安,故脘腹阵痛、烦闷呕吐,甚则吐蛔;由于蛔虫起伏无时,虫动则发,虫伏则止,故腹痛与呕吐时发时止;痛甚气机逆乱,阴阳之气不相顺接,则四肢厥冷,发为蛔厥。本证既有虚寒的一面,又有虫扰气逆化热的一面,针对寒热错杂、蛔虫上扰的病机,治宜寒热并调、温脏安蛔。柯琴说:"蛔得酸则静,得辛则伏,得苦则下。"方中重用味酸之乌梅,取其酸能安蛔,使蛔静则痛止,为君药。蛔动因于肠寒,蜀椒、细辛辛温,辛可伏蛔,温可祛寒,共为臣药。黄连、黄柏性味苦寒,苦能下蛔,寒能清解因蛔虫上扰,气机逆乱所生之热;炮附子、桂枝、干姜皆为辛热之品,既可增强温脏祛寒之功,亦有辛可制蛔之力;当归、人参补养气血,且合桂枝以养血通脉,以解四肢厥冷,均为佐药。以蜜为丸,甘缓和中,为使药。

【现代应用】 临床可用于胆道蛔虫病、蛔虫性肠梗阻、慢性细菌性痢疾、慢性胃肠炎、结肠炎等证属寒热错杂,气血虚弱者。

其他驱虫剂的组成、功效、主治如表48-1所示。

表48-1 其他驱虫剂

名称	组成	功效	主治
理中安蛔汤	人参、白术、茯苓、花椒、乌梅、干姜	温中安蛔	中阳不振之蛔虫腹痛
连梅安蛔汤	胡黄连、花椒、雷丸、乌梅、黄柏、槟榔	清热安蛔	肝胃郁热之虫积腹痛
伐木丸	苍术、皂矾、黄酒、面曲	消积燥湿,泻肝驱虫	虫积脾虚之黄肿病(钩虫病)
布袋丸	夜明砂、芜荑、使君子、白茯苓、白术、人参、甘草、芦荟	补养脾胃,消疳驱蛔	小儿虫疳、体热面黄、肢细腹大、发焦目暗等
化虫丸	胡粉、鹤虱、槟榔、苦楝根、白矾	驱杀肠中诸虫	虫积。症见发作时腹中疼痛,往来上下,其痛甚剧,呕吐清水,或吐蛔虫

小结

驱虫剂共选正方1首,以驱虫药为主组成,具有驱杀人体内寄生虫的作用,用于治疗人体肠道寄生虫病。

乌梅丸能温脏安蛔,用治脏寒蛔厥证,症见脘腹阵痛,烦闷呕吐,时发时止,得食则吐,甚则吐蛔,手足厥冷;或久泻久痢。

思考题

思考题答案

1. 驱虫剂的应用注意事项有哪些?
2. 乌梅丸主治证是什么? 为何酸苦辛合用?

(高长久)

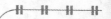

主要参考文献

［1］　王建.中医药学概论［M］.8 版.北京：人民卫生出版社，2016.

［2］　国家药典委员会.中华人民共和国药典 2020 年版一部［S］.北京：中国医药科技出版
社，2020.

［3］　国家中医药管理局《中华本草》编委会.《中华本草》［M］.上海：上海科学技术出版
社，1999.

［4］　王秋.中医中药学基础［M］.北京：人民卫生出版社，2014.

NOTE